U0145295

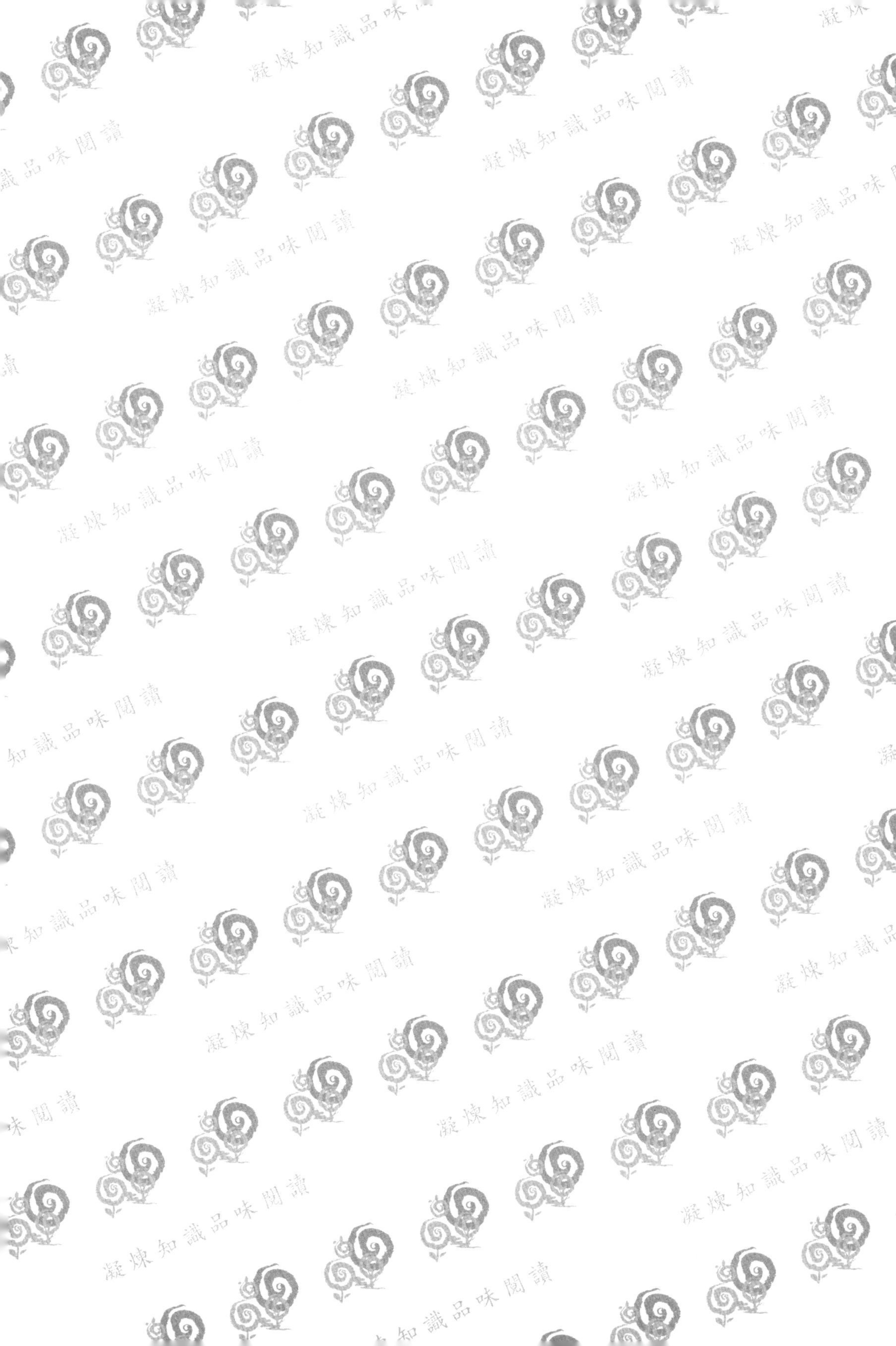

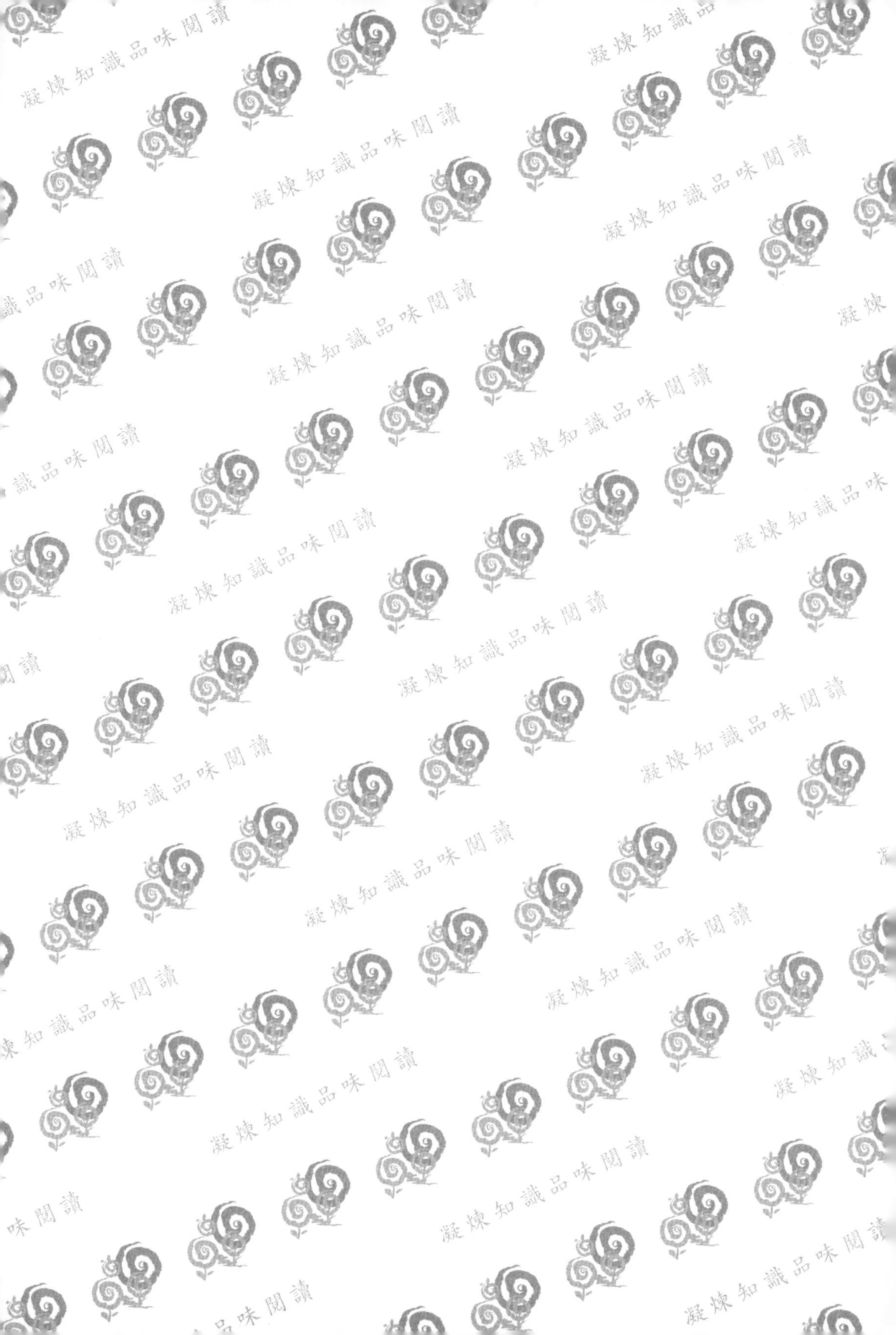

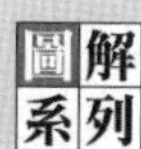

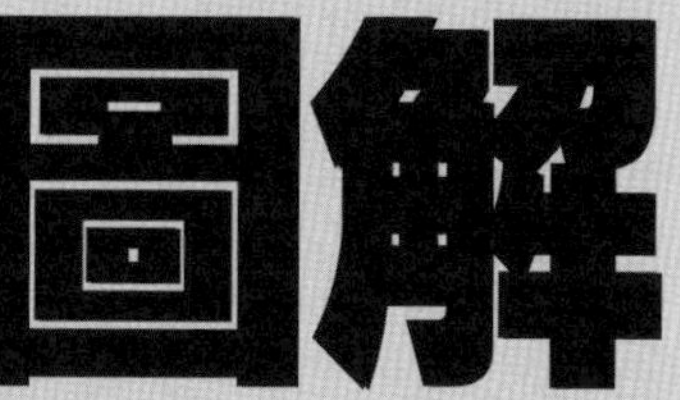

五南圖書出版公司 印行

內科護理學

閱讀文字
理解內容
觀看圖表
圖解讓
內科護理學
更簡單

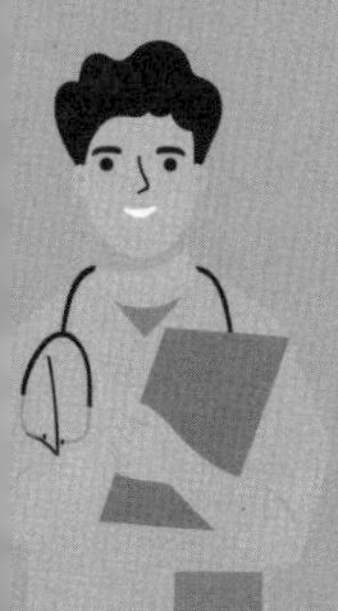
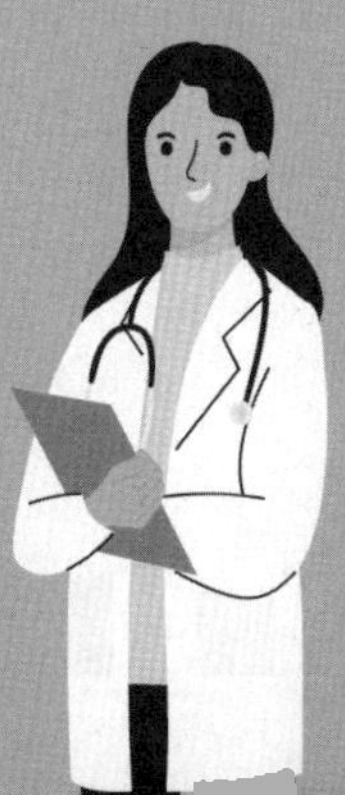
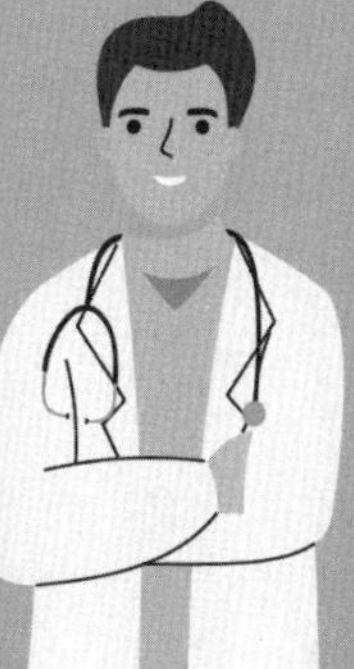
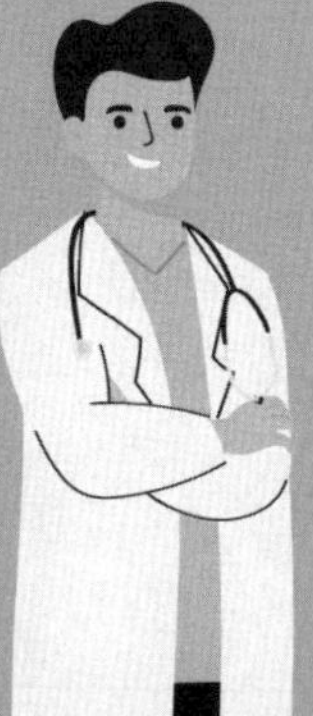
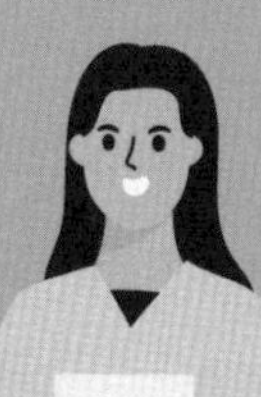

序

護理教育的目標是培養能適應現代醫療衛生事業需求的應用型專業人才。學生的職業生涯規劃相當明確，技術應用能力較強應是職業教育最根本的特色和優勢。因此，實務教學是護理職業教育中培養學生整合能力的重要教學關鍵。

本書的編寫以職業技能訓練為目標，為創新教育和能力培養導向，整體性地呈現出病患導向的護理理念，有效地融入了人文學科的基本理論和理念，突顯出了護理流程思考方式的基本架構和基礎實務能力的培養；同時突破了以往教材或者專著中插圖多為人工繪製的線條圖的缺點，以護理學專業基礎及專科護理的需求導向，精選了圖文配合的精緻照片。內容涵蓋了內科護理學基礎操作技術和專科護理學操作技術，內科護理學基礎操作技術涵蓋了常用的操作技術，專科護理操作技術涵蓋了內科護理學常用的專業操作技術，對於每項操作中的關鍵步驟、重點和疑難步驟均以翔實的圖片加以詳細地說明，使本書深具立體感、真實感和清晰性，而使讀者便於深刻第瞭解和有效地掌握。在每項操作中的“技術基礎和說明”，從物理學、化學與生物學等全方位角度對操作做系統性的解讀，使學生能夠確實做到「知其所以然」(Know why) 與「知其然」(Know how & Know what)。

本書圖片精美，圖表清晰，解說明確，切合臨床護理的實際需求，能給護理專業人員相當程度的啟發和協助，既適用於護理學專業教學、實習及技術人員的訓練，也適用於護理學護理學專業評量和相關護理人員資格認證考試之用。

隨著內科護理學研究的不斷深入與發展，今天的結論是可能會在將來被某一新的研究結論所推翻，加之內科護理學所涉及專業領域相當廣泛，鑒於編寫時間相當匆促，疏漏在所難免，尚望敬愛的讀者諸君與海內外先進不吝指正。

編著者謹識

本書特色

本書特色

書希望藉由圖解的方式，讓專業知識的概念化身成一個一個單元，在不到一千字的簡約精鍊敘述中，加上圖表的系統歸納，輕鬆地認知這些艱澀難懂的專業知識。

- 本書深入淺出、循序漸進的方式的與通俗易懂的語言，整體性而系統地介紹了營養學的基本理論、方法與技術。
- 本書凸顯出關鍵性重點，將理論與實務有效整合，內容精簡扼要。
- 本書適用於護理學相關科系修習生、非本科系修習生、通識課程修習生、相關職場從業人員、對內科護理學有興趣的社會大眾與參加各種護理學認證與相關考試的應考者。
- 本書巧妙地將每一個單元分為兩頁，一頁文一頁圖，左頁為文，右頁為圖，左頁的文字內容部分整理成圖表呈現在右頁。右頁的圖表部份除了畫龍點睛地圖解左頁文字的論述之外，還增添相關的知識，以補充左頁文字內容的不足。左右兩頁互為參照化、互補化與系統化，將文字、圖表等生動活潑的視覺元素加以互動式地有效整合。
- 本書特別強調「文字敘述」與「圖表」兩部分內容的互補性。
- 本書將「**小博士解說**」補充在左頁文字頁，將「**知識補充站**」補充在右頁圖表頁，以作為延伸閱讀之用。
- 本書巧妙地運用圖文並茂的形式，具有匠心獨運與扣人心弦的獨特性。

「圖解內科護理學」涵蓋了護理學基礎操作技術和專業護理學操作技術，護理學基礎操作技術涵蓋了常用的操作技術，專業護理操作技術涵蓋了內科護理學常用的專業操作技術。

本書的圖片精美、圖表清晰與解說明確，切合臨床護理的實際需求，能給予護理專業人員相當程度的啟發和協助，既適用於護理學專業教學、實習及技術人員的訓練，也適用於護理學專業評量和相關護理人員資格認證考試之用。

實務操作能力的培養是護理專業教育的重要部分。為了更好地配合「內科護理學」教學，協助護理專業學生在學習內科疾病診療護理知識的同時，更好地掌握內科護理學各個系統診療過程中相關的操作技術，以達到理論與技能相互整合的教學目的，同時為了給臨床護理人員提供一本專科護理訓練和日常工作參考而具有獨特特色的書籍，我們編寫了「圖解內科護理學」一書。全書對內科護理學各個系統所涉及的診療護理技術操作做了演繹與歸納和標準化的編寫工作。

內科護理學是護理學專業的核心課程，是臨床各科護理的基礎。它的內容隨著社會進步、醫學發展和護理觀念的轉變而不斷更新、充實、持續改善和逐步求菁。其內容包括呼吸系統、循環系統、消化系統、泌尿系統、血液系統、內分泌代謝性疾病、風濕病、傳染病、神經系統等疾病的病患護理。

CONTENTS 目錄

第4章 消化系統

CONTENTS 目錄

第5章 泌尿系統

第6章 神經系統

第7章 類風濕關節炎

第8章 風濕性疾病

第三篇 傳染病病人的護理

第14章 傳染病

第15章 愛滋病

第16章 流行性B型腦炎

第17章 狂犬病

第18章 腎症候群出血熱

CONTENTS 目錄

第23章 原蟲感染：瘧疾

第24章 蠕蟲感染：日本血吸蟲病

第25章 鉤端螺旋體病

第一篇 概論

第1章 緒論

1. 瞭解內科護理學的概念、內容結構。
2. 熟悉內科護理學與相關學科的發展。
3. 熟悉護理學專業特色在內科護理學中的呈現方式。
4. 熟悉內科護理中護理人員的角色功能。
5. 瞭解成年人的主要健康問題。

1-1 內科護理學概述

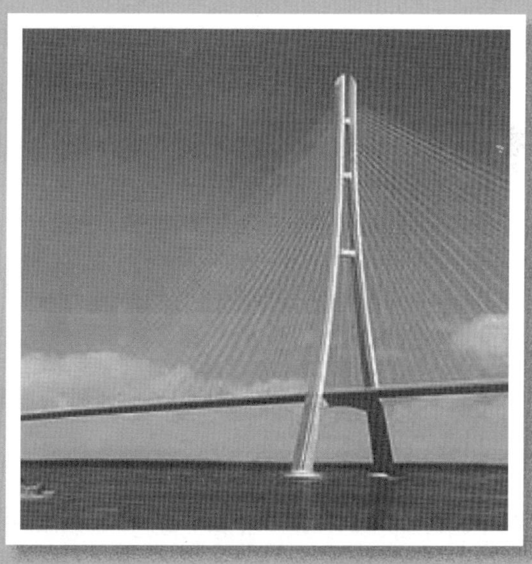

內科護理學是一門臨床護理學科，用來認識與防治疾病，並針對病人生理、心理與社會的情況做整體性的護理工作。(圖為著作群自行拍攝，擁有攝影著作權)

1-1 內科護理學概述

(一) 內科護理學概述

內科護理學是一門臨床護理學科，用來認識與防治疾病，並針對病人生理、心理與社會的情況做整體性的護理工作。

(二) 內容架構

內科護理學之內容架構涵蓋有：呼吸系統、循環系統、消化系統、泌尿系統、血液系統、神經系統、內分泌系統、風濕病與傳染病等症狀。

內科護理學內容架構之系統涵蓋總論與個論，其中總論涵蓋有系統的結構功能、疾病的通性和分類與常見的症狀護理等三個部分，而個論涵蓋了疾病的特色。

內科護理學系統各個章節的內容聚焦於下列幾點：

1. 疾病的特色與疾病概述。
2. 病因與發病機制。
3. 臨床表現。
4. 實驗室及其他的檢查。
5. 診斷與治療的重點。
6. 護理和健康諮詢。

(三) 內科護理與護理專業特色

內科護理學的護理理念與免疫學、遺傳學、藥理學、檢查、診斷及治療之類的相關學科做跨科際的雙向互動整合，而護理理念涵蓋下列三大層面：

1. 整體性護理：聚焦於環境中的人員。其概念是一種護理行為的護理觀念，是以人本為導向，以現代護理觀為指標，以護理程序為基礎架構，並且把護理程序系統化地運用到臨床護理和護理管理中去；其目標是根據人的生理，心理、社會、文化、精神等多方面的需求，提供適合人的最佳化護理。

2. 程序化護理：採取按部就班的方式。(1) 程序：是事物向一定方向進行的一系列活動。(2) 護理程序：是以增進和恢復護理對象的健康為目標所做的一系列護理活動。是現代護理的關鍵，是一種系統化地確認問題和解決問題的方法，是整合性、動態性的、具有決策和回饋功能的流程。

3. 個別化護理：採取因人制宜的方式。

(四) 內科護理學的要求

1. 掌握基本的理論，基礎的知識和基本的技能；2. 具備執行整體性護理的能力；3. 具備常見病症的配合搶救，治療的能力；4. 課堂講授，課堂練習，病例討論，作業；5. 臨床見習和畢業實習。

(五) 健康的相關概念

1. 次健康：是指人的健康狀態處於健康與疾病之間的品質狀態，以及人們對此種狀態的體驗；2. 特點：普通性、隱匿性、雙向性。3. 疾病與患病：疾病是指人的身心結構和功能上的改變，患病是一種狀態。

內科護理學的護理理念與免疫學、遺傳學、藥理學、檢查、診斷及治療之類的相關學科做跨科際的雙向互動整合。

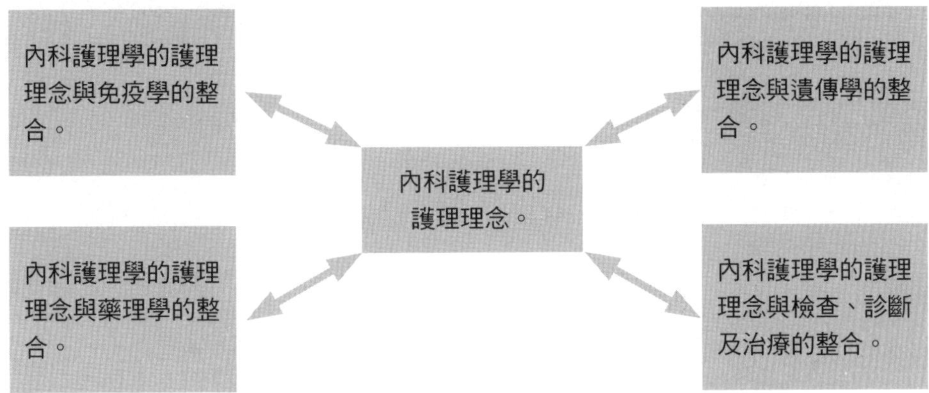

護士的角色兼具護理者、合作者、教育者、代言人、管理者與研究者的多重功能。

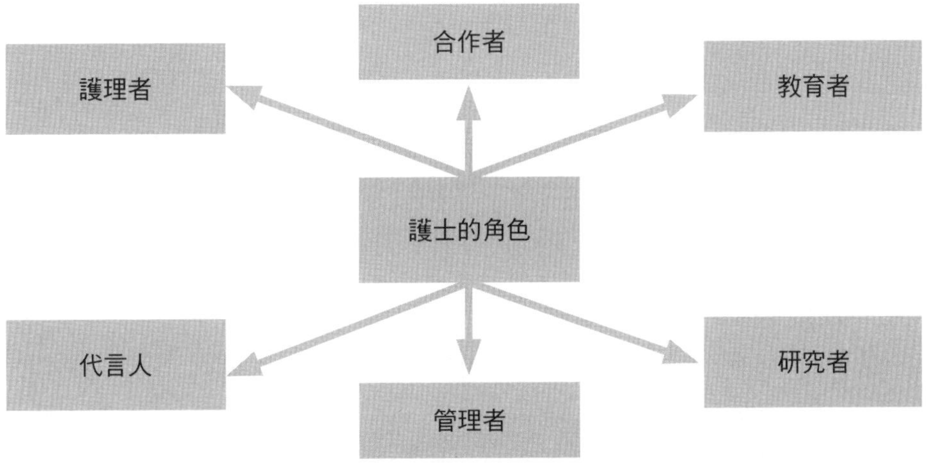

✚ 知識補充站

成年人的主要健康問題:成長的煩惱

1. 青年的主要健康問題為：心理因素與不良生活方式等問題。常見的問題為神經症狀：注意力不集中，記憶力減退；適應不良症狀：缺乏自信心，情緒不穩定，學習緊張心理，人際關係不和諧；心理失調表現：挫折感，失敗感。
2. 中年的主要健康問題為：健康問題、五大病症與六高一低等問題。六高為高負荷，高血壓，高血脂，高血糖，高血黏度，高體重；一低為免疫功能偏低；五病症候群為糖尿病，高血壓，高血脂，冠心病和腦中風。
3. 老年的主要健康問題為：老化、疾病與孤單寂寞等問題。

第二篇 內科護理學核心系統

第2章
呼吸系統

本章學習目標

本章學習目標

1. 呼吸系統的結構與功能。
2. 呼吸系統的護理評估。
3. 呼吸系統常見症狀體徵的護理：內容涵蓋有咳嗽、咯痰、肺源性呼吸困難、咯血與胸痛。
4. 掌握咳嗽與咳痰、肺源性呼吸困難、咯血、胸痛四大症狀臨床表現，常用護理診斷，主要的護理措施；掌握纖支鏡檢查及胸腔穿刺術的護理。
5. 熟悉呼吸系統疾病護理評估內容，熟悉咳嗽與咳痰、肺源性呼吸困難、咯血、胸痛四大症狀常見的病因，熟悉呼吸系統常用技術的適應症、禁忌症。
6. 瞭解呼吸系統結構與功能、呼吸系統疾病實驗室檢查及其他檢查。

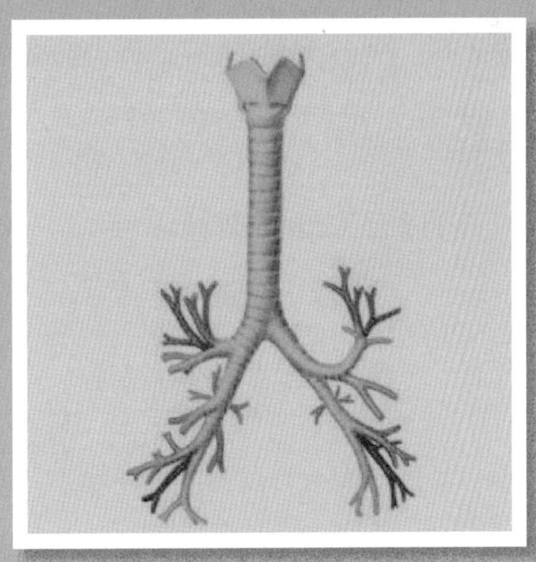

呼吸系統（圖為著作群自行拍攝，擁有攝影著作權）

2-1 呼吸系統

(一)概論

呼吸系統疾病(不包括肺癌)在城市的死亡率為第4位，而在農村則為首位。使國內外的慢性阻塞性肺疾病(簡稱為慢阻肺，包括慢性支氣管炎、肺氣腫、肺心病)、支氣管哮喘、肺癌、肺部彌散性間質纖維化，以及肺部感染等疾病的發病率、死亡率有增無減。

(二)呼吸系統的結構與功能

1. 呼吸道：(1)上呼吸道：鼻，咽，喉；(2)下呼吸道：傳導性氣道氣管，終端細支氣管，氣體交換氣道，呼吸性細支氣管，肺泡。

2. 肺泡上皮：(1)肺泡上皮細胞：①I型上皮細胞：95%氣體交換；②II型上皮細胞：較少，分泌表面活性物質；③巨噬細胞：較少，具有防禦功能；(2)肺泡總面積：百平方米；正常的情況時有1/20做氣體交換，潛力鉅大。

3. 肺的血液循環：為雙重的血液供應；(1)肺循環：功能血管為氣體交換，特點為低壓，低阻，高容量；(2)支氣管循環：營養血管－營養供應。

4. 胸膜和胸膜腔：肺組織外包膜即胸腔臟層會達到壁層；壓力為 -3 ～ -5V(平靜)～ 10cm H_2O(深呼吸)；胸腔負壓的生理意義為維持肺的擴張狀態，促進靜脈血液與淋巴液回流。

5. 肺的通氣和換氣：(1)肺通氣：①動力：胸腔容積改變；②指標：每分鐘肺通氣(MV)，肺泡通氣量(VA)，最大通氣量(MMV)(2)肺換氣：①動力：肺泡與血液之間的氣體分壓差；②影響的因素：氣體分壓，氣體量，通氣/血流比例，肺泡膜彌散面積和厚度。

6. 呼吸運動：透過中樞神經系統，神經反射和體液化學變化等來調節；延髓為呼吸的基本中樞；腦橋為呼吸的調整中樞；異常呼吸為陳－施呼吸(Cheyne-Stokes breathing)、比奧呼吸(Biot breathing)、睡眠呼吸暫停(sleep apnea)。

7. 防禦功能：(1)調節與進化空氣：加溫濕化過濾；(2)清除氣道異物：黏膜黏液纖毛運載系統；(3)反射性防禦：咳嗽噴嚏支氣管收縮；(4)清除肺泡內有害物質：巨噬細胞；(5)免疫防禦：非特異性/特異性免疫。(6)呼吸系統的防禦機制涵蓋：①實體的清除；②正常的菌種；③神經的反射；④免疫系統。

(三)呼吸系統的護理評估

呼吸系統的護理評估涵蓋：1. 病歷評估：主要訴求、現在狀況與以往病歷等。2. 身體評估：一般狀態、頭面頸與胸部等。3. 實驗室與輔助檢查：標本採集等。4. 心理社會資料評估：疾病知識、心理狀態與社會支援系統。

(四)呼吸系統常見的症狀護理

咳嗽與咳痰的症狀護理分為護理評估、護理診斷、護理目標、護理措施與護理評價等。1. 護理評估：膿性痰、惡臭痰、紅棕色痰、鐵銹色痰、巧克力色痰、粉紅色泡沫痰、磚紅色膠凍狀痰、急性肺水腫、大葉性肺炎、肺炎桿菌肺炎、厭氧菌感染、肺結核、支氣管炎與阿米巴膿腫等。2. 護理診斷：清理呼吸道無效 3. 護理措施：(1)一般性護理：環境、休息與活動、體位、飲食、心理與晨間護理。(2)藥物護理：遵從醫生的囑咐、切合藥物的特殊需求、觀察藥物的療效及其副作用。(3)病情觀察：生命的徵象、二十四小時的出入量(尿量)、症狀與徵象的變化、新情況的出現與實驗室及其他檢查。(4)對症支援：要促進有效的排痰作用，例如運用供咳嗽與咳痰之化痰器來咳痰。(5)其他的方式。

氣管、支氣管壁的組織結構與功能

黏膜層	為假複層纖毛柱狀上皮，主要有纖毛細胞和杯狀細胞
黏膜下層	為疏鬆結締組織層，含有黏液腺和黏液漿液腺
外膜	由透明軟骨和平滑肌等所構成

呼吸系統疾病病人的護理評估

病史評估 (一) 患病與治療的經過	患病的經過；以往的檢查、治療和療效；與呼吸疾病相關的病史；目前的病情與一般的狀況；過敏史
病史評估 (二) 心理社會的狀況	病人對疾病的認知程度、病人的心理特徵及心理狀況、病人的社會功能、病人的社會支援系統
病史評估 (三) 生活史	1.個人史：居住及工作環境 2.生活的方式：日常活動，生活習慣 3.不良的嗜好：有無吸煙，吸毒史等
身體的評估	一般的狀況；頭、頸部的情況；胸部的情況；其他
實驗室及其他檢查 (一)	血液檢查:白血球及分類計數、血沉、血清學檢查等
實驗室及其他檢查 (二)	痰液檢查: 1一般形狀檢查:數量,顏色,性狀,氣味 2.顯微鏡檢查:塗片,染色找致病細菌 3.痰培養:培養找出致病細菌

對症支援可以採用下列方式來排痰

做深呼吸及做有效咳嗽	運用橫膈肌與腹肌的力量來排痰，呼吸要深入與緩慢，咳嗽要快而有力，而變換體位有利於排痰，胸痛患者可以適當給與鎮痛劑。
吸入療法	
胸部叩擊	
體位引流	
機械吸痰等方法	

＋ 知識補充站

要解決呼吸困難問題要深刻地瞭解呼吸困難的基本概念、常見病因、做護理評估、護理診斷、護理目標、護理措施及依據與護理評價工作，呼吸困難發病的部位在胸骨上方(suprasternal fossa)、鎖骨上方(supraclavicular fossa)、劍突(xiphoid process)與肋間隙(intercostals space)。

2-2 慢性阻塞性肺部疾病

(一)慢性阻塞性肺部疾病

COPD 為慢性阻塞性肺部疾病 (Chronic Obstructive Pulmonary Disease)之英文第一個字的縮寫，它具有共同的不可逆性氣道阻塞的病理改變和阻塞性通氣功能障礙的一組疾病。

慢性阻塞性肺部疾病包括慢性支氣管炎、肺氣腫與合併肺氣腫的部分哮喘等疾病。其死因的順位為全球第 4 位，經濟負擔為全球第 5 位，其發病情況隨年齡而成長，一般而言，其發病情況男性大於女性，北方大於南方，冬季大於夏季。

(二)慢性阻塞性肺部疾病之護理診斷、措施及依據

慢性阻塞性肺部疾病致病之外因為物理因素、化學因素、吸煙、感染、氣候、過敏因素與職業因素。慢性阻塞性肺部疾病致病之內因為呼吸道局部防禦功能、免疫功能降低及自主神經功能失調(副交感神經反應性會增高)。

(三)實驗室及其他檢查

1. 肺部功能檢查：氣流受到限制。
2. 影像檢查：X 光檢查。
3. 動脈血氣分析：低氧、高碳酸、酸鹼度失衡。

(四)慢性阻塞性肺部疾病之治療方法

1. 要避免致病之誘因。
2. 使用支氣管舒張劑。
3. 有效地祛痰、鎮咳與平喘。
4. 控制感染：運用有效的抗生素來治療。
5. 家庭氧氣療法。
6. 復健的訓練。

小博士解說

慢性阻塞性肺部疾病之護理

慢性阻塞性肺部疾病之護理程序為：評估→診斷(氣體交換受損、清理呼吸道無效、焦慮、活動無耐力)→目標→措施→評價。其中診斷包含氣體交換受損、清理呼吸道無效、焦慮症與活動毫無耐力。

有關氣體交換受損之注意事項為：(1)環境；(2)休息和活動；(3)體位；(4)飲食；(5)心理因素；(6)晨間護理；(7)遵照醫生的囑咐(使用β2受體興奮劑、糖皮質激素、茶鹼、色甘酸鈉與酮替芬)；(8)觀察藥物療效、相互作用及副作用；(9)病情觀察；(10)呼吸功能訓練(縮唇呼吸與腹式呼吸)；(11)家庭氧氣療法護理。

LTOT指標：$PaO_2 \leq 55mmHg$，或者$SaO_2 \leq 88$；PaO_2介於55～60mmHg，或者$SaO_2 < 89\%$；並有肺動脈高壓、心力衰竭水腫或者紅血球增多症(血液與細胞之容積比大於0.55)。

慢性阻塞性肺部疾病（COPD）概論

概念	慢性阻塞性肺疾病(COPD）是一種具有氣流受限特徵的肺部疾病，氣流受限不完全可逆，呈現進行性發展。
發病的情況	常見疾病和多發病，在世界，死亡率居所有死因的第4位，且有逐年增加之趨勢。
臨床的特徵	慢性阻塞性肺病與慢性支氣管炎及肺氣腫有密切有關。

慢性阻塞性肺部疾病包括慢性支氣管炎、肺氣腫與合併肺氣腫的部分哮喘等疾病

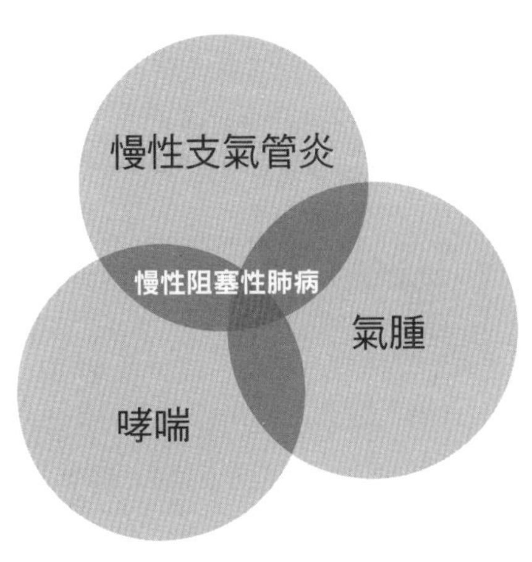

慢性阻塞性肺部疾病之臨床表現

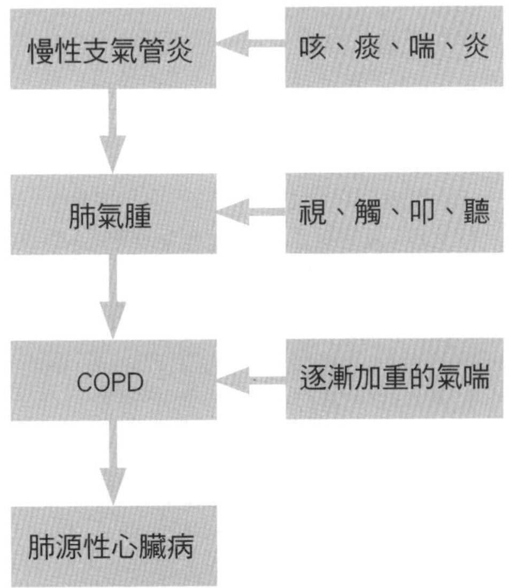

+ 知識補充站

1. 疾病知識之健康諮詢：要避免致病之誘因、要做心理諮詢、飲食諮詢、要做復健訓練、家庭氧氣療法、要做定期的訪視工作。
2. 香煙包含許多有害物質，會損害肺部。

2-3 支氣管哮喘症(一)

(一)支氣管哮喘症的定義

哮喘是慢性氣道發炎症性疾病，是以嗜酸細胞、肥大細胞(T 淋巴細胞)反應為主，為氣道變應性發炎症和氣道高反應性，時常會出現不同程度的可逆性氣道阻塞症狀。

(二)流行病

全球各地致病率為 1%～13%不等，呈現上升的趨勢，致病年齡層半數在 12 歲之前會致病，兒童發生之機率大於成人，家族遺傳之機率為 40%左右，季節性因素以秋冬居多，春季次之，夏季較少。

(三)病因與致病機制

1. 臨床表現：病因為遺傳因素，致病誘因為接觸過敏原。接觸過敏來源有下列這幾類型：吸入塵蟎、花粉、真菌與動物毛屑；食用魚、蝦、蛋與牛奶之類的過敏來源；使用阿司匹靈、青黴素之類的藥物；接觸刺激性氣體與化學物等職業容易致病；感染病毒、細菌、原蟲與寄生蟲等容易致病；氣候改變、運動與精神因素等皆為致病之誘因。

2. 臨床表現之特徵：

(1) 前兆：為鼻部之症狀。

(2) 典型症狀：發作性呼氣性呼吸困難，在緩解期並無任何的症狀和徵兆。

(3) 身病徵兆：胸部過度充氣、有廣泛的哮鳴音與呼氣音會延長。

(四)臨床表現

1. 重症哮喘：嚴重哮喘發作會持續 24 小時以上，為經過一般性解痙攣劑治療而不能緩解者。

2. 常見的原因(誘因)：過敏原未消除、感染並未加以控制、失水、精神過度緊張、治療不當或者突停激素(腎上腺皮質功能不全)、長期治療會對常用藥產生耐藥性等併發症(例如氣胸、肺不張、酸中毒及電介質紊亂)。

(五)臨床的特點

1. 反覆發作性的喘息。
2. 呼氣性呼吸困難。
3. 胸悶或乾咳、咳嗽等。
4. 常在夜間和/或清晨發作、加劇。
5. 多數患者可以自行緩解或經過治療而緩解。

小博士解說

若呼吸困難加重，哮鳴音減輕或者消失，要找出其原因為何？

支氣管哮喘症的致病年齡層分佈圖

比例/1,000人
80
70
60
50
40
30
20
1985 86 87 88 89 90 91 92 93 94 95 96
年齡(年)
小於18歲
18－44歲
45－64歲
大於65歲
總數
(所有的年齡層)

支氣管哮喘症的致病性別與種族分佈圖

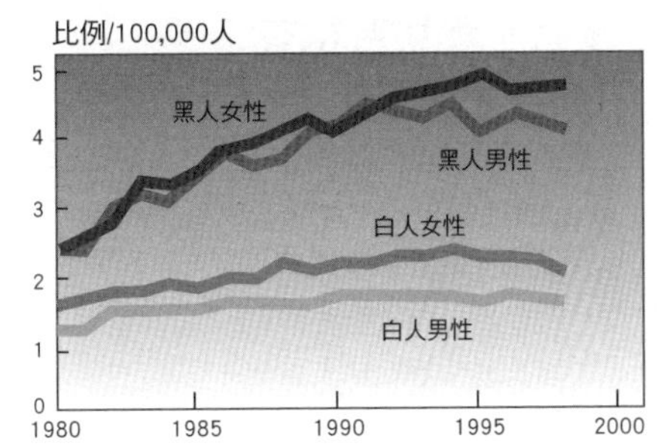

支氣管哮喘症的I型變態反應

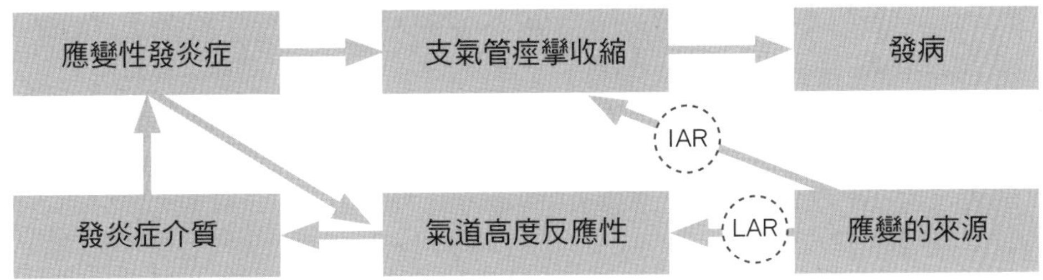

支氣管哮喘症的神經機制

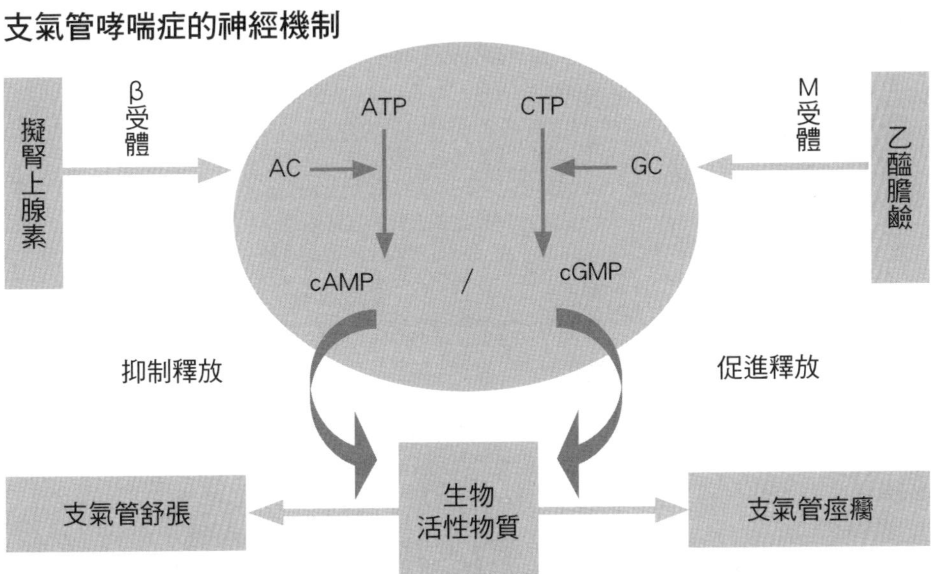

2-4 支氣管哮喘症(二)

(六) 實驗室檢查

1. 呼吸功能檢查：通氣功能檢測、支氣管激發實驗、支氣管舒張實驗與 PEF 及其變異率測定，血氣分析，痰液檢查，血液檢查，X 光檢查，應變來源檢測。

(1) 通氣功能檢查：1 秒鐘用力呼氣量 (FEV1），FEV1 / FVC％，呼氣流量峰值 (PEF）等在哮喘發作時全部下降。

(2) 支氣管激發實驗：用以測定氣道反應性能只適用於 FEV1 在正常預計值的 70％以上的病人。

(3) 支氣管舒張實驗：用以測定氣道氣流的可逆性。

(4)PEF 及其變異率測定可以反映氣道通氣功能的變化。

要注意症狀、徵象、實驗室檢查與除此之外的其他疾病。

2. 血液檢查：會有嗜酸性粒細胞增多，在感染時白血球會增多。

3. 痰液檢查：會有較多嗜酸性粒細胞直徑，在感染時痰塗片及培養可以發現病原菌。

4. 特異性變應原測定過敏原皮膚實驗。

(七) 治療的原則

消除病因避免各種誘因與脫離應變來源、控制急性發作、預防再發病、使用支氣管舒張劑、使用腎上腺皮質激素、促進痰液引流、使用氧氣療法、注意水、電與酸鹼的平衡、控制感染的因素。

1. 自我管理

2. 藥物：吸取色甘酸二鈉乾粉，使用酮替芬 H1 受體拮抗劑，使用糖皮質激素要維持 3 ～ 6 月左右

3. 運用免疫治療與增強體質

4. 重症哮喘：首先去除誘因，做氧氣治療，吸入 β2 受體興奮劑、糖皮質激素與補液。

(八) 護理流程

評估 →診斷氣體交換受損、清理呼吸道無效、焦慮、活動無耐力→護理目標 →措施→評價。

(九) 氣體交換受損

有關氣體交換受損之注意事項為：(1) 環境；(2) 休息和活動；(3) 體位；(4) 飲食；(5) 心理因素；(6) 晨間護理；(7) 遵從醫生的囑咐（使用 β2 受體興奮劑、糖皮質激素、茶鹼、色甘酸鈉與酮替芬）；(8) 觀察藥物療效、相互作用及副作用；(9) 病情觀察；(10) 氧療護理。

小博士解說

哮喘的治療

目前並無特效的治療方法。其目的是控制症狀、減少復發、提高生活的品質。

支氣管哮喘症

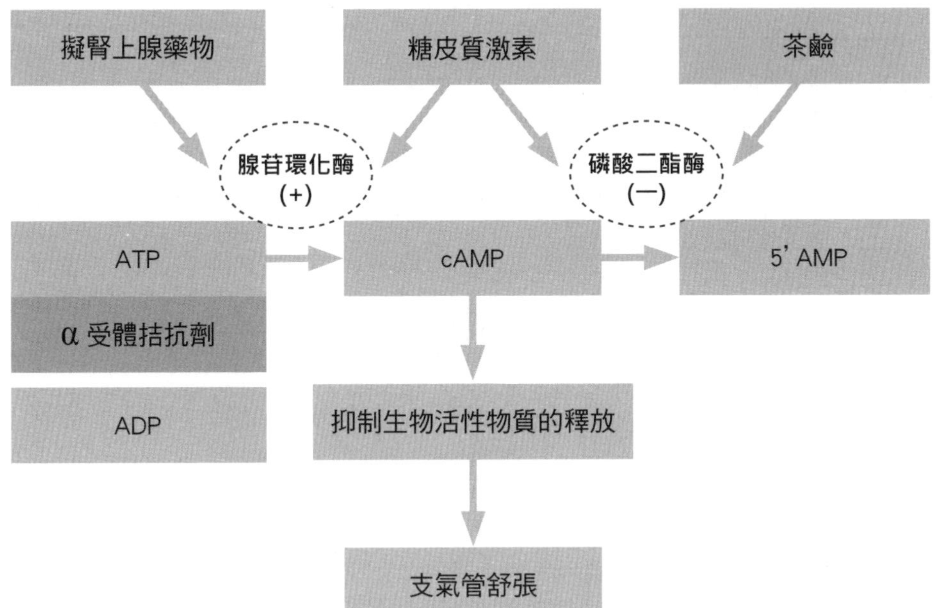

實驗室及其他檢查

動脈血氣分析	1.會有動脈血氧分壓降低，二氧化碳分壓降低或正常，呼鹼 2.在嚴重時動脈血氧分壓會降低，二氧化碳分壓會增高，呼酸
X光檢查	在發作時透亮度會增加，會有氣胸，縱隔氣腫，肺不張。直徑緩解期並無異常

輔助性檢查

血液檢查	WBC↑、N↑、E↑
痰液檢查	E↑
血氣分析	PaO_2↓、$PaCO_2$↑
X光檢查	透光度增加、過度充氣狀態
肺功能檢查	FEV1、FEV1/FVC%、PEF在發作時降低
變應原檢測	

+ 知識補充站

病歷討論

1. 體格檢查：T38.5°C，P110次/分鐘。R30次/分鐘，Bp12.0/8.0Kpa，神智尚為清楚，煩躁不安，張口呼吸，唇紫，大汗淋漓，四肢厥冷。頸軟，心臟未見異常。雙肺叩診過清音， 聽診兩肺呼吸音減弱，廣泛哮鳴音及散在濕羅音。腹軟，肝脾未觸及，四肢、脊柱及神經系統檢查均無異常發現。
2. 實驗室檢查：白血球數目16.5×109/L，嗜中性粒細胞84%，淋巴細胞7%，嗜酸細胞9%，血CO2-Cp40容積%。
3. 胸部X光透視：雙肺紋理增粗。

2-5 肺炎(一)

(一) 定義

肺炎是肺實質的發炎症。

(二) 流行病

在國內死因的順位居第 5 位，肺炎的傳播方式以呼吸道吸入為主，肺炎的誘因為呼吸道病毒感染、慢性阻塞性氣道疾病、免疫系統低落、病原體變遷與用藥不恰當。

(三) 感染性肺炎

1. 細菌性肺炎：
   (1) 需要氧 G ＋球菌：肺炎球菌、金葡菌。
   (2) 需要氧 G －桿菌：克雷白、綠膿桿菌。
   (3) 厭氧桿菌：棒狀、棱形桿菌等。
   (4) 其他：卡他莫拉菌、分枝桿菌等。
2. 病毒性肺炎。
3. 支原體肺炎。
4. 真菌性肺炎。
5. 其他的病原體。

(四) 非感染性肺炎

1. 物理化學因素：放射性肺炎、化學性肺炎。
2. 免疫和變態反應：SLE、RA 等所引起的肺炎。
3. 過敏的因素：嗜酸性粒細胞浸潤症所引起的肺炎。
4. 藥物：馬里蘭、博來黴素、胺碘酮等所引起的肺炎。

(五) 肺炎的種類

1. 社區獲得性肺炎 (CAP)：肺炎球菌占 40%，G －桿菌占 20%。
2. 醫院獲得性肺炎 (HAP)：肺炎球菌約占 30%，需要氧 G －桿菌 50%。

(六) 肺炎的特性

1. 時常繼續病發於有原有致病的重危病人；2. 用藥較多；3. 死亡率較高。

(七) 肺炎的分類

1. 病因：病因分為感染性與非感染性因素。
2. 患病的環境：患病環境分為社區獲得性、醫院獲得性兩種。
3. 解剖：肺炎可以解剖為大葉性、小葉性與間質性三種。

(八) 肺炎的致病機制

1. 微生物的侵入：吸入口、咽、喉部的分泌物、直接吸入空氣中細菌、菌血症與鄰近部位的感染直接蔓延。

2. 身體的防禦機制降低。

肺炎概論

概念	肺炎(肺炎)是指終端氣道，肺泡和肺間質的發炎症
病因	由病原微生物，理化因素等所引起
發病的情況	發病率和病死率仍很高發病率高的原因可能有：病原體變遷，病原學診斷困難，易感族群結構改變 病死率高的原因：老年人、伴隨著基礎疾病或免疫功能低落者，併發肺炎時病死率較高。

肺炎的分類

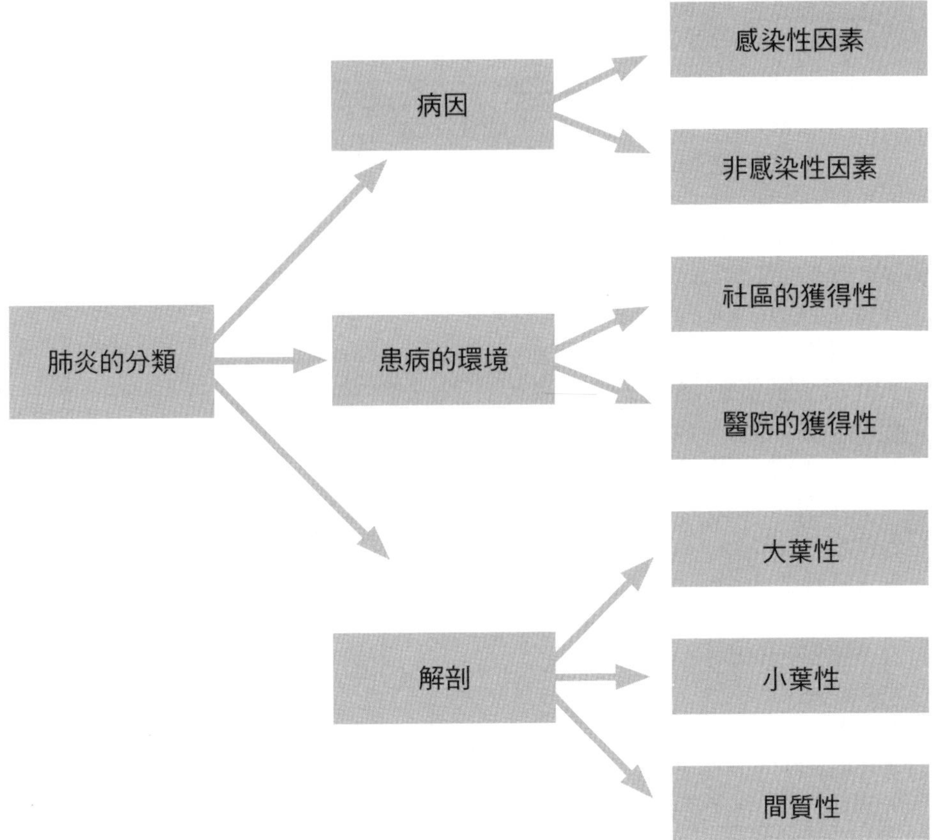

2-6 肺炎(二)

(九) 肺炎的診斷要點

1. 症狀：症狀為呼吸系統加上全身症狀。
2. 身病徵兆：以胸部為主。
3. 併發症：胸腔積液、感染性休克與肺外感染。
4. 實驗室及其他檢查：病原體檢測、血液檢查與 X 光檢查。

(十) 重症肺炎

1. 高危險因素。
2. 臨床表現：
   (1) 意識障礙、少尿。
   (2) R>30 次 / 分鐘，Bp<90/60mmHg。
   (3) PaO_2<60mmHg，PaO_2/FiO_2<300。
   (4) X 光檢查。

(十一) 治療重點

1. 抗感染治療。
2. 支援式治療：(1) 臥床休息，注意保暖、密切觀察病情。(2) 注意補充足夠的蛋白質，熱量及維生素。(3) 給予氧氣。(4) 劇烈胸痛可以酌量使用少量鎮痛藥。(5) 重症：使用陽性反應抗休克治療。
3. 併發症處理。

(十二) 肺炎的護理

診斷：體溫過高、清理呼吸道無效與 PC(感染性休克) 。

(十三) 肺炎所導致的體溫過高注意事項

1. 加強監護，注意保暖。
2. 休息與活動。
3. 注意體位。
4. 注意飲食。
5. 遵照醫生的囑咐。
6. 觀察病情。
7. 高流量吸氧。
8. 降溫護理。
9. 補足血容量：先快後慢，先鹽後糖，先晶後膠，見尿補鉀。
10. 糾正酸中毒。
11. 使用血管活性藥物和糖皮質激素。

常見病原體臨床表現比較

致病菌	典型痰	症狀之身體徵兆
肺炎球菌	鐵銹色痰	肺部變徵
葡萄球菌	膿血痰	毒血症狀相當明顯
克雷白桿菌	磚紅色膠凍狀	全身衰竭
綠膿桿菌	藍綠色膿痰	院內感染，毒血症相當明顯
支原體		症狀較重、身體徵兆較輕

肺炎致病細菌抗生素之第一選擇

致病細菌	抗生素之第一選擇
肺炎球菌	青黴素G
葡萄球菌	耐酶青黴素
克雷白桿菌	氨基糖苷類
綠膿桿菌	半合成廣譜青黴素
流感嗜血桿菌	氨苄西林、大環內酯
軍團菌	紅黴素
支原體	紅黴素

+ 知識補充站

病例分析

男性，70歲。2天前受涼後突發高燒，最高達39.7℃，伴隨著寒顫、咳嗽、咳痰、胸痛，自服阿斯匹靈2片，在1小時後體溫下降至38.5℃，伴隨著盜汗、頭暈、乏力、口渴，24小時尿量大約為500ml，4小時前出現煩躁不安，四肢厥冷，速來急診。

體溫38.0℃，脈搏124次/分鐘，呼吸30次/分鐘，血壓80/50mmHg時意識模糊，煩躁，口唇發紺，顏面蒼白，皮膚並無黃染及皮疹；咽充血，氣管居中； 右胸上部叩診濁音，心界不大，心率124次/分鐘，律齊，右下肺可以聞及管狀呼吸音偶而聞及細小水泡音，胸膜摩擦音(+），左肺呼吸音清；腹部並無明顯的壓痛，反跳痛，無肌緊張，肝脾未及，四肢厥冷。

實驗室及其他檢查：血RT：白血球17.2×109 / L，中性粒細胞90%，血紅蛋白130克/L，血小板206×109 / L；心電圖：竇性心動過速;胸片：右下肺大片陰影，肋膈角可以見到少量的胸腔積液。

診斷：肺部感染(肺炎）。

2-7 支氣管擴張症

(一) 支氣管擴張的特性

直徑大於 2 毫米 (mm) 的支氣管，管壁的肌肉和彈性組織會被破壞，慢性持久會異常擴張。支氣管擴張的臨床特色為慢性咳嗽、大量膿痰與反複咯血。

(二) 病因與發病機制

1. 支氣管 - 肺組織感染和阻塞：嬰幼兒麻疹、百日咳、支氣管肺炎等感染，是支氣管 - 肺組織感染和阻塞所致的支氣管擴張最常見的原因。其他：細菌感染，肺結核，腫瘤，異物吸入，刺激的腐蝕性氣體和氨氣的吸入。

2. 支氣管先天性發育缺損和遺傳因素：較為少見。

(三) 臨床表現

支氣管擴張的臨床表現為支氣管 - 肺組織感染、支氣管阻塞、支氣管先天性發育障礙與全身性疾病。

1. 症狀：支氣管擴張的症狀為慢性咳嗽、大量膿痰，此與體位密切相關，反覆咯血，反複感染與慢性感染中毒。

2. 身體的徵象：身體的徵象為濕羅音

3. 典型的症狀：慢性咳嗽伴大量膿痰和反復咯血。

4. 全身的症狀：發高燒、納差、盜汗、消瘦、貧血等症狀。一旦咳痰暢通，大量膿痰排出之後，患者自會感到輕鬆，體溫下降，精神改善。

5. 肺功能障礙：工作能力明顯減退，稍活動即有氣急、紫紺、伴隨著杵狀指 (趾) 。

6. 慢性咳嗽伴隨著大量膿性痰，痰量與體位改變有關，若晨起或入夜臥床時咳嗽痰量會增多，若有厭氧菌混合感染，則有臭味。

7. 痰液分為四層：上層為泡沫，下層為懸膿性成份，中層為混濁黏液，底層為壞死組織沉澱物。

8. 咯血會反復地發生，程度不等，從小量痰血至大量咯血，咯血量與病情嚴重程度有時不一致，再支氣管擴張咯血之後，一般並無明顯的中毒症狀。

9. 徵象：早期或乾性支氣管擴張病無異常的肺部徵象。在病變重或繼發感染時，常會聞及下胸部、背部較粗的濕囉音。

(四) 實驗室及其他檢查

實驗室及其他檢查為影像檢查與支氣管鏡檢查。

(五) 支氣管擴張的診斷

診斷分為病史、身體徵象與電腦斷層術 (CT) 三種。

(六) 治療及護理

治療及護理包含清理呼吸道，治療 PC(咯血、窒息等等……)。

1. 清理呼吸道的方法：(1) 環境因素 (2) 休息和活動 (3) 體位 (4) 飲食 (5) 心理 (6) 晨間護理 (7) 遵從醫生的囑咐：① 抗感染② 祛痰 (鎮咳) ③使用支氣管舒張劑 (8) 觀察藥物療效及副作用 (9) 病情觀察 (10) 促進有效排痰：體位引流：①向病人解釋引流的目的、流程和注意事項②明確病變部位③引流體位④引流時間⑤引流的觀察⑥引流之後的護理：舒適體位；口腔護理；引流效果。

支氣管擴張症概論

支氣管擴張症 (bronchiectasis)	是常見的慢性支氣管化膿性疾病，大多數繼發於呼吸道感染和支氣管阻塞，尤其是兒童和青年時期麻疹、百日咳後的支氣管肺炎，由於破環支氣管管壁，形成管腔擴張和變形。
臨床表現	慢性咳嗽伴隨著大量膿痰和反覆咯血。

支氣管擴張症之流程

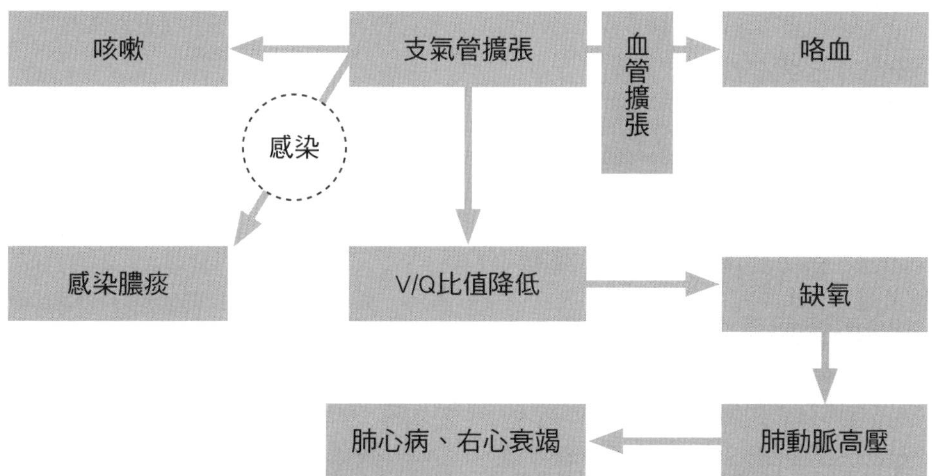

診斷

1.病史和身體徵象	
2.X光檢查	典型表現為粗亂肺紋中有多個不規則的環狀透亮陰影或沿著支氣管的捲髮狀陰影，在感染時陰影內會出現液平。
3.支氣管造影	能夠確診。

治療

1.保持呼吸道的暢通	祛痰劑稀釋膿痰，再經過體位引流加以清除。(1) 祛痰劑氯化銨，溴已新，(2) 體位引流體位引流的功能有時比抗生素治療更為重要。
2.控制感染	抗感染：在急性感染時，常選用阿莫西林(amoxicillin) 0.5g，每天4次，環丙沙星0.5g，一天2次；或口服頭孢類抗素。
3.手術治療	肺段或肺葉切除術。
4.咯血的處理	

2-8 肺癌

(一) 概論

1. 原發性支氣管肺癌 (primary bronchogenic carcinoma），簡稱為肺癌 (1ung cancer），起源於支氣管黏膜或腺體

2. 目前世界各地最常見的肺部原發性惡性腫瘤。常有區域性淋巴結轉移和血行播散。

3. 早期以刺激性咳嗽、痰中帶血等呼吸道症狀較為多見，病情進展速度與細胞生物學特性有關。

4. 發病年齡一般自 50 歲之後迅速上升，在 70 歲達到高峰，70 歲以後略有下降。

(二) 肺癌的特性

肺癌是目前世界上死亡率最高的腫瘤病，肺癌是婦女癌症死亡的第一號“殺手”，在美國，每年大約有 150,000 名患者死於肺癌，多在 40 歲以上致病，而高峰期在 60 － 79 歲之間，男女患病率之比例為 4 ～ 8：1 左右，肺癌的致病率有明顯增高的趨勢，而存活 5 年的生存率相當低。

(三) 肺癌的病因與致病機制

1. 臨床表現：吸煙、職業致癌因素、空氣污染、電離輻射、飲食與營養、人口老齡化與遺傳因素。

(1) 由原發腫瘤引起的 ：刺激性咳嗽、咯血、呼吸困難、體重減輕與發燒。

(2) 腫瘤局部擴展所引起的：胸痛、呼吸困難、吞咽困難、聲嘶、上腔靜脈阻塞症候群與 Horner 症候群 (pancoast 癌）。

(3) 腫瘤遠處轉移引起的

(4) 腫瘤作用於其他系統所引起的：肥大性肺性骨關節病、異位 cushing 與類癌症候群 (5-HT）

(四) 實驗室及其他檢查

實驗室及其他檢查包含影像檢查 (胸部 x 光，胸部 CT，核磁共振，MRI 檢查)、痰脫落細胞檢查、腫瘤標靶物檢查、基因診斷、纖纖支氣管鏡檢查與開胸肺活體檢查。

(五) 治療及護理

治療及護理恐懼、疼痛、營養失調 (低於身體的需求量) 與 PC 治療 (化療藥物的不良反應)。

(六) 病因與發病機制

迄今尚未完全清楚，但是認為肺癌的發病與下列因素有關：1. 吸煙：苯並芘為主要的致癌物質；2. 職業致癌因子；3. 空氣污染；4. 電離輻射；5. 飲食與營養；6. 其他。

小博士解說

有關肺癌的病因與致病機制，在解剖學層面分為周圍型與中央型，在組織學層面分為非小細胞肺癌與小細胞肺癌。

臨床表現

由原發腫瘤所引起的症狀	1.咳嗽為常見的早期症狀，可以為刺激性乾咳或少量黏液痰，且呈現高音調金屬音。 2.咯血以中央型肺癌較為多見，大多為痰中帶血或間斷血痰。 3.呼吸困難。 4.喘鳴。 5.體重下降。 6.發燒。
腫瘤局部延伸所引起的症狀	1.胸痛。 2.呼吸困難。 3.嚥下困難。 4.聲音嘶啞。 5.上腔靜脈壓迫症候群：癌腫侵犯縱隔，壓迫上腔靜脈時，上腔靜脈回流受阻，引起頭面部、頸部和上肢水腫，胸前部淤血和靜脈曲張，會有頭痛、頭昏或眩暈。 6.Homer症候群：位於肺尖部的肺癌稱肺上溝癌(Pancoast癌)，會壓迫頸部交感神經，引起病側眼瞼垂、瞳孔縮小、眼球內陷，同側部與胸壁無汗或少汗，即 Homer症候群。壓迫臂叢神經會引起以腋下為主、向上肢內側放射的燒灼樣劇痛或感覺異常，夜間尤甚。
由癌遠處轉移所引起的症狀	1.轉移至腦、中樞神經系統:頭痛、嘔吐、眩暈、複視、共濟失調、偏癱、顱內高壓等。 2.轉移至肝：畏食，肝區疼痛，肝大，黃疸和腹水等。 3.轉移至骨骼：局部疼痛和壓痛。 4.轉移至淋巴結，皮膚：鎖骨上淋巴結是肺癌轉移的常見部位。
肺外的表現	包括內分泌、神經肌肉、結締組織、血液系統和血管的異常改變，又稱為副癌症候群。 主要表現有肥大性骨關節病和杵狀指 (趾)；男性乳房發育；肌力減弱、浮腫、高血壓、血糖增高等，即Cushing症候群；稀釋性低鈉血症；出現神經肌肉症候群。

+ 知識補充站

病歷分析：

患者、男性、54歲。因為「反覆胸痛胸悶、乾咳、咳血2年」之後住院。在兩年前，在並無明顯誘因下開始出現刺激性咳嗽，伴隨著少量白色的黏痰，經過抗發炎治療將近1個月之久，而病情未見好轉，並逐漸消瘦無力，後來透過肺部電腦斷層術CT）檢查，診斷為肺癌，氣管鏡病理診斷為小細胞型。經過數次的化療與放射性治療並無明顯的療效。

治病的方式：

提出關鍵性的護理診斷，並制定有效的護理措施。

2-9 呼吸衰竭(一)

(一)呼吸衰竭的概念

各種原因引起肺通氣或換氣功能障礙，不能進行有效的氣體交換，造成身體缺氧伴隨(或者不伴隨)二氧化碳滯留，因而產生一系列病理生理改變的臨床綜合症，稱為呼吸衰竭。呼吸衰竭的臨床表現缺乏特異性，診斷主要要依靠血氣分析。

(二)呼吸衰竭的病因及致病機制

1. 低氧血症和高碳酸血症的發生機制：(1) 肺通氣不足： 肺通氣不足會引起 PAO_2 降低和 $PACO_2$ 升高 (2) 彌散障礙：通常以低氧 主 (3) 通氣及血流比例失調： 通氣及血流比例失調會導致低氧，正常值 V/Q ＝ 0.8，功能性分流值 V/Q<0.8，死腔樣通氣值 V/Q>0.8。(4) 與肺內動 - 靜脈解剖分流增加。

2. 低氧血症和高碳酸血症對身體的影響

3. 低氧血症和高碳酸血症的發生機制

肺通氣不足、彌散障礙、通氣與血流比例失調與肺內動 - 靜脈解剖分流增加。

4. 低氧血症和高碳酸血症對身體的影響

5. 病因：神經肌肉系統疾病、胸部和胸膜病變、呼吸道阻塞性疾病、肺部疾病、肺血管性疾病。

6. 發病機制：肺泡通氣不足、彌散障礙、通氣 / 血流比例失調、肺動 - 靜脈狀分流、氧耗量增加。

(三)呼吸衰竭的臨床表現

1. CNS：CNS 會導致肺性腦病：
   (1) O_2 下降會導致注意力不集中。
   (2) O_2 大幅下降會導致煩躁不安與意識障礙。
   (3) CO_2 上升會導致中樞興奮。
   (4) CO_2 大幅上升會導致中樞神經抑制。
2. 循環系統：
   (1) PaO_2 下降會導致 HR 上升、收縮上升、CO 上升與 Bp 上升；PaO_2 下降會使動脈收縮，再使肺動脈高壓，最後會導致肺心病；PaO_2 下降會導致 HR 下降、Bp 下降與導致早搏、室 與心臟停搏。
   (2) $PaCO_2$ 上升會導致 HR 上升、收縮上升、CO 上升與 Bp 上升，並導致心、腦與毛細管擴張及腎、脾、肌肉血管收縮。
3. 呼吸系統：(1) O_2 下降會導致反射性興奮。(2) O_2 大幅下降會導致直接抑制。(3) CO_2 上升會導致神經興奮。(4) CO_2 大幅上升會導致神經抑制與麻痹。
4. 消化系統。
5. 泌尿系統。
6. 酸鹼平衡、電解質。
7. 其他：PaO_2 下降會損害肝細胞，導致 ALT 上升，PaO_2 下降會導致胃黏膜缺血，應激性潰瘍、腎血管收縮、腎功能受損與代酸、高鉀及低氯。

呼吸衰竭

呼吸衰竭簡稱為呼衰	是指各種原因所引起的肺通氣和(或)換氣功能嚴重障礙，以致於在靜息狀態下亦不能維持足夠的氣體交換，導致缺氧伴隨著(或不伴隨著)二氧化碳瀦留，從而引起一系列生理功能和代謝紊亂的臨床症候群。
動脈血氣分析	動脈血氧分壓(PaO_2)低於60mmHg，伴隨著或不伴隨著二氧化碳分壓($PaCO_2$)高於50mmHg。

呼吸衰竭的分類

	PaO_2(mmHg)	$PaCO_2$(mmHg)
正常	80－100	36－44
I 型	<60	正常(低氧血症)
II 型	<60	>50(高碳酸血症)

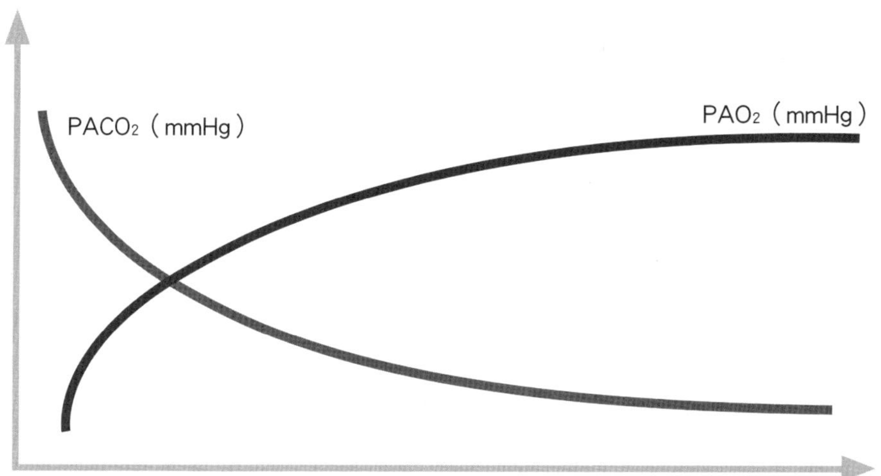

臨床表現

呼吸困難	表現在呼吸頻率、節律和幅度的改變。
發紺	是缺氧的典型表現。
精神、神經症狀	急性呼衰的精神症狀比慢性呼衰明顯，會迅速地出現精神紊亂、狂躁、昏迷、抽搐等症狀。
血液循環系統	早期心率增快、血壓升高；嚴重缺O_2、酸中毒時，會引起周圍循環衰竭、血壓下降、心律失常，甚至心臟驟停；CO_2瀦留使體表靜脈充盈、皮膚潮紅、溫暖多汗；慢性缺O_2和CO_2瀦留引起肺動脈高壓。
其他	嚴重呼衰對肝、腎功能和消化系統都有影響。

2-10 呼吸衰竭(二)

(四)呼吸衰竭的分類

1. 依據血氣分為 I 型與 II 型。
2. 依據呼吸的部位分為通氣障礙與換氣障礙。
3. 依據發生的流程分為急性與慢性。
4. 依據致病的機制分為中樞性與外圍性。

(五)實驗室及其他檢查

實驗室及其他檢查分為血氣分析 ($PaO_2 < 60mmHg$、$PaCO_2 > 50mmHg$、酸鹼失衡、電解質)、影像學檢查與其他檢查。

(六)呼吸衰竭的診斷重點

呼吸衰竭的診斷重點為血氣分析、海平面大氣壓、靜止狀態、呼吸空氣、排除心理因素、保持呼吸道的通暢、氧氣療法、增加通氣量、減少二氧化碳滯留、抗感染、糾正酸鹼失衡、電解質紊亂、積極地治療原發病症與對症支援治療，防治併發症。

(七)ARDS 概論

ARDS 是指在多種原發病過程中，因為急性肺損傷 (ALI) 所引起的急性呼吸衰竭。ARDS 以瀰漫性呼吸膜損傷為主要的病理特徵，其臨床特色為急性呼吸窘迫頑固性低氧血症，全世界每年 ARDS 的患者大約為 150,000 人，其病死率高達 50%～70%。

(八)病因與致病機制

呼吸衰竭的病因與致病機制為各種病原體感染、吸入汙染物、有毒物等物質、嚴重的創傷與過量輸血或輸液。

(九)ARDS

1. 臨床表現：原致病表現、突然出現的進行性呼吸窘迫與伴隨著煩躁與焦慮等。2. 實驗室檢查：X 光線胸片檢查 (白肺)、動脈血氣分析 (氧合指數減低)、床邊肺功能監測與血流動力學監測 (PCWP)。3. 診斷重點：高危險因素、急性進行性呼吸困難或呼吸窘迫、常用的給氧方法並不能有效地緩解、氧血症 (氧合指數 <300) 與排除心源性肺水腫。

(十)ARDS 氣體交換受損

氣體交換受損與氣道阻力增加、不能維持自主呼吸、氣道分泌物過多有關

1. 放置 ICU，心電監護，保持室內空氣流通，溫濕度適宜，避免聲光刺激，護理操作集中進行，嚴格控制陪客和家屬探望。2. 對臥床休息 (根據病情，諮詢病人安排適當的活動量。諮詢病人在活動時儘量節省體力，例如坐位與人交談，協助病人制定減輕呼吸困難，同時增強生活自理能力的計畫)。3. 諮詢病人取半臥位或取坐位，趴伏在床上，藉此增加輔助吸氣肌的效能，促進肺膨脹。4. 鼓勵患者多進食高蛋白、高維生素易於消化食物 (安置胃管患者應依據胃管護理的需求)。5. 瞭解和關心病人的生理狀況，特別是對建立人工氣道和使用機械通氣的病人，應該經常巡視，讓病人說出或寫出引起或加劇焦慮的因素，教會病人自我放鬆等各種緩解焦慮的辦法，以緩解呼吸困難，改善通氣。6. 做好口腔護理，預防口腔感染。7. 保持床單位平整、乾燥，預防發生褥瘡。

呼吸衰竭的分類

按照動脈血氣分析區分	1.I型：PAO_2<60mmHg時，$PaCO_2$降低或正常，見於換氣功能障礙。 2. II 型：PAO_2<60mmHg時，二氧化碳分壓>50mmHg時，系肺泡通氣不足所導致。
按照病程區分	1.急性呼吸衰竭：在短時間內導致呼衰。 2.慢性呼吸衰竭。
按照病理生理區分	1.泵衰竭：由神經肌肉病變所引起。 2.肺衰竭：是由氣道，肺或胸膜病變所引起。

實驗室及其他檢查

血氣分析	PAO_2<60mmHg時，伴隨著或不伴隨著。$PaCO_2$>50mmHg時，當PAO_2升高時，但是pH≥7.35時，為代償性呼吸性酸中毒，若pH值<7.35則為失代償性呼吸性酸中毒。
實驗室檢查	尿中會見到紅血球、蛋白及管型，丙氨酸氨基轉移酶、尿素氮升高。亦會有低血鉀、高血鉀、低血鈉、低血氯等。

診斷的重點

保持呼吸道的暢通	1.為最基本、最重要的治療措施，其危害為呼吸阻力增加，呼吸功消耗增加，加重膈肌疲勞，加重感染，肺不張，氣體交換面積減少，窒息、死亡。 2.方法為：體位、開口，清除氣道異物、分泌物，人工氣道(簡便人工氣道、氣管插管、氣管切開)與支氣管擴張劑等。
氧療	分為吸氧濃度及吸氧裝置。吸氧濃度的原則為保證PaO_2迅速提高到60mmH的前提下儘量減低吸氧濃度，I型呼吸衰竭科較高濃度給氧；吸氧裝置為鼻導管和鼻塞面罩。
增加通氣量、 改善CO_2的瀦留	呼吸興奮劑、機械通氣。
糾正酸鹼失衡，電解質紊亂	
控制感染	

2-11 呼吸衰竭(三)

(十) ARDS 氣體交換受損(續)

8. 遵從醫生的囑咐給予呼吸興奮劑尼克 米，注意保持呼吸道的暢通，適當提高吸入氧濃度，靜滴時速度不宜過快，注意觀察呼吸頻率、節奏、動脈血氣分析，以便調整劑量。

9. 遵從醫生的囑咐給予腎上腺糖皮質激素。

10. 遵從醫生的囑咐給予支氣管擴張劑。

11. 密切觀察：(1) 生命徵象、尿量和皮膚色澤；尤其是血壓、心率和心律失常的情況；(2) 呼吸頻率、節奏和深度，使用輔助呼吸肌呼吸的情況，呼吸困難的程度；(3) 痰的色、質、量、味及痰液的實驗室檢查結果，並及時做好記錄。正確留取痰液檢查標本。發現痰液出現特殊發生變化，應及時與醫生聯絡，以便調整治療方案 (4) 缺 O_2 及 CO_2 滯留的症狀和徵象，例如有無發紺、球結膜水腫、肺部有無異常呼吸音及羅音；(5) 評估意識狀況及神經精神症狀，觀察有無肺性腦病的表現，如有異常應及時通知醫生

12. 密切觀察動脈血氣分析和各項化驗指數變化，根據動脈血氣分析結果和病人的臨床表現，及時調整吸氧流量或濃度

13. 保持呼吸道的暢通：(1) 諮詢患者有效咳嗽、咳痰，更換體位和多飲水。(2) 急重症患者每 2 ～ 3 小時翻身拍背一次，幫助排痰，例如建立人工氣道患者，應該加強濕化吸取 (3) 嚴重呼衰意識不清的病人，可以用多孔導管經鼻或經口給予機械吸引，吸痰時應注意無菌操作 (4) 神智清醒者可以每天 2 ～ 3 次超音波霧化吸取

14. 根據血氣分析和臨床情況適度給氧：(1) 注意密切觀察氧療效果，如吸氧後呼吸困難緩解、發紺減輕、心率減慢，表示氧療有效；如果意識障礙加深或呼吸過度表淺、緩慢，可能為 CO_2 滯留加重。(2) 注意保持吸入氧氣的濕化，避免乾燥的氧氣對呼吸道產生刺激和黏液栓的形成。(3) 輸送氧氣的導管、面罩、氣管導管等應妥善固定，使病人舒適；保持清潔通暢，定時更換消毒。(4) 向病人及家屬說明氧療的重要性，囑其不要擅自停止吸氧或變動氧流量。

15. 諮詢、教會病情穩定的病人縮唇呼吸，通過腹式呼吸時膈肌的運動和縮唇呼吸促使氣體均勻而緩慢地呼出，以減少肺內殘氣量，增加肺的有效通氣量，改善通氣功能

16. 病情危重患者建立人工氣道 (氣管插管或氣管切開 ），依據人工氣道護理的需求來做好特別護理記錄單。

17. 配合搶救：發現病情變化藥及時搶救，預測病人是否需要面罩、氣管插管或氣管切開行機械輔助呼吸，迅速準備好有關搶救用品，及時準確做好各項搶救配合，贏得搶救時機，提高搶救成功率。同時做好病人家屬的護理工作。

(十一) 其他的護理診斷

其他護理診斷為清理呼吸道無效、自理能力缺陷、營養失調 (低於身體的需求量、語言溝通障礙與潛在併發症 (肺性腦病、消化道出血、心力衰竭、休克等)。

急性呼吸窘迫症候群概論

急性呼吸窘迫症候群（acute respiratory distress syndrome，ARDS）	1.是急性肺損傷（acute lung，ALL）的嚴重階段，兩者為同一疾病過程的兩個階段。 2.是由心源性以外的的各種內、外致病因素導致的急性、進行性呼吸困難。在臨床上以呼吸急促、呼吸窘迫、頑固性低氧血症為特徵。
主要的病理特徵	為肺微血管的高通透性所導致的高蛋白質滲出性肺水腫和透明膜形成，會伴隨著肺間質纖維化。
病理生理的改變	以肺順應性降低，肺內分流增加及通氣/血流比例失調為主。

ARDS 的病因

相關的危險因素包括肺內（直接）因素和肺外（間接）因素兩大類。

肺內因素	指對肺的直接損傷，包括吸入胃內容物、毒氣、煙塵及長時間吸入純氧等；肺挫傷；各種病原體所引起的重症肺炎；淹溺。國內最主要的危險因素是重症肺炎。
肺外因素	包括各種類型的休克、敗血症、嚴重的非胸部創傷、藥物或麻醉品中毒、急性重症膜腺炎等。

健康教育

向病人及家屬講解疾病的致病機制和發展	
鼓勵病人做呼吸運動訓練	教會病人有效咳嗽與咳痰技術
遵從醫生的囑咐正確地用藥	引導並教會低氧血症的病人及家屬學會適當的家庭氧氣療法
引導病人制定合理的活動與休息。	
增強體質，避免各種引起呼吸衰竭的誘因	1.鼓勵病人做耐寒訓練，例如用冷水來洗臉等，以提高呼吸道抗感染的能力。 2.引導病人適量安排飲食。 3.避免吸人刺激性氣體，戒煙。 4.避免過度勞累與情緒激動等。 5.少去人群擁擠的地方，儘量避免與呼吸道感染者接觸。
定期回診	若有咳嗽加劇、痰液增多和變黃、氣急加重要儘早就醫。

+ 知識補充站

ARDS的臨床表現

1. 除了原發病的表現之外，常在原發病發病之後5天內（大約半數發生於24小時之內），突然出現進行性呼吸窘迫、氣促、發紺，不能被通常氧療所改善，也不能用其他心肺原因所解釋。
2. 常會伴隨著煩躁、焦慮、出汗。早期大多無陽性的徵象，中期會聞及細濕眼音，晚期會聞及水泡音及管狀呼吸音。

2-12 結核病 (pulmonary tuberculosis)(一)

(一) 結核病的定義

結核病是由結核分枝桿菌引起的慢性傳染病，肺結核 (Pulmonary Tuberculosis，TB）為最常見的慢性傳染病，其基本病理為滲出，乾酪樣壞死與結核結節。其傳染來源為排菌患者，其傳播途徑以呼吸道為主，其易於感染的族群為普遍易於感染的民眾。

(二) 流行病

結核病為世界頭號的傳染病，其具有高患病率、高感染率、高死亡率、高耐藥率的特色，在農村的疫情較為嚴重，青壯年患病之死亡比例較高，而大部分病人在患病之前並未發現。

(三) 臨床的呈現方式

其臨床呈現方式結核桿菌、肺結核的傳播、結核桿菌感染和肺結核的發生及發展與結核的基本病理改變。

(四) 結核病的特色

1. 抗酸桿菌，需要氧氣。2. 共有人、牛、鳥、鼠和冷血動物型五個類型。3. 其特色對外界的抵抗力較強。4. 菌體的結構較為複雜：(1) 類脂質：與致病力有關，並會保護菌體。(2) 蛋白質：變態反應的應變來源。(3) 糖類：與菌體的免疫反應有關。5. 耐藥性：分為天然耐藥和繼發耐藥。6. 結核菌的生長速度：不斷繁殖的結核菌最快，細胞內細菌為第二快，偶然繁殖為第三快，休眠菌最慢，其生長速度由慢而快增加。

(五) 結核病的病因及致病機制

結核病的病因及致病機制為結核桿菌、肺結核的傳播、結核桿菌感染和肺結核的發生與發展與結核的基本病理改變。1. 傳染的來源：結核病的傳染來源為痰中帶菌的病人。2. 傳播的途徑：結核病的傳播途徑以呼吸道為主，另外是消化道、泌尿生殖系統、皮膚、淋巴與血液運行播散。3. 易於感染的族群。

(六) 初感染與再感染的現象

具有科區 (Koch）現象：即身體對結核菌再感染與初感染表現出不同反應的現象。肺結核若局部紅腫潰瘍與經久不癒，進而導致死亡，肺結核若紅腫、潰瘍、壞死則會癒合。

(七) 結核病的特徵

人體免疫力以細胞免疫為主，其非特異性免疫力對任何病症均有，其非特異性免疫力較弱。其特異性免疫力具有特異性，特異性免疫力較強。結核病的變態反應為Ⅳ型 (遲發型），大約為 4 ～ 8 星期左右。其受感染的特徵為受過感染的並不會致病，而相當健康，其患病徵象為具有明確組織病變。

小博士解說

1.概念：是結核分枝桿菌所引起的肺部慢性傳染性疾病。

2.基本的病理特徵：滲出，乾酪狀壞死。

3.臨床特徵：大多呈現慢性過程表現為呼吸道症狀及全身中毒症狀。

結核菌的生長速度

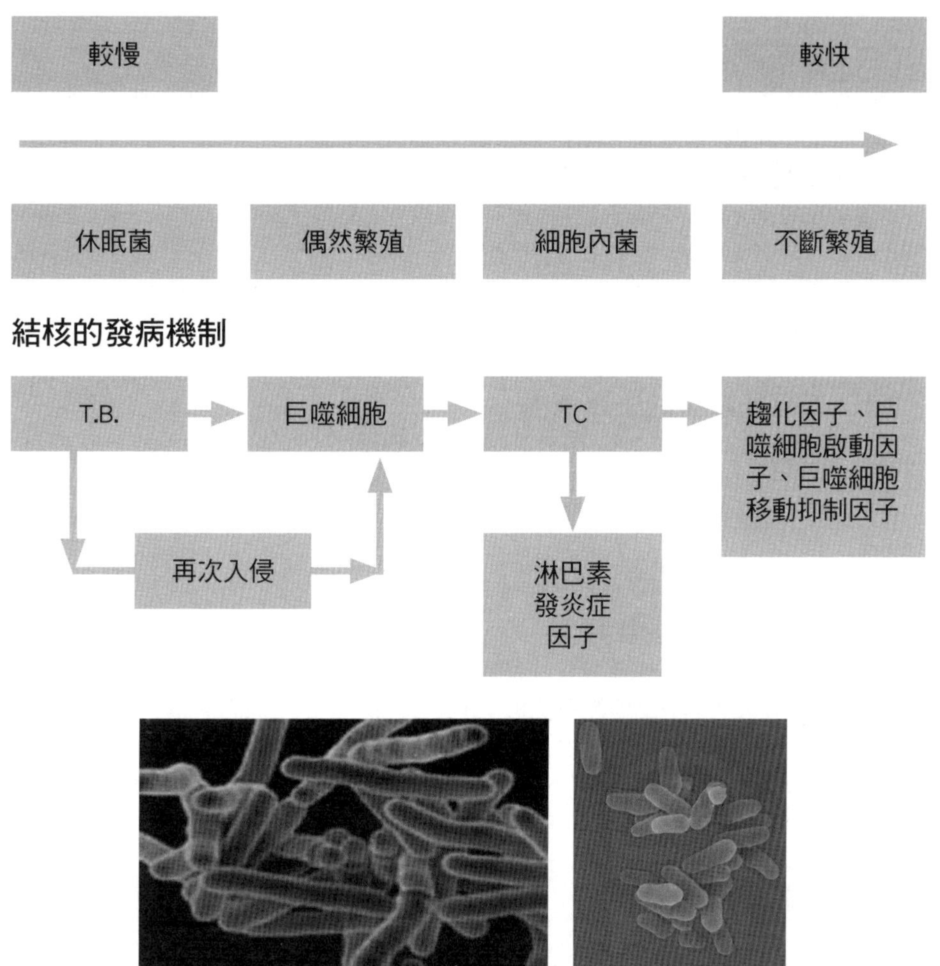

結核桿菌（圖為著作群自行拍攝，擁有攝影著作權）

＋ 知識補充站

結核病的三大現象

1. 滲出現象：結核病的滲出現象為肺結核發炎症早期或者病灶惡化及病變組織內菌量較多，變態反應較強。
2. 增殖現象：增殖現象為結核結節、菌量較少、細胞免疫佔優勢與結節中無菌。
3. 變質現象：結核病的變質現象為乾酪樣壞死、身體抵抗力會下降、細菌數量過多、變態反應強烈與含菌量很多。

2-13 結核病(二)

(八) 結核病的臨床表現

結核毒血症狀為午後低發燒、全身乏力、盜汗、消瘦。呼吸系統症狀為咳嗽、咯痰、咯血。其特殊類型分為變態反應綜合症與無反應結核兩種。

(九) 實驗室及其他檢查

實驗室及其他檢查分為結核桿菌檢查、影像檢查、結核菌素實驗、Blood RT 實驗、ESR 實驗、纖支鏡實驗、淺表淋巴結活體檢查、結核桿菌檢查、影像檢查等方法。實驗室及其他檢查的主要目的為確診肺結核最特異性方法、找到結核桿菌是「黃金標準」與痰菌陽性(稱為開放性肺結核),具有傳染性。實驗室及其他檢查的方法為找出結核桿菌:塗片、集菌、培養與聚合酶鏈式反應(PCR)。

(十) 結核病類型的主要依據

I 型:原發型肺結核,II 型:血液運行播散型肺結核,Ⅲ型:繼發型肺結核(成人最常見的類型),Ⅳ型:結核性胸膜炎,V 型:肺外結核。

1. 急性:一次大量的細菌,免疫力低落,其大小、密度、分佈均勻,而且分佈地相當清晰。

2. 慢性:少量分批的細菌,免疫力較高,新舊不一、密度不均、大小不等、分佈不均。

(十一) 結核病的主要類型

結核病是小兒肺結核的主要類型,其原發綜合症分為:肺部原發灶,淋巴管炎及肺門淋巴結炎,X 光可以看見肺部原發灶、淋巴管炎和肺門淋巴結腫大構成啞鈴狀。

浸潤性肺結核為鎖骨上下,片狀、雲絮狀,邊緣模糊。乾酪性(結核性)肺炎:密度較高,濃密不一。結核球(瘤):病灶孤立、界限分明,直徑為 2 ~ 5cm(公分),多為一個,有時多個,多位於肺上葉。慢纖空:具有多種性質,形狀呈現星星、月亮、垂柳狀。

(十二) 結核病的意義

陽性反應僅表示受過感染或接種過卡介苗。陰性反應為沒感染,結核菌感染尚未到 4 ~ 8 周,變態反應未完全建立,應用糖皮質激素等免疫抑制劑者,嚴重營養不良和年老體弱者會暫時呈現陰性反應,嚴重結核病和危重病人,麻疹、百日咳等各種急性感染,淋巴 C、免疫 S 缺陷(諸如白血病、愛滋病等),5%活動性結核病人也會呈現陰性反應。

(十三) 徵象

1. 病灶小或位置深者,大多無異常體徵,2. 望診:患側呼吸運動減弱,3. 觸診:語顫增強,4. 觸診:濁音,5. 聽診:呼吸音減弱或有支氣管肺泡呼吸音。

(十四) 併發症

自發性氣胸、膿氣胸、支氣管擴張。

臨床表現

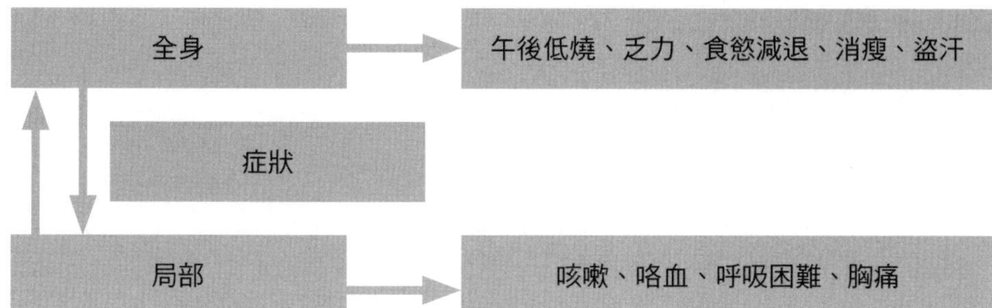

實驗室及其他檢查

結核桿菌檢查	
影像檢查	1.影像學檢查是診斷肺結核的必要方式，其重要性為早期發現肺結核：確認部位，範圍，性質及判斷病情發展及治療效果，病灶特點為硬結，斑點，粟粒結節，浸潤滲出，滲出增殖，乾酪狀，空洞，纖維條索，胸腔積液，胸膜肥厚。 2.活動性病灶為斑點斑片、粟粒、浸潤、滲出、滲出增殖、乾酪狀、空洞、胸腔積液。 3.非活動性病灶為硬結、鈣化、 纖維條索、胸膜肥厚。
結核菌素實驗	1.Blood RT：一般並無異常的現象。 2.ESR 上升：並無特異性，並無診斷的價值。 3.纖支鏡有助於發現支內膜肺結核，解除阻塞及活體檢查等。 4.淺表淋巴結活體檢查，有助於鑒別診斷。痰塗片為確診肺結核的主要依據。痰菌陽性反應證實其病灶是開放性的，具有傳染性。實驗方法為1：2000濃度，前臂屈側中部三分之一交界處，皮內注射0.1毫升（相當於結核素5IUv48－72小時觀察結果。
免疫學檢查	1.PPD實驗。 2.在血液中，痰中結核抗體的檢測。 3.嚴重肺結核患者會出現內分泌檢查異常。 4.BACTEC法測結核分枝桿菌的代謝物。 5.聚合酶連鎖反應（PCR）。

皮內結核菌素實驗反應陽性標準判斷

反應的結果	記錄符號	局部反應	紅硬直徑(mm)
陰性	-	無紅、硬	
可疑	±	紅暈硬結	<5
陽性(弱)	+	紅暈硬結	5～9
陽性(中)	++	紅暈硬結	10-15
陽性(強)	+++	紅暈硬結	≥20
陽性(極強)	++++	紅暈、硬結、水泡、壞死 或淋巴管炎、淋巴腺炎	一般均>20

2-14 結核病(三)

(十五)結核病的治療

結核病的治療方法有化療、對症支援式治療與手術治療三種。結核病的治療對控制結核發揮決定性的功能，它是現代結核最主要的基礎治療，也是控制傳染的唯一有效措施，凡是活動性肺結核病均需要做抗癆治療。

結核病的化療目標為預防耐藥性產生，早期殺菌，最終滅菌。其治療原則為早期治療、合併使用、適量、規律、全程用藥、運用常用抗結核藥物與化療方案。

1. 治療的重點：適度的化療；休息和營養：(1) 抗結核化學藥物治療(簡稱為化療)(a) 化療的原則：早期，合併使用，適量，規律和全程治療是化療的原則 (b) 常用的抗結核藥物：異煙　(1NH) 和利福平 (RPP)：全殺菌劑鏈黴素，吡嗪醯胺： 半殺菌劑乙胺丁醇，對氨基水楊酸鈉 ：抑菌劑。

2. 化療的方法：(1) 兩階段療法：提高療效，減少副作用：強化階段 (1-3 月) 殺菌藥 2 + 抑菌藥 1 ，鞏固階段 (12-18 月) 殺菌藥 1 + 抑菌藥 1 (2) 間歇療法：每週 2-3 次，飯後服用、短程、超短程等。

3. 化療的方案：結核病的化療方案具有高效率，安全與簡便的特色。初診治療塗上(＋)： 2S(E)HRZ/4HR，2S3(E3)H3R3Z3/4H3R3；初診治療塗上(－)： 2HRZ/4HR，2H3R3Z3/4H3R3；複診塗上(＋)：2SEHRZ/6HRE。

4. 對症治療：(1) 毒性症狀 (2) 咯血。

5. 手術治療

(十六)常用的護理診斷，措施及依據

1. 知識缺乏：缺乏結核病治療，傳染與預防知識。(1) 評估 (2) 指導休息與活動 (3) 提供藥物治療的知識：①逐步介紹有關治療的知識②解釋藥物治療效果，不良反應，注意事項③督促病人按照醫囑服藥。(4) 宣傳結核病的傳播與預防知識。①單居一室，呼吸道隔離，室內保持良好通風，每天使用紫外線來消毒。② 注意個人衛生，嚴禁隨地吐痰，不可以面對他人打噴嚏或咳嗽，以防止飛沫傳染。 ③餐具煮沸消毒或用消毒液浸泡消毒④被褥，書籍在烈日下曝曬 6 小時以上。⑤病人在外出時應戴口罩。⑥密切接觸者應去醫院做相關的檢查。

2. 營養失調：低於身體的需求量。與身體消耗增加，食慾減退有關：(1) 營養與飲食評估 (2) 飲食護理：飲食中應有魚、肉、蛋、牛奶、豆製品等動、植物蛋白，成人每日蛋白質總量應為 1.5 ～ 2.0g、鼓勵病人多飲水 (3) 體重的監測。

3. 潛在的併發症(咯血)：(1) 病情觀察 (2) 休息與臥位小量咯血：靜臥休息；大量咯血：要臥床休息，頭偏向一側。(3) 咯血的護理 (4) 使用垂體後葉素的護理 (5) 飲食與排便的護理大量咯血者暫禁食，小量咯血者宜進少量涼或溫的流質。

(十七)結核病的診斷

先判斷是否肺結核，再判斷有無活動性，然後再加以分類。

範例：浸潤型肺結核導致 (+) 為進展期，屬於初診。

幾種常用的抗結核藥物

藥名(縮寫)	每天的劑量(克)	殺/抑菌	主要的不良反應
異煙肼(H,INH)	0.3	殺細胞內、外	肝損害、周圍神經炎
利福平(R,RFP)	0.45	殺細胞內、外	肝損害、過敏反應
鏈黴素(S,SM)	0.75~1.0	殺細胞外	腎功能損害、聽力障礙、過敏、眩暈
吡嗪醯胺(Z,PZA)	1.5	殺細胞內、酸性環境下	肝損害、高尿酸血症
乙胺丁醇(E,EMB)	0.75	抑菌	視神經炎
對氨水楊酸鈉(P,PAS)	8~12	抑菌	肝損害、過敏反應、胃腸道反應

化療的方法

兩階段療法	開始1～3個月為強化階段，每天用藥。第二階段為維持治療或鞏固治療，時間12～18個月。
間歇療法	

其他的護理診斷

體溫過高	與結核菌感染有關。
活動無耐力	與結核毒性症狀有關。
焦慮	與不了解疾病的預後有關。
有孤獨的危險	與呼吸道隔離有關。
PC	呼吸衰竭，肺源性心臟病，氣胸。

保健諮詢

指導病人	指導結核病防治的知識和呼吸道隔離的技術。
囑咐病人	戒煙、戒酒，注意保證營養的補充，避免勞累、情緒波動及呼吸道感染，適度安排休息。
向病人介紹	結核病的常用治療的有關知識及用藥過程中可能出現的不良反應、用藥的注意事項。
病人回診	指導病人定期回診。
做好結核病的預防工作。控制流行的基本原則包括：控制傳染來源、切斷傳染途徑及增強免疫力、降低易感性等。	1.早期發現病人並登記管理。 2.加強結核病的預防與宣導。 3.給未受過結核菌感染的新生兒、兒童及青少年接種卡介苗(活的無毒力牛型結核菌疫苗)。

+ 知識補充站

用藥的注意事項

1.常見的副作用大多與用藥方案、劑量、用法與療程有關。
2.在發生嚴重的反應時，應立即停藥。
3.有過敏史、肝、腎病史、老年人、孕婦與、兒童應謹慎使用。

第 3 章 循環系統

本章學習目標

1. 循環系統的結構功能與疾病的關係。
2. 心血管疾病的分類。
3. 調節循環系統的神經：體液。
4. 護理評估的重點。
5. 常見症狀的護理措施：心源性呼吸困難、心源性水腫與心源性暈厥。

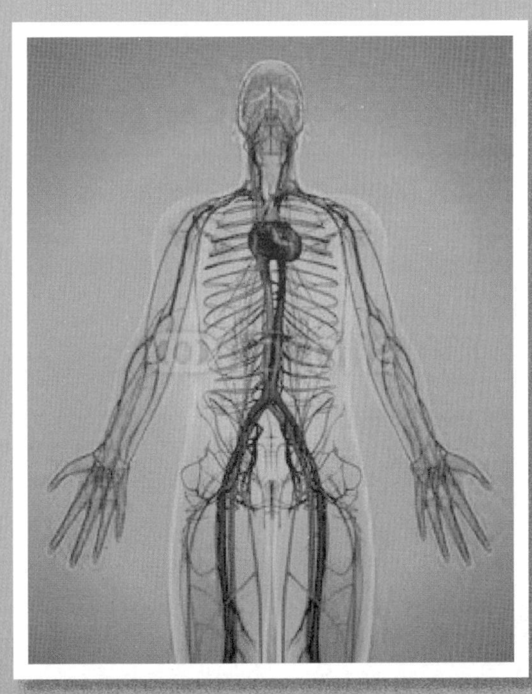

循環系統

3-1 循環系統（一）

（一）循環系統的結構與功能

循環系統涵蓋三大部分：即心臟、血管與神經－體液－內分泌。其中動脈為阻力血管負責輸送血液，微血管為功能血管負責物質交換，靜脈為容量血管負責匯集血液。

關於第三部分之神經－體液－內分泌，其中神經系統涵蓋交感神經與副交感神經，交感神經會導致 $\alpha.\beta$ 受體興奮，並產生收縮力、血管阻力、HR 與 Bp。副交感會導致 Ach 受體興奮，並產生收縮力、血管阻力、HR 與 Bp。

體液系統涵蓋 RAAS 與血管內皮細胞，RAAS 負責調節鈉鉀、血液容量與血壓，血管內皮細胞負責收縮血管 ET、EDCF 與舒張血管 PGI、EDRF。內分泌系統涵蓋心鈉素與血管加壓素等。

（二）疾病的特色

1. 致病率較高，死亡率較高。
2. 致病較急，症狀相當複雜。
3. 病情兇險，易於突變。
4. 在嚴重時會發生猝死。
5. 大多數療程較長，不易根治而且容易再發病。

（三）循環系統的護理需求

1. 精心的護理與心理護理可以減輕身心的痛苦。
2. 密切觀察病情的能力，及早發現變化。
3. 必須具有第一手應急的處理能力，例如減少靜脈回流、心電監護與建立靜脈通路等。
4. 善於做健康教育的工作，改變不良的生活方式；避免誘因，持續、改善與維護心臟的功能。
5. 新藥的使用和療效、副作用的觀察等。

（四）循環系統的分類

1. 病因診斷。
2. 病理解剖診斷（部位）。
3. 病理生理診斷（功能）。
4. 心臟功能的評估。

小博士解說

心臟功能的評估涵蓋冠狀動脈粥樣硬化性心臟病、急性廣泛前壁心肌梗塞、頻發室性早搏、心源性休克與心功能Ⅳ級共五種。

循環系統的結構與功能

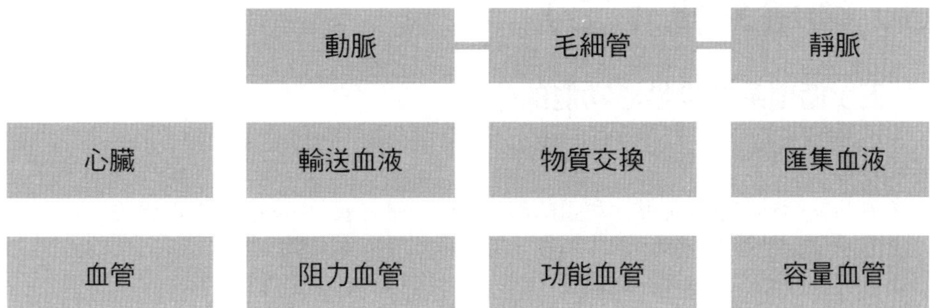

循環系統罹病男女年齡層統計表

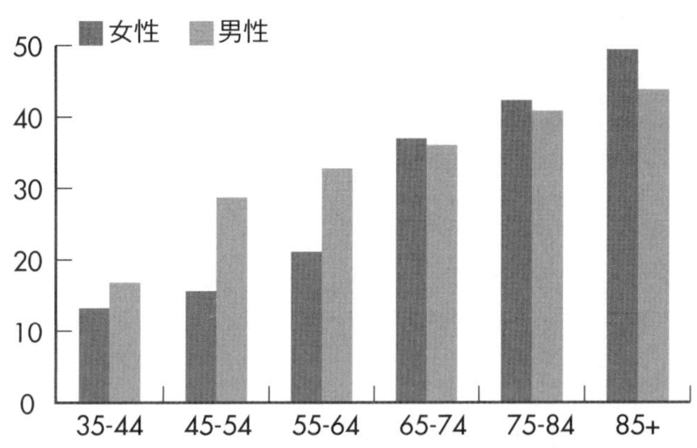

循環系統概論

循環系統	由心臟，血管和調節血液循環的神經體液組成
生理功能	1.為全身組織器官運輸血液。 2.透過血液將氧，營養物質和激素等供給組織。 3.運走組織代謝廢物。 4.內分泌功能。

循環系統的血管

動脈	主要功能是輸送血液到組織器官，其管壁有肌纖維和彈力纖維，能保持一定的張力和彈性，並能在血管活性物質的作用下收縮和舒張，改變外圍血管的阻力，又稱為「阻力血管」。
微血管	是血液與組織液交換營養物質和代謝產物的場所，又稱為「功能血管」。
靜脈	主要功能是匯集從微血管來的血液，將血液送回心臟，其容量大，稱為「容量血管」。
阻力血管 (後負荷) 與容量血管 (前負荷)	對維持和調節心功能有重要的功能。

3-2 循環系統（二）

(五) 循環系統慢性心功能的分級

1. 心臟超音波或 ECT 等檢查，具有心臟泵血功能下降的客觀依據，但並無氣急等相關症狀。
2. 在日常活動時並無症狀，稍重的體力活動即會有感到胸悶與氣急的現象。
3. 在日常活動時即會有症狀，但在休息時會消失不見。
4. 在任何活動時均會引起明顯的症狀，而在臥床休息時仍會有症狀。

(六) 循環系統的護理評估

1. 病歷評估。

2. 身體評估。

(七) 心電圖運動實驗

心電圖運動實驗的目的為早期診斷冠心病與評估心臟的功能。

(八) 心電圖運動實驗的護理措施

1. 在實驗之前講明檢查目的及流程，取得患者的配合。
2. 實驗之前的準備：檢查血壓計、除顫儀、心電圖機的性能是否完好，備好輸液用具、吸氧裝置及搶救藥品等。
3. 在實驗之前 3 小時要禁食與禁煙。
4. 停止使用會引起血壓、心率變化的藥物。
5. 在實驗流程中要嚴密地觀察。
6. 在實驗之後要注意血壓、HR、心電圖的變化，持續 10 ～ 15 分鐘。

(九) 實驗室及其它的檢查

1. 心電圖、動態心電圖、心電運動實驗。
2. 超音波心動圖。
3. 心血管造影、起搏器植入、食道調搏。

(十) 冠脈造影

1. 冠脈造影的目的為確診冠心病。
2. 冠脈造影的護理措施為：
   (1) 完成必要的實驗室檢查：凝血譜、肝腎功能、心臟超音波。
   (2) 心理護理。
   (3) 在手術之前 1 天備皮，碘試驗與青黴素。
   (4) 在手術之前 6 ～ 8 小時禁食，以防止嘔吐、誤吸。
   (5) 在手術之前 30 分鐘，安定 10 分鐘。
   (6) 建立靜脈通路，備好 76% 泛影葡胺、肝素、利多卡因及腎上腺素等急救藥物。

(十一) 循環系統疾病的診斷

病因診斷 (先天性，後天性)、病理解剖診斷、病理生理診斷。

慢性心功能的分級

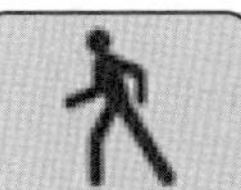

心臟超音波或者ECT等檢查，具有心臟泵血功能下降的客觀依據，但並無氣急等相關症狀。

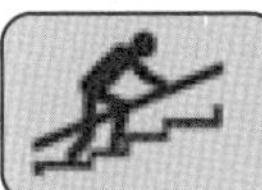

在日常活動時並無症狀，稍重的體力活動即會有感到胸悶與氣急的現象。

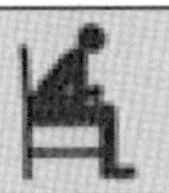

在日常活動時即會有症狀，但在休息時會消失不見。

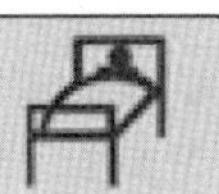

做任何活動均會引起明顯的症狀，而在臥床休息時仍有症狀。

調節血液循環的神經體液

調節血液循環的神經	1.交感神經：心率加快，心肌收縮力增強，外圍血管收縮，血管阻力增加，血壓升高 2.副交感神經：心率減慢，心肌收縮力減弱，周圍血管擴張，血管阻力減小，血壓下降
調節循環系統的體液因素	1.RAAS：是調節鈉鉀平衡，血液容量和血壓的重要部位 2.血管內皮細胞生成的收縮物質：內皮素，血管收縮因子 3.舒張物質：力例如前列環素環素（PGI2），內 皮依賴舒張因子（EDRF）

循環系統的護理評估

病史	患病及治療經過，心理社會資料，生活史與家族史
身體評估	一般的狀態，皮膚黏膜，肺部，心臟腹部檢查。
實驗室及其他的檢查	血液、心電圖檢查、動態血壓、影像學檢查、心導管術。

3-3 循環系統（三）

（十一）心源性的呼吸困難

1. 概述：心源性呼吸困難的病因最常見的是左心衰。

2. 臨床表現：在勞力性呼吸困難時（左心衰最早出現的症狀）要端坐呼吸（肺淤血會達到相當的程度），在夜間會有陣發性呼吸困難（左心衰最典型的表現）並導致急性肺水腫的現象（為慢性心衰急性發作最嚴重的類型，呈現急性左心衰的現象）。

3. 勞力性的呼吸困難：
   (1) 機制：靜脈回流會增加、肺淤血液會加重。
   (2) 在活動時耗氧量會增加、心臟負擔會加重。
   (3) 發展的流程：由重度體力活動到中度體力活動，再到輕度體力活動。

4. 端坐呼吸：
   (1) 機制：坐著會使回心血液量減少，肺淤血減輕會使橫膈肌下降與肺活量增加。
   (2) 發展的流程：平臥→高枕臥→半臥→端坐呼吸。

5. 夜間陣發性呼吸困難（心源性哮喘）：
   (1) 機制：血流逐漸分流到胸腔會導致肺血液容量的增加；平臥位與橫膈肌高位會使肺活量減少；迷走神經張力的增高會導致支氣管收縮，而使肺活量減少；呼吸中樞敏感性下降會導致輕度缺氧不回應。
   (2) 陣發性呼吸困難的表現：大多為入睡 1 ～ 2 小時之後會突然醒來，經過端坐或起床在窗口站一下則會逐漸緩解。

6. 心源性呼吸困難之護理診斷：
   (1) 氣體交換受損。
   (2) 在活動時無耐力。
   (3) 會有焦慮感。
   (4) 心輸出量會減少。

7. 氣體交換受損的護理措施：
   (1) 環境。
   (2) 休息、活動與體位。
   (3) 供給氧氣。
   (4) 遵照醫師的囑咐來用藥。
   (5) 靜脈輸液時嚴格控制滴速，通常是 20 ～ 30 滴／分鐘來防止誘發急性肺水腫，在必要時要根據 CVP 值來調整。
   (6) 密切地觀察病情的變化：密切觀察呼吸困難有無改善，皮膚發紺是否減輕與血氣分析結果是否正常等等。

心源性呼吸困難的臨床表現

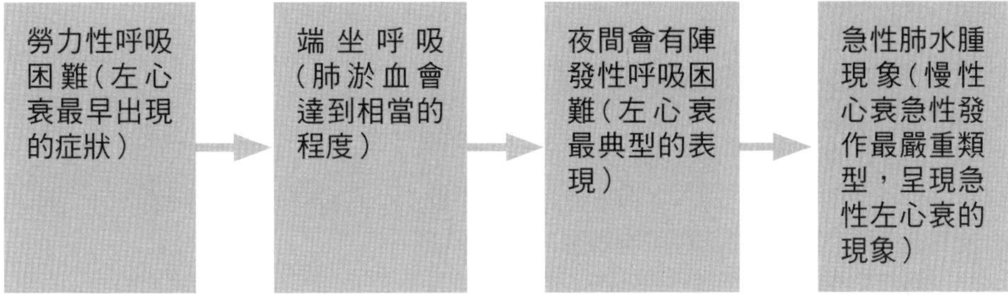

心源性呼吸困難

狀況	病人在休息或較輕度的體力工作中，自我感覺到的呼吸異常。
病因	左心衰竭右心衰竭，心包炎，心臟壓塞。
類型	1.勞力性呼吸困難。 2.夜間陣發性呼吸困難。 3.端坐呼吸。
護理評估	病史，身體評估，實驗室及其他檢查。
常用的護理診斷	1.氣體交換受損：與肺淤血，肺水腫或肺部感染有關。 2.活動無耐力：與氧的供需失調有關。 3.焦慮：與呼吸困難影響病人的日常生活及睡眠，病情呈現加重的趨勢有關。
目標	1.病人呼吸困難明顯改善或消失。 2.活動耐力逐漸增加，活動時並無明顯的不適。 3.情緒穩定，能積極地配合治療與護理。
護理措施及依據(氣體交換受損)	1.休息與體位。 2.給氧：根據缺氧程度調節氧流量，根據病情選擇合適的濕化瓶。 3.心理護理。 4.輸液護理：滴速控制在每分鐘20～30滴。 5.密切地觀察病情的變化：例如呼吸困難有無改善，皮膚發紺是否減輕，血氣分析結果是否正常等。
護理措施及依據(活動無耐力)	1.評估病人活動耐力。 2.制定活動目標和計劃。 3.監測活動過程的反應。 4.協助和指導病人的生活。 5.出院的諮詢。
護理措施及依據(焦慮)	1.提供良好的休息環境。 2.心理上的支持：多巡視，多關心病人建立良好的護患關係。 3.指導病人運用恰當的應對技巧。 4.家庭社會的支持。
護理評估	1.經過適當的休息，供氧和藥物治療，病人呼吸困難和發紺減輕或消失。 2.能夠根據自身的耐受能力完成活動計劃，活動耐力逐漸增加。 3.能夠接受患病的事實，心情放鬆，積極地配合治療和護理。

3-4 循環系統(四)

(十二)心源性水腫與心源性暈厥

1. 心源性水腫之病因

心源性水腫之病因以右心衰最為常見。還有全心衰竭,心包炎。

2. 心源性水腫之特點:(1) 早期出現在身體低垂部位 (2) 用指端加壓水腫部位局部會出現凹陷水腫 (3) 重者會出現胸腔積液,腹腔積液。

3. 心源性水腫之護理診斷:(1) 體液過多:與右心衰引起體循環淤血等有關 (2) 有皮膚完整性受損的危險:與強迫體位或軀體活動受到限制有關。

4. 心源性水腫之目標:(1) 病人水腫減輕或消失 (2) 皮膚完整不發生壓瘡。

5. 體液過多之護理措施:(1) 環境 (2) 休息、活動與體位: 臥床下肢抬高,伴隨著胸腹水者半坐臥位 (3) 飲食:低鹽、高蛋白、易於消化的飲食,適當限制液體攝取量,告知病人飲食的重要性,提高其依從性 (4) 口腔與皮膚護理 (5) 用藥護理:遵從醫師的囑咐供給利尿劑,觀察利尿藥的作用及副作用 (6) 病情監測,在同一條件下測體重,量腹圍;量體重,記錄 24 小時的出入量。

6. 護理措施 (有皮膚完整性受損的危險) :(1) 保護皮膚:床鋪清潔乾燥,定時翻身,勿推,拖,拉,穿柔軟,寬鬆的衣服 (2) 觀察皮膚的情況:水腫受壓處皮膚有無發紅,破潰的現象 (3) 一旦發生壓瘡,積極按壓瘡來加以護理。

7. 心源性水腫之護理評估:(1) 病人水腫減輕或消失 (2) 皮膚並無破損,未發生壓瘡。常見症狀的徵象 (胸痛) :(1) 典型心絞痛:位於胸骨後,呈現陣發性壓榨狀痛,於體力活動或情緒激動時誘發,在休息後會緩解 (2) 急性心梗:呈縣持續性劇痛,伴隨著心律血壓的改變 (3) 急性主動脈夾層動脈瘤:胸骨後或心前區撕裂性劇痛或撕裂痛 (4) 急性心包炎:疼痛會因為呼吸或咳嗽而加重 (5) 心臟神經官能症:會出現心尖部針刺樣疼痛但是與勞累,休息無關。

8. 常見的症狀徵象 (心悸):(1) 病人自覺心跳或心慌伴隨著心前區不適感 (2) 病因:最常見的病因為心律失常,生理因素如劇烈運動,精神緊張,過度吸煙,飲酒,濃茶。

9. 心源性暈厥:心源性暈厥之定義為由於心排血量突然驟減、中斷或嚴重低血壓而引起過性腦缺血、缺氧而出現的突發的短暫意識喪失,常常不能維持一定的體位。心源性暈厥之原因為心律失常與各種心臟病引起心排血量急劇減少,血管舒縮障礙:單純性暈厥,排尿性暈厥,咳嗽、疼痛、暈針、暈血等。

10. 心源性暈厥的臨床表現:一般腦血流中斷 2-4 即會產生近乎暈厥,中斷 5-10 秒會出現意識喪失的現象,超過 10 秒則除了意識喪失之外,還會出現抽搐的現象。

此類由於心排血量突然下降而產生的暈厥稱為亞當 - 史托克症候群 (Adams-Stokes syndrome)(急性心源性腦缺血症候群)。

11. 心源性暈厥的護理診斷:有受傷的危險與心輸出量減少及腦供血不足有關。

常見症狀的徵象：心源性暈厥

由於心排血量驟減、中斷或嚴重低血壓而引起腦供血驟然減少或停止而出現的短暫意識喪失，常不能維持一定的體位。
病因：嚴重心律失常和器質性心臟病；由於心排血量突然下降而產生的暈厥稱為阿斯症候群。是病情嚴重而危險的徵象。

心源性暈厥

護理評估	1.病史：誘因、發作頻率、服藥史、外傷、瞭解發作時的徵象、暈厥的持續時間、伴隨症狀等。 2.身體評估：生命徵象，意識狀態。 3.實驗室及其他檢查：心電圖，動態心電圖，超音波心動圖。
護理診斷	有受傷的危險與暈厥發作有關。
目標	暈厥發作次數減少，發作時並未受傷。
護理措施	1.休息與活動：暈厥發作頻繁應臥床休息加強生活護理，囑咐病人避免單獨外出，防止意外。 2.避免誘因：囑咐病人避免劇烈活動，情結激動或緊張，快速改變體位等，一旦有頭暈、黑朦等徵象時要立即平臥，以免摔傷。 3.遵從醫囑給氧治療。
評估	暈厥發作減少，在發作時並未受傷。

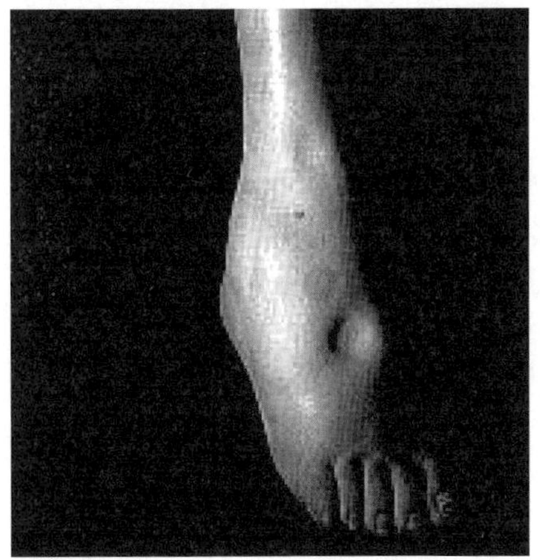

心源性水腫

+ 知識補充站

注意事項

1. 心血管疾病的分類：
   (1)運動實驗、冠脈造影的護理。
   (2)心源性呼吸困難的主要臨床表現。
   (3)氣體交換受損的護理措施。
   (4)心源性水腫的特色。
2. 體液過多的護理措施。
3. 心源性暈厥症候群（Adams-Stokes Syndrome）。

3-5 心力衰竭症（一）

（一）心臟功能不全

定義：各種心臟病會導致心臟舒縮的功能障礙與負荷過重，從而導致靜脈系統淤血與動脈系統缺血，心功能不全是一組臨床症候群，不僅侷限於心臟病的基礎，也要注意無症狀性心臟衰弱，心功能不全具有 SHF ／ DHF 與肺循環／體循環的特性。

（二）心功能不全的分類

1. 依據 EF 分類分為 EF 正常與 EF 降低兩大類。
2. 依據症狀徵象分類分為左心衰、右心衰與全心衰三大類。
3. 依據流程分類分為急性心衰與慢性心衰兩大類。
4. 依據心排量分類分為高排血量型與低排血量型兩大類。

（三）心功能不全的基本病因

心功能不全的基本病因分為原發心肌損害與心臟負荷過重兩大類。

其中原發心肌損害的症狀為缺血性心肌病（心肌炎、心肌病、心肌纖維化、心肌澱粉樣變等）與糖尿病心肌病（嚴重 VitB1 缺乏、心肌澱粉狀病變等）。

心臟負荷過重的症狀為心臟負荷過重壓力負荷（後負荷）過重與容量負荷（前負荷）過重。

慢性心功能不全的基本病因為肺循環至左心房與左心室，並透過主動脈而產生體循環至右心室與右心房而到達肺動脈，周而復始地產生肺循環。

（四）心功能不全的誘因

1. 感染：呼吸道感染是最常見、最重要的誘因。2. 心律失常：主要為快速室率的房顫。3. 過度勞累、情緒激動。4. 飲食未加適度地控制。5. 血液容量增加：數量與速度皆增加。6. 水電酸鹼失衡。7. 妊娠分娩。8. 治療不當：不恰當地使用洋地黃製劑、擴血管藥與利尿劑等。

（五）心功能不全的致病機制

心功能不全的致病機制為傳統血流動力學代償機制，而 Frank － Starling 機制會導致前負荷的增加，心肌肥厚會導致後負荷的增加。

心肌肥厚會導致 CO 的上升，心室肌纖維增粗會導致心肌肥厚並導致 CO 的上升。

神經－體液－內分泌機制：CO 下降會導致腎血下降，從而啟動 RAAS，啟動 RAAS 會導致心肌收縮增強、血液再分配與 ALD 上升，從而導致鈉水滯留並導致前負荷上升。

心力衰竭症的概念

狀況	由於心臟器質性或功能性疾病損害心室充盈和射血能力而引起的一組症候群。
特徵	肺循環和（或）體循環淤血及組織血液灌注量不足為主要的特徵，亦稱為充血性心力衰竭。
分類	1.急性，慢性心衰。 2.左心，右心，全心衰。 3.射血分數降低和正常。

心功能不全的基本病因

	前負荷	後負荷
左心房	二閉	二狹窄
左心室	主閉	高血壓與主動脈狹窄
	前負荷	後負荷
右心房	三閉 ASD	三狹窄
右心室	肺閉 VSD	肺動脈高壓、肺狹窄與肺栓塞

慢性心功能不全的基本病因

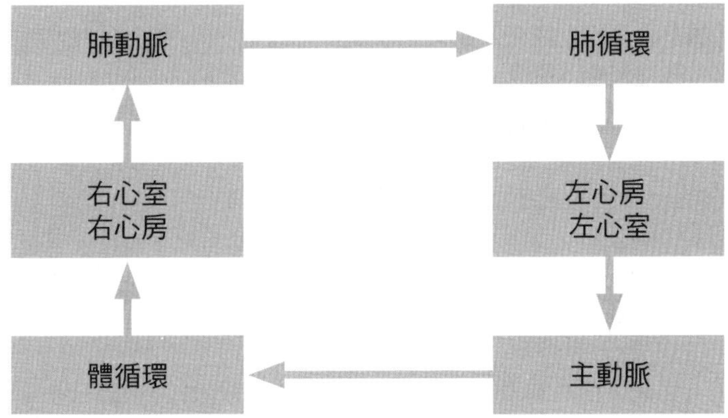

＋ 知識補充站

注意事項

1. 慢性心衰：基本病因和常見誘因、發病機制、臨床表現、診斷和鑒別診斷與治療、護理重點。
2. 急性心功能不全：臨床表現及搶救的重點。

3-6 心力衰竭症（二）

（六）慢性心功能不全

1. 致病機制：(1) 傳統血流動力學代償機制：Frank-Starling 機制會導致前負荷上升。(2) 心肌肥厚：心肌肥厚會導致後負荷上升；心室肌纖維增粗會導致心肌肥厚，再使 CO 上升。 (3) 神經 - 體液 - 內分泌機制：CO 下降會使腎血下降，而啟動 RAAS(ANP、BNP、AVP)，而使心肌收縮增強與血液再分配，啟動 RAAS 會使 ALD 上升，從而導致鈉水滯留，再使前負荷上升。慢性心功能不全的致病機制為傳統血流動力學機制與心室重塑機制兩種。心室重塑機制會導致心肌損傷，從而啟動神經內分泌和細胞因素（NE、AngII、ALD、AVP、TNF ａ），而啟動神經內分泌和細胞因素反過來會回饋心室重塑機制。心室重塑機制會阻斷神經內分泌啟動、阻斷心室重塑是目前治療（慢性）心衰的關鍵。

2. 慢性心功能不全的臨床表現：(1) 左心衰：肺淤血＋心排量降低 (2) 右心衰：體循環淤血 (3) 全心衰：左心衰＋右心衰，右心衰－左心衰 (4) 左心衰：肺淤血＋心排量降低；呼吸困難；咳嗽：乾咳；咯痰：漿液性、白色泡沫、粉紅色泡沫狀；咯血：痰中帶血、大咯血；心排量不足：全身乏力、疲倦與嗜睡等 (5) 左心衰：肺淤血＋心排量降低；心臟的徵象：基礎心臟病身體徵象具有＋ HR 上升、奔馬律、P2 亢進分裂與交替脈的特性。(6) 肺部的徵象：兩肺底濕囉音會導致中下肺底濕囉音，從而導致兩肺滿佈乾濕囉音或哮鳴音。(7) 右心衰：體循環淤血 (8) 胃腸道：食慾減退、噁心、嘔吐、腹脹等 (9) 肝淤血：肝腫大和右季肋部脹痛等 (10) 腎淤血：尿少、夜尿增多 (11) 身體的徵象：頸靜脈充盈或怒張是右心衰最早的身體徵象、肝腫大、肝－頸靜脈返流特徵（＋）、水腫和漿膜腔積液較晚。原有心臟病徵象與三尖瓣區吹風狀 SM。

（七）慢性心功能不全的實驗室檢查

1. 尿改變：少量蛋白尿、紅血球或透明管型等

2.X 光檢查：心外形、肺淤血程度、伴隨著存積液等

3. 心臟超音波：基礎心臟疾病，心腔大小和瓣膜結構等，其舒縮功能為：EF 值會下降而且 E/A 值會下降。

4. 放射性核素檢查

5. 創傷性血流動力學檢查： CVP 值會上升。肺動脈楔壓（PCWP）：正常值為 6-12mmHg；>18mmHg 為肺淤血；>25mmHg 為重度肺瘀血；≥ 30mmHg 為肺水腫。

（八）慢性心力衰竭的診斷重點

1. 肺，體循環淤血的表現；2. 心臟病的徵象；3. 實驗室及其他的檢查指標；4. 去除或限制基本病因，消除誘因；5. 藥物治療 (1) 減輕心臟負荷：利尿，RAAS 系統抑製劑 (2) 增強心肌收縮力：洋地黃非洋地黃類；6. 運動鍛練；7. 心臟再同步化治療；8. 室性心律失常與猝死的預防。

心力衰竭：慢性心力衰竭

影響	各種不同病因的循環系統疾病逐漸發展到心臟功能受損時均會導致。
原因	是大多數心血管疾病的最終歸宿，也是最主要的死亡原因。
病因	以高血壓，冠心病為主。
基本的病因	原發性心肌損害心臟負荷過重。
誘因	感染心律失常生理或心理壓力過大妊娠和分娩血容量增加藥品使用不當，環境與氣候突變。
發病機制	Frank-Starling機制、神經體液的代償機制、心肌損害與心室的重建。
臨床表現	1.左心衰竭：主要表現為肺循環淤血和心排血量降低的症候群： (1)症狀：呼吸困難，咳嗽，咳痰和咯血，低心排血量症狀。 (2)徵象：肺部濕性囉音，心臟的徵象。 2.右心衰竭：主要表現為體循環淤血的症候群： (1)症狀：①消化道症狀：食慾不振噁心，嘔吐，腹脹；②勞力性呼吸困難。 (2)徵象：①頸靜脈充盈或怒張；②肝大；③水腫；④心臟徵象收縮期吹風狀雜音。 3.全心衰竭：左右心衰竭的臨床表現同時存在，因為右心衰竭，右心排血量減少，會使肺淤血表現有所減輕。
心功能的分級	Ⅰ級：體力活動不受限，日常活動不引起乏力，心悸，呼吸困難，心絞痛等症狀。 Ⅱ級：體力活動輕度受限休息時無症狀，日常活動可引起上述症狀，休息後會緩解。 Ⅲ級：體力活動明顯受限休息時無症狀，輕於日常的活動即可出現上述症狀，休息較長時間後症狀會緩解。 Ⅳ級：不能從事任何活動，休息時亦有症狀，體力活動後加重。
心力衰竭的分期	VA期：有心衰高危因素但是無心臟結構異常或心衰表現開啟。 B期：有心肌重塑或心臟結構異常，但是並無心衰的表現。 C期：目前或既往有心衰表現；D期：難治性終末期心衰。

慢性心力衰竭的護理評估

病史	疾病的病因，誘因及表現；以往病史的相關檢查及目前用藥的情況；心理狀況及社會支持程度。
身體評估	一般的狀態，心肺，其他。
實驗室及其他的檢查	

慢性心力衰竭常用的護理診斷

氣體交換受損	與左心衰竭致肺循環淤血有關。
體液過多	與右心衰竭致體循環淤血，水鈉瀦留，低蛋白血症有關。
活動無耐力	與心排血量下降有關（氧的供需失調）。
潛在的併發症	洋地黃中毒。

＋ 知識補充站

慢性心力衰竭的護理目標

1. 病人呼吸困難明顯改善，肺部羅音消失。
2. 水腫腹水減輕或消失。
3. 能說出限制最大活動量的指標，主訴活動耐力增加。
4. 能敘述洋地黃中毒的表現，一旦發生中毒，會得到及時的發現和控制。

3-7 心力衰竭症（三）

（九）慢性心功能不全的診斷

1. 診斷的依據：
   (1) 病歷：有／無心臟的病歷。
   (2) 臨床表現：肺淤血或／和體靜脈系統淤血。
   (3) 輔助性檢查：實驗室檢查、心臟超音波檢查與 X 光檢查等。
2. 鑒別診斷：心源性哮喘與支氣管哮喘。

（十）慢性心功能不全之治療

1. 治療的目標：
   (1) 改善症狀。
   (2) 提高生活的品質。
   (3) 阻斷神經內分泌啟動和心室重塑。
   (4) 降低心衰死亡率和住院率，延長病人的壽命。
2. 慢性心功能不全之治療原則：
   (1) 積極地治療原發病，控制誘因。
   (2) 減輕心臟的負荷。
   (3) 增　心肌的收縮力。
3. 慢性心功能不全之治療方式：
   (1) 病因治療。
   (2) 一般性基礎治療。
   (3) 藥物治療（傳統藥物＋生物學治療＋麻醉）。
   (4) 儀器治療（呼吸器、血液淨化、起搏器等）。
   (5) 心臟移植。
   (6) 基因治療。
4. 去除和限制基本病因和消除誘因是關鍵：
   (1) 冠心病：PTCA、支架等。
   (2) 慢性心瓣膜病：手術換瓣和 PBMV 介入等。
   (3) 先心：手術修補和介入封堵等。
   (4) 高心：降壓治療等。
   (5) 控制感染。
   (6) 抗心律失常。
   (7) 避免身心過度勞累。
   (8) 避免情緒過度激動。

（十一）慢性心力衰竭的健康教育

1. 指導病人積極治療原發病，2. 飲食的諮詢，3. 適度安排活動與休息，4. 指導按時服藥，注意藥物的副作用，5. 給予心理上的支持，6. 定期門診。

慢性心力衰竭的護理措施：氣體交換受損

休息與活動	讓病人半臥位或端坐位安靜休息，限制活動量。
給氧	
用藥的護理	硝酸甘油滴速的控制，血管緊張素轉換酶抑製劑，β受體阻滯劑副作用的觀察。
減少身體耗氧 減輕心臟負擔	環境，飲食，通便。

慢性心力衰竭的護理措施

體液過多	水腫的評估、飲食護理、使用利尿劑的護理、輸液的護理、皮膚的護理。
活動無耐力	評估心功能狀態、根據心功能分級來制定活動目標與計劃、監測活動過程中病人的反應。
潛在的併發症 （洋地黃中毒）	用藥的注意事項、密切地觀察洋地黃的中毒反應、洋地黃中毒的處理。
其他的護理診斷	有皮膚完整性受損的危險、焦慮、營養失調。

＋ 知識補充站

一般性治療是基礎

1. 注意休息，充足睡眠。
2. 根據心功能狀態進行訓練（有氧運動）。
3. 調整生活方式，忌煙酒，作息規律。
4. 控制飲食（質和量，鹽和水），少量多餐。
5. 消除緊張，保持良好心態。
6. 大便的暢通。

3-8 心力衰竭症（四）

（十二）慢性心功能不全的藥物治療

1. 利尿劑、ACEI、β 受體阻滯劑與洋地黃類為標準藥物。
2. cAMP 依賴正性肌力藥（β －激動劑、PDEI）。
3. ALD 拮抗劑。
4. ARB。
5. 血管擴張劑。
6. 利尿劑：唯一可控制液體滯留並治療心衰，比其他抗心衰藥更能迅速改善症狀。

（十三）利尿劑之機制

抑制 Na ＋、Cl －的重吸收從而導致水鈉瀦留的下降，進而導致靜脈回流與肺淤血的下降，再導致前負荷的下降。

（十四）慢性心功能不全的適應症

所有心衰有液體瀦留的證據。

（十五）利尿劑的抵抗

1. 隨著心臟衰竭的加重，藥物的運轉會遭受障礙，再大的劑量也無任何的反應。
2. 持續靜滴；合併用藥；應該增加腎血流藥。

（十六）注意事項及副作用

1. 原則：從最小劑量開始；間斷用藥；合併使用排鉀與保鉀。
2. 電介質紊亂。
3. 啟動神經內分泌。
4. 低血壓（利尿過量）和氮質血症（腎灌注不足）。
5. 其他（劑量不足／過量對其他抗 HF 藥的影響等）。

（十七；）ACEI

1. ACEI 的定義：ACEI 是治療心衰藥物的基石，它是標準治療不可或缺的藥物。
2. 運作機制：抑制 RAAS 與抑制心肌重塑。
3. 適應症：所有病人（除非有禁忌症或不能耐受），應無限期地終生使用。
4. 禁忌症：雙側腎動脈狹窄；Scr ＞ 3mg ／ dl，高血鉀與低血壓症…。
5. 常用藥劑：普利。
6. 不良反應：乾咳、低血壓、腎功能惡化與高鉀。
7. 注意事項：
   (1) 從小劑量開始。
   (2) 良好的治療反應通常要 1 ～ 2 分鐘才能顯示出來。
   (3) 即使症狀改善並不明顯，仍然會減少疾病進展。
   (4) 長期服用，停藥可能會導致病情惡化。

慢性心功能不全的常用藥劑

	代表藥	時間	不良反應
襻利尿劑（較強）	速尿	2～4小時	低血鉀
噻嗪類（中等）	雙克	2小時（12～18）	低血鉀高血糖
保鉀類（較弱）	安體舒通	6小時（16）	高血鉀

血管緊張素原

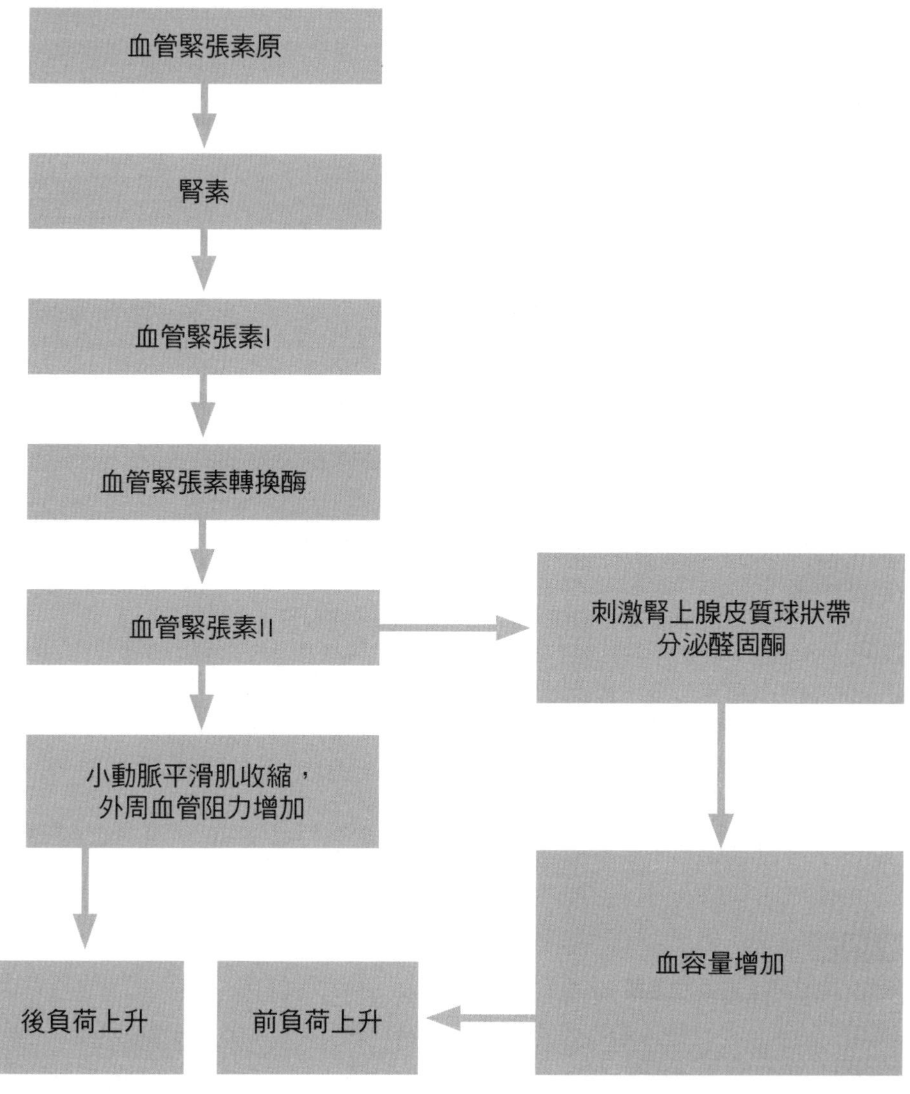

3-9 心力衰竭症（五）

(十八) ARB（AT1 拮抗劑）

1. ARB（AT1 拮抗劑）的機制：

ARB（AT1 拮抗劑）的機制為減少 Ang II 與 AT1 的結合，導致抑制心肌重塑的功能。

2. ARB（AT1 拮抗劑）的特色：

主要用於不能耐受 ACEI 類者，目前尚不宜取代 ACEI 的治療。

(1) 製劑：沙坦。

(2) 不良反應：除了乾咳之外與 ACEI 相同。

3. β － Blocker：

(1) β － Blocker 的機制：阻滯 SNS 的長期慢性啟動，會抑制心肌的重塑。

(2) 常用藥劑：洛爾。

(3) 注意事項及副作用：從極低劑量開始，強調個性化，良好的治療反應通常要 2 ～ 3 分鐘才會顯示出來，即使症狀的改善並不明顯，仍會減少疾病的進展，需要長期服用，突然停藥可能會導致病情惡化。

(4) β － Blocker 的不良反應為液體瀦留和心衰惡化；心動過緩與傳導阻滯。

4. 正性肌力藥：

(1) 洋地黃類：目前使用最為廣泛的治療 CHF 藥物。

(2) 非洋地黃類：cAMP 依賴性正性肌力藥。

(3) 腎上腺素能受體興奮劑。

(4) 磷酸二酯酶抑制劑。

5. 洋地黃類：

(1) 運作機制：抑制 Na ＋－ K ＋－ ATP 酶會導致 Ca2 ＋內流的上升，從而促進正性肌力。

(2) 適應症：各種程度的 SHF；室上性快速性心律失常。

(3) 禁忌症：肥厚性心肌病；II° 或高度、III° AVB 並未安裝起搏器。

(4) 毒性反應：影響中毒因素為電介質紊亂；腎功能不全，心肌缺血、缺氧，合併使用其他藥物會導致地高辛排泄率的下降。

(5) 中毒的表現：在心律失常中，最常見的是早搏，大多為二級早搏。

(6) 胃腸道症狀為最早出現的症狀。

(7) 神經系統症狀：黃視、綠視（最具特異性）。

小博士解說

慢性心功能不全的藥物治療

利尿劑、ACEI、β受體阻滯劑、洋地黃類、cAMP依賴正性肌（ β-激動劑、PDEI）、ALD 拮抗劑、ARB、血管擴張劑。

洋地黃類之製劑選擇

藥物	用藥劑量及方式	特色
地高辛	維持量0.25mg qd （>70y或腎功能受損者 0.125mg qd/qod）	有效、安全、方便，不明顯降低死亡率，不主張早期使用
西地蘭	0.2～0.4mg 稀釋後緩慢靜注	適用於AHF或CHF加重（尤其是伴隨著快室率Af者）

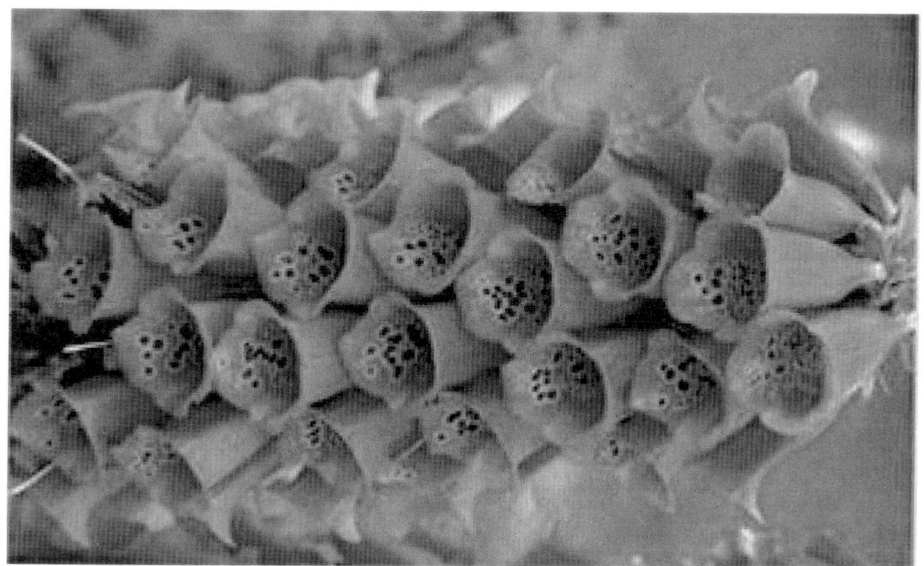

洋地黃類（圖為著作群自行拍攝，擁有攝影著作權）

＋ 知識補充站

易於導致洋地黃藥物中毒的因素

地高辛的治療濃度為0.5～2.0ng/毫升，易於感染的因素為甲狀腺功能低落和老年人、腎功能減退、嚴重的心肌病變、某些藥物、電解質紊亂，特別是低鉀。

3-10 心力衰竭症（六）

（十九）洋地黃類及非洋地黃類

1. 洋地黃類的毒性反應：
   (1) 中毒的處理：立即停用洋地黃，停排鉀利尿劑。
   (2) 心律失常：快速性（低血鉀者補鉀，血鉀不低者服用利多卡因與苯妥英鈉）與緩慢性（服用阿托品，及使用臨時起搏器）地高辛抗體，血液灌流吸附等。
2. 非洋地黃類：
   (1)cAMP 依賴性正性肌力藥。
   (2) 受體興奮劑會導致腎上腺素上升。
   (3) 多巴胺：2 ～ 5 μ g ／（kg•min(分鐘)）會導致心肌收縮上升與血管擴張；5 ～ 10 μ g ／（kg•min(分鐘)）會導致相反的作用。
   (4) 多巴酚丁胺：作用較多的巴胺並不明顯。
   (5) 磷酸二酯酶抑制劑：氨力農、米力農等。
   (6) 運作機制：會導致 cAMP 上升，再導致 Ca2 ＋內流上升，再導致心肌收縮，再導致血管擴張上升。
3. 醛固酮拮抗劑：
   (1) 機制：會導致 ALD 生成下降再抑制心肌的重塑，會促使「醛固酮逃逸」。
   (2) 特色：對重度心衰病人相當有益。
   (3) 藥劑：螺內酯，依普利酮。
   (4) 副作用：高鉀、腎功能惡化與腹瀉。
4. 血管擴張劑：
   (1) 機制：血管擴張劑會導致心臟前、後負荷的下降，再導致 CO 上升與肺淤血下降。
   (2) 特色：目前僅用於 AHF 及 CHF 急性加重期。
   (3) 血管擴張劑的分類：
      ①小靜脈擴張劑：硝甘、消心痛、魯南欣康等，回心血液量下降會使前負荷下降，再導致肺淤血的下降。
      ②小動脈擴張劑：烏拉地爾（壓寧定），阻力血管擴張會使後負荷下降，再使 CO 上升，再導致肺淤血的下降。
      ③雙重擴張劑：硝普鈉。
      ④抗凝和抗血小板藥物。
   (4) 必要性：HF 會使心肌收縮下降與心腔擴大，促凝固因素活性上升會導致很容易發生血栓栓塞症。

慢性心功能不全的治療原則

治療原則	1.伴隨著Af或以往有栓塞史者需要長期治療（華法林）。
	2.低EF值、顯著心腔擴大、心腔內血栓存在。
	3.常用。
	4.抗血小板治療藥物治療。
	5.利尿劑、ACEI、β受體阻滯劑與洋地黃類為標準的藥物。
	6.cAMP依賴正性肌力藥（ β-激動劑、PDEI）。
	7.ALD拮抗劑。
	8.ARB。
	9.血管擴張劑。
	10.舒張性心衰的治療。

藥物治療

藥名	內容物
1.利尿劑	
2.腎素－血管緊張素－醛固酮系統抑製劑，血管緊張素轉換酶抑製劑（ACEI），血管緊張素受體拮抗劑（ARB），醛固酮拮抗劑	
3.β受體阻滯劑	
4.洋地黃	地高辛，毛花苷丙，毒毛花苷K
5.肼屈嗪和硝酸異山梨酯	

＋ 知識補充站

易於導致洋地尋找和治療的基本病因

1.緩解肺淤血
2.維持適宜的心室率和心室充盈時間
3.維持竇性心律和心房收縮
4.改善左室舒張早期充盈
5.禁用正性肌力藥

3-11 心力衰竭症（七）

(二十) 慢性心功能不全的護理評估

1. 病歷 (症狀)：評估心衰的病因誘因，療程的發展經過；心理 - 社會狀況；身體評估 (身體的徵象)；生命徵象，一般狀態 (發紺、體位)；心肺：囉音、心臟大小、心率、奔騰律；其他：肝較大、水腫、胸水、腹水；相關檢查：X 光、心臟超音波檢查、電解質與血氣分析。

2. 慢性心功能不全的護理診斷：氣體交換受損 (impaired gas excHange) 與左心衰竭致肺淤血有關；體液過多 (fluid volume excess) / 與右心衰竭致體靜脈淤血、水鈉滯留有關；活動無耐力 (activity intolerance)/ 與心排血量下降有關；潛在併發症：洋地黃中毒；目標：能　述出洋地黃中毒的表現，一旦發生中毒，得以及時發現和控制。措施：(1) 預防洋地黃中毒 (2) 觀察洋地黃中毒的表現 (3) 洋地黃中毒的處理；定義：心臟急性病變常在短時間之內發生；病因：急性心功能不全；臨床表現：急性左心衰較為常見；症狀：突發嚴重呼吸困難，粉紅色泡沫痰，煩躁不安，伴隨著恐慌與窒息感，心源性休克或心臟驟停。

(二十一) 心力衰竭：急性心力衰竭

1. 概念：急性心力衰竭是由於某種原因，使得心排血量在短時間內急劇下降，甚至喪失排血功能，導致組織器官供血不足和急性淤血的症候群。最常見的是急性左心衰竭所引起的肺水腫。

2. 病因：

(1) 急性瀰漫性心肌損害

(2) 嚴重而突發的心臟排血受阻

(3) 嚴重心律失常

(4) 急性瓣膜返流

(5) 快速或過量靜脈輸液使心臟前負荷突然明顯增加

(6) 高血壓危象。

3. 臨床表現：

(1) 病情發展極為迅速且十分嚴重

(2) 突發嚴重的呼吸困難，端坐呼吸，頻頻咳嗽，咳大量粉紅色泡沫樣痰

(3) 呼吸急促 30-40 次 / 分鐘，兩肺佈滿濕羅音和哮鳴音

(4) 極度煩躁不安，面色青灰，口唇發紺，盜汗淋漓皮膚濕冷，在嚴重時會出現心源性休克。

急性心力衰竭診斷的重點

診斷的重點	根據典型症狀徵象，突發極度呼吸困難，咳粉紅色泡沫樣痰，兩肺佈滿濕羅音。
原則	減輕心臟負荷，增強心肌收縮力，解除支氣管痙攣，去除誘因及病因治療搶救配合與護理： 1.體位。 2.氧療：高流量吸氧，濕化瓶加入酒精。 3.迅速開放兩條靜脈通道用藥，不適用： (1)嗎啡：皮下注射或靜脈注射。 (2)快速利尿劑：例如速尿次20～40mg靜脈注射。 (3)血管擴張劑：硝普鈉或硝酸甘油。 (4)洋地黃製劑：西地蘭，毒體。 (5)氨茶鹼。 4.病情的監測。 5.心理護理。 6.做好基礎護理與日常生活的護理。

急性心功能不全的治療

病因和誘因的治療	坐、紮。
氧	高流量吸氧（6～8公升/分鐘）。
嗎啡	有鎮靜的功能；擴張外圍靜脈和小動脈。
利尿	
擴血管	硝酸甘油。
洋地黃強心	西地蘭。
氨茶鹼	解痙、正性肌力、擴血管、利尿…等。
其他	激素，例如D.X.M。

+ 知識補充站

1. 病歷分析：患者、女、69歲，為退休的上班族。
   (1) 心悸，胸悶8年，下肢浮腫持續2年，加重伴隨著尿少持續3天。
   (2) 患者8年前開始出現間斷性心悸，胸悶，在過度勞累之後更為明顯，由於此病患經濟條件較差而未曾到醫院醫治，使得症狀逐年加重，在兩年前開始出現下肢浮腫，以下午較為嚴重，在3天之前心悸胸悶會加重，加上呼吸困難，夜間不能平臥而來醫院治療。
   (3) 檢查身體：T、Bp正常，脈搏110bpm，呼吸急促，口唇發紺，頸靜脈怒張，雙肺底聞細濕羅音，心界向左右增大，心率120次／分鐘，心律不齊，心尖區聞III級吹風狀SM及隆隆狀DM，向左腋下傳導。
2. 問題Q&A：
   (1) 寫出該患者完整的診斷。
   (2) 提出主要的護理診斷。
   (3) 制定較為完整的護理措施。

3-12 心律失常及護理(一)

(一)心律失常

1. 心律失常(Cardiac Arrhythmia)是指心臟衝動的頻率、節奏、起源部位、傳導速度與激動次序的異常。

2. 心律失常是十分常見的,許多疾病和藥物都會引起和誘發心律失常。

3. 在臨床上各種心律失常會單獨出現,也會同時出現,其呈現方式較為複雜。

(二)心律失常的分類

1. 依據發生的原理:(1) 衝動形成異常:竇性心律失常、異位心律失常 (2) 衝動傳導異常:生理性、病理性、房室間傳導途徑異常

2. 依據心率的快慢:快速心律失常、緩慢心律失常。

(三)心律失常的診斷

1. 病歷:
   (1) 心律失常的存在及其類型。
   (2) 誘因:心律失常的誘因為煙、酒、咖啡、運動及精神刺激等。
   (3) 心律失常發作的頻率與起始及停止的方式。
   (4) 心律失常對患者所造成的影響。
   (5) 心律失常對藥物和非藥物方法,例如體位、呼吸與活動等的反應。

2. 身體檢查:包括心臟視、觸、叩、聽的整體性檢查。

3. 特殊的檢查:
   (1)ECG 為最重要的一項無創傷性檢查,可以確診。
   (2) 動態心電圖(Holter ECG Monitoring)。
   (3) 運動實驗。
   (4) 心電生理檢查。

4. 竇性心律失常:竇性心律(sinus rhythm)為心臟衝動起源於竇房結的心律,竇性心律失常,當心律仍由竇房結所發出的衝動所控制,但是頻率過快、過慢或不規則稱之。正常頻率為 60-100 次 / 分鐘。Ⅰ,Ⅱ,AVF 的 P 波是直立式的,AVR 的 P 波是倒置的。P-R 間期為 0.12-0.20 秒。

5. 竇性心律失常:竇性心動過速 (sinus tachycardia) :
   (1)ECG 之特性:竇性 P 波;P 波速率 >100 次 / 分鐘(P-P 間隔 <0.6 秒);通常為逐漸開始與終止。
   (2) 生理狀態:常見於健康人吸煙,喝茶,咖啡,酒,劇烈運動,情緒激動
   (3)病理狀態:發燒,甲亢,貧血,休克,心肌缺血,使用阿托品等。一般無需治療,在必要時可以使用 ß 受體阻滯劑—普萘洛爾(心得安)、美托洛爾。

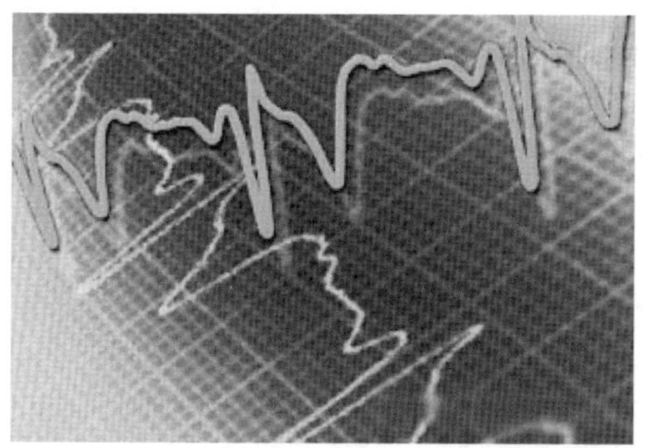

心律失常（圖為著作群自行拍攝，擁有攝影著作權）

心律失常的分類

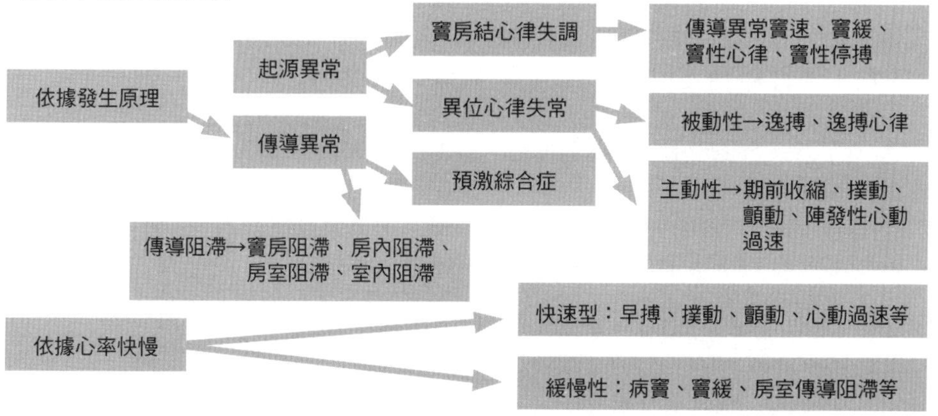

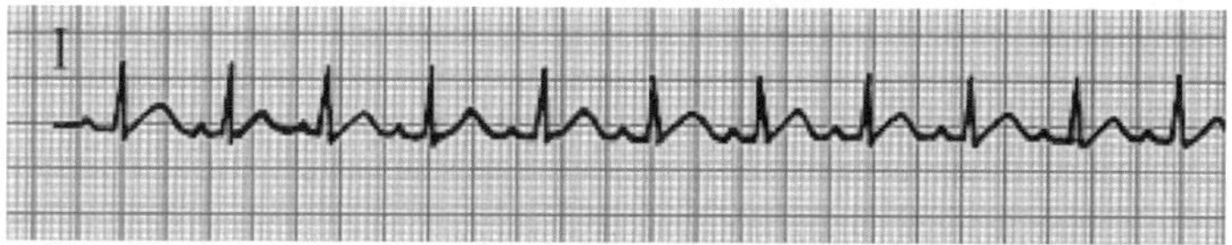

竇速（Sinus Tachycardia）（圖為著作群自行繪圖，擁有繪圖著作權）

＋ 知識補充站

心律失常的診斷

1. 竇速（Sinus Tachycardia）之臨床意義：交感神經興奮性增高或迷走神經張力會談降低。
2. 竇速（Sinus Tachycardia）之生理意義：情緒激動、劇烈運動、煙、酒、茶、咖啡等。
3. 竇速（Sinus Tachycardia）之病理意義：發燒、貧血、休克、甲亢、心肌缺血、心衰及用腎上腺素、阿托品等藥物亦會引起。
4. 竇速（Sinus Tachycardia）之臨床表現：十分常見，多屬生理現象，無症狀或有心悸感，其開始和終止時，心率逐漸增快和減慢，聽診心律快而規則。
5. 竇速（Sinus Tachycardia）之治療方式：一般無需治療，對因為治療並去除誘因，β 受體阻滯劑，例如普奈洛爾（心得安）會減慢心率。

3-13 心律失常及護理（二）

（五）竇性心動過緩（sinus bradycardia)

1. ECG 特性：
   (1) 竇性 P 波。
   (2)P 波速率 <60 次／分鐘（P － P 間隔 >1.0 秒）。
2. 臨床意義：大多見於迷走神經張力增高所致。
3. 生理意義：健康的青年人、運動員、睡眠狀態等。
4. 病理意義：顱內高壓、甲減、阻塞性黃疸、嚴重缺氧，洋地黃及抗心律失常藥物等，病竇、急性下壁心梗等。
5. 臨床表現：心排血量不足、重要臟器、供血不足，聽診慢而規則。
6. 治療方式：無症狀的（生理性）無需治療，有症狀可以用阿托品、麻黃鹼、異丙腎等，症狀不能緩解者應考慮心臟起搏治療。

（六）竇性停搏 Sinus Pause（Sinus Arrest）

1. 竇性停搏之定義：竇房結在一個不同長短時間內不能產生衝動，而導致心房及心室電活動和機械活動暫停或中斷的現象。
2. ECG 的特徵：
   (1) 在很長一段時間內並無 P 波的發生，或者 P 波與 QRS 波群均不會出現。
   (2) 較長的 PP 間期與基本的竇性 PP 間期並無倍數的關係。
   (3) 在長時間的竇性停搏之後，下位的潛在起搏點，例如房室交界處或者心室會發出單一逸搏或逸搏性心律。
3. 臨床意義：
   (1) 病理性：多見，各種病因所導致的竇房結功能低落，器質性心臟病，例如 AMI、SSS、腦血管意外等。藥物中毒，例如洋地黃、奎尼丁、β 阻滯劑與胺碘酮血鉀過高等。
   (2) 非病理性：迷走神經張力過高或頸動脈竇過敏症。
4. 臨床表現：頭暈，黑蒙或短暫意識障礙；在嚴重時會發生亞－史綜合症，甚至死亡。
5. 治療方式：可以參照病態竇房結綜合症。

小博士解說

竇性停搏

1. 竇房結不能產生電衝動，心臟的電子活動和機械活動由低位起搏點所發出的衝動來控制。
2. 在ECG上可以見到很長一段時間之內並無P波，其後常可見異位節律點產生的逸搏。
3. 竇性停搏一般屬於病理性。
4. 常見於各種器質性心臟病（例如心肌梗塞），還可以見於藥物中毒，例如洋地黃，奎尼丁，ß受體阻滯劑過量等，。迷走神經張力過高
5. 一旦停搏時間過長而又不能及時出現逸搏時，病人常會發生頭暈，暈厥，嚴重者會發生阿斯症候群以致於死亡。

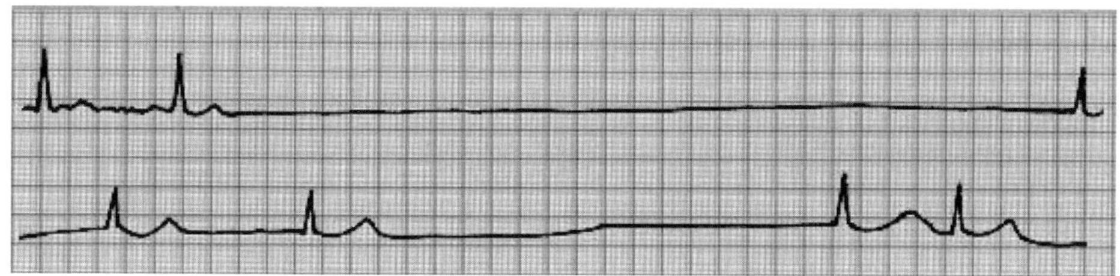

竇性停搏之 ECG 特徵(圖為著作群自行繪圖,擁有繪圖著作權)

竇性心律失常:病態竇房結症候群

病竇症候群	由於竇房結或其周圍組織的器質性病變導致竇房結起搏或傳導功能障礙,從而產生多種心律失常的綜合表現。
主要的特徵	為心動過緩,常伴隨竇性停搏,竇房阻滯,房室傳導阻滯等。
當伴隨快速房性心律失常時(例如室上速,房顫)	稱為慢-快症候群,輕者有發作性眩暈,視眼朦朧,頭痛,乏力,心絞痛等心腦供血不足表現,重者會出現阿-斯症候群。

病態竇房結症候群(sick sinus syndrome,SSS)

常見的病因	1.心臟病變損害竇房結。 2.SA周圍神經或心房肌病變,竇房結動脈供血會下降。 3.迷走神經張力增高,抗心律失常藥物抑制SA功能。
ECG的主要表現	1.持續而顯著的竇緩,非藥物所引起,阿托品不易糾正。 2.竇性停搏(>2秒)。 3.竇房傳導阻滯,房室傳導阻滯(雙結病變)。 4.慢-快症候群。
臨床表現	1.心動過緩:重要器官供血不足、為亞-史症候群。 2.心動過速:心悸,心絞痛。
輔助性檢查	1.固有心率原理。 2.食道調搏:檢查竇房結恢復時間。
治療的方式	無症狀者應定期隨診觀察,有症狀者應選擇起搏器治療(在使用後病人若仍有症狀,可以服用抗心律失常藥物)。

+ 知識補充站

病態竇房結症候群(sick sinus syndrome, SSS)的定義

由於竇房結或其周圍組織的器質性病變,導致竇房結起搏和/或傳導功能障礙,引發以心動過緩為主要特徵的多種心律失常,並引起相應症狀身體徵象的臨床症候群。

3-14 心律失常及護理（三）

（七）房性心律失常

1. 概念：是指激動起源於竇房結以外心房任何部位的一種主動性異位心律

2. 病因：(1) 生理性：過分疲勞，情緒緊張，吸煙，飲酒，茶 (2) 病理性：冠心，風心，心肌炎，心肌病，二尖瓣脫垂藥物，電解質紊亂等

3. 臨床表現：偶發的期前收縮一般並無特殊的症狀，部分病人有漏跳的感覺頻發或連續的期前收縮會出現心悸，乏力，胸悶等症狀。

（八）房性期前收縮 (premature beats)

1. 期前收縮之定義：竇房結以外的異位起搏點過早發出衝動控制心臟收縮所致。是臨床上最常見的心律失常。

2. 二、三聯律：早搏有時會呈現規律的出現，若每隔一個或二個正常心搏之後出現一個早搏（或每隔一個後出現二個早搏），且周而復始連續發生，即稱之。

3. 期前收縮 (premature beats) 之病因
   (1) 生理性：健康人過勞、情緒緊張、過度吸煙、飲酒、濃茶、咖啡時出現
   (2) 病理性：各種心臟病，例如冠心、風心、心肌炎、心肌病、二尖瓣脫垂等
   (3) 藥物的影響：洋地黃中毒、奎尼丁、普魯卡因胺、腎上腺素、麻醉藥等
   (4) 其他：電解質紊亂、心臟手術、心導管檢查等

4. 期前收縮之臨床表現
   (1) 偶發會無症狀，部分會有漏跳或心跳暫停感
   (2) 頻發使心輸出量減少，出現重要器官供血不足症狀，例如頭暈、暈厥、心悸、胸悶、憋氣與心絞痛。

5. 聽診：
   (1) 心律不齊，基本心律在早搏之後會出現較長的停歇
   (2) 早搏的 S1 會增強，而 S2 會相對減弱甚至消失
   (3) 紺脈

6.ECG 之特色：(1) 提前出現的 P 波，形態與竇性 P 波稍有差別 (2)P-R 間期≥ 0.12 秒 (3) P 波後的 QRS 波大多正常 (4)P' 後代償間歇大多不完全 (5) 提前出現的 QRS 波群寬大畸形，QRS 時限≥ 0.12 秒 (6) 提前出現的 QRS 波群其前無相關 P 波 (7)ST 段、T 波與 QRS 主波方向相反 (8) 大多有完全性代償間歇

小博士解說

期前收縮治療重點

1.病因治療：積極治療原致病來解除誘因。
2.在一般情況下，無需特別治療室上性，若相當嚴重，則可以選擇異搏定（維拉帕米）鎮靜劑與 β 受體阻滯劑等。
3.利多卡因，口服美西律（慢心律）普羅帕酮（心律平緩）等為治療室性的第一選擇。

心律失常的分類

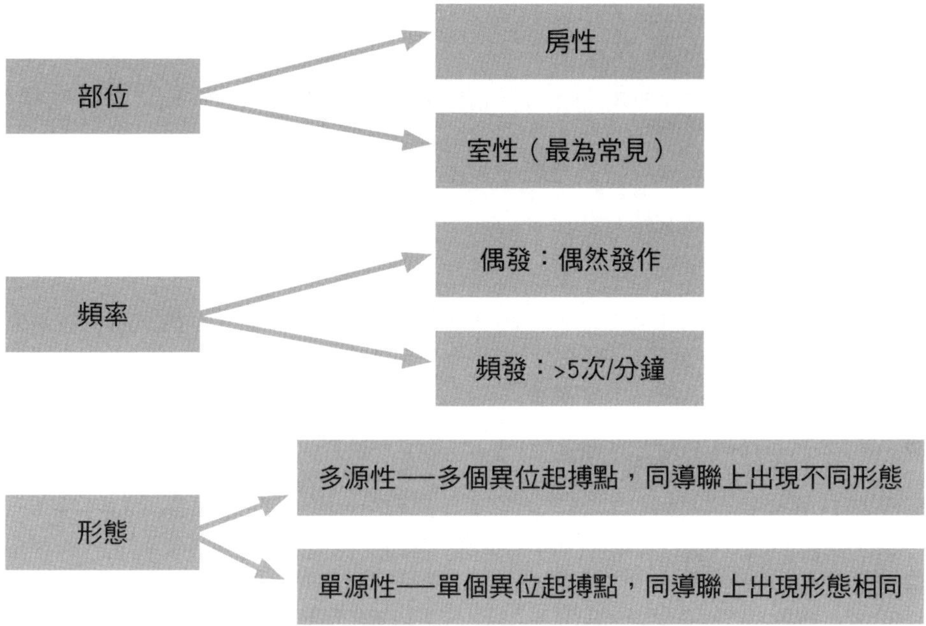

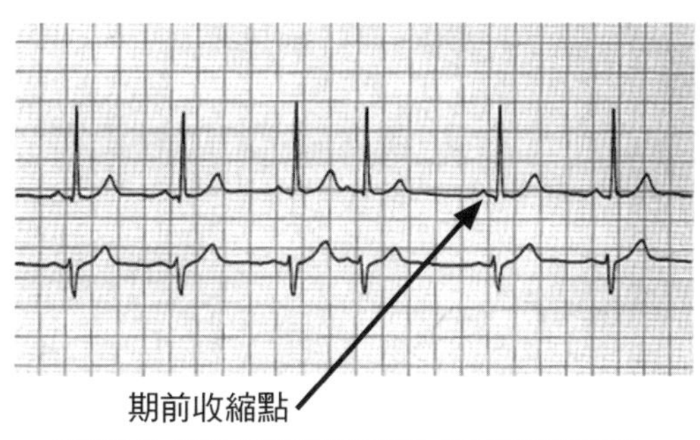

期前收縮（圖為著作群自行繪圖，擁有繪圖著作權）

＋ 知識補充站

房室傳導阻滯（Atrioventricular Block，AVB）

房室傳導阻滯之定義：竇性衝動在房室傳導流程中被異常地延遲或阻滯，阻滯可在房室結、希氏束、束支等，而依據其阻滯程度分三度：

Ⅰ度：竇性衝動自心房至心室的時間延長（全部下傳）。

Ⅱ度：竇性衝動中有一部分並不能傳至心室。

Ⅲ度：竇性衝動均不能下達心室（完全性）。

3-15 心律失常及護理（四）

（九）房室傳導阻滯之病因

1. 器質性心臟病為最常見的病因。例如冠心病（心肌梗塞）、心肌炎心肌病、先心、高血壓、甲減等。

2. 藥物中毒：洋地黃、β －阻滯劑、CCB、奎尼丁等。

3. 電解質紊亂：例如高鉀。

4. 心臟手術。

5. 迷走神經張力過高：正常人或運動員會發生文氏現象。

6. ECG 之特色：P － R 間期大於 0.20 秒，每一個 P 波之後都有 QRS 波群（並無脫落）。(1) Ⅰ度：除了原致病症狀之外，並無其他的症狀，聽診 S1 會減弱（在收縮時房室瓣接近關閉）。在 P － R 間期會逐漸延長，直至 QRS 波群脫落為止。(2) Ⅱ度Ⅰ型（文氏現象）：心悸或心搏脫漏感，聽診 S1 強度會逐漸減弱並有心搏脫落。

7. ECG 之特色：P － R 間期固定，可以正常或延長，有間歇性的 QRS 波脫落，常會呈現 2　1 或 3　2 之比例。QRS 波群形態一般正常，亦會有形態異常。(1) Ⅱ度Ⅱ型（莫氏現象）症狀：全身乏力、頭暈、心悸、胸悶等症狀（易發展為完全性）。(2) Ⅱ度Ⅱ型聽診：亦有間歇性心搏脫落，但是 S1 強度固定。

8. ECG 特色：P － P 相等，R － R 相等，P 與 QRS 無關（房室分離），P 波頻率大於 QRS 波頻率（P － P 間隔 <R － R 間隔）QRS 波群形態。(1) Ⅲ度症狀：亞－史症。(2) Ⅲ度聽診：S1 強度不一，心律緩慢而規則，HR 為 20 ～ 40 次／分鐘。

（十）撲動與顫動

1. 撲動或顫動的分類：當自發性異位元搏動的頻率超過陣速的範圍時會形成撲動或顫動，依據部位分為房性（房撲（AF）、房顫（Af））與室性（室撲（VF）、室顫（Vf））兩種。

2. ECG 特色：竇性 P 波會消失，而代之以大小、形態、間隔不一的 f 波頻率為 350 ～ 600 次／分鐘；R － R 間隔絕對不規則，心室率約 100 ～ 160 次／分鐘，QRS 波群形態，一般而言相當正常。

3. 撲動與顫動的定義：僅次於早搏的常見心律失常。由於心房內多處異位起搏點發出極快而不規則的衝動引起心房不協調的亂顫。

小博士解說

撲動與顫動的病因

撲動與顫動的病因為持續性房顫，絕大多數為器質性，風心二狹最常見的陣發性房顫：正常人在激情、手術之後、運動、急性酒精中毒，部分由器質性心血管病所引起的。

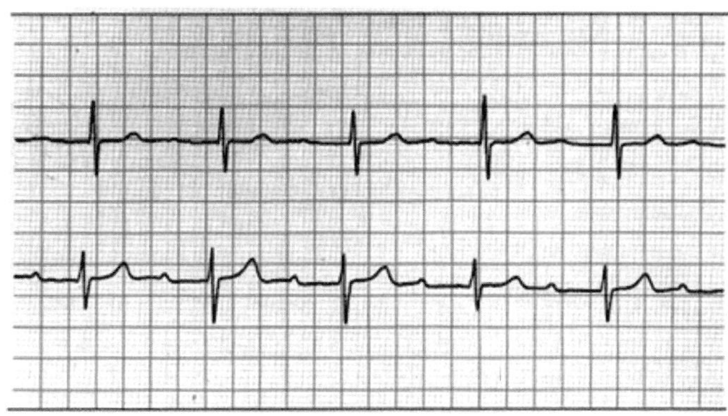

房室傳導阻滯（圖為著作群自行繪圖，擁有繪圖著作權）

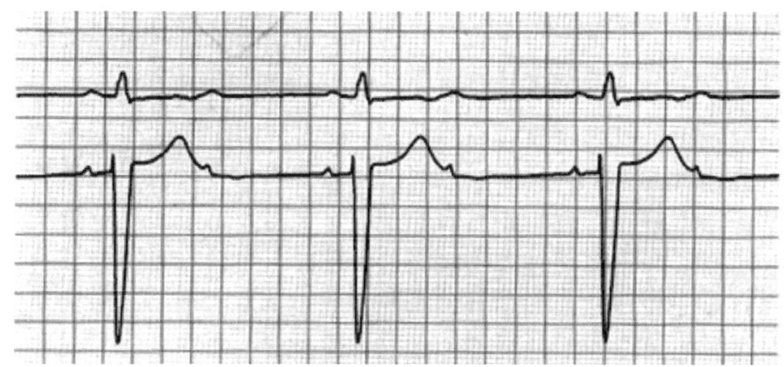

房室傳導阻 症（Atrioventricular Block，AVB）（圖為著作群自行繪圖，擁有繪圖著作權）

+ 知識補充站

1. 撲動與顫動的症狀：主要取決於心室率的快慢及原有心臟病的輕重，心室率不快者病並無任何症狀，心室率快者會有心悸、胸悶、頭暈、全身乏力等症狀。心室率每分鐘大於150次之重患者，會罹患心衰、心絞痛、暈厥等症狀。
2. 撲動與顫動的聽診：
   (1)心律絕對不規則。
   (2)S1強弱不等。
   (3)心率>脈率，脈搏短絀。
3. 撲動與顫動的危害性：誘發心衰重要器官血供不足，導致附壁血栓形成，脫落引起體循環（動脈）栓塞。

3-16 心律失常及護理（五）

（十）撲動與顫動（續）

3. 撲動與顫動的治療重點：

(1) 積極地治療原發病

(2) 陣發性：例如持續時間短，症狀不明顯者可以無需治療

(3) 持續性：主要控制過快的心室率，西地蘭為第一選擇，可以單獨或者與 CCB 合併使用

(4) 最有效的複律方式為同步直流電複律術

(5) 房顫持續超過 2 天，複律前後要抗凝治療

(6) 慢性房顫無禁忌，應採用抗凝治療

(7) 常用抗凝藥為阿斯匹靈（300mg/d）

4.ECG 之特色：P-QRS-T 波群會完全消失，形態、頻率及振幅完全不規則的室顫波（波浪曲線），頻率為 150 ～ 500 次 / 分鐘。

5. 撲動與顫動之定義：心室各部分肌纖維發生極快而不協調的亂顫。

6. 撲動與顫動之結果：心臟病無排血（等同於心臟停搏），心、腦等重要器官和周圍組織血液灌注會停止，導致亞 - 史症候群發作或猝死（為最危急的心律失常）

7. 撲動與顫動之病因：常在器質性心臟病及其他疾病臨終之前發生，例如缺血性心臟病、急性心肌梗塞、心肌病、嚴重低血鉀等；藥物毒性作用為洋地黃中毒，胺碘酮，奎尼丁等，在遭電擊、雷擊或溺水時會產生撲動與顫動；為低鉀、低鎂、缺氧、高碳酸血症，要做創傷性心臟檢查和心臟手術。

8. 撲動與顫動之臨床表現：

一旦發生，亞 - 史症候群發作，相當於心室停搏。

9. 體格檢查：

10. 心音會消失，P 觸不到，BP 也測不到

小博士解說

撲動與顫動治療重點

應搶時間加以搶救，立即做胸外心臟依據壓與人工呼吸，立即做直流電非同步電擊除顫，採取其他的搶救措施來治療心臟驟停症。

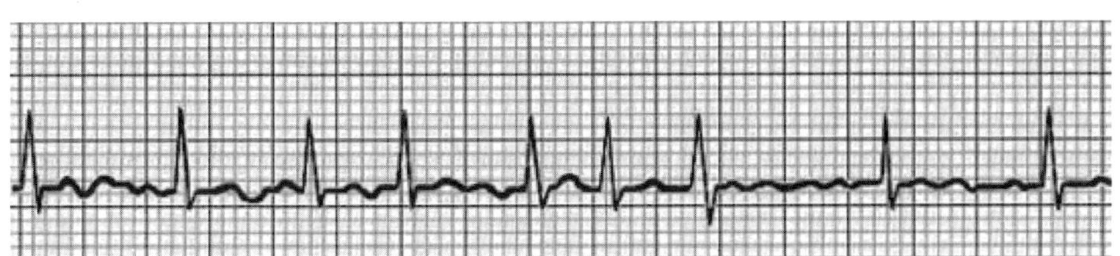

撲動與顫動（圖為著作群自行繪圖，擁有繪圖著作權）

撲動與顫動：房撲與房顫

臨床表現	取決於心室率的快慢，慢者並無症狀，快者會有心悸、胸悶、頭暈、乏力等，房顫是左心功能不全的最常見的誘因，易於引起心房內附壁血栓的形成。
ECG的特點	1.房顫： (1)P波消失代之以間隔不均勻，振幅不等，形態不同的F波，頻率350～600次/分鐘。 (2)心室律絕對不規則。 (3)QRS波群形態一般正常。 2.房撲： (1)P波消失，代之以間隔均勻，振幅相等，形態相似的F波，頻率250～350次/分鐘。 (2)QRS波群與F波成某種固定的比例2:1較為多見。 (3)QRS波群形態一般正常。

房顫的分類

持續的時間	1. 陣發性（paroxysmal）（<48小時）。 2. 持續性（persistent）（>48小時）。 3. 永久性（permanent）（>6個月 ）。
發生的原因	器質性心臟病、心臟以外的疾病、特發性（孤立性）。

房顫的治療

病因治療	
控制心室率	洋地黃、鈣通道阻滯劑、 β-受體阻滯劑
預防再發	
複律	奎尼丁、心律平、胺碘酮、電複律
抗凝	預防栓塞
治癒	RFCA

+ 知識補充站

心房顫動

1.P波消失、代之以一系列大小、形態、振幅不一的f波。
2.頻率為350～600次/分鐘。
3.QRS波群形態為室上性型。
4.心室率快時有心悸， 胸悶， 恐慌。
5.聽診有三個不一致。
6.易於引起血栓脫落:栓塞。

3-17 心律失常及護理（六）

（十一）陣發性心動過速（Paroxysmal Tachycardia）

1. 陣發性心動過速之定義：陣發性心動過速是一種陣發性、快速而規律的異位心律，是由三個或三個以上連續發生的期前收縮所形成。

2. 病因：

(1) 室上速：常見於無器質性；大多由折返機制所引起。

(2) 室速：多見於器質性，最常見為冠心急性心肌梗塞。

3. 陣發性室上性心動過速（PSVT）之臨床表現：

(1) 症狀取決於發作時的心率及持續時間，其臨床表現如下：

①大多有心悸、胸悶、全身乏力、心絞痛等症狀。

②無器質性心臟病的年輕人（20 ～ 40 歲）最為多見。

③突發突止，持續數秒、數小時、甚至數日不等。

④聽診心率快而規則，心尖部 S1 強度一致。

⑤心率為 150 ～ 250 次／分鐘。

(2) 心電圖特色：

①心率為 150 ～ 250 次／分鐘，心律具有規則性。

② P 波為逆行性（Ⅱ、Ⅲ、aVF 導聯倒置）。

③ QRS 波形態及時限正常。

④起止突然，通常由一個期前收縮觸發。

⑤暫時性 ST 段壓低和 T 波倒置。

⑥心電圖特色之治療重點：(a) 刺激迷走神經。(b) 藥物：腺苷為第一選擇的藥物。(c) 無效可採用同步直流電複律，但已用洋地黃者不應接受電複律治療。(d) 具備抗心動過速功能的起搏器治療。(e) 射頻消融術安全、迅速、有效且能夠治癒。

4. 室性心動過速的心電圖特色：

(1) 心室率一般為 140 ～ 220 次／分鐘，心律會稍微不規則。

(2) 三個或者三個以上連續而迅速出現的室早。

(3)QRS 波寬大畸形，時限大於或等於 0.12 秒，有繼發 ST － T 改變。

(4)T 與 R 方向相反。

(5) 在多數情況下 P 波與 QRS 波無關，形成房室分離。

(6) 常會見到心室奪獲或室性融合波，是確診室速最重要的依據。

(7) 心室奪獲：少數室上性衝動下傳心室所產生。

(8) 呈現在 P 波之後，提前發生一次正常的 QRS 波群。

(9) 室性融合波：室性異位衝動＋心室衝動。

(10) 波的形態介於竇性與異位心室搏動之間。

依據起搏點部位區分

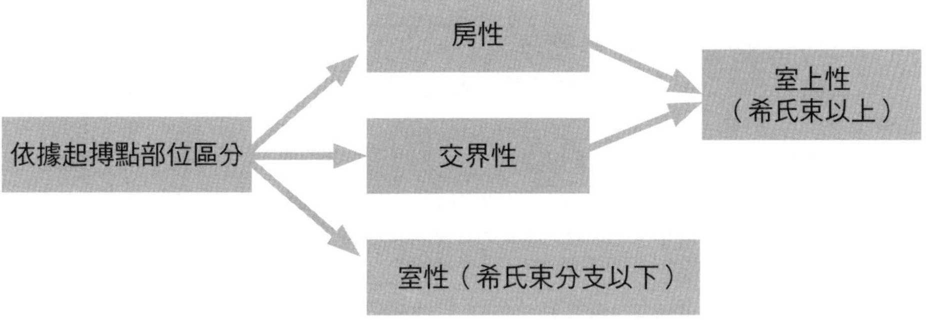

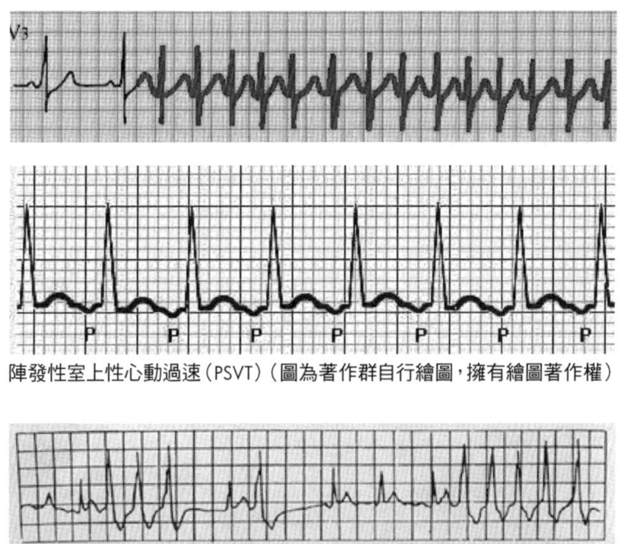

陣發性室上性心動過速（PSVT）（圖為著作群自行繪圖，擁有繪圖著作權）

陣發性室速（圖為著作群自行繪圖，擁有繪圖著作權）

+ 知識補充站

室性心動過速之臨床表現

1. 室性心動過速之分類：因臨床表現與心室率、持續時間與基礎心臟病變的不同而異。
2. 非持續性室速通常毫無症狀。
3. 持續性室速：(1)時常伴隨著明顯血流動力學的障礙。(2)重要器官血液供給減少的症狀。(3)聽診HR：140～220bpm，心律稍為不規則，S1強度會不一致（屬於高度危險性）。
4. 搶救的重點：(1)利多卡因靜注或靜滴為第一選擇。(2)其他抗心律失常藥物。(3)如果病人已發生低血壓、休克、心絞痛等，應迅速用同步直流電複律術。(4)洋地黃中毒所引起的室速，不宜採用電複律，要給予藥物的治療。

3-18 心律失常及護理（三）

（十二）心臟起搏治療及護理

1. 心臟起搏的治療及護理方法：心臟起搏治療及護理可以區分為臨時起搏與永久起搏兩種。

2. 心臟起搏護理的重點：護理的重點分為術前準備、術中配合與術後護理三個階段。

(1) 術後護理 (體位)：在手術之後 24 小時之內保持臥位，限制活動。在 24 ～ 48 小時之後囑咐患者取半臥位，在 72 小時之後允許下床，在室內做輕度活動，同時引導患者做上肢及肩關節前後的適當運動。

(2) 術後護理 (監測)：心電監護，監測起搏和感知功能。

(3) 術後護理 (傷口護理)：沙袋加壓 6 小時，注意觀察皮膚色澤，及局部有無血腫。

(4) 術後護理：起搏器的保護。

3. 健康教育：健康教育分為起搏器知識引導、病情自我監測、活動引導與定期訪問四種。

（十三）心臟電複律及護理

1. 心臟電複律及護理之方法：可以區分為同步與非同步兩種。

2. 心臟電複律及護理之護理重點：可以分為術前準備、術中操作與術後護理三個階段。

3. 心臟電複律及護理之處理原則：

(1) 常用抗心律失常的藥物分類。

(2) 心律失常的主要護理診斷、護理措施及依據。

(3) 危險性心律失常的心電監護及其護理。

(4) 瞭解心臟起搏安置術及射頻消融術的護理重點。

小博士解說

1. 病歷：

患者男性，56歲，上班族。發燒、鼻塞二天，汗水淋漓呈現短暫的意識不清達半天之久，而於2012年10月5日住院。在二天前患者因受寒之後，感到發燒、鼻塞，稍感頭痛、咳嗽，並未予以治療。在今天下午1時體溫增高，全身不適，即去當地醫院赴診，量體溫為39℃，給予複方氨基比林2毫升和黴素8萬單位肌注。在內用藥10分鐘後患者汗水淋漓，神智不清，並有短暫意識不清，喚之不應，兩眼向上凝視，兩手握拳，每次發作大約持續數分鐘左右，共4～5次。無口吐泡沫，無大小便失禁。因病情危重，下午七時由救護車急診送入院。以往身體相當康健。並無心臟病歷亦無癲癇發作病歷。平時抽煙，每日抽10支左右。偶而飲酒。家族遺傳史並無特殊性。

2. 體格檢查：

體溫35.8℃，P38次／分鐘，R26次／分鐘，BP82／58mmHg，神智清醒，精神較為不濟。喚之能應，頭面部出汗較多，皮膚濕冷，口唇稍發紺。鞏膜無黃染，兩側結膜充血，兩側瞳孔等大，大約3mm左右，對光反應靈敏，咽喉充血，兩側扁桃體（＋＋）。頸軟，氣管居中，甲狀腺並無腫大情況發生。兩肺呼吸音清晰，未聞羅音。心律稍不齊，心率38次／分鐘，心尖區第一心音強弱不一，未聞心雜音。腹平軟，無壓痛，肝脾未及。兩下肢無凹陷性水腫。布氏症（－），克氏症（－），巴氏症（－）。

病歷之心電圖報告與住院的經過

心電圖報告	各導聯P－P間期和R-R間期各有其固定節律，兩者間毫無關係；P波頻率86次/分鐘，QRS波頻率36次/分鐘;QRS波寬大畸形，時間超過0.12秒，診斷：完全性房室傳導阻滯。
住院的經過	在住院之後使用青黴素抗感染；輸液；異丙腎上腺素1毫克放於500毫升液體中靜滴；能量綜合劑、大劑量維生素C等靜滴及對症治療。在住院之後仍有短暫意識不清、兩眼凝視發作，24小時後病情好轉，短暫意識不清發作明顯地減少，在48小時之後不再繼續發作，精神稍有好轉，心率增快至72次/分鐘。

＋ 知識補充站

住院的照護：

1. 做好心電監護工作，臥床休息，保持舒適體位，保持環境安靜，限制探訪，要保證做充分的休息。
2. 供給低鹽、高蛋白與高維他命飲食，少量多餐，避免刺激性食物、戒煙、酒、濃茶和咖啡。
3. 必要時持續給氧，以4～6公升／分鐘（中度流量）為宜。
4. 做好心理護理，證實緊張、恐懼不僅會加重心負荷，更易於誘發心律失常症。
5. 測量生命的體徵q.1.h，在必要時要隨時加以監測。
6. 保持大便的暢通，在必要時要給與緩瀉劑。
7. 建立靜脈通路；備好糾正心律失常的藥物及其他搶救藥品，除顫器，臨時起搏器等。
8. 遵照醫師的囑咐正確地供給抗心律失常藥物，靜脈滴注要緩慢，靜滴速度嚴格依據醫師的囑咐來嚴格執行，同時做好心電監護的工作，注意用藥流程中及用藥後的心律、HR、BP、P、R與意識，來判斷療效和副作用。
9. 嚴密地執行心電監護的工作，一旦發生下列情況，要立即通知醫師，並作好搶救與配合的工作：
   (1)潛在性引起猝死危險的心律失常症：
      ①頻發室較早：超過5次／分鐘。
      ②多源性室早：同導聯出現不同形態的室早。
      ③成對或成聯律的室早：連續出現二個或早搏呈規律地出現，例如二、三聯律。
      ④RonT：室早落在前一個心搏的T波上。
      ⑤第二度II型AVB：P－R間期固定，P波後有QRS脫落。
   (2)隨時有猝死危險的嚴重心律失常：
      ①室速：連續三個或三個以上室早。
      ②室顫：P－QRS－T消失，代之以不規則的波浪形曲線。
      ③III度AVB，房室完全分離，P與QRS各自獨立無關。
10. 監測生命的體徵、皮膚顏色、溫度、尿液量與意識等要素有無改變。
11. 監測血氣分析，電解質及酸鹼平衡情況，尤其注意有無低鉀與低鎂。
12. 一旦發生室顫、心臟停搏與亞一史症候群等現象，應該立即做心肺腦復甦術。

3-19 慢性肺源性心臟病 (Chronic Pulmonary Heart Disease)(一)

(一) 概論

支氣管－肺、肺血管或胸廓會導致組織結構或者功能異常，進而導致肺動脈壓力增高，再導致右心室擴張、肥大（或右心衰竭），在此排除其他原因所致的右心病變。

(二) 流行病

流行病之患病率為 4 ，住院率占住院心臟病的 38.5 ～ 46%，分佈之地區為北方大於南方，農村大於城市，病患之年齡大於 40 歲，而隨著年齡的增長而增加，其男女性別並無明顯的差異，大都發生在冬、春季節，而氣候的驟變是肺心病急性發作的重要因素，急性呼吸道感染是急性發作的主要誘因。

(三) 流行病之病因

1. 支氣管、肺疾病：COPD。
2. 胸廓運動障礙性疾病。
3. 肺血管疾病。
4. 其他：OSAS。

(四) 流行病之致病機制與病理

流行病之致病機制與病理共有肺動脈高壓形成、心臟病變和心力衰竭與其他重要臟器的損害三類，其中肺動脈高壓形成涵蓋負荷加重之右心、右心肥大、右心衰與左心衰）、其他重要臟器的損害涵蓋循環系統、呼吸系統、消化系統、血液系統與中樞神經系統等。

(五) 流行病之臨床表現

流行病之臨床表現為心肺功能代償期、心肺功能喪失代償期（原致病表現、肺動脈高壓表現與右心肥大）、COPD（P2 亢進與三尖瓣區吹風狀 SM），心肺功能代償期會導致心肺功能喪失代償期（呼吸衰竭與心衰竭），而心肺功能喪失代償期的併發症為肺性腦病、酸鹼失衡及電解質紊亂、心律失常、休克、消化道出血與 DIC 等疾病。

小博士解說

注意事項

1. 肺心病的定義。
2. 瞭解病因與發病機制。
3. 主要的臨床表現、併發症、實驗室及其他檢查。
4. 治療重點。
5. 肺心病的適當用氧與氧療的護理。
6. 常用的護理診斷、護理措施及依據，完整的護理規畫。
7. 健康諮詢。

肺動脈高壓形成（功能性缺氧）

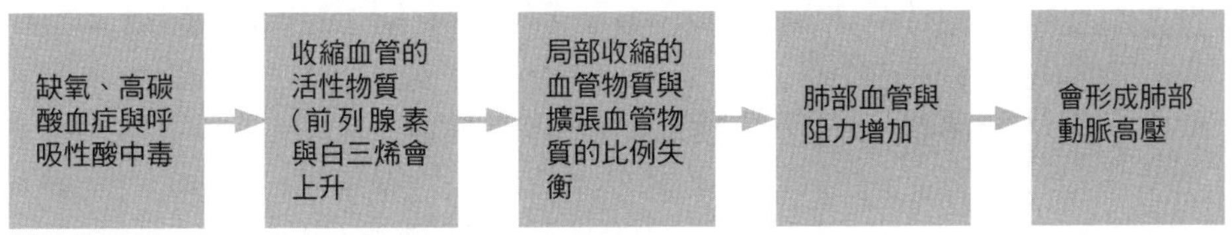

肺動脈高壓形成（缺氧與解剖因素）

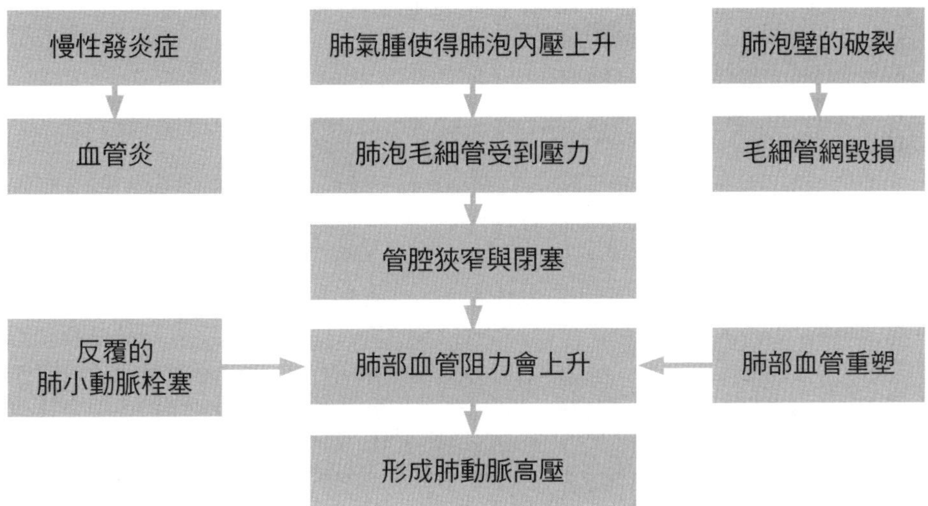

肺動脈高壓形成（缺氧、解剖因素與血液因素）

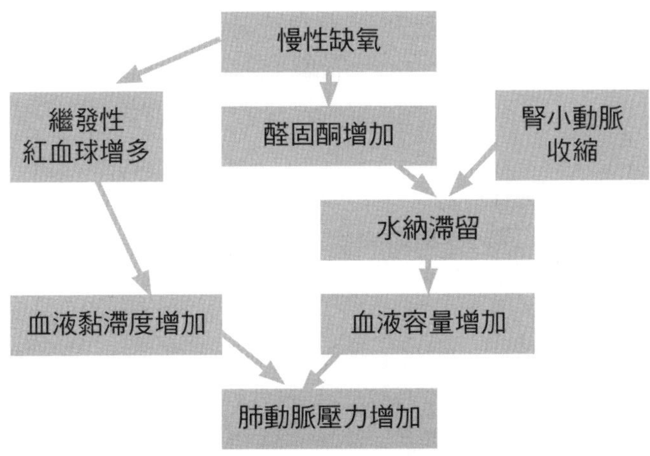

3-20 慢性肺源性心臟病（Chronic Pulmonary Heart Disease）（二）

（六）慢性肺源性心臟病的實驗室及其他檢查

1. 實驗室檢查：(1) 一般性驗血：RBC 與 HgB 值會上升。(2) 電解質：鉀會上升，鈉、氯、鈣、鎂會下降。(3) 肝功能與腎功能會改變。(4) 動脈血氣分析。

2. 影像檢查（X 光檢查）：X 光可以檢查出肺動脈高壓症狀與右心室增大症狀。

3. 心電圖：心電圖可以檢查出到底是右室較大或者右房較大。

4. 心臟超音波檢查。

（七）慢性肺源性心臟病之診斷

1. 慢性肺源性心臟病之診斷：

慢性肺源性心臟病之診斷分為病歷、症狀、身體的徵象、實驗室檢查、心電圖、X 光胸片、超音波心動圖與排除其他引起右心室增大的心臟病。

2. 慢性肺源性心臟病之治療重點：(1) 積極地控制感染為治療的關鍵所在。(2) 暢通呼吸道，改善呼吸功能。(3) 糾正缺 O_2 和 CO_2 瀦留。(4) 控制呼吸衰竭和心衰竭。(5) 治併發症。(6) 以治肺為主、治心為輔。

3. 慢性肺源性心臟病之治療措施：(1) 急性加重期：控制感染（敏感抗生素／經驗用藥，用藥原則：持續 10 ～ 14 天）、治療呼吸衰竭（暢通呼吸道、糾正缺氧和二氧化碳　留）與治療心力衰竭（利尿、強心、鎮靜、控制心律失常、治療肺性腦病與加強護理）。(2) 緩解期：控制原致病、避免誘因、積極地控制感染、增強免疫力與良好的生活方式。

4. 慢性肺源性心臟病之護理重點：(1) 典型病歷：患者，男性，70 歲。因為咳嗽、咳痰、氣急 20 餘年，加劇、咳痰不暢通與意識障礙兩天兒住院。(2) 身體檢查：體溫 37.8℃，P 120bpm，R 35 次／分鐘，BP 100 ／ 70mmHg。意識模糊，唇紺，皮膚潮紅多汗。頸靜脈怒張。桶狀胸，兩肺散在乾濕羅音。心率 120 次／分鐘，節奏整齊，並未聞及病理性雜音。腹軟，肝肋下 3 公分，質軟，肝頸返流症（＋），脾未觸及，兩下肢輕度凹陷性水腫。(3) 一般的血液：WBC 13.2×109 ／ L，中性 0.83。血氣分析：PaO_2 45mmHg，$PaCO_2$ 75mmHg。(4) 初步診斷：慢性肺源性心臟病（喪失代償期）與肺性腦病。

小博士解說

慢性肺源性心臟病之處理重點

1. 抗感染：氨苄青黴素、丁胺卡那黴素靜脈滴注。
2. 解痙平喘：氨茶鹼靜脈注射。
3. 利尿：速尿。
4. 呼吸興奮劑：使用尼可剎米
5.祛痰：使用必嗽平
6.吸氧。

慢性肺源性心臟病之護理診斷

急性意識障礙	與呼吸衰竭導致缺氧與二氧化碳(CO_2)滯留有關
氣體交換受損	與肺泡及毛細管大量喪失、彌散面積減少，導致通氣與血流比例失調有關
清理呼吸道無效	與意識模糊、咳嗽無力、痰多粘稠、咳痰不暢有關
心輸出量減少	與心功能不全有關
活動無耐力	與肺部原致病及肺、心功能下降引起慢性缺氧有關
體液過多	與右心衰竭體循環淤血有關

慢性肺源性心臟病之護理措施

安置ICU、心電監護	
要臥床休息，高枕臥位、半臥位或坐位	
暫時禁食、在必要時做鼻飼	
供給氧氣	持續低流量低濃度吸氧，以1～2公升/分鐘為宜。
登記24小時的出入量	測量生命的徵象 q.1.h，注意口腔、皮膚護理。
遵照醫師之囑咐	給予氨　青黴素靜滴，詢問之前的過敏史與測試，注意全身和局部的過敏反應。
遵照醫師之囑咐	給予氨茶鹼靜脈注射，注射速度要緩慢，不少於15分鐘，並注意有無血壓下降、心律失常、心跳驟停等副作用。
遵照醫師之囑咐	給予速尿，注意有無水、電酸鹼失衡等副作用。
遵照醫師之囑咐	給予尼可剎米，如果出現顏面泛紅、面肌顫動與煩燥不安等症狀表示服用過量，應該減慢滴速並及時通知醫師。
遵照醫師之囑咐	給予必嗽平祛痰，稀釋痰液，以利於控制感染。
在輸液的流程中	要注意滴速，在必要時，以中心靜脈壓來調整滴速，以免因為過多與過快而引起急性肺水腫。
嚴密觀察下列的病情變化，並及時加以記錄與通知醫師	1.神智、意識障礙是否加重，瞳孔的大小。 2.皮膚紫紺、潮紅、球結膜充血是否好轉。 3.呼吸深淺、頻率和節律，痰量及性狀。 4.心率和血壓。 5.尿量和糞色。 6.浮腫是否消退。 7.監測血液電解質，血氣分析，一般性驗血等變化。 8.在必要時，要用無菌鼻導管來吸痰，以保持呼吸道的暢通。

3-21 心臟瓣膜病（Valvular Heart Disease）（一）

（一）心臟瓣膜病

1. 基本概念：心瓣膜病是由於發炎症、退行性改變、先天畸形、缺血壞死、創傷等原因引起單一個或多個瓣膜結構的異常，即黏連、增厚、變硬、攣縮等，並會波及腱索和乳頭肌，導致瓣膜的狹窄和（或）關閉不全。最常波及的瓣膜為二尖瓣，其次為主動脈瓣，三尖瓣較少波及。

（二）風濕熱

風濕熱為全身結締組織免疫性疾病，致病原因為 B 型 A 族溶血性鏈球菌，其主要呈現方式為心臟炎、遊走性關節炎、皮膚環形紅斑、皮下結節與舞蹈病。

（三）風濕熱之定義

定義：是由於發炎症、退行性改變、粘液狀變性、先天性畸形、缺血性壞死、創傷等原因引起單個或多個瓣膜結構的功能或結構異常，導致瓣膜口狹窄或者關閉不全。

風濕熱在臨床上最常見為風濕熱所致風濕性心臟瓣膜病，最常受累為二尖瓣，其風濕活動為在慢性瓣膜病變的基礎上，活動性風濕炎症的反覆發作。

（四）風濕熱之特徵

1. 二尖瓣狹窄、關閉不全，2. 主動脈瓣狹窄、關閉不全，3. 三尖瓣狹窄、關閉不全，4. 肺動脈瓣狹窄、關閉不全，5. 病理解剖與病理生理，6. 臨床表現，7. 實驗室及其他檢查，8. 診斷、治療的重點。

（五）二尖瓣狹窄之病理分類

1. 隔膜型：瓣膜交界處黏連和／或瓣膜本身增厚但瓣膜尚有相當程度的彈性，能夠自由活動。

2. 漏斗型：瓣膜極度增厚，腱索、乳頭肌黏連縮短，瓣膜活動顯著受限，瓣口呈現「魚口」狀，常會伴隨著二閉。

（六）二尖瓣狹窄之病理解剖與病理生理

1. 二尖瓣狹窄之病理：主要波及左心房和右心室，容易發生房顫。

2. 二尖瓣狹窄之判斷：(1) 正常：4 ～ 6 平方公分。(2) 輕度：大於 1.5 平方公分。(3) 中度：1 ～ 1.5 平方公分。(4) 重度：小於 1 平方公分。

小博士解說

二尖瓣狹窄之注意事項

1. 本病概念、病因、病理解剖與病理生理。
2. 臨床表現、併發症及診斷重點、治療原則。
3. 主要的護理診斷、護理措施及依據，並制訂護理規畫。
4. 瞭解本病症的健康諮詢。

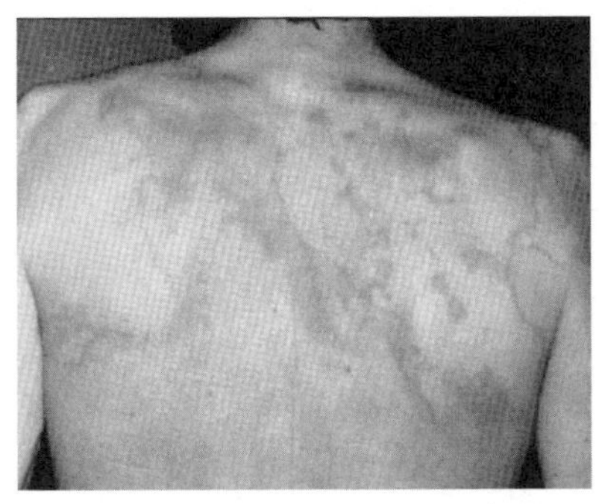

風濕熱症（圖為著作群自行拍攝，擁有攝影著作權）

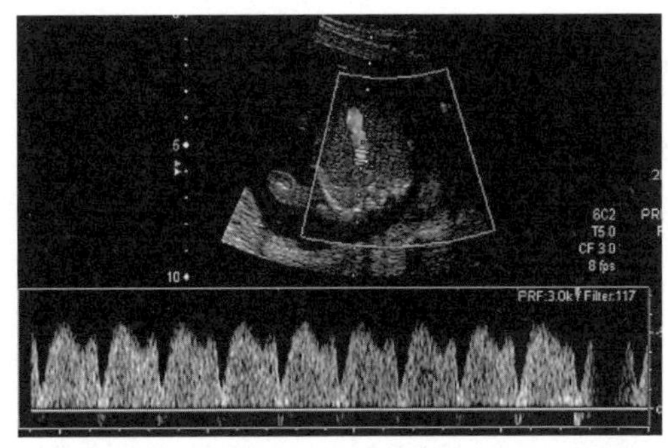

二尖瓣狹窄之輔助檢查（圖為著作群自行拍攝，擁有攝影著作權）

二尖瓣狹窄病理解剖與病理生理之流程

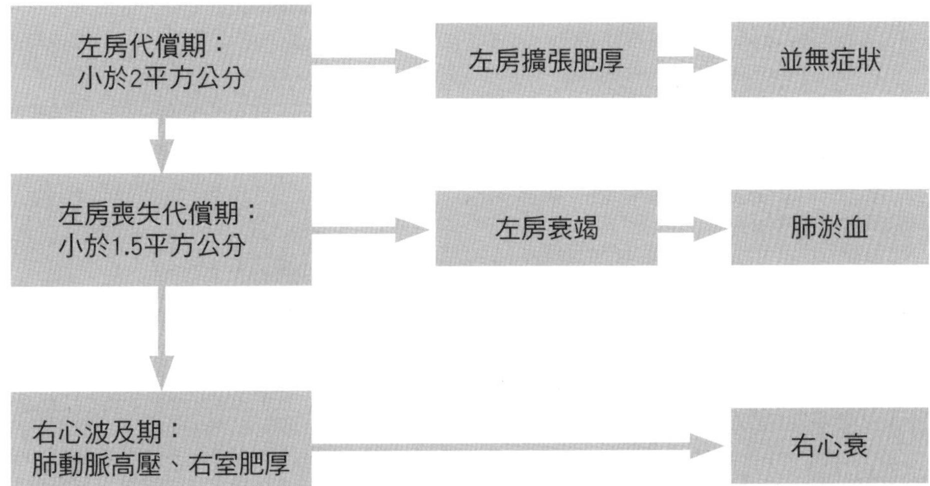

風濕性心瓣膜病：二尖瓣狹窄

發生機率	風心病大多發生於20～40歲，女性多於男性。
形成時間	二尖瓣從初次風濕病變至狹窄形成一般需要2年左右。
臨床表現	1.症狀：代償期無症狀或僅有輕微症狀;；失代償期初始有勞累現象，之後有呼吸困難，咳嗽，咯血，聲嘶等；右心受到波及時，會有食慾下降，噁心，腹脹，少尿，水腫等。 2.徵象：二尖瓣面容，心尖部會觸及舒張期震顫；聽診心尖部第一心音亢進會聞到舒張期隆隆狀雜音，右心功能不全時會有頸靜脈怒張，肝大，下肢浮腫等。

3-22 心臟瓣膜病（Valvular Heart Disease）（二）

(七) 二尖瓣狹窄臨床表現之症狀

二尖瓣狹窄之症狀為左心衰、 呼吸困難、咯血、咳嗽、聲嘶與右心衰。

(八) 二尖瓣狹窄之輔助性檢查

二尖瓣狹窄之併發症為房顫 (最常見的早期併發症)、右心衰 (主要致死原因之一)、血栓栓塞 (腦栓塞)、肺部感染、感染性心內膜炎與急性肺水腫。

併發症之輔助檢查為 X 光檢查 (梨形心、肺淤血)、心電圖檢查 (雙峰 P)、心臟超音波檢查 (“城牆狀”)，其中心臟超音波檢查最為敏感與最為可靠。

(九) 二尖瓣狹窄之診斷

二尖瓣狹窄之診斷涵蓋病因診斷、體檢（心尖區有隆隆狀 DM（鑒別 Austin － Flint 雜音））與輔助檢查（X 光或 ECG 顯示左心房增大心臟超音波可以確診）。

(十) 二尖瓣狹窄之治療方式

1. 減輕心臟負荷，保護心的功能。
2. 抗凝、抗血小板。
3. 球囊擴張術、二尖瓣分離術。
4. 人工瓣膜置換術。

(十一) 二尖瓣關閉不全

風心病為國內最常見的病因，常與二狹同時存在亦可以單獨存在，二尖瓣關閉不全分為急性和慢性兩種。主要波及左心房與左心室。

(十二) 二尖瓣關閉不全臨床表現之身體徵象與併發症

二尖瓣關閉不全之症狀為心尖搏動增強，並向左下移位，二尖瓣關閉不全之身體徵象取決於返流的嚴重程度及進展速度，其特徵為脈搏細、心濁音界向左下方擴大、心尖區全收縮期粗糙吹風狀雜音、心尖部 S1 減弱與 P2 亢進或分裂。

二尖瓣關閉不全之併發症可以分為急性（呼吸困難、急性左心衰、心源性休克）與慢性（心輸出量減少）兩種。

併發症的特徵為感染性心內膜炎發生率較高、栓塞較為少見與心衰的出現較晚。

(十三) 二尖瓣關閉不全之輔助檢查

二尖瓣關閉不全之輔助檢查工具有 X 光檢查（左房、左室較大）、心電圖檢查、心臟超音波檢查（彩色返流）。

(十四) 主動脈瓣狹窄之臨床表現

主動脈瓣狹窄主要波及左心室，其症狀為勞力性呼吸困難、暈厥、頑固性心絞痛。主動脈瓣狹窄之身體徵象為主動脈瓣區粗糙而響亮的收縮期噴射性雜音。

(十五) 主動脈瓣關閉不全

主要波及左心室，其症狀為左心衰和肺淤血，其身體徵象為主動脈瓣區舒張期哈氣狀雜音與周圍血管症。

主動脈瓣關閉不全之病理解剖與病理生理

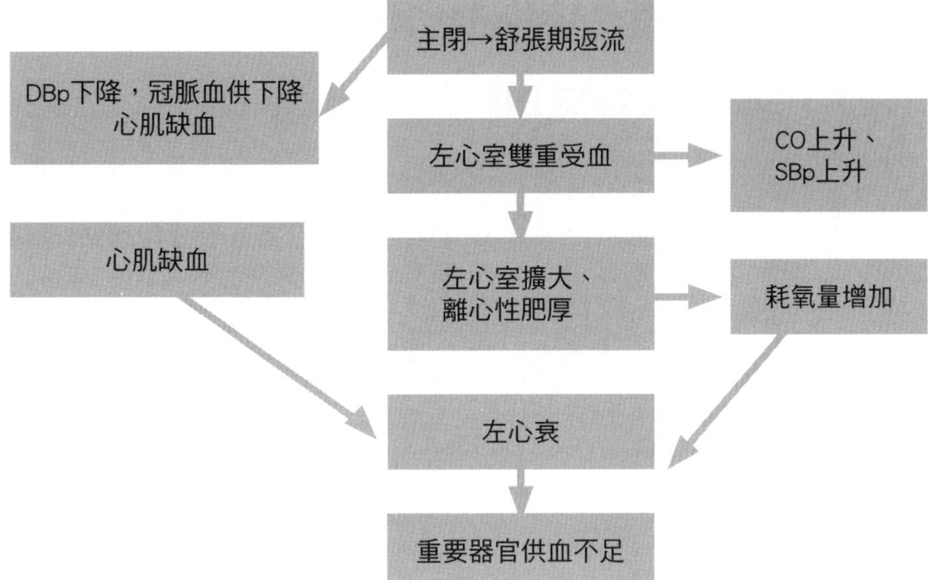

風濕性心瓣膜病：二尖瓣狹窄

併發症	1.充血性心衰：主要的致死原因之一。 2.心律失常：房顫最為常見。 3.血栓栓塞：腦栓塞。 4.次急性心內膜炎，較為少見。 5.肺部感染，較為常見。 6.急性肺水腫。
實驗室及其他的檢查	1.X光檢查。 2.心電圖檢查：二尖瓣型P波。 3.超音波心動圖：診斷二尖瓣狹窄的可靠方法。
診斷的重點	1.心尖部可以聞到舒張期隆隆狀雜音，伴隨著左房增大。 2.超音波心動圖對診斷及鑑別具有特異性的價值。

風濕性心瓣膜病：二尖瓣關閉不全

分類	分為急性和慢性，可以與二狹同時存在，亦可以單獨存在。
病理解剖與病理生理	風濕性發炎症引起瓣膜纖維化，增厚，僵硬和縮短，使得心室收縮時，兩瓣葉不能密切地結合。
症狀	早期並無症狀，左心功能失代償時會出現乏力，心悸，呼吸困難。
徵象	心臟擴大，第一心音減弱，全收縮期粗糙音調的吹風狀雜音。
併發症	感染性心內膜炎發生率比二狹高，但是體循環梗塞比二狹少見。
實驗室及其他檢查	1.X光檢查。 2.心電圖：左室肥厚，房顫。 3.超音波心動圖。
診斷的重點	1.心尖部典型收縮期雜音。 2.超音波心動確診。

3-23 心臟瓣膜病（Valvular Heart Disease）（三）

（十六）心臟瓣膜病之病歷分析

1. 病歷：

患者，女性，28 歲，上班族。因為「反覆心悸、胸悶、夜間不能平臥三年，加重伴隨著發燒半月」住院。患者在 3 年前因為勞累過度之後出現心悸、胸悶、夜間不能平臥等症狀，每晚陣發性氣急發作 2 ～ 3 次，每次會持續半小時，曾去當地醫院求診，診斷為「心臟病」。經過醫治之後（用藥不明），症狀稍稍緩解。

以後反覆出現上述症狀，常以感冒、勞累過度為誘因。在半個月之前出現咽痛、咳嗽、咳膿性痰，並有發燒，心悸、胸悶明顯，夜間不能平臥，整日呈現坐位。並無胸痛、暈厥及抽搐的症狀，亦無明顯的關節痛、咽喉痛等病歷。

2. 病歷分析：

在住院時體檢：體溫為 38.7℃，P108 次／分鐘，R28 次／分鐘，BP140／50mmHg。神智清醒，精神不佳，消瘦。端坐位，口唇發紺。全身無環形紅斑及皮下小結，無出血點，淺表淋巴結並無腫大症狀。無突眼，鞏膜無黃染，甲狀腺Ⅰ。腫瘤大，無震顫及血管雜音，頸靜脈充盈，肝頸返流徵陽性。兩肺下部可聞及濕性囉音，以右側明顯，心尖搏動彌亂，心界向兩側擴大，並無明顯的震顫；心尖區可以聞及 3／6 級吹風狀 SM，向腋下傳導，及隆隆狀 DM，主動脈瓣第二聽診區可聞及歎氣狀 DM；心率 108 次／分中，心律較齊；S1 亢進，P2 亢進；腹平軟，肝肋下 1 公分，脾肋下 1.5 公分，移動性濁音陰性。下肢輕度凹陷性浮腫。

3. 心臟瓣膜病之輔助性檢查：

(1) 血象：Hb68g／L，WBC12×109／L，N0.82。

(2) 尿液為一般 RBC ＋＋，管型未見。

(3) 一般性驗便正常，隱血實驗為陰性反應。

(4) 血沉：76mm／h，抗“O”：833u，CRP：呈現陽性反應。

(5)EKG：竇性心動過速、左房左室肥大，心肌損害。

(6)X 光胸片檢驗：兩肺門陰影濃度增加，後前位光譜顯示出大心，右前斜位食道之壓跡相當明顯。可以看見右肺下葉有斑片狀密度增高陰影，證實為肺炎的症狀。

4. 住院經過：

患者在住院之後給予低鹽飲食，西地蘭、狄高辛、雙氫克脲噻、氯化鉀、消心痛、強的松、青黴素 80 萬 uBid 等治療半個月之後，則體溫會有所下降。X 光胸片：右肺下方伐炎症陰影吸收。但症狀仍無改善，氣促現象相當明顯，呈現端坐位。心衰未能糾正。

5. 心臟瓣膜病之護理診斷：

(1) 體溫過高：與風濕活動或合併感染有關。

(2) 潛在的併發症：心力衰竭、栓塞。

風濕性心瓣膜病：主動脈瓣狹窄

臨床表現	中重度狹窄：勞累後呼吸困難，暈厥，頑固性心絞痛三聯症
徵象	主動脈瓣區粗糙，響亮的收縮期雜音

風濕性心瓣膜病：主動脈瓣關閉不全

臨床表現	早期並無症狀，僅有心悸不適，在嚴重時會出現左心衰竭
徵象	胸骨左緣3、4肋間有舒張期雜音
併發症	左心衰竭，SIE

風濕性心瓣膜病之治療

內科治療	原則為：1.防止風濕活動2.改善心功能3.防治併發症
外科治療	擴瓣術，瓣膜成形術，瓣膜置換術等
介入式治療	經由皮球囊瓣膜擴張成形術

護理措施

飲食	高燒量、高蛋白與高維生素容易消化。
休息與活動	根據有無風濕活動和併發症。
病情觀察	例如體溫的觀察。
對症護理	發高燒的護理。
用藥護理	苄星青黴素、阿司匹靈與華法林。
避免誘因	積極地預防和控制感染，糾正心律失常，避免勞累過度與情緒激動。
心力衰竭的觀察	監測生命徵象，有無呼吸困難、乏力、食慾減退、少尿等，檢查有無肺部濕囉音、肝大、下肢水腫等身體徵象。

+ 知識補充站

風濕性心瓣膜病之保健諮詢：

1.有手術適應症者要儘早做手術，以提高生活的品質。
2.保持室內空氣的流通，溫暖，乾燥，陽光充足。
3.協調好活動與休息。
4.適當地運動，加強營養，提高身體的抵抗力，注意保暖，防止感冒。
5.在做有創傷性檢查之前要預防性地使用抗生素。
6.育齡婦女要根據心功能的情況來控制妊娠和分娩的時間。
7.持續服藥，定期回診。

3-24 冠心病（一）

(一) 冠狀動脈粥狀硬化性心臟病

冠狀動脈粥狀硬化性心臟病是指冠狀動脈粥狀硬化，使血管腔狹窄、阻塞，導致心肌缺血缺氧，甚至壞死而引起的心臟病，它和冠狀動脈功能性改變（痙攣）一起，統稱為冠狀動脈性心臟病。簡稱為冠心病，亦稱為缺血性心臟病。依據世界衛生組織(WHO) 的統計，冠心病是世界上最常見的死亡原因，其中北方大於南方，男性大於女性，腦力工作者大於體力工作者。

(二) 冠狀動脈粥狀硬化性心臟病之致病機制

冠狀動脈粥狀硬化性心臟病之致病機制為內皮損傷、脂質浸潤、血栓形成與平滑肌細胞複製。

(三) 冠狀動脈粥狀硬化性心臟病之病因

1. 主要的危險因素：年齡，性別，血脂異常，高血壓，吸煙，糖尿病。
2. 次要的危險因素：肥胖，缺少活動，家族史，其他 (A 型性格)。

(四) 冠狀動脈粥狀硬化性心臟病之臨床分類

無症狀性心肌缺血、心絞痛型、心肌梗塞型、缺血性心肌病、猝死型。

(五) 急性冠狀動脈症候群

由於冠狀動脈內粥狀斑塊破裂，表面破損或出現裂紋，繼而出血和血栓形成，引起冠狀動脈不完全性或完全性阻塞所導致。其臨床表現可以為不穩定型心絞痛、急性心梗或心源性猝死，大約占所有冠心病患者的 30%。冠狀動脈不論有無病變，都會發生嚴重痙攣，引起心絞痛、心梗或猝死，但有粥狀硬化病變的冠狀動脈更易於發生痙攣。

(五) 心絞痛之定義

心絞痛是一種由於冠脈供血不足，而導致心肌急劇與暫時的病症，它是由缺血與缺氧所引起的，它是以發作性胸痛或胸部不適為主要表現的臨床症候群。

(六) 心絞痛之致病機制

心絞痛之致病機制為氧氣供給與氧氣消耗的不平衡，而氧氣供給與心肌攝取血氧含量、冠脈血流量有關，氧氣消耗與心率、收縮壓有關。

心絞痛會導致冠脈狹窄、冠脈痙攣與嚴重貧血，氧氣消耗過度會導致勞累過度、嚴重貧血、情緒激動與心臟衰竭。

(七) 心絞痛之臨床表現

心絞痛之發生部位為在胸骨體上、中段之後，心絞痛之發生部位大致為手掌大小，會產生放射線疼痛。心絞痛之臨床表現會產生壓迫性不適、緊縮性、發悶、堵塞、燒灼感、瀕死感與無銳痛或刺痛。心絞痛致病之誘因為體力工作過度、情緒激動，寒冷、陰雨天氣、吃太飽與吸煙所導致，而疼痛會馬上發生。

心絞痛之持續時間在 3 ～ 5 分鐘內會逐漸消失，持續時間小於 15 分鐘。而心絞痛之緩解方式為停止活動、休息與舌下含服硝酸甘油。其發作頻率為數天一次或者一日多次。

冠狀動脈粥狀硬化性心臟病之主要危險因素

主要的
危險因素
年齡
性別
血脂異常（TC、TG、HDL、VLDL、LDL、ApoA與ApoB）
高血壓
吸煙
糖尿病

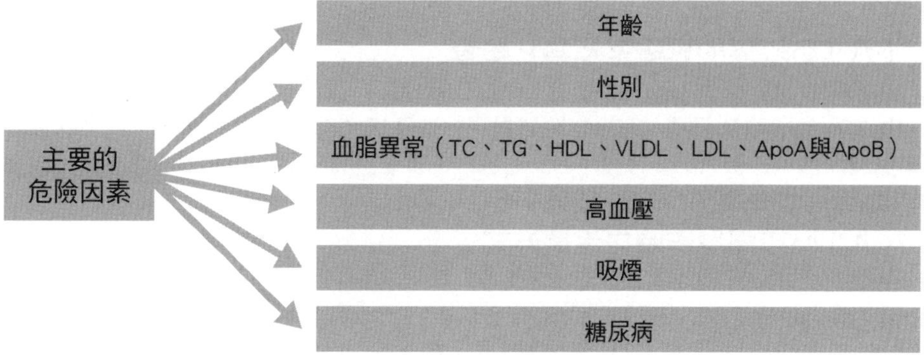

冠狀動脈粥狀硬化性心臟病之次要危險因素

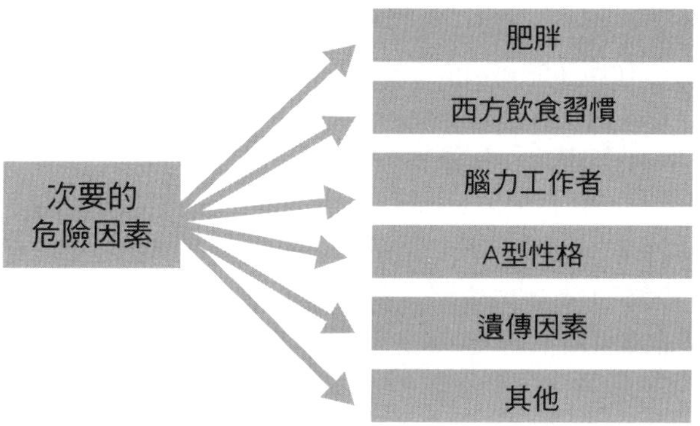

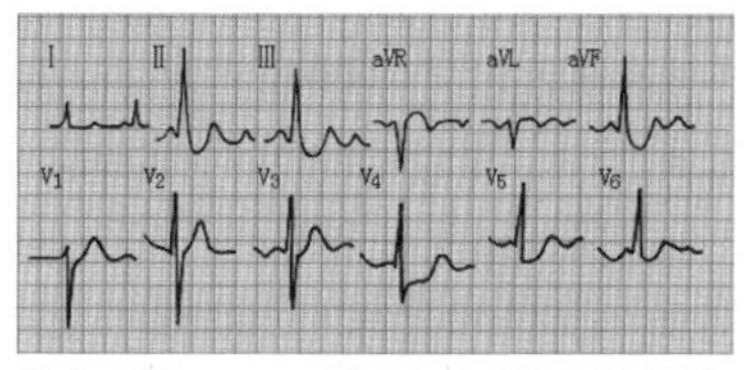

臨床分類－WHO 將冠心病分為五類（圖為著作群自行繪圖，擁有繪圖著作權）

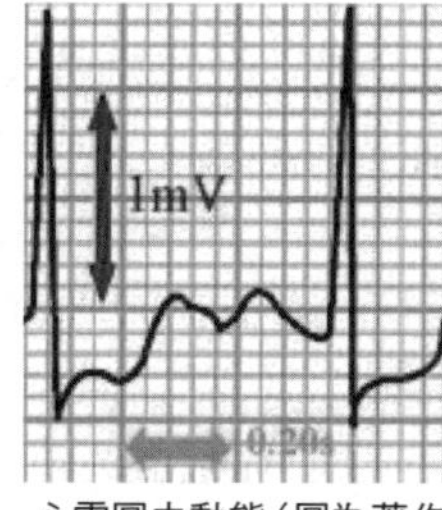

心電圖之動態（圖為著作群自行繪圖，擁有繪圖著作權）

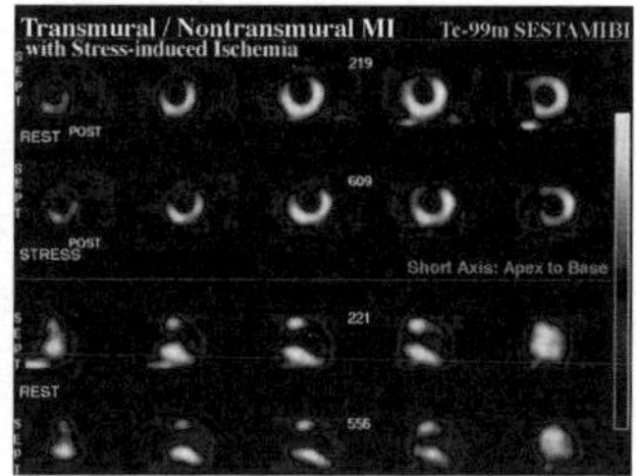

放射性核素（圖為著作群自行拍攝，擁有攝影著作權）

＋ 知識補充站

心絞痛之分類診斷分為勞累性心絞痛（穩定型心絞痛、初髮型心絞痛與惡化型心絞痛）、自發性心絞痛（臥位型心絞痛、變異型心絞痛、急性冠脈功能不全與梗塞後心絞痛）及混合型心絞痛。其中勞累性心絞痛與自發性心絞痛為不穩定型心絞痛。

3-25 冠心病（二）

（八）心絞痛的實驗室及其它檢查

心絞痛之相關檢查工具有心電圖、冠狀動脈造影、放射性核素與其他檢查工具。心電圖之靜息狀態為正常，在發作時會呈現缺血狀態（ST 段壓教較低），其負荷實驗為誘發缺血，持續大約 2 分鐘左右。心絞痛的實驗室有 ECG、放射性核素檢查、冠狀動脈造影 (狹窄 70-75%以上會嚴重影響供血) 。

（九）心絞痛發作時之治療方式：

1. 休息：在發作時要立即休息，2. 藥物治療：作用較快，療效較高，3. 常用藥物：硝酸甘油片、消心痛、心痛定：(1) 用法：舌下含化 (2) 副作用：頭昏、頭脹痛、面紅耳赤、心悸等，偶而會有體位性低血壓 (3) 注意事項：在首次用藥時，患者宜平臥片刻，在必要時要吸氧。

（十）心絞痛緩解期之治療方式：

1. 一般的治療方式：(1) 避免各種誘因 (2) 積極治療及預防危險的因素 (3) 調節飲食，尤其不宜吃過飽 (4) 禁絕煙酒 (5) 工作與休閒要適度平衡

2. 藥物治療：(1) 作用持久、合併用藥 (2) 硝酸酯類：魯南欣康 (3) β - 受體阻滯劑：普奈洛爾 Ca 離子阻滯劑：合心爽 (4) 抑制血小板聚集藥物 (5) 中醫之中藥

（十一）穩定型心絞痛

穩定型心絞痛是在冠狀動脈狹窄的基礎上，由於心肌負荷的增加而引起心肌急劇的、暫時的缺血與缺氧的臨床症候群。1. 基本的病因：冠狀動脈粥狀硬化。2. 發病機制：心肌血液供需之間的矛盾，心肌血液供給不足。

（十二）心絞痛的特性

症狀：以發作性胸痛為主要的臨床表現，疼痛的特點如下：(1) 部位：胸骨體上段或中段之後，會波及心前區，有手掌大小，界線不清，常放射至左肩，左臂內側達無名指和小指或至咽，頸，背上腹部等 (2) 性質：壓迫性不適或緊縮，發悶，堵塞，燒灼感 (3) 誘因：體力工作或情緒激動，飽餐，寒冷，陰雨天氣，吸煙 (4) 持續的時間：疼痛多於停止原來的活動之後或舌下含服硝酸甘油 1-5 分鐘內緩解，會數天，數週發作一次，也可以一日內多次發作 (5) 緩解的方式：休息或含硝酸甘油會有所緩解。

（十三）心絞痛的診斷要求

1. 有典型心絞痛發作病史者

2. 症狀不典型者整合年齡，冠心病易患因素，心電圖，負荷檢查等。

（十四）不穩定型心絞痛

除了穩定型心絞痛以外的缺血性胸痛統稱為不穩定型心絞痛。1. 發病機制：冠狀動脈內不穩定的粥狀斑塊繼發的病理改變，使局部的心肌血流量明顯下降，2. 臨床表現：胸痛部位，性質與穩定型心絞痛相類似：(1)，原來穩定的心絞痛在一個月內疼痛發作的頻率，程度，時間，誘因發生改變 (2) 一個月內新發生的較輕負荷所誘發的心絞痛 (3) 休息或輕微活動即會誘發。

心絞痛的治療重點

治療的目標	緩解急性發作與預防再發作。
發作時的治療	1.休息。 2.藥物：選用作用快，療效較高，常用硝酸甘油。
緩解期的治療	1.一般性治療：避免誘因。 2.藥物治療：使用作用持久的抗心絞痛藥物。
冠狀動脈介入治療	
外科治療	術後症狀的改善可以高達80～90%。
治療的原則	改善冠脈血液供給與減輕心肌氧耗。

心絞痛的治療方式

一般性處理	臥床休息，監護。
止痛	嗎啡，硝酸甘油。
抗凝	阿司匹靈，肝素。
急診冠狀動脈介入式治療	

心絞痛常用護理診斷，措施及依據

疼痛胸痛與心肌缺血，缺氧有關	1.心絞痛發作時立即停止活動，臥床休息，解除緊張情緒。 2.心理護理吸氧直徑之用藥護理：給予硝酸甘油或消心痛舌下含服，效果不好的靜滴硝酸甘油，掌握好滴速；減少或避免誘因:與病人一起歸納預防發作的方法。 3.疼痛的觀察:評估疼痛的部位、性質、程度、持續時間、用藥效果，發作時要及時告訴醫護人員。
活動無耐力與氧的供需失調有關	1.評估活動受到限制的程度。 2.制定活動原則：最大活動量以不發生疼痛症狀為原則度。 3.活動中不良反應的觀察與處理。 4.其他的護理診斷:知識缺乏，潛在的併發症(心肌梗塞)。

＋ 知識補充站

心絞痛的保健諮詢

1.飲食，大便暢通，適當地運動
2.避免誘發因素及發作時採取的方法
3.持續地服藥，外出隨身攜帶硝酸甘油
4.定期抽血檢查
5.在洗澡時要特別注意
6.當疼痛的發作與以往不同時，要立即就醫

3-26 心肌梗塞（一）

(一) 心肌梗塞之定義

心肌梗塞之定義為冠脈供血急劇減少或中斷，而相應的心肌嚴重而持久地缺血，而心肌缺血性梗塞，死亡多發生在致病之後 1 小時之內，其常見的死因為心律失常（室顫）。

危險的因素：高血壓，高血脂，糖尿病，吸煙等。

(二) 心肌梗塞之病因和發病機制

其基本的病因是冠狀動脈粥狀硬化，造成管腔狹窄和心肌供血不足，側支循環未充分建立，在此基礎上，一旦供血進一步急劇減少或中斷，使心肌嚴重而持久地急性缺血達 1 小時以上，即會發生心肌梗塞死。1. 管腔內血栓形成 2. 休克，脫水，出血，外科手術或嚴重心律失常 3. 重度體力活動，情緒過分激動或血壓劇升。

(三) 心肌梗塞之臨床表現

1. 先兆：其中 50% ～ 81.2% 有前驅症狀，初發型或惡化型最為突出，其呈現方式為心絞痛發作性質改變、ECG 呈明顯缺血性改變，所以要及時處理，警惕心肌梗塞。

2. 症狀：疼痛，全身症狀、胃腸道症狀、心律失常、休克與心衰，在 24 小時之內最為常見，經常大多見於室性心律失常。

3. 身體徵象：心界增大，心率增快，多種心律失常，S1 減弱、心包摩擦音，心尖部 SM，全身皆呈現出來。

(四) 實驗室及輔助檢查

實驗室及輔助檢查有心肌酶譜、一般血液、血沉、心電圖、超音波檢查與放射性核素六種。

(五) 診斷的重點

先做臨床表現、心電圖與心肌酶譜檢查，再做鑒別診斷，最後做危險性評估。

1. 治療護理重點之原則：(1) 早發現，早治療 (2) 儘快恢復心肌灌注 (3) 保護和維持心臟功能 (4) 防止併發症

2. 治療護理重點之策略：(1) 院前急救：迅速轉運、急救措施、休息、吸氧、硝酸甘油與心律失常。(2) 住院治療： 監護和一般性治療主要有解除疼痛 ・ 再灌注心肌、消除心律失常、控制休克、治療心力衰竭與其他方式。 和一般的治療方式為休息、吸氧、飲食、運用緩瀉劑保持大便通暢與阿司匹靈。監護和一般的治療方式解除疼痛，運用再灌注心肌、消除心律失常、控制休克、治療心力衰竭與其他方式來解決。也可以運用呱替啶（度冷丁）、硝酸甘油微泵靜注、亞冬眠治療與心肌再灌注等方法來解除疼痛。住院治療方式運用再灌注心肌，來消除心律失常，控制休克與治療心力衰竭。而再灌注心肌共有介入治療 PTCA+ 支架、溶栓與移植三種方法。而消除心律失常的方法為室早、室速、室顫與竇緩 AVB 等方法。

心肌梗塞之臨床表現

臨床表現	與心肌梗塞面積的大小、部位、側支循環情況密切相關。
主要徵象	乏力、胸部不適、活動時心悸、氣急、煩躁等。
症狀	1.疼痛：最早出現，最為突出。 2.全身的症狀：發燒，白血球升高。 3.胃腸道症狀。 4.心律失常：75～95%出現，大多發生在發病1～2週之內，以24小時內最為多見，室性心律失常較為多見。 5.低血壓和休克：主要為心源性休克。 6.心力衰竭。
相關徵象	1.心臟的徵象。 2.血壓：幾乎所有病人都會有血壓的下降。 3.其他：心力衰竭，休克，心律失常的相關徵象。
發症	1.乳頭肌功能失調或斷裂。 2.心臟破裂：較為少見，常在發病1週之內出現。 3.室壁瘤：主要在左心室，發生率為5～20%。 4.栓塞：發生率1～6%。 5.心肌梗塞後症候群。

心肌梗塞之實驗室及其他檢查

ECG	有典型的改變及演變過程。
特徵性的改變	1.寬而深的Q波。 2.ST段抬高呈現弓背向上型。 3.T波倒置。
演變的過程	1.抬高ST段會在數日至2週內逐漸回到基線的水準。 2.T波倒置加深呈現冠狀T。 3.可以永久地存在也可以逐漸恢復。

心肌梗塞之病因、致病機制及病理

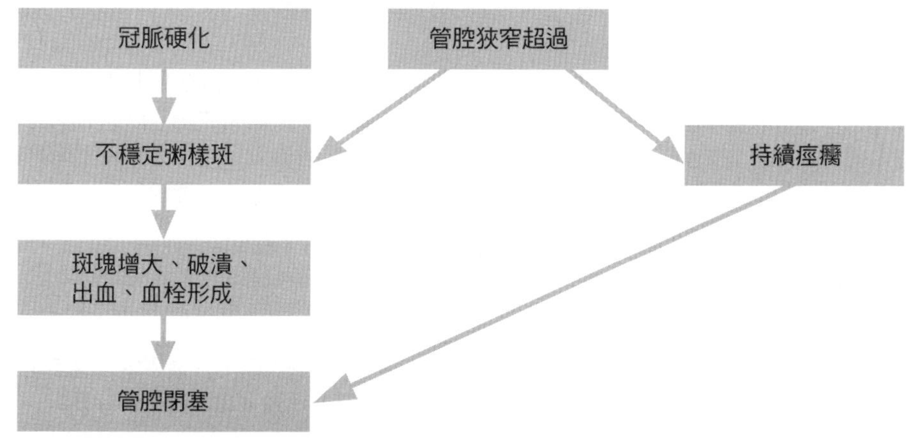

3-27 心肌梗塞（二）

(六) 病歷討論

1. 病歷：患者，孫 ××，男性，56 歲。2 小時前因上腹部陣發性劇烈疼痛，伴噁心嘔吐一次，半小時後突然暈厥，出冷汗伴瀕死感而急診住院。

2. 身體檢查

體溫為 37.9℃ ,P 108 次 / 分鐘，R 26 次 / 分鐘，BP 70/50mmHg，面色蒼白，煩躁不安，四肢濕冷。

心律規則，第一心音減弱，兩肺及腹部檢查無特殊。實驗室檢查：WBC 11.9×109/L，N 0.70，LESR 26mm/h，心電圖：V1 ～ V5 導聯 ST 段明顯抬高，與 T 波相混呈弓背向上的單向曲線，並無異常 Q 波。

(七) 治療的原則：

1. 一般性治療。2. 止痛：硝酸甘油微泵靜注。3. 溶栓和抗凝：尿激酶、肝素、低分子右旋糖酐。4. 補充血容量，在必要時使用血管活性藥物。5. 極化液治療。

Q1. 需要進一步完備的檢查

Q2. 列出本病歷主要的護理診斷與完整的護理措施。(1) 疼痛／與冠脈持續痙攣或血栓形成，使冠脈閉塞，部分心肌壞死有關 (2) 心輸出量減少／與部分心肌壞死，心肌收縮力下降，急性左心衰等有關 (3) 組織注量改變／與心肌廣泛壞死，心排血量急劇下降及劇烈疼痛、神經反射引起周圍血管擴張等有關 (4) 活動無耐力／與氧的供需失調、醫療性限制有關（恐懼／與角色改變、預後嚴重，醫務人員搶救的忙碌等有關）

(八) 一般性護理：

1. 心電監護，絕對臥床休息，避免搬動
2. 心理護理：解除緊張情緒，限制探視，避免不良刺激，在必要時鎮靜
3. 吸氧，以 4-6L/ 分鐘為宜
4. 飲食：低熱量、低鹽、清淡易消化流質飲食，少量多餐，不宜過飽
5. 記錄 24 小時出入量，測量 BP、P、R、q.l.h
6. 保持大便的暢通，避免用力排便，在必要時要給予緩瀉劑

(九) 給藥的護理：

1. 準確及時遵照醫師之囑咐給予止痛，硝酸甘油微泵靜注，根據血壓調整滴速，如果疼痛不止要及時通知醫師。2. 遵照醫師之囑咐給予溶栓及抗凝療法，以達心肌再灌注，要密切注意出血傾向。3. 遵照醫師之囑咐迅速補充血容量，以中心靜脈壓調整滴速，在必要時傚要給予血管活性藥物，隨時根據血壓調整滴速。4. 遵照醫師之囑咐給予極化液靜滴，以減少心律失常的發生。

小博士解說

保健諮詢

1.調整和改變以往的生活方式 2.告訴家屬給病人創造一個良好的身心休養環境 3.適度地安排休息與活動，保證充足的睡眠，適當參加力所能及的體力活動 4.遵從醫囑按時服藥。

心肌梗塞之實驗室及其他檢查

超音波心動圖	
實驗室檢查	血液檢查，血清心肌酶(CK-MB增高的程度能夠較為準確地反映梗塞的範圍)，肌鈣蛋白 (特異性很高)。

心肌梗塞之治療重點

一般性治療	休息，吸氧，監測（CCU）。
解除疼痛	杜冷丁，嗎啡，硝酸甘油。
再灌注心肌	溶栓療法；PTCA。
消除心律失常	首先選擇利多卡因。
控制休克	
治療心力衰竭	
其他的治療方式	抗凝療法，β受體阻滯劑，極化液。

心肌梗塞之護理措施及依據

疼痛： 胸痛與心肌缺血壞死	1.臥床休息限制探視。 2.心理護理。 3.間斷或持續吸氧。 4.給嗎啡或杜冷丁止痛。 5.建立靜脈通路，溶栓病人詢問有無腦血管病病史，活動性出血等禁忌症。
活動無耐力	1.評估做康復治療的適應症。 2.解釋合理活動的意義。 3.指導病人做復健訓練。 4.訓練時的監測工作。
恐懼	1.陪伴病人，允許說出內心感受。 2.環境安靜，向病人介紹環境CCU環境，監護儀的功能。 3.積極地採取止痛的措施。 4.醫護人員工作有條不紊，忙而不亂。
有便秘的危險	1.評估病人排便情況。 2.心理疏導，解除思想的負擔。 3指導病人採取通便的措施。 4.為病人排便提供隱蔽的條件。
潛在的併發症 （心律失常）	1.持續地做心電監護，若發現問題要及時處理。 2.準備好搶救器材及藥品。 3.注意有無電解質紊亂。
潛在的併發症 （心力衰竭）	1.嚴密地觀察病人有無心衰的表現。 2.避免一切可能增加心臟負擔的因素。 3.控制輸液量和輸液速度。
自理的缺陷	1.加強生活護理和基礎護理。 2.將呼叫器放在病人伸手可及之處，隨時與醫護人員聯絡。 3.經常巡視病房，及時解決病人的生活所需。

＋ 知識補充站

1.病情觀察：

(1)心電監護：最初24小時每小時監測心率、心律、呼吸、血壓1次，72小時後酌情而定，如有不適要隨時監測，認真做好交接工作。(2)本例為廣泛的前壁心肌梗塞，易於發生心室早搏，故要密切注意有無頻發、多源性室早或呈聯律，RonT，室速等室顫徵象一旦發生要及時通知醫師，並做好搶救配合。(3)本例已出現心源性休克表現，要嚴密監測血壓、脈搏、尿液量等情況。(4)注意心衰的表現，若病人突然出現呼吸困難、咳嗽、舒張期奔馬律等應立即通知醫師及加強護理。

2.預防併發症：(1)要做好口腔護理以防止肺部感染。(2)在病情緩解之後要做好保健工作。

3-28 原發性高血壓（一）

(一) 原發性高血壓的定義

高血壓為體循環動脈壓增高為主要表現的症候群，原發性高血壓之 95%，病因不明，繼發性高血壓之比例為 5%，有明確而獨立的病因。1999 年世界衛生組織高血壓專家委員會確定的標準的規定，18 歲以上成年人高血壓定義為：在未服抗高血壓藥物情況下，收縮壓≥ 140 毫米汞柱 和（或）舒張壓≥ 90 毫米汞柱。

(二) 血壓水準：

1. 收縮壓大於或等於 140mmHg
2. 舒張壓大於或等於 90mmHg

(三) 原發性高血壓之病因

原發性高血壓之病因為遺傳因素、精神刺激因素、體液因素、肥胖與胰島素抵抗、飲食與其他因素。

(四) 原發性高血壓之致病機制

原發性高血壓之致病機制為交感神經系統活動亢進、腎性水鈉滯留、腎素 - 血管緊張素 - 醛固酮系統啟動 、細胞膜離子轉運異常與胰島素抵抗。

(五) 原發性高血壓之臨床表現

原發性高血壓之臨床表現分為症狀、身體徵象與特殊類型三種 。

1. 原發性高血壓之症狀：原發性高血壓之症狀有非特異性表現 (頭痛、耳鳴、心悸)、標靶器官損害、腦 (高血壓腦病、腦中風)、心 (高血壓心臟病)、腎 (尿毒癥)、眼 (視網膜損害)。
2. 身體徵象：原發性高血壓之身體徵象有 A2 亢進與主動脈瓣區 SM 兩種。
3. 特殊的類型：原發性高血壓之特殊類型有惡性高血壓、老年人高血壓、高血壓危象、高血壓腦病與血壓。

(六) 相關的檢查

原發性高血壓之相關檢查有血液檢查、24 小時動態血壓監測、眼底檢查、實驗室檢查 、心電圖與 X 光檢查。

(七) 原發性高血壓之診斷

原發性高血壓之診斷有血壓達標，安靜休息 15 分鐘，非藥物狀態，非同日發生的情況，多次重複與排除繼發性高血壓。

(八) 原發性高血壓之鑒別診斷

原發性高血壓之鑒別診斷有腎實質性高血壓、腎血管性高血壓、原發性醛固酮增多症、皮質醇增多症與嗜鉻細胞瘤。

(九) 原發性高血壓之治療

1. 治療目的：降壓、防止標靶器官損害、減少病死率
2. 治療措施：一般治療與藥物治療。

小博士解說

高血壓分級：理想血壓<120／80，正常高值為130～139／85～89，I級為140～159／90～99，II級為160～179／100～109，III級≥180／110。

原發性高血壓

原發性高血壓	是指病因未明的，以體循環動脈壓升高為主的臨床症候群，動脈壓的持續升高會導致心，腦，腎等併發症，並伴隨著全身代謝的改變。
分類	原發性高血壓 (高血壓病)，95%以上；繼發性高血壓 (症狀性高血壓) 5%。

高血壓的分類 (1999 年 WHO/ISH)

類別	收縮壓（ mmHg ）	舒張壓（ mmHg ）
理想血壓	＜120	＜80
正常血壓	＜130	＜85
正常高值	130-139	85-89
1級高血壓（輕型）	140-159	90-99
子組：臨界高血壓	140-149	90-94
2級高血壓（中型）	160-179	100-109
3級高血壓（重型）	≥180	≥110
單純收縮期高血壓	≥140	≥110
子組	臨界收縮期高血壓140-149	＜90

高血壓的發病因素與發病機制

發病的因素	1.遺傳因素：佔40%。 2.環境的因素：飲食，精神應激佔60%。 3.其他的因素：肥胖。
發病的機制	中樞神經和交感神經系統的影響，腎素－血管緊張素－醛固酮系統（RAAS），胰島素抵抗。

高血壓病的臨床表現

症狀	早期大多無症狀，會有頭痛，頭暈，眼花，耳鳴等症狀。
徵象	主動脈瓣區第二心音亢進，病程較長者會有左室肥厚。
惡性高血壓	舒張壓持續高於130mmHg者，眼底會有改變，腎損害突出。
併發症	1.高血壓危象。 2.高血壓腦病。 3.腦血管病。 4.心衰輸出。 5.腎衰。 6.主動脈夾層。

＋ 知識補充站

診斷的重點：

1.定期而正確的血壓測量是診斷高血壓的關鍵。需要不同時間測量3次血壓均達到高血壓診斷標準方能確定。對可疑者應重複多次測量或透過動態血壓監測方能確定。在作出高血壓病的診斷時，必須解除由於其他疾病所導致的繼發性高血壓。

2.危險度的分級：

極高度危險＞30%，高度危險20%～30%，中度危險15%～20%，低度危險＜15%。

3-29 原發性高血壓（二）

(十) 原發性高血壓之治療

1. 原發性高血壓之治療目的：降壓、防止標靶器官損害與減少病死率。
2. 原發性高血壓之治療措施：一般性治療與藥物治療。

(1) 一般性治療： 一般治療適用於所有的高血壓病人。

一般性的治療方式有運動、減輕體重、促進健康行為、限制鈉鹽攝入、低脂飲食、限制飲酒、減少精神壓力、保持心理平衡與自我血壓監測。

(2) 藥物治療： 藥物治療之藥物種類有利尿劑、β 受體阻滯劑、鈣通道阻滯劑、ACEI、ARB 與血管擴張劑。藥物治療之用藥原則為從小劑量開始，逐步遞增劑量，長期治療，以標準作業流程 (SOP) 用藥、合併用藥與推薦應用具有長效的藥劑。

合併症用藥之治療有合併腦血管病 (ARB、長效 CCB、ACEI 或利尿劑)、合併心肌梗塞 (ß 阻滯劑 與 ACEI)、合併穩定型心絞痛 (ß 阻滯劑與 CCB)、合併有心力衰竭 (ACEI 或 ARB 、 β 阻滯劑和利尿劑)、合併慢性腎衰竭 (3 種或 3 種以上降壓藥物)。

(十一) 原發性高血壓之急症治療

原發性高血壓之急症治療有避免誘因、病情監測、迅速降壓、對症治療，而常用的藥物有硝普納、烏拉地爾、硝酸甘油，急症治療要特別注意安全降壓。

(十二) 常用的護理診斷 / 問題

1. 疼痛：頭痛與血壓升高有關。
2. 措施：評估病人頭痛情況、休息與活動、減少引起或加重頭痛的因素、引導病人使用放鬆的技術與用藥護理 (即藥物不良的反應觀察)。

有受傷的危險 與血壓過高引起頭暈、視力模糊、意識改變或發生急性體位性低血壓反應有關。其應對措施為警惕急性低血壓反應、避免受傷與體位性低血壓的預防和處理、避免潛在的危險因素。

其潛在併發症為高血壓急重症。其應對措施為避免危險的因素、病情監測與護理、高血壓危重症的處理與用藥護理。

(十三) 治療的目的

降低血壓（接近正常範圍），防止和減少並發直徑症所致的病死率和病殘率，目前主張高血壓病人血壓降到 140/90mmHg 以下，高血壓合併糖尿病或慢性腎病的病人，應降到 130/80mmHg 以下。

(十四) 健康諮詢

健康諮詢的方式有制定宣導計畫、疾病相關知識的引導、引導病人自我監測血壓、飲食的護理、心理引導、正確地服用藥物、適度地安排運動與定期回診。

高血壓病人心血管危險分層標準

危險因素和病歷	血壓水準（mmHg）		
	1級	2級	3級
無其他危險因素	低度危險	中度危險	高度危險
1～2個危險因素	中度危險	中度危險	極高度危險
3個以上危險因素或糖尿病或靶器官損害者	高度危險	高度危險	極高度危險
有併發症	極高度危險	極高度危險	極高度危險

治療的原則：一般需要長期甚至終身治療

非藥物治療（適合於各型高血壓病人，尤其是對輕型者）	1.膳食適量：限制鈉的攝取，一般每天攝取食鹽6克左右為宜。 2.減輕體重，尤其對肥胖的病人。 3.運動：適當的運動有利於調整中樞神經系統功能。
降壓藥物治療（1993年WHO／ISH建議五種藥為一線降壓藥物）	1.利尿劑。 2.SS受體阻滯劑。 3.鈣通道阻滯劑。 4.血管緊張素轉換酶抑製劑。 5.血管緊張素II受體拮抗劑。
降壓藥物的選擇	凡是能有效控制血壓並適宜長期治療的藥物。
合併用藥治療	其優點為產生協同作用，減少每一種藥物劑量，抵消副作用，提高療效。

高血壓急症的治療

臥床休息，吸氧，避免躁動	
快速降壓	首選硝普鈉，也可以選擇使用硝本地平，硝酸甘油即刻舌下含服
高血壓腦病給藥	有高血壓腦病時宜給予脫水劑，例如甘露醇或速尿卷。
給藥	若患者有煩躁，抽搐則給予鎮靜劑，例如安定。

3-30 病毒性心肌炎心肌病（一）

(一) 病毒性心肌炎之定義

病毒性心肌炎是指嗜心肌性病毒感染引起的，以心肌非特異性間質性炎症為主要病變的心肌炎。

(二) 病毒性心肌炎之分類

1. 範圍導向：分為局部性與瀰漫性兩大類。
2. 療程導向：分為急性、次急性與慢性三大類。
3. 病因導向：分為感染性（細菌、病毒、螺旋體、立克次體）與非感染性（過敏、變態反應、化學、物理因素）兩大類。

(三) 病毒性心肌炎的致病原因

各種病毒都可能引起心肌炎，例如腸道（柯薩奇病毒、孤兒病毒、脊灰炎病毒）、呼吸道（流感病毒（A 和 B 型）、腮腺炎病毒）與其他病毒（風疹、皰疹、痲疹、肝炎、HIV 等）。

如果營養不良、酗酒、妊娠、勞累、寒冷、缺氧也會感染病毒性心肌炎。

(四) 病毒性心肌炎的致病機制

病毒性心肌炎的致病機制較為複雜，迄今為止也還不清楚。

(五) 病毒性心肌炎之病理

1. 眼睛觀察：心臟不大或輕、中度增大，心肌質軟而弛緩，切面微小出血灶。
2. 組織學特徵：心肌細胞溶解、間質水腫與發炎細胞浸潤等。

(六) 病毒性心肌炎之臨床表現

1. 症狀：分為前驅感染、全身症狀與心臟受到波及三類。
   (1) 前驅感染：1 ～ 3 周之前，有上感或腸道感染史。
   (2) 全身症狀：心悸、胸悶、心前區隱痛、乏力、氣急。
   (3) 心臟受到波及：心衰、心源性休克、亞 - 史症候群與猝死等，90% 左右的病人以心律失常為主訴就診 。
2. 身體的徵象：
   (1) 視覺層面：頸靜脈怒張。
   (2) 觸覺層面：肝腫大、水腫。
   (3) 叩覺層面：心臟增大。
   (4) 聽覺層面：①心率：與發燒不平行的心動過速。②心律：各種心律失常，室早最常見。③心音：心尖部 S1 下降，S3、S4，胎心律。④雜音：有時可以聞及。

小博士解說

注意事項

瞭解病毒性心肌炎的病因和發病機制，瞭解病毒性心肌炎的實驗室和其他檢查，瞭解病毒性心肌炎的臨床表現和治療要點，掌握病毒性心肌炎常用護理診斷、措施，瞭解心肌病的病因、發病機制，掌握擴張型、肥厚型心肌病臨床表現、診治重點及健康諮詢與瞭解本病症主要護理診斷、護理措施及依據。

臨床表現

前驅感染史	在發現心肌炎前1-4週常有發燒，全身酸痛，咽痛，嘔吐，腹瀉等病毒感染表現
主要的症狀	心悸，胸悶，氣急，心前區隱痛，乏力等心臟受到波及的表現，在嚴重時會有咳嗽，呼吸困難，紫紺，甚至急性肺水腫
徵象	各種心律失常，心率加快與體溫升高不成比例，心尖部第一心音減弱，重者會出現心包摩擦音

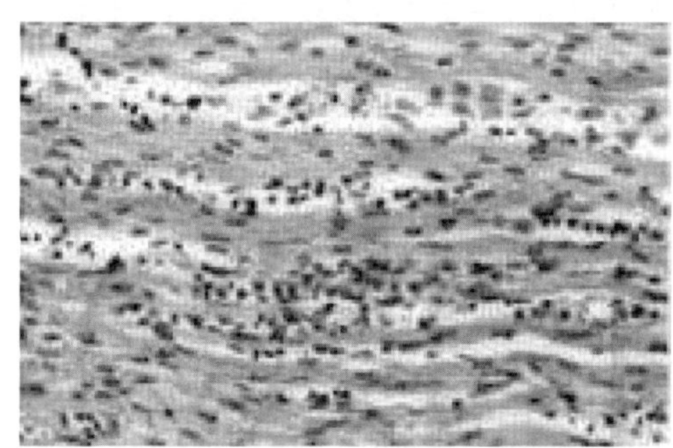

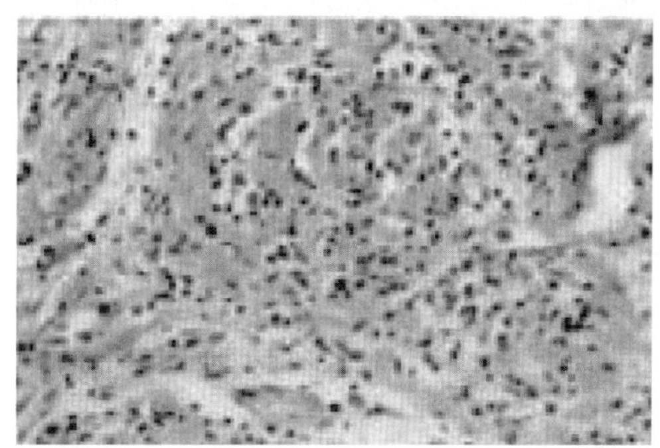

組織學特徵（圖為著作群自行拍攝，擁有攝影著作權）

＋ 知識補充站

瞭解病毒性心肌炎的病因和發病機制，瞭解病毒性心肌炎的實驗室和其他檢查，瞭解病毒性心肌炎的臨床表現和治療要點，掌握病毒性心肌炎常用護理診斷、措施，瞭解心肌病的病因、發病機制，掌握擴張型、肥厚型心肌病之臨床表現、診治重點及健康諮詢與瞭解本病症主要護理診斷、護理措施及依據。

3-31 病毒性心肌炎心肌病（二）

（七）病毒性心肌炎之實驗室檢查

病毒性心肌炎之實驗室檢查工具有一般血液（WBC 會上升），心肌酶譜（AST、LDH、CK、CK － MB 會升高，cTnT、cTnI 會升高），CRP 會上升，ESR 會上升與病毒學檢查。

（八）病毒性心肌炎之輔助檢查

1. X 光檢查：心臟可以輕度、中度增大，在透視下心臟搏動減弱。2. 心電圖：ST、T 改變：ST 段壓低、T 波低平或者倒置，各種心律失常。3. 超音波心動圖：心肌收縮功能異常，心臟擴大。4. 心肌活體檢查：可以確診。

（九）病毒性心肌炎之診斷

症狀與體徵在感染之後三周會出現心臟表現，可以透過心律失常或者心電圖、心肌損傷、病原學依據來加以檢查。除此之外引起心肌炎的其他原因，不能確診者要長期加以追蹤。

（十）病毒性心肌炎之治療重點

並無特效的治療方法，一般的治療方式為臥床休息，給予易於消化、飽含維他命和蛋白質的飲食，而對症治療方式為抗心律失常、心衰、心源性休克等，抗病毒治療為干擾素、板藍根、大青葉等，調節細胞免疫功能：黃芪、胸腺素、轉移因素等，營養心肌為 10 ～ 14 天，會促進心肌炎症修復。大多數病患經過適當治療之後即能痊癒，身體並無不適及不必用藥，其療程劃分為急性期（三個月，會因嚴重而心律失常、急性心衰和心源性休克而死亡）、恢復期（三個月至一年）、慢性期（一年以上，會遺留心臟擴大、心功能減退、心律失常及心電圖異常）。

（十一）心肌病

心肌疾病是指以心肌病變為主要表現的一組疾病，心肌病：伴隨心功能障礙的心肌疾病，將心肌疾病分類為原發性心肌病（DCM、HCM、RCM、ARVD ／ C）與特異性心肌病（酒精性心肌病、圍生期心肌病、克山病（地方性心肌病）與藥物性心肌病。

（十二）擴張型心肌病

1. 擴張型心肌病：單邊或雙邊心腔擴大，室壁變薄，在心肌收縮期功能會減退。

2. 流行病學：致病率為在 10 萬人之中為 13 ～ 84 人，致病率成呈現上升的趨勢，其病死率相當高，多見在中年以上之中老年齡層，一般男性之致病率大於女性（大約為 2.5：1 之比例）。

3. 病因：特發性、家族遺傳性、持續性病毒感染、酒精中毒、抗腫瘤藥物與代謝異常。

4. 擴張型心肌病之檢查：

(1) 眼睛觀察：心腔擴張、室壁變薄、纖維瘢痕形成、附壁血栓、冠脈、瓣膜多無大幅改變。

(2) 鏡片檢查：心肌細胞肥大、變性，具有程度不同的纖維化。

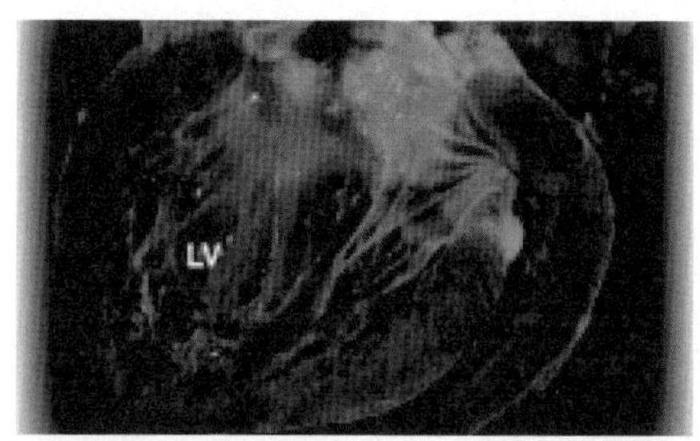

眼睛觀察（圖為著作群自行拍攝，擁有攝影著作權）

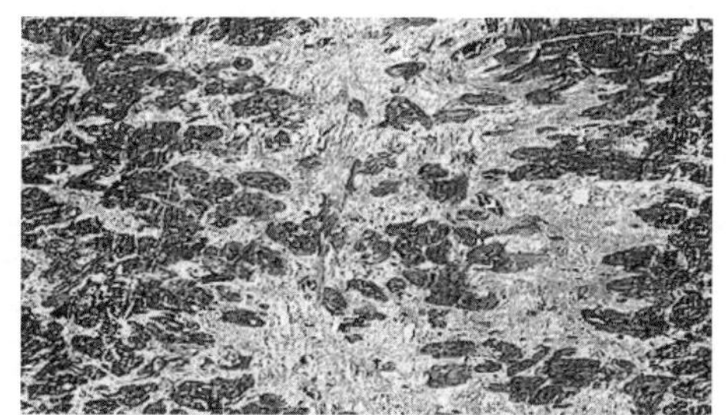

鏡片檢查（圖為著作群自行拍攝，擁有攝影著作權）

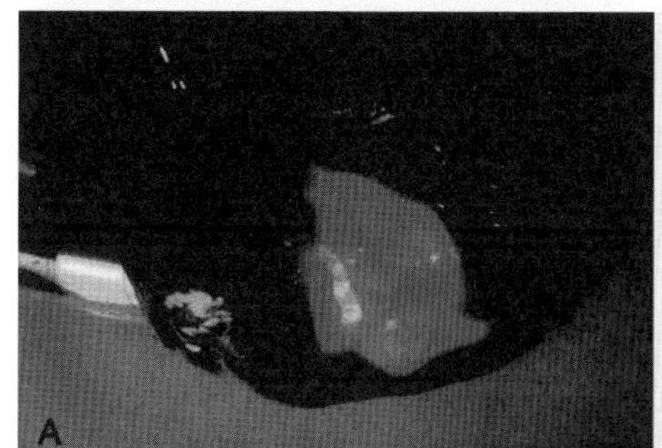

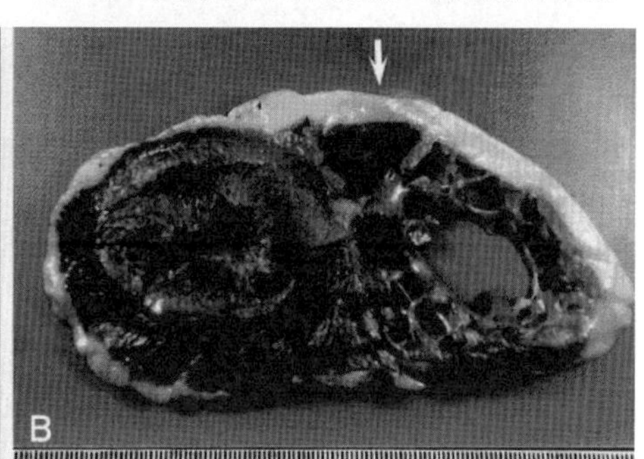

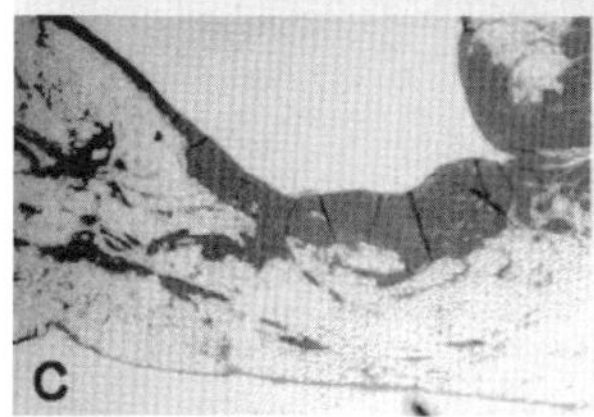

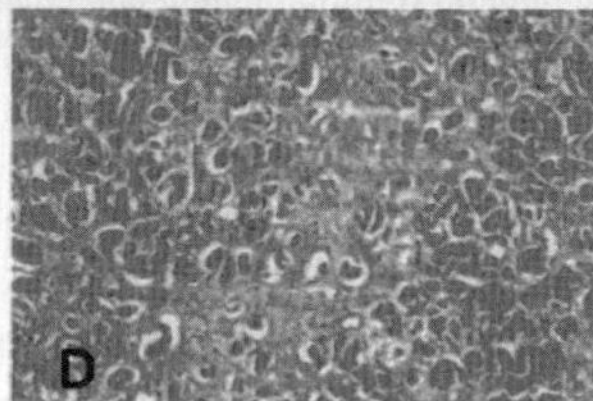

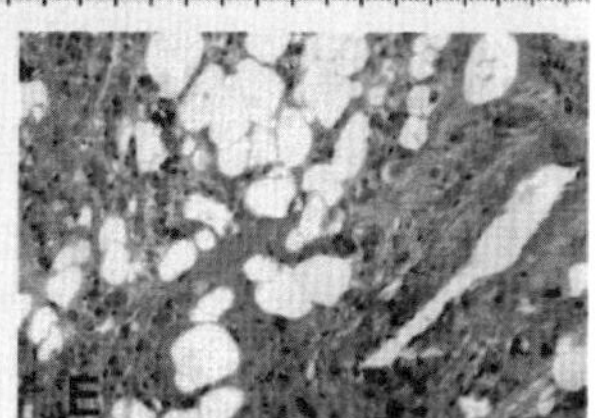

擴張型心肌病（圖為著作群自行拍攝，擁有攝影著作權）

實驗室及其他的檢查

實驗室檢查	白血球升高，血沉升高，血清穀草轉氨酶，肌酸激酶增高，肌鈣蛋白增高
心電圖檢查	大多有ST-T改變，各種的心律失常
X光檢查	心臟會擴大，在心衰時會有肺淤血

診斷的重點

採用	綜合性診斷，病毒感染史，臨床表現，心電圖，實驗室檢查。
心肌活體檢查	並從中分離出病毒，可以確診。
急性期	臥床休息，進食易於消化，飽含維生素和蛋白質的食物。
使用營養心肌促進心肌代謝的藥物	例如FDP，三磷酸腺苷，輔酶A，肌苷，大量維生素C等藥物來靜滴。
併發嚴重傳導阻滯	可以考慮安裝臨時心臟起搏器。
對原發病毒感染	可以使用干擾素或中草藥。

3-32 心肌病（一）

心肌病也稱為原發性心肌病，是指伴隨心肌功能障礙的心肌疾病。是一組原因不明的、以心肌病變為主的心臟病。

(一) 擴張型心肌病之臨床表現

1. 症狀：
   (1) 充血性心衰：左心衰＋右心衰
   (2) 心律失常：室早、房早、AVB、房顫等
   (3) 猝死：晚期常惠發生室速甚至室顫，會導致猝死
   (4) 栓塞：部分會發生心、腦、腎等栓塞病症
2. 身體的徵象：
   (1) 心界：向兩側擴大（普遍變大）
   (2) 心音：S1 會下降，會聞及 S3、S4、奔馬律
   (3) 心律：各種心律會失常
   (4) 雜音：二尖瓣區、三尖瓣區 SM
3. 型心肌病之輔助檢查

擴張型心肌病之輔助檢查有心導管檢查、心室造影、冠脈造影、心內膜心肌活體檢查與心臟放射性核素檢查。

4. 擴張型心肌病之診斷和鑒別診斷

本病症缺乏特異性診斷指標，其臨床表現為心臟增大，心律失常和充血性心衰， ＋超音波心動圖 (會使心腔擴大、搏動減弱)，－器質性心臟病與繼發性心肌病。(1) 治療之原則：減輕心臟的負荷、預防和控制併發症 (2) 治療之措施：一般治療、心衰治療 (慎用洋地黃)、抗心律失常 (起搏器)、 抗凝固 (一般性用藥)、改善心肌代謝與心臟移植。

(二) 肥厚型心肌病

肥厚型心肌病為心肌非對稱性肥厚，會使心室腔變小，左心室血液充盈受阻，舒張期順應性下降。

(1) 流行病：肥厚型心肌病為全球性的病症，致病率為 1/30 萬～ 1/10 萬，一般男性之致病率大於女性（大約為 5：1~9：1)，其住院率較高，猝死率較高

(2) 病因：常見於染色體顯性遺傳與肌球蛋白 / 肌球蛋白連接蛋白 C 突變

(3) 分類：分為梗阻性與非梗阻性兩種

(4) 病理：不均等的心室間隔增厚與心尖部肥厚

(5) 臨床表現：(1) 症狀：重要的內臟器官供血不足，心輸出量下降與左房淤血，會使心肌收縮力、左心室容量與回心血量都發生問題。(2) 身體徵象：心臟輕度增大、胸骨左緣或心尖部吹風狀 SM。

(6) 肥厚型心肌病之診斷：不能使用已知的心臟病來解釋的心臟肥厚症，診斷的工具有陽性家族史、ECG、超音波心動圖及心導管檢查。

(7) 肥厚型心肌病之治療：(1) 治療的原則：弛緩肥厚的心肌、減輕左室流出道狹窄與控制室性心律失常。

擴張型心肌病

特徵	心臟擴大（特別是左室擴大），心室收縮功能不全。
病因	不清楚
臨床表現	1.發病緩慢，早期會有心臟擴大但是並無明顯的症狀，以後出現心室收縮功能不全，充血性心力衰竭的表現。 2.各種心律失常，會導致猝死，心、腦、腎栓塞的現象。
實驗室及其他檢查	1.X光檢查：心臟擴大。 2.心電圖檢查：各種心律失常。 3.超音波心動圖：室壁活動減弱，左房室，右室擴大。
診斷的重點	心臟增大，心律失常，心功能不全而無其他病因可以解釋的病變應考慮本病症。
治療	對症治療。

肥厚型心肌病

特徵	心肌非對稱性肥厚，心室內腔變小。
分類	梗塞性肥厚型心肌病、非梗塞性肥厚型心肌病。
病因	不明，與遺傳因素有關。
病理	主要是心肌肥厚，以左室流出道更為明顯，室間隔呈現不對稱的肥厚，心室腔縮小。
臨床表現	心悸，乏力，頭暈，暈厥，心絞痛，嚴重左心功能不全，猝死。
檢查與診斷	1.X光，ECG，超音波心動圖，對本病診斷有非常重要的意義；左心造影及左心導管術對確診有重要的價值。 2.治療：以SS受體阻滯劑為最為常用，例如心得安。

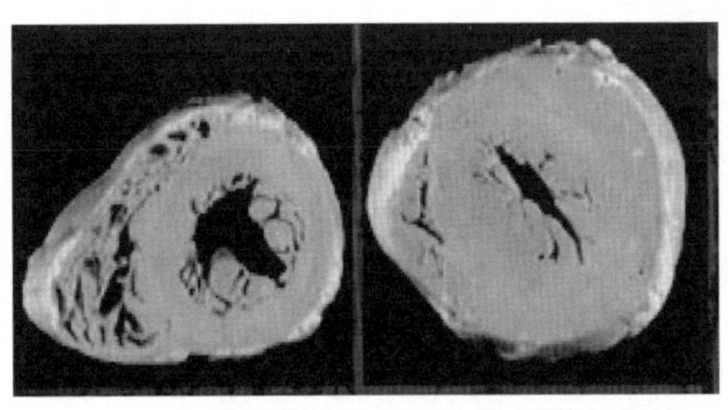

肥厚型心肌病（圖為著作群自行拍攝，擁有攝影著作權）

＋ 知識補充站

心肌病的分類

1. 擴張型心肌病的發病率最高。
2. 肥厚型心肌病。
3. 限制型心肌病。
4. 導致心律失常型右心室心肌病。
5. 未定型心肌病。

3-33 心肌病(二)

(三) 心肌病之病歷分析

1. 病歷：

患者男性，23 歲。在半年前於「感冒」之後出現逐漸加重的胸悶、心悸、氣急，近一個月經常出現夜間陣發性呼吸困難，昨晚又出現並咳泡沫狀痰及粉紅色血色痰而就診住院。

2. 體檢：

頸靜脈怒張，心界擴大，第一心音減低和心動過速；心尖區會聞及Ⅲ～Ⅳ級收縮期雜音及舒張期奔馬律；兩肺底散在濕羅音；肝腫大、肝頸靜脈返流症陽性反應；雙下肢輕度水腫。

3. 實驗室檢查：

常規血液、尿液、糞便均為正常；肝、腎功能正常。心電圖顯示有竇性心動過速伴隨著不同程度的 ST － T 缺血性改變，同時會伴隨著頻發室性早搏；X 胸片呈現普大型心臟，心胸比率 0.66；心臟都普勒檢查顯示心腔均在擴大中，其中以左室擴大最為明顯，心臟搏動明顯地減弱；EF（心臟輸出量）在 29%。

4. 護理診斷及護理措施 Q&A：

(1) 護理診斷：心輸出量減少與擴張型心肌病心肌收縮力減弱（肥厚型心肌病左室流出道梗塞）有關。

(2) 預期結果：維持足夠心輸出量，表現 BP、P 正常。

(3) 護理措施：

①要臥床休息，採取半臥位，心電監護，專人護理。

②吸氧，氧流量為 2 ～ 4 公升 / 分鐘。

③記錄 24 小時的出入量。

④採取低鈉飲食，在必要時要限水。

⑤測量生命的身體徵象 q.1.h。

⑥保持大便的暢通，在必要時要給予緩瀉劑。

⑦嚴格控制輸液量及滴速，要警惕誘發心臟衰竭。

⑧遵照醫師的囑咐來用藥，觀察療效及副作用，擴張型心肌病用洋地黃者因為對洋地黃耐受性較差，故應警惕發生中毒（肥厚型心肌病用 β 受體阻滯劑與鈣通道阻滯劑者，應注意有無心動過緩等副作用）。

⑨嚴密觀察有無心輸出量減少導致的心腦供血不足表現，例如在出現頭暈、黑矇時，要立即下蹲或平臥抬腿，防止暈厥而發生意外。

⑩如果有心律失常發生，要立即通知醫師，並做好搶救配合的工作。

常用的護理診斷

潛在的併發症	心力衰竭。
活動無耐力	與心衰，心律失常有關。
疼痛、胸痛	與肥厚心肌耗氧量增加有關。
有受傷的危險	與梗塞性肥厚致心肌病所導致的頭暈，暈厥有關。

護理診斷與護理措施

護理診斷	疼痛：胸痛／與肥厚心肌耗氧量增加，冠狀動脈供血相對不足有關。
預期的結果	在24小時之內疼痛會有所減輕或緩解。
護理措施	1.臥床休息，限制活動。 2.做好心理護理，解除緊張情緒。 3.持續吸氧，氧流量2～4公升／分鐘。 4.遵從醫師的囑咐來使用β受體阻滯劑與鈣通道阻滯劑來觀察療效及副作用，不宜使用硝酸酯類藥物。 5.嚴密地觀察疼痛的部位、性質、程度、持續時間、誘因及緩解方式，注意血壓、心率、心律及心電圖變化。 6.囑咐病人避免勞累，突然屏氣或站立，提取重物，情緒激動，吃太飽、寒冷刺激，戒煙酒，防止誘發心絞痛。

＋ 知識補充站

肥厚型心肌病之治療藥物為鈣通道阻滯劑與β受體組織劑，不要使用硝酸甘油與洋地黃，外科手術可以使用化學消融術與左室流出道心肌切開術。

第4章
消化系統

本章學習目標

1. 消化系統的結構功能與疾病的關係。
2. 消化系統疾病的病因和常見的病種。
3. 護理評估。
4. 消化系統疾病病人常見症狀與體徵的護理：噁心與嘔吐、腹痛腹瀉、吞咽困難及嘔血與黑色糞便。
5. 消化系統疾病病人的護理。

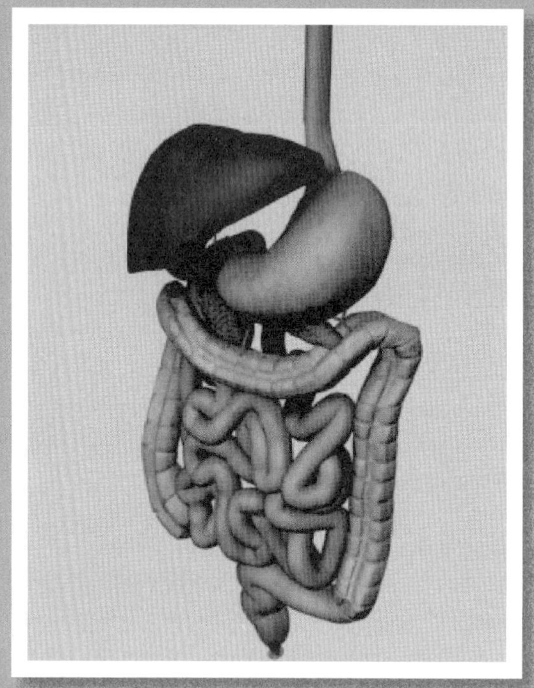

消化系統的架構

4-1 消化系統（一）

（一）消化系統的架構

消化系統（Digestive System）的組成架構如下：

1. 口腔。
2. 消化道：咽、食道、胃、小腸、大腸。
3. 消化腺：唾液腺、胰腺、肝與膽道（膽囊與膽管）。

（二）消化系統疾病常見的病因和病種

消化系統疾病常見的病因有感染，外傷，理化因素等。發炎性疾病有食道炎、胃癌、食道癌、胃癌、直腸結腸癌、肝癌、胰臟癌、消化性潰瘍、門脈高壓、脂肪肝肝硬化、膽蛔症與息肉等。

（三）消化系統疾病的護理評估

消化系統疾病的護理評估分為病史、身體評估與實驗室及其他檢查三種。

1. 病史分為患病及治療經過、目前的病情與一般狀況、心理 - 社會狀況 : 疾病知識、心理狀況、社會支援系統。生活史包括個人史（籍貫，職業，工作條件，經濟狀況，疫水接觸史）、生活方式、飲食方式（乙醇的攝取量與酒精性肝硬化有關）。
2. 身體評估包括一般性狀態（生命徵象，意識狀態，營養狀況）、皮膚和黏膜觀察有無黃染，蜘蛛痣等）、腹部檢查（視，觸，叩，聽）。
3. 實驗室及其他檢查的內容涵蓋：
   (1) 化驗檢查：血液、大小便、腹水、尿液。糞便，血液，尿液常用的有肝功能，膽紅素，血沉，澱粉酶，肝炎病毒標誌物，腫瘤標誌物檢查。十二指腸引流用於膽道疾病的診斷。
   (2) 器官功能：胃液分析、吸收功能、胃腸運動功能檢查。
   (3) 內視鏡檢查：胃鏡、腸鏡、膽道鏡；運用相當廣泛。
   (4)影像學檢查:X 光、超音波、電腦斷層術（CT）、胃腸鋇餐造影、鋇劑灌腸造影，注意檢查的禁忌為 CT，MRI 等。
   (5) 活體檢查、脫落細胞檢查。

（四）消化系統常見症狀身體徵象的護理

消化系統常見症狀身體徵象的護理有噁心與嘔吐（有體液不足的危險）、腹痛疼痛（腹痛）、腹瀉、黃疸、嘔血與黑色大便。

1. 噁心與嘔吐：(1) 病因：(a) 胃炎、消化性潰瘍併發幽門梗塞、胃癌；(b) 肝、膽囊、胰等的急性發炎症；(c) 胃腸功能紊亂所引起的心理性嘔吐。(2) 護理診斷：有體液不足的危險，活動無耐力，焦慮。
2. 腹痛：分為急性腹痛，慢性腹痛與其他。
3. 腹瀉：腹瀉造成有體液不足的危險。
4. 有體液不足的危險：護理措施是觀察液態平衡狀態的變化，補充水分和電解質。
5. 黃疸：血清膽紅素若在 17.4umol/L ～ 34.2umol/L 之間為隱性，若＞ 34.2umol/L 則為顯性。

胃炎之分類

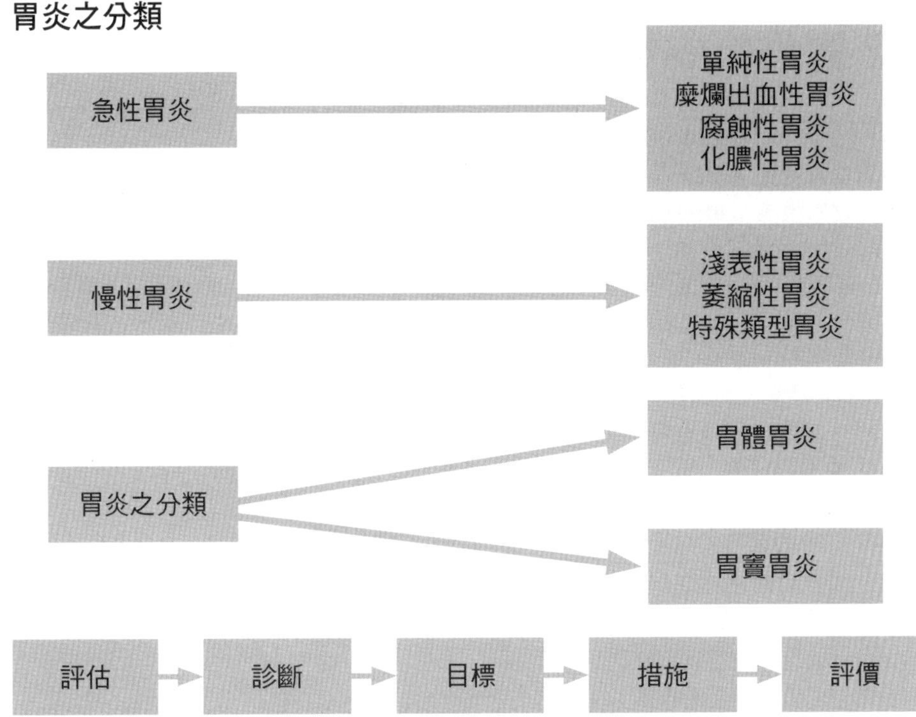

評估 → 診斷 → 目標 → 措施 → 評價

消化腺

肝	1.物質代謝:是合成清蛋白和一些凝血因子的唯一場所。 2.解毒功能:為主要的解毒器官，分解去毒毒素，細菌，血氨，化學藥物等，滅活激素，例如雌激素，醛固酮，抗利尿激素等。 3.生成膽汁促進脂肪的消化和吸收，常見於疾病淤膽性肝病，脂溶性維生素缺乏。
膽	負責濃縮膽汁與調節膽流。
胰	1.外分泌:分泌胰液，其功能為中和十二指腸中的胃酸，為小腸內消化酶提供適宜環境，消化澱粉，蛋白，脂肪， 2.內分泌:胰島A細胞：分泌胰高血糖素，B細胞：分泌胰島素。

消化道

食道	1.功能:食道之功能為運送， 2.結構特點:為食道壁並沒有漿膜層病變，易擴散到縱隔；食道下括約肌阻止胃內容物逆流，功能失調會引起反流性食道炎和賁門失弛緩症。
胃	1.功能:暫時儲存食物，消化（蛋白質）。
小腸(十二指腸，空腸，迴腸)	1.功能:消化和吸收， 2.結構特點:屈氏韌帶。
大腸 (盲腸及闌尾，結腸，直腸)	1.功能:吸收水分和鹽類；暫時儲存食物殘渣， 2.其他:合成vitBco，vitK。

4-2 胃炎(gastritis) (一)

(一) 胃炎 (gastritis)

1. 胃炎之定義：胃炎為各種病因所引起的胃黏膜發炎症。
2. 急性胃炎（Acute gastritis）：
   (1) 急性胃炎之定義：各種病因所引起的急性胃黏膜發炎症。
   (2) 病因與致病機制：藥物（NSAIDs）、應激（Curling’s、Cushing’s）、與乙醇、膽汁返流、不潔或刺激性飲食等為導致黏膜缺血、缺氧、PGE 下降，進而導致黏膜糜爛、出血。
   (3) 急性胃炎之護理評估：
      ①症狀：大部分病人並無明顯的症狀，大致為上腹痛、飽脹不適、噁心嘔吐、嘔血與黑色大便。
      ②身體徵兆：上腹部壓痛。
      ③實驗室及其他檢查：大便 OB、胃鏡（確診依據，出血發生之後 24 ～ 48 小時內要做胃鏡檢察）。

(二) 急性胃炎之護理診斷

1. 知識缺乏：缺乏病因及防治知識。
2. 潛在併發症：上消化道大量出血。
3. 疼痛：腹痛……等病症。
4. 營養失調：低於身體的需求量。
5. 焦慮：憂鬱症與躁鬱症……等。

(三) 急性胃炎之護理措施

急性胃炎之護理措施有一般護理（飲食）、用藥護理（NSAIDs ／制酸劑／胃黏膜保護劑）、病情觀察、對症護理與健康教育。

(四) 慢性胃炎 (Chronic gastritis)

1. 慢性胃炎之定義：

慢性胃炎 (gastritis) 為各種病因所引起的慢性胃年黏膜發炎症。

2. 流行病學之特色：發病率居於首位，

流行病的流行程度在發展中國家大於先進國家，而男性的流行程度大於女性，年齡為任何年齡，期隨著年齡的成增長而增高，20-50% 的家族遺傳有家族高度發生的趨勢，O 型血液致病率比其他血型高 1.5-2 倍左右。

小博士解說

慢性胃炎(Chronic gastritis)

由多種原因所引起的胃黏膜慢性炎症性病變；病變特點：為侷限-黏膜層；分佈不均勻；發炎細胞：以淋巴細胞和漿細胞為主；少量中性粒細胞和嗜酸性粒細胞。

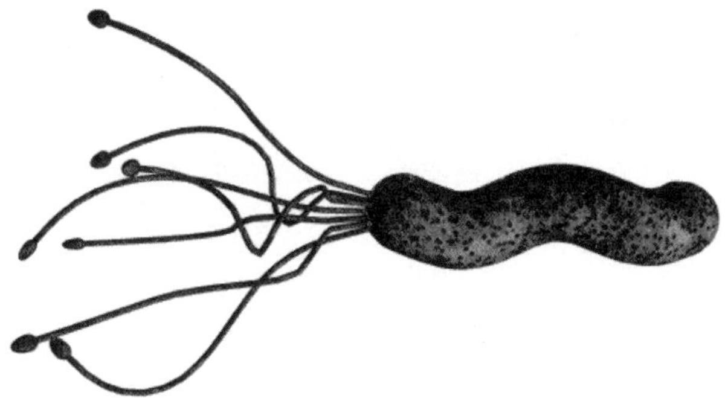

幽門螺桿菌（Hp）感染（圖為著作群自行繪製，擁有圖片著作權）

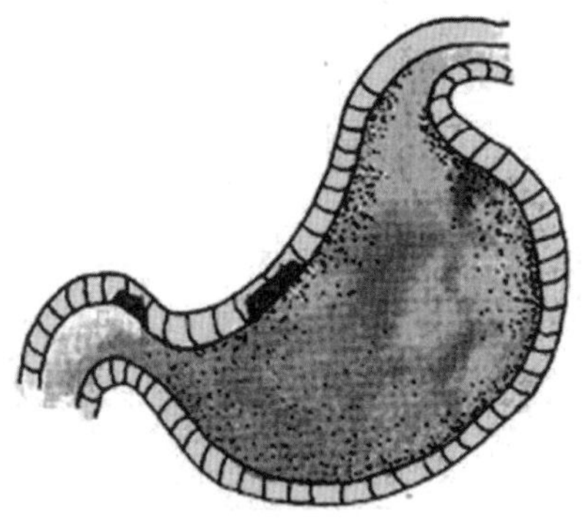

中度慢性淺表性胃炎（圖為著作群自行繪製，擁有圖片著作權）

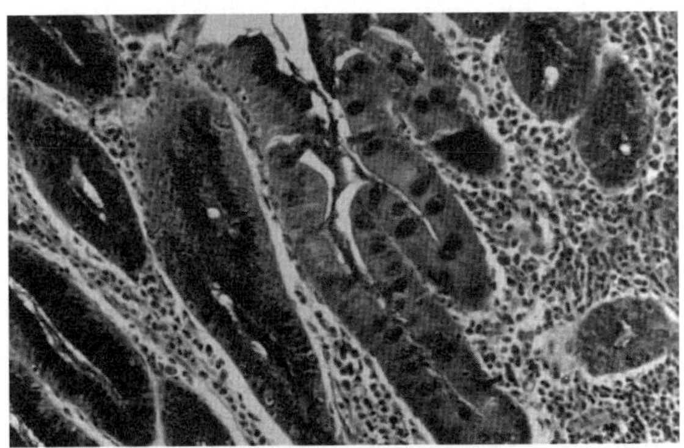

慢性萎縮性胃炎（AB／PAS 染色：胃腺上皮－紫紅色，腸上皮化生－藍色）（圖為著作群自行拍攝，擁有攝影著作權）

4-3 胃炎(gastritis) (二)

(四)慢性胃炎(續)

3. 慢性胃炎之病因與致病機制：慢性胃炎之病因為幽門螺桿菌（Hp）所感染、膽汁返流、飲食、藥物、吸菸、酗酒。APCA 會破壞壁細胞，而使胃酸減少，AIFA 會影響 VB12 而產生惡性貧血症。

4. 慢性胃炎之臨床表現：

(1) 症狀：多數並無明顯的症狀，消化不良（厭食、上腹飽脹、食慾不振、隱痛、噯氣、返酸、噁心等）、嘔血、黑色大便、貧血、消瘦等症狀。

(2) 身體的徵象：上腹部輕壓痛。

(3) 實驗室及其他的檢查：胃鏡及黏膜活組織檢查最為可靠、13C（14C）呼氣實驗（Hp）、血清學檢查（自身抗體）、胃液分析（胃酸分泌）。

(4) 慢性胃炎之治療重點：慢性胃炎之治療重點有病因治療、殺 Hp（方案為 PPI／鉍劑加上 2 種抗菌藥，即 CBS+ 阿莫西林 + 甲硝唑）與對症支援（運用抗酸來治療胃酸，運用嗎丁　來治療胃脹，運用 VitB12 來治療貧血，運用黏膜切除術來治療異型增生症）。

(5) 護理的重點：

①疼痛：腹痛。

②營養失調：低於身體的需求量。

(6) 慢性胃炎的護理措施：慢性胃炎護理措施有一般性護理、藥物護理、病情觀察、對症支援與其他的措施。

(五)一般性的護理

1. 休息的引導：在急性期要臥床休息，在恢復期要均衡調適工作與休閒活動，生活要有規律，避免過度勞累和精神緊張。

2. 飲食護理：高熱量、高蛋白、高維生素，易消化飲食，避免過冷／過熱／過於粗糙／辛辣刺激，少量多餐、定時進餐，避免服用非甾體抗炎藥。

3. 藥物護理：

(1) 遵照醫師的囑咐給予 CBS 來殺 Hp，在餐前半小時給藥，會使齒舌變黑，可以使用吸管吸入，觀察療效，病人出現便秘和大便變黑，給予解釋，停藥即會自行消失。

(2) 遵照醫師的囑咐給予阿莫西林。

(3) 遵照醫師的囑咐給予甲硝唑。

小博士解說

一般性的護理

病情的觀察:症狀、身體的徵象(腹痛的部位、性質及程度)，嘔吐物與大便的性狀，食慾不振、腹脹、返酸、噯氣等，貧血、體重下降情況等。

慢性胃炎之病因與致病機制

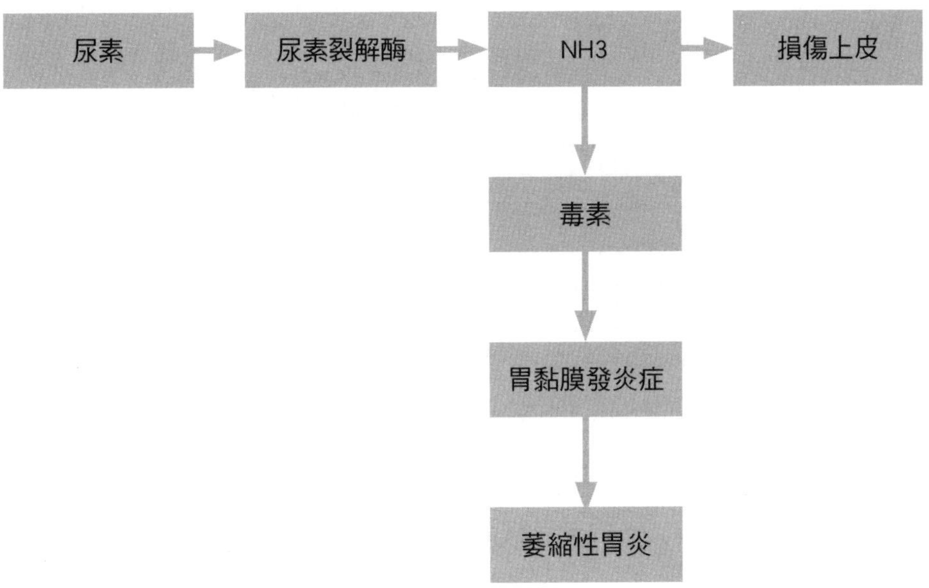

胃鏡檢查

非萎縮性胃炎（淺表性胃炎）	非萎縮性胃炎（淺表性胃炎）	萎縮性胃炎
胃鏡	黏膜紅白相間，以紅色為主，黏液分泌增多，散在糜爛、出血處，淺表炎性細胞浸潤	黏膜蒼白或灰白色，或紅白相間，以白色為主，皺襞變細而平坦 ，黏膜層變薄，血管透見黏膜層及黏膜下層
病檢	腺體完整	發炎性細胞浸潤，腺體部分或完全消失，腸上皮化生

+ 知識補充站

輔助性檢查

胃液分析(B型胃酸正常，A型缺乏)、血清學檢查、胃鏡檢查(確診依據)。

4-4 消化性潰瘍（一）

（一）消化性潰瘍的定義

1. 消化性潰瘍之定義：消化性潰瘍（Peptic Ulcer Desease）主要指發生在胃和十二指腸的慢性潰瘍，因潰瘍的形成與胃酸－胃蛋白酶的消化作用有關而得名。

2. 消化性潰瘍之臨床表現：臨床的表現為上腹部疼痛，週期性反覆發作。

3. 消化性潰瘍之發生部位：根據發生部位分為胃潰瘍（Gastric Ulcer）和十二指腸潰瘍（Duodenal Ulcer）。潰瘍的黏膜缺損超過黏膜肌層，其與糜爛並不相同。

4. 流行病的特徵：流行病為全球性的多致病，全世界約有 10% 的人罹患過此病。在臨床上 DU 較 GU 多見，兩者之比大約為 3　1 之比例。DU 好發於青壯年，20 歲～50 歲之年齡層最為多見，男性與女性為之比例約為 2 ～ 4：1，GU 的致病年齡一般比 DU 約延遲 10 年左右，而秋冬和冬春之交替時期為流行季節。

（二）罹患消化性潰瘍的原因

1. 病因和致病機制：(1) 消化性潰瘍之病因和致病機制分為 Hp 感染、NSAIDs、胃酸及胃蛋白酶、吸煙、遺傳（單獨遺傳）、應激與胃十二指腸運動異常（胃排空延緩）。(2) 其中黏液屏障、黏膜血流、細胞再生前列腺素、表皮因素具有防衛力，而胃酸、胃蛋白酶、微生物、膽鹽與乙醇具有侵襲力。(3) 消化性潰瘍患者中 Hp 感染率較高，根除 Hp 會促進潰瘍癒合和顯著降低潰瘍復發，Hp 感染會改變黏膜侵襲力與防衛力之間的平衡。

2. 幽門螺桿菌－胃泌素－胃酸學說：G 細胞會促使胃分秘上升，D 細胞會促使生長抑素下降，壁細胞會促使胃酸上升。

3. 胃酸及胃蛋白酶：(1)50％的病患內視鏡下看見胃黏膜糜爛／出血，10％～ 25％的病患胃或十二指腸潰瘍，1％～ 2％的病患出現出血與穿孔的現象。局部作用會損害胃黏膜屏障，其系統功能為抑制環氧合酶（COX）。(2) 潰瘍最終的形成是由於胃酸－胃蛋白酶的自身消化，若無胃酸即無胃潰瘍，DU 患者罹患高胃酸的因素為壁細胞總數增多、壁細胞對刺激的敏感性增高、胃酸分泌的正常回饋抑制機制發生缺陷與迷走神經張力的增高。

小博士解說

了解消化性潰瘍的定義、病因，了解消化性潰瘍的發病機制，掌握消化性潰瘍的臨床表現，瞭解特殊類型消化性潰瘍及其併發症，瞭解消化性潰瘍的的檢查和治療重點，掌握消化性潰瘍的常用護理診斷、護理措施及依据，整合典型病例來制
護理規劃，瞭解健康諮詢。

Hp 感染會改變黏膜侵襲力與防衛力之間的平衡

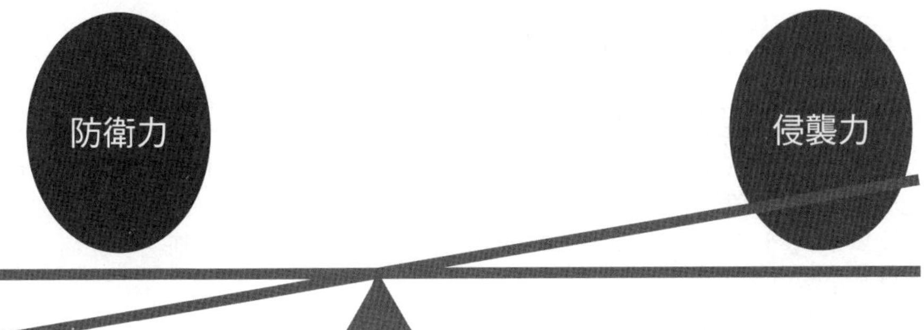

黏液屏障、黏膜血流、細胞再生前列腺素、表皮因素具有防衛力，而胃酸、胃蛋白酶、微生物、膽鹽與乙醇具有侵襲力。

消化性潰瘍患者中 Hp 感染率較高，根除 Hp 會促進潰瘍癒合和顯著降低潰瘍復發，Hp 感染會改變黏膜侵襲力與防衛力之間的平衡。

病因與發病機制

主要關鍵	幽門螺桿菌感染、胃酸分泌過多和胃黏膜保護作用減弱等因素是引起消化性潰瘍的主要關鍵。
發生的原因	其發生是由於對胃十二指腸黏膜有損害作用的侵襲因素與黏膜自身防禦-修復因素之間失去平衡的結果。
發病機制	侵襲因素過強，防禦-修復因素減弱，或兩者並存時，就會產生潰瘍。
DU的發生	DU的發生主要與侵襲因素增強有關，而GU的形成則主要由於黏膜自身防禦-修復因素減弱所導致。
對黏膜有損傷的侵襲因素	包括胃酸和胃蛋白酶的消化作用，特別是胃酸的作用和幽門螺桿菌(Hp)感染對胃腸黏膜的損害占據主要的地位，其他，例如膽鹽、胰酶、非甾體類抗炎藥(NSAID)、乙醇等，也具有侵襲的作用。
膜的自身防禦一修復因素	膜的自身防禦一修復因素包括黏液／碳酸氫鹽屏障、黏膜屏障、黏膜血流量、細胞更新、前列腺素和表皮生長因子等。
在正常的情況下	胃十二指腸黏膜能夠抵禦胃酸的侵襲損傷，主要因為黏膜屏障阻止H^+的反彌散，只有在黏膜因為某種情況發生病損之後，胃酸和胃蛋白酶才會發揮自身的消化功能。

＋ 知識補充站

消化性潰瘍(peptic ulcer)主要指發生於胃和十二指腸黏膜的慢性潰瘍，即胃潰瘍(gastriculcer，GU)和十二指腸潰瘍(duodenal ulcer，DU)。潰瘍的形成與多種因素有關，其中胃酸和胃蛋白酶的消化作用是潰瘍形成的基本因素。全世界大約有10%的人口一生中患過此病。在臨床上DU比GU多見，兩者之比大約為3：1。DU好發於青壯年，GU的發病年齡一般比DU大約遲10年。秋冬和冬春之交是本病症的好發季節。

4-5 消化性潰瘍（二）

（三）消化性潰瘍的病理

DU 大多發生在球部，前壁較為常見。GU 大多發生在胃角和胃竇小彎，在組織學上的 GU 大多發生在胃竇與胃體交界處，老年患者 GU 的部位大多較高，DU 直徑大多小於 10 毫米（mm），GU 值大於 DU 值。潰瘍淺者波及黏膜肌層，深者可以達到肌層甚至漿膜層。

（四）消化性潰瘍的特徵

1. 消化性潰瘍的症狀：本病症的臨床表現不一，部分患者並無症狀，部分以出血、穿孔為第一個發生的症狀。

2. 消化性潰瘍的身體徵象：消化性潰瘍之身體徵象為上腹部固定而局限的壓痛點、上腹部包塊與胃區振水音。

3. 消化性潰瘍的特徵分類：可區分為典型的消化性潰瘍與特殊類型的潰瘍（複合性潰瘍、幽門管潰瘍、球後潰瘍、巨大潰瘍、老年性潰瘍、無症狀性潰瘍與應激性潰瘍）。

(1) 典型的消化性潰瘍：

①典型的消化性潰瘍之症狀：典型的消化性潰瘍的症狀為慢性反覆發作流程、週期性發作與節奏性疼痛。

②典型的消化性潰瘍之其他症狀：典型的消化性潰瘍之其他症狀為消化不良（反酸、噯氣、噁心、嘔吐、納差）、植物神經功能失調（失眠、多汗、脈緩）。

(2) 特殊類型的潰瘍：

①合成性潰瘍：在合成性潰瘍中，胃與十二指腸同時存在潰瘍，多數 DU 的發生先於 GU，約占全部消化性潰瘍的 5% 左右。

②幽門管潰瘍：幽門管潰瘍較為少見，常伴隨著胃酸分泌過高而產生，在餐後會立即出現中上腹疼痛，相當劇烈而無節奏性，對抗酸藥反應較差，易於出現併發症。

③球後潰瘍：球後潰瘍並不等於球後壁潰瘍，球後潰瘍發生於十二指腸球部下列（大多位於十二指腸乳頭近端），以夜間疼痛和背部放射性疼痛較多，併發大量出血者較多，藥物治療效果較差。

④巨大潰瘍：直徑大於 2 公分（cm）的潰瘍。

⑤老年性潰瘍：多見胃巨大潰瘍，臨床表現多不具典型性，疼痛大多無規律性可言，消瘦、貧血等症狀較為突顯。

⑥無症狀性潰瘍：大約為 15% ～ 35%，病人並無任何的症狀：尤以老年人最為多見。

消化性潰瘍的特徵

部位	劍突下正中或偏左	上腹正中或偏右
性質	燒灼感或痙攣感	饑餓感或燒灼感
規律	進食－疼痛－緩解	疼痛－進食－緩解
	進食後1／2～1小時，至下次進餐前消失，較少發生夜間痛。	進食後2～3小時，至下次餐後緩解，常有午夜疼痛。
	加重緩解因素	

消化性潰瘍的特徵－穿孔

潰破入腹腔	實質性器官	空腔器官
突發劇烈腹痛持續加劇	腹痛頑固持續	
腹膜炎	組織黏連	有侷限性
遊離穿孔	穿透性潰瘍	穿透性潰瘍

＋ 知識補充站

消化性潰瘍之併發症

1. 消化性潰瘍併發症之分類：消化性潰瘍之併發症有出血、穿孔、幽門梗塞與癌變。
2. 消化性潰瘍之併發症－出血：出血發生於15%～25%的患者，DU比GU容易發生，出血量與被侵蝕血管大小有關，在出血之前疼痛會加重，再出血之後即會緩解或消失，黑色大便為50～100毫升，循環障礙大於1000毫升。
3. 消化性潰瘍之併發症－穿孔：穿孔分為遊離穿孔與穿透性潰瘍兩種，遊離穿孔會發生潰破入腹腔、突發劇烈腹痛持續加劇與腹膜炎，穿透性潰瘍分為實質性器官（腹痛頑固持續與組織黏連）與空腔器官（有侷限性）兩種。
4. 消化性潰瘍之併發症－幽門梗阻：罹患比例為2%～4%左右。
5. 消化性潰瘍之併發症－癌變：罹患比例小於1%。

4-6 消化性潰瘍（三）

(五) 消化性潰瘍的發現方法

發現消化性潰瘍的實驗室檢查工具有胃鏡和活體檢查、X 光線檢查、Hp 檢測、大便潛血與一般性血液。

(六) 消化性潰瘍的處理方式

1. 緩解症狀：諸如腹痛之類的疼痛。
2. 促進癒合：營養失調 (低於身體的需求量)。
3. 停止復發：潛在的併發症（上消化道出血）。
4. 減少併發症：穿孔與幽門梗塞。

(七) 消化性潰瘍的治療重點與護理措施

治療的目的在於消除病因、控制症狀：癒合潰瘍、防止復發和避免併發症。治療重點與護理措施茲分類如下：

1. 一般性治療與一般性護理：
   (1) 一般性治療的方法有對症支援、手術治療與中西醫整合。
   (2) 一般性護理的方法有用藥護理、病情觀察與對症支援。
2. 治療的重點與護理措施：
   (1) 休息：生活規律，適度地平衡工作與休閒活動，樂觀進取，適度運動。
   (2) 飲食：戒煙戒酒，結構合理，避免刺激，定時定量。
   (3) 知識：認識病因，遵照醫囑來用藥，正確止痛，定期回診。

(八) 消化性潰瘍的用藥

1. 降低胃酸－抗酸：運用鹼性藥物氫氧化鋁、氫氧化鎂、運用酸鹼中和產生二氧化碳（CO2）再產生噯氣。而鈣、鉍、鋁會治療便秘，鎂會治療腹瀉，其中液體大於粉劑大於片劑。
2. 抑止胃酸：運用 H2RA（XX 替丁）／ PPI（XX 拉唑）可以抑止胃酸。
3. 保護胃黏膜：硫糖鋁、CBS 與 PGE 可以保護胃黏膜。
4. 根除 H.P.。

(九) 消化性潰瘍的用藥護理

要深刻瞭解藥物及用藥的目的、用藥的需求、藥物療效及副作用的觀察。

小博士解說

診斷的重點:根據本病症具有慢性的療程、週期性發作和節律性中上腹疼痛等特點，可作出初步診斷。但是確診需要依靠x光鋇餐檢查和胃鏡檢查

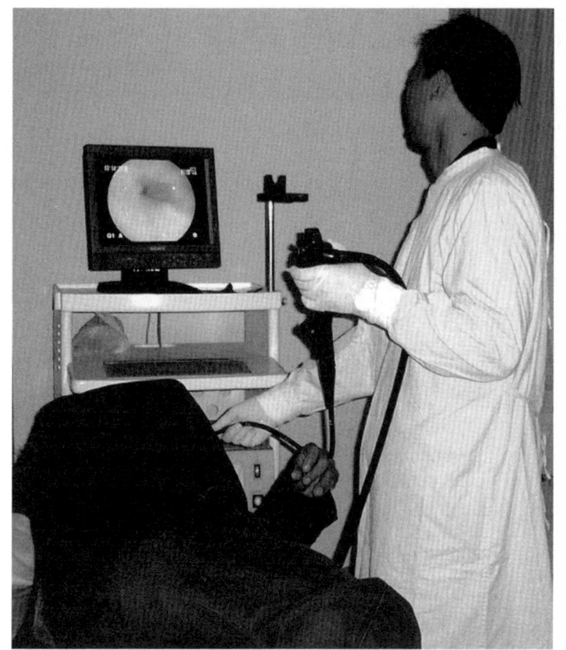

胃鏡和活體檢查（圖為著作群自行拍攝，擁有攝影著作權）

消化性潰瘍之用藥的使用時間

	PPI	H2RA
GU	4～6星期	6～8星期
DU	2～4星期	4～6星期

實驗室及其他的檢查

1.幽門螺桿菌檢測	Hp感染的檢測方法主要包括快速尿素酶試驗、組織學檢查、13C或14C尿素呼氣試驗和血清學試驗等。其中13C-或14C-尿素呼氣試驗檢測Hp感染的敏感性和特異性均較高，常作為根除治療後復查的首選方法。
2.大便隱血實驗	隱血實驗陽性反應顯示潰瘍有活動，若GU病人持續陽性反應，應懷疑癌變的可能性。
3.X光鋇餐檢查	潰瘍的X光直接徵象是龕影，對潰瘍診斷有確診的價值。
4.胃鏡檢查和黏膜活檢	可以直接觀察潰瘍部位、病變大小、性質，並可以在直視下取活組織作病理檢查和Hp檢測。其診斷的準確性高於X光鋇餐檢查。

4-7 消化性潰瘍病人的護理（一）

(一) 消化性潰瘍的定義

消化性潰瘍主要是指發生在胃和十二指腸球部的慢性潰瘍，因與潰瘍的形成與胃酸和胃蛋白酶的消化作用有關，故稱為消化性潰瘍。

(二) 消化性潰瘍的類型

1. 胃潰瘍（Gastric Ulcer，GU）。
2. 十二指腸潰瘍（Duodenal Ulcer，DU）。

(三) 消化性潰瘍的流行病

1. 臨床上 DU 較 GU 為多見，兩者之比約為 3：1。
2. DU 常發生於青壯年，GU 的致病年齡較遲，GU 平均大約比 DU 晚十年左右發生。
3. 發作有季節性，在秋冬和冬春之交最為常見。

(四) 消化性潰瘍的防禦保護因素

1. 胃屏障的分類：(1) 胃黏膜屏障。(2) 胃黏液／碳酸氫鹽屏障。(3) 胃腸黏膜壁豐富的血液供應。(4) 細胞更新。(5) 前列腺素。(6) 表皮生長因素。

2. 消化性潰瘍的損害攻擊因素（幽門螺桿菌（Hp）感染的最主要因素）：

   (1) 胃酸－胃蛋白酶的自身消化作用。(2) 食物的化學性和機械損傷。(3) 遺傳因素。(4) 精神緊張、情緒激動。(5) 非甾體類抗發炎藥。(6) 膽汁逆流、不良飲食行為。

3. 幽門螺桿菌感染（Hp）：

   (1) 幽門螺桿菌感染（Hp）的說明：自 1983 年國外學者星期 Arran 和 Mars Hall 從慢性胃炎患者胃黏膜中，培養出幽門螺桿菌（Hp）以來，大量的研究充分證實，Hp 感染是消化性潰瘍的主要病因。

   (2)Hp 感染是消化性潰瘍的主要病因：①不同的毒力菌株。②宿主遺傳及身體的狀態。③環境的因素。

   (3) 幽門螺桿菌感染（Hp）改變了黏膜侵襲因素和防禦因素之間的平衡。

   ① Hp 藉其毒力因素的作用，在胃黏膜定植，誘發局部發炎症和免疫反應，損害局部黏膜的防禦／修復機制。

   ② Hp 感染增加胃液素和胃酸的分泌，強化了侵襲的因素。

4. 胃酸和胃蛋白酶：

   (1) 抑制胃酸分泌的藥物促進潰瘍癒合。(2) 胃酸的存在是潰瘍發生的決定因素。

小博士解說

(一)遺傳因素一

消化性潰瘍有家庭群集現象

O型血者十二指腸潰瘍(DU)的致病率明顯高於其他血型者

(二)遺傳因素二

隨著Hp 在消化性潰瘍致病中的重要功能有所認知，遺傳因素的重要性受到了挑戰

1.消化性潰瘍的家庭群集現象主要是由於Hp感染在家庭內傳播所導致

2.O型血液者易得DU還是與Hp感染有關

3.但是遺傳因素的功能不能就此加以否定

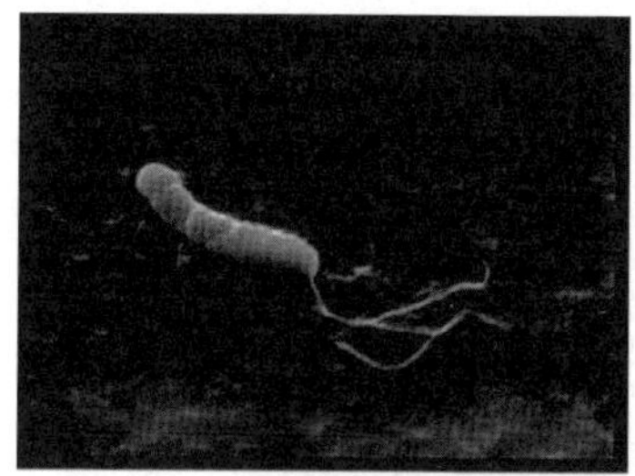
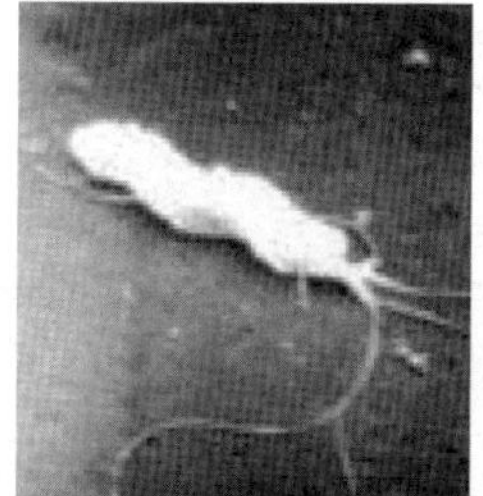
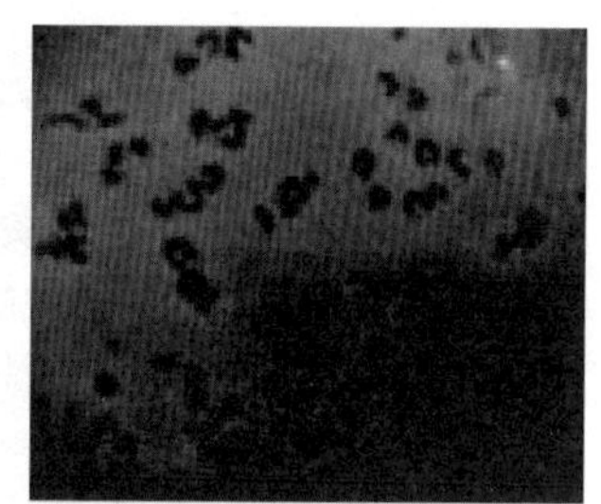
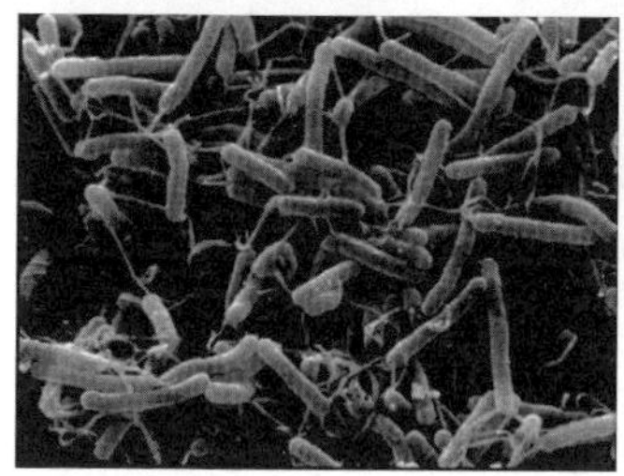
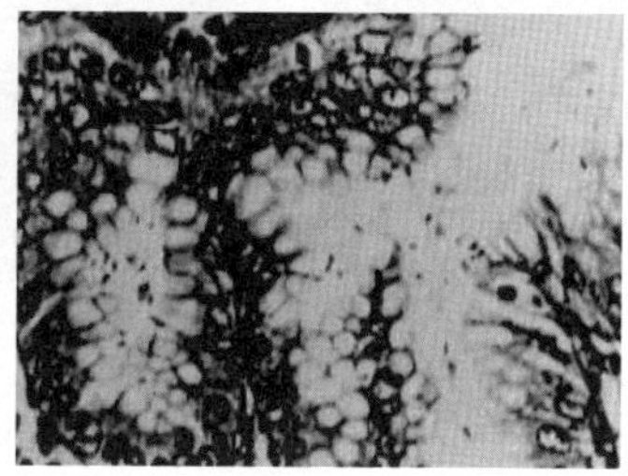

幽門螺桿菌感染（Hp）（圖為著作群自行拍攝，擁有攝影著作權）

+ 知識補充站

幽門螺桿菌的感染

十多年來，大量的研究證實；幽門螺桿菌(Hp)感染是消化性潰瘍的主要病因。①消化性潰瘍病人Hp感染率高：在檢測前排除病人服用過抗生素、鉍劑或非甾體抗炎藥(NSAID)等因素，DU病人的Hp感染率為90%～100%，GU為80%～90%。②根除Hp治療可促進潰瘍癒合和顯著降低潰瘍復發率。應用根除Hp而無抑制胃酸分泌作用的治療方案後可有效癒合潰瘍；對於使用常規檢查抑制胃酸分泌藥物療效不好的難治性潰瘍，在有效根除Hp治療後可得到痊癒。此外，用抑制胃酸分泌的藥物治療6周後癒合的潰瘍，停藥後潰瘍的年復發率為50%～70%，根除Hp可使其年復發率降至5%以下，從而使絕大多數潰瘍病人得到徹底治癒。③Hp感染改變了黏膜侵襲因素和防禦因素之間的平衡：，Hp憑藉其毒力因子(包括使Hp能夠在胃粘膜定植的因數和誘發組織損害的因子兩大類)的功能，在胃黏膜定植，其分泌的尿素酶水解尿素產生的氨除對Hp本身有保護作用外，還會直接或間接損害粘膜屏障。Hp分泌的空泡毒素蛋白和細胞毒素相關基因蛋白會造成胃十二指腸粘膜的上皮細胞受損和強烈的發出發炎症反應，損害了局部粘膜的防禦-修復機制。加之Hp感染會引起高促胃液素血症，使胃酸分泌增加，從而增強了侵襲因素。兩方面的協同作用使胃十二指腸黏膜損害和潰瘍形成。

Hp感染引起消化性潰瘍的機制有多種假說。①“漏屋頂”假說：強調了Hp感染所導致的防禦因素減弱，可以解釋：Hp相關GU的發生。此假說認為通常胃黏膜屏障(“屋頂”)會保護其下方黏膜組織免受胃酸(“雨”)的損傷，當黏膜受到Hp感染時(形成“漏屋頂”)，就會使H＋反彌散(造成“泥漿水”)，導致粘膜損傷和潰瘍形成。②六因素假說：將胃酸、胃蛋白酶、胃化生、十二指腸炎、Hp感染、高促胃液素血症和碳酸氫鹽分泌六個因素綜合起來，解釋Hp在DU發病中的作用。Hp感染、遺傳因素等引起高胃酸分泌，胃酸直接損傷上皮或引起繼發炎症使十二指腸粘膜發生胃化生，後者為：Hp創造了在十二指腸黏膜的定植。十二指腸Hp感染加重了局部發炎症，發炎症又促進了胃化生。此一惡性循環使十二指腸黏膜處於發炎症和損傷中，局部碳酸氫鹽分泌減少，削弱了十二指腸黏膜對胃酸-胃蛋白酶等侵襲因素的防禦。而Hp感染所導致的高促胃液素血症刺激胃酸分泌，增強了侵襲因素的功能。侵襲因素的增強和防禦因素的削弱而導致潰瘍形成。

4-8 消化性潰瘍病人的護理（二）

（五）非甾體類抗炎藥

1. 藥物對胃十二指腸黏膜的損傷作用，以非甾體類抗炎藥（NSAID）最為顯著，長期攝取 NSAID 會誘發消化性潰瘍、妨礙潰瘍癒合、增加潰瘍的再發率和出血、穿孔等併發症的發生率。

2. 非甾體類抗炎藥有 NSAID，可以抑制前列腺素的合成，直接損傷胃十二指腸黏膜與削弱胃十二指腸黏膜的保護作用。

3. 潰瘍發生的危險性與服用 NSAID 的種類、劑量、療程長短有關，可能還與患者年齡、Hp 感染、吸煙、同時服用糖皮質激素有關。

4. 因為攝取 NSAID 之後，接觸胃黏膜的時間比十二指腸長，故與 GU 的關係更為密切。在美國大約 5%的 DU 和 25%的 GU 與長期服用 NSAID 有關。

5. 不良的飲食行為習慣，例如吸煙、飲食不規律、暴飲暴食或過多食用粗糙、過酸、過冷、辛辣等刺激性食物，會造成胃腸黏膜損害，讓潰瘍發生。

6. 長期的精神緊張、情緒壓力大、遭受重大精神創傷與競爭型性格傾向皆會誘發精神緊張與情緒激動，而使潰瘍發生。

(1) 自主神經系統：迷走神經反射使胃酸分泌增多，胃運動強化並減弱了胃十二指腸的抵抗力。交感神經興奮會使胃黏膜血管收縮，胃運動減弱。

(2) 內分泌系統：透過下丘腦－垂體－腎上腺軸使得皮質激素釋放，促使胃酸分泌，胃黏液分泌減少。

7. 消化潰瘍的病理：

(1)DU 大多發生在球部，前壁比較常見。

(2)GU 大多在胃角竇小彎。

8. 消化潰瘍的特色：

(1) 慢性流程呈現反覆發作。

(2) 發作呈現週期性，發作有季節性。

(3) 在發作時，上腹會節奏性地疼痛。

(4) 臨床表現。

9. 消化潰瘍的症狀：

(1) 上腹痛為主要的症狀。

(2) 富有節奏性。

(3) 消化不良的症狀。

(4) 身體的徵象、在劍突之下可以壓痛點。

非甾體類抗炎藥

分類	藥物
水楊酸類	乙醯水楊酸(阿司匹靈)
苯胺類	對乙醯氨基酚及非那西汀(撲熱息痛、必理通、百服寧、泰諾)
吡唑酮類	保泰鬆及羥基保泰鬆
其他	吲哚美辛（消炎痛）、布洛芬（芬必得）等

+ 知識補充站

消化性潰瘍疼痛的特色

1. 藥物的因素:某些非甾體類抗炎藥(NSAID)、抗癌藥等對胃十二指腸黏膜具有損傷的不良作用，其中以NSAID最為明顯。長期服用NSAID會誘發消化性潰瘍，阻礙潰瘍的癒合，增加潰瘍的復發率和出血、穿孔等併發症的發生。NSAID除了直接作用於胃十二指腸黏膜導致其損傷之外，主要抑制前列腺素合成，削弱後者對胃十二指腸黏膜的保護功能。
2. 消化性潰瘍疼痛的特色:胃潰瘍與十二指腸潰瘍的疼痛時間為在進食之後40-80分鐘左右，至下次進餐之前會消失，至下一餐之後會有所緩解，較少發生於夜晚，但午夜常會痛醒，疼痛部位為劍突下正中或偏左、上腹正中或稍偏右，疼痛性質為燒灼、痙攣感、饑餓感與燒灼感，一般規律為進食－疼痛－緩解或進食－緩解－疼痛(在用餐之後會痛) (空腹痛／夜間痛）。

●臨床表現

特殊類型的消化性潰瘍

合成性潰瘍

幽門管潰瘍

缺乏典型潰瘍的週期性和節奏性

對抗酸藥反應較差

容易出現併發症

4-9 消化性潰瘍病人的護理（三）

(六) 臨床表現

1. 球後潰瘍。
2. 巨大潰瘍。
3. 無症狀性潰瘍。

(七) 實驗室檢查

1. 幽門桿菌檢測：
   (1) 侵入性的診斷方法：需要運用內視鏡採取胃黏膜組織來檢測 HP，必須在胃鏡下取材。其中包括有尿素酶實驗、細菌培養、活檢標本切片染片和直接塗染色等侵入性的診斷方法。
   (2) 非侵入性的診斷方法：並不需要胃鏡，包括血清免疫學檢測，13C、14C 呼吸實驗、15N 尿素排泄實驗等。
2. 13C、14C 呼吸實驗：
   (1) 原理：Hp 在體內產生大量的尿素酶，因此若給感染 Hp 的患者口服同位素標記的碳的尿素溶液，則尿素被分解後產生的同位素標記二氧化碳從肺呼出。可以收集呼氣樣本，用液體閃爍計數器或用氣體同位素質譜議檢測同位素標記 CO_2 的數量。
   (2) 分類：根據標記物的不同，分為 13C 和 14C 呼吸實驗（13C、14C－UBT）。
3. 幽門桿菌的診斷：
   (1) 根據典型的週期和節奏性的上腹部疼痛。
   (2) 確診需要依靠 X 光鋇餐檢查和（或者）內視鏡檢查。
      ① X 光鋇餐檢查的龕影為直接的徵象。
      ② X 光鋇餐檢查的間接徵象：
         (a) 局部壓痛。
         (b) 胃大彎側痙攣性切跡。
         (c) 十二指腸球部激惹。
         (d) 球部畸形。

小博士解說

臨床表現:臨床表現不一，少數病人會無症狀，或以出血、穿孔等併發症作為首發症狀。多數的消化性潰瘍有慢性過程、週期性發作和節律性疼痛的特點。其發作常與不良精神刺激、情緒波動、飲食失調等有關。

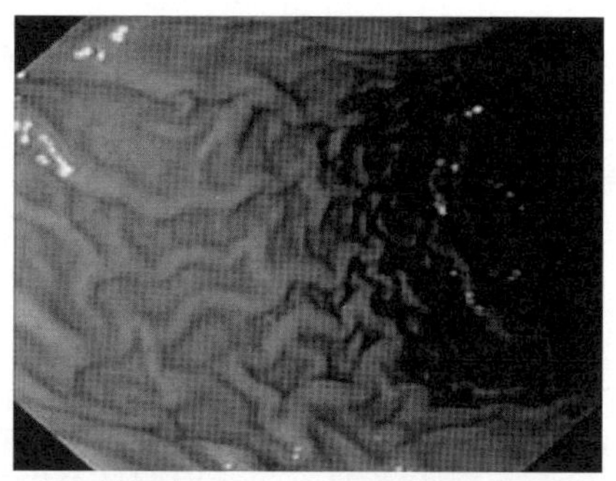

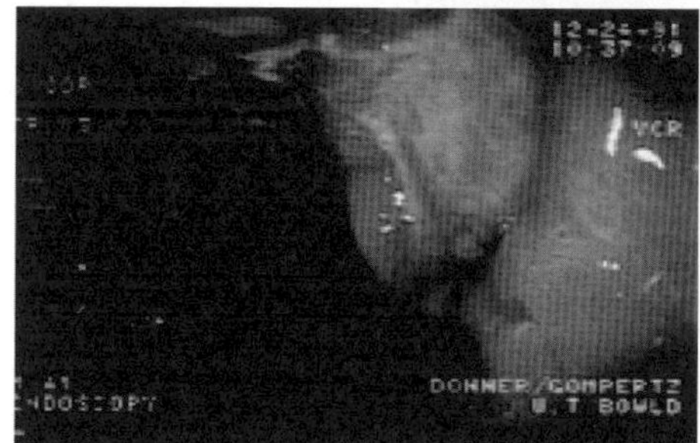

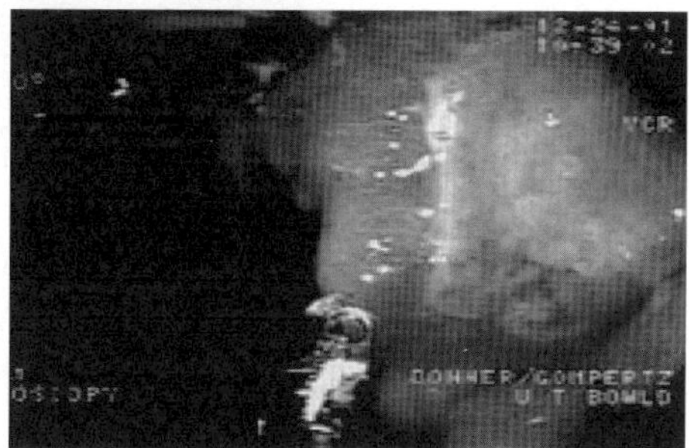

胃良性潰瘍與惡性潰瘍的鑒別重點（圖為著作群自行拍攝，擁有攝影著作權）

	良性潰瘍	惡性潰瘍
年齡	青中年居多	大多見於中年以上
病歷	週期性間歇發作	進行性持續性發作
療程	較長，大多以年計	較短，多以月計
全身呈現	輕	大多明顯，消瘦顯著
制酸藥	可以緩解腹痛	效果不佳
胃鏡	潰瘍圓或橢圓形，規則，潰瘍邊緣光整，披灰白色或灰黃色苔	潰瘍呈不規則形狀，基底凹凸不平，汙穢苔，常見結節狀隆起，皺壁中斷
X-線檢查	龕影形狀常呈現圓形或橢圓形，潰瘍邊緣光滑，龕影位於胃腔之外，周圍黏膜集中	常呈三角形或不規則形，不整齊，龕影位於胃腔之內，周圍黏膜 中斷
胃酸測定	正常或偏低，無真性缺	缺酸者較多

4-10 消化性潰瘍病人的護理（四）

（八）胃良性潰瘍與惡性潰瘍的治療

1. 目的：消除病因、解除症狀、癒合潰瘍、防止再發和避免併發症。
   (1) 一般性治療。
   (2) 藥物治療：根除 HP 治療，根除 HP 治療的方案。
2. 治療：
   (1) 根除 HP 三聯治療的方案：右表之劑量分兩次服用，療程為 7 天。
   (2) 抑制胃酸分泌藥的治療：
      ①鹼性抗酸藥：中和胃酸如氫氧化鋁、氫氧化鎂及其複方藥劑。
      ② H4RA：西米替丁（甲氰咪胍）、雷尼替丁、法莫替丁、尼紮替丁。
   (3)PPI 治療：在根除 HP 治療時劑量需要加倍。
      ①奧美拉唑（Omeprazole）：40mg Qd。
      ②蘭索拉唑（Lansoprazole）：40mg Qd。
      ③潘托拉唑（Pantoprazole）：40mg Qd。
      ④拉貝拉唑（Rabeprazole）：11mg Qd。
      ⑤埃索美拉唑：40mg Qd。
   (4) 保護胃黏膜治療：硫糖鋁、枸櫞酸鉍鉀與前列腺素類藥物（米索前列醇（Misoprostol））。
   (5)NSAID 潰瘍的治療和預防：
      ①要盡可能暫停或減少 NSAID 的劑量。
      ②檢測 Hp 感染和做根除治療。
   (6) 根除 HP 治療結束之後是否需要繼續抗潰瘍治療：
      ①抗 HP 治療之後復查。
      ②難治性潰瘍或有併發症史的 DU，應該確認 HP 是否根除。
   (7)H2RA：西米替丁（甲氰咪胍）、雷尼替丁、法莫替丁、尼紮替丁。
3. 手術的適應症：
   (1) 大量出血經過內科緊急處理無效時。
   (2) 急性穿孔。

小博士解說

治療的目的在於消除病因、控制症狀：癒合潰瘍、防止復發和避免併發症。

根除 HP 三聯治療的方案

PPI或者膠體鉍劑		抗菌藥物	
奧美拉唑	20mg Bid	克拉黴素	500～1000mg／d
蘭索拉唑	30mg Bid	阿莫西林	1000～200mg／d
雷貝拉唑	10mg Bid	夫南唑酮	100mg Bid
枸櫞酸鉍鉀（膠體次枸櫞酸鉍）	240mg Bid	甲硝唑	800mg／d

+ 知識補充站

(一) 手術的適應症

當大量出血經過內科緊急處理無效時，將有可能會發生急性穿孔、瘢痕性幽門梗塞、內科治療無效的頑固性潰瘍與胃潰瘍疑有癌變等。

(二) 併發症

1. 出血：
   (1)消化性潰瘍是上消化道出血最常見的病因。
   (2)出血量大於1000ml會出現循環衰竭。
2. 穿孔：
   (1)潰瘍破入腹腔引起彌漫性腹膜炎（游離穿孔）。
   (2)潰瘍穿孔至受阻於毗鄰實質性器官（穿透性潰瘍）。
   (3)潰瘍穿孔入空腔器官形成瘺管。
3. 幽門梗塞：
   (1)暫時性梗塞：因炎症水腫和幽門部痙攣而引起。
   (2)持久性梗塞：瘢痕收縮。
   (3)嘔吐物含有發酵酸性宿食。
   (4)清晨空腹時檢查胃內有振水聲，插胃管抽液量>200ml。
4. 癌變：少數GU（胃潰瘍）會發生癌變，癌變率在1%以下。
   (1)DU（十二指腸潰瘍）一般並不會發生癌變。
   (2)對中年以上病人，症狀相當嚴重，疼痛持續很久，而失去原來的規律性，厭食、消瘦、大便隱血實驗會持續地呈現陽性反應，要警惕有癌變的可能性。

4-11 消化性潰瘍病人的護理（五）

(九) 胃良性潰瘍與惡性潰瘍的護理診斷項目表

1. 護理診斷項目：
   (1) 疼痛：上腹部痛與胃腸黏膜炎症，潰瘍或潰瘍穿孔所引起有關。
   (2) 焦慮感（恐懼感）：與擔心疾病及治療效果有關。
   (3) 營養失調：低於身體需要量：與食物攝取減少及胃腸道消化吸收障礙有關。
   (4) 知識缺乏：與缺乏對疾病及治療認識有關。
   (5) 潛在的併發症：上消化道出血、穿孔、幽門梗塞、癌症。
2. 緩解疼痛：
   (1) 休息：避免過分勞累，提供舒適體位，採取分散輕鬆療法，必要時臥床。
   (2) 保持室內的清潔、安靜與舒適感。
   (3) 囑咐病人遵照醫師的囑咐，準時服藥。
   (4) 觀察腹痛變化情況，注意嘔吐物，糞便等。
3. 心理上的護理：
   (1) 多與病人交談、接觸，解釋、安慰，協助解除病人的顧慮，增加病人的信心。
   (2) 做好優質的服務，滿足護理的需求。
   (3) 引導病人放輕鬆的技巧，保持樂觀的情緒。
   (4) 在必要時，遵照醫師的囑咐來使用鎮靜藥物。
4. 飲食護理：
   (1) 選擇營養豐富，易於消化的食物、高蛋白（牛奶）食物。
   (2) 忌食刺激性食物，戒煙酒。
   (3) 進食要有規律，少量多餐，以麵食、半流質為主。
   (4) 為病人提供良好的進食環境，鼓勵病人家屬從家中帶病人愛吃的、合適的食物。
5. 忌食的食物：
   (1) 酸辣、生冷、過硬、過熱、咖啡、濃茶、油炸、多纖維素食物、煙酒。
   (2) 產氣食物：蔥頭、芹菜、未經加工的豆類和粗糙的米、玉米及乾果。
6. 健康教育：
   (1) 兼顧工作與休閒，適度休息，生活要有規律，避免過份勞累和精神緊張。
   (2) 養成衛生的習慣，飲食適度。
   (3) 慎用或者切勿使用加重潰瘍的藥物。
   (4) 持續遵照醫師的囑咐、依照療程來服藥。
   (5) 若病情發生變化，要及時就醫。
7. 潰瘍與出血的護理：
   (1) 採取平臥位。
   (2) 迅速建立靜脈通路。
   (3) 觀察脈搏、血壓、出血及尿量。
   (4) 在必要時，洗胃 (冰鹽水) 止血，注意有無急性腹痛、心率及呼吸變化。
   (5) 在必要時，依據醫師的囑咐準備止血藥物來供使用。
   (6) 口腔護理。
   (7) 心理護理。
   (8) 飲食護理：①在大量時：禁食。②在小量時：溫涼流質。

常用的護理診斷

疼痛	腹痛與胃酸刺激潰瘍面，引起化學性發炎症反應有關。
潛在的併發症	上消化道大量出血。

其他的護理診斷

焦慮	與疾病反復發作，療程遷延有關。
營養失調	低於身體的需求要量，與疼痛致攝人量減少及消化吸收障礙有關。
知識缺乏	缺乏有關消化性潰瘍的病因及預防知識。
潛在的併發症	穿孔、幽門梗塞、癌變。

護理評估

引起疼痛的原因	情緒穩定，戒除煙酒，飲食規律，能選擇適宜的食物，未見因為飲食不當而誘發疼痛。
能正確服藥	上腹部疼痛減輕並逐漸消失。
身體表現	無嘔血、黑便等上消化道出血的表現，生命徵象平穩。

保健諮詢

狀況說明	向病人及家屬講解引起和加重潰瘍病的相關因素。
樂觀生活	指導病人保持樂觀的情緒、規律的生活，避免過度緊張與勞累。
飲食習慣	指導病人建立合理的飲食習慣和結構，戒除煙酒，避免攝取刺激性食物。
用藥囑咐	囑咐病人慎用或勿用致潰瘍藥物，例如阿司匹靈、咖啡因、潑尼鬆等。
正確服藥	指導病人按照醫囑正確地服藥，學會觀察藥效及不良反應，不隨便停藥，以減少復發。
回診需求	囑咐病人定期回診，若上腹疼痛節律發生變化並加劇，或者出現嘔血、黑便時，應立即就醫。

＋ 知識補充站

1. 預後

本病症治癒率較高，隨著內科有效治療的發展，其死亡率顯著下降至1%以下，尤其30歲以下病人的死亡率幾乎為零。年長病人的死亡主要由於大出血和急性穿孔等併發症所導致。因此，注意病情變化，定期復查，及早發現和處理併發症，可以有效地降低死亡率。

2. 護理目標

(1)病人能描述和避免引起疼痛的因素。

(2)能使用緩解疼痛的方法和技巧，使疼痛減輕或消失。

(3) 無消化道出血的徵象，或消化道出血能被及時發現和處理。

4-12 肝硬化（一）

（一）肝硬化的定義

1. 肝硬化（Cirrhosis of The Liver）是一種常見的慢性肝病，由一種或多種病因所引起的慢性進行性彌漫性肝損傷。

2. 肝硬化的特色：肝細胞壞死，再生結節形成，結締組織增生，假小葉形成，肝逐漸變形、變硬。

3. 臨床表現為肝功能損害和門靜脈高壓。

4. 會使多重系統受累，晚期出現嚴重併發症。

5. 致病高峰年齡層在 35 ～ 48 歲

6. 男女比例約為 3.6 ～ 3.8 比 1 之比例。

（二）肝硬化的病因及致病機制

1. 肝硬化的病因及致病機制：(1) 病毒性肝炎：為國內最為常見的原因。(2) 慢性酒精中毒：在國外經常見到。(3) 藥物或化學毒素：中毒性肝炎會導致肝硬化。(4) 膽汁淤積：膽紅素會損害肝細胞。(5) 循環障礙：心衰會導致肝臟淤血，進而導致肝細胞缺氧。(6) 遺傳和代謝疾病：代謝產物沉積會損害肝細胞。(7) 營養失調：營養失調會導致肝細胞抵抗力的降低。(8) 免疫紊亂：自身免疫性肝炎會導致免疫紊亂。(9) 血吸蟲病：蟲卵會導致沉積結締組織增生。

2. 肝細胞受損的影響：肝細胞受損與門靜脈高壓會導致肝硬化，肝細胞受損會導致肝小葉遭到破壞，而使血流減少，進而導致肝細胞再生與纖維組織增生，再導致假小葉的形成，即肝竇內血液流出受阻與門靜脈回流受阻。假小葉形成會導致動靜脈吻合支形成，再導致門脈高壓。

（三）肝硬化對身體的影響

1. 起初狀況：在喪失代償期會導致肝功能減退，門靜脈高壓與肝臟發生變化（身體徵象）。

2. 全身狀況：如果得了肝硬化則全身狀況會變差。

3. 消化系統：食慾會減退、討厭油、導致消化不良、腹痛、腹瀉、肝區疼痛與黃疸。

4. 血液系統：(1) 出血：凝血因素合成會減少，脾功能亢進與毛細管脆性會增加。(2) 貧血：營養不良、腸道吸收障礙、胃腸失血與脾功能亢進。

5. 泌尿系統：肝硬化會導致泌尿系統出問題。

6. 內分泌與代謝：肝硬化會導致內分泌與新陳代謝出問題。蛋白質、糖、脂肪、維生素、凝血因素、尿素、雌激素／雄激素、腎上腺皮質激素、胰島素／胰高糖素、甲狀腺激素、ADH 與醛固酮之合成減少、分解減少與代謝減少。

肝硬化的病因

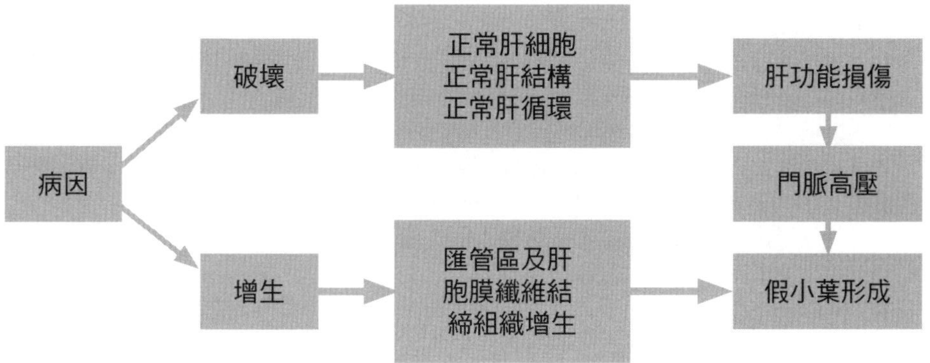

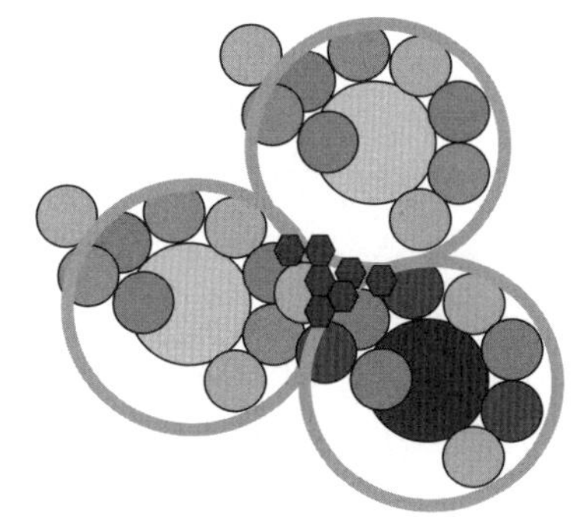
肝細胞受損（圖為著作群自行繪製，擁有圖片著作權）

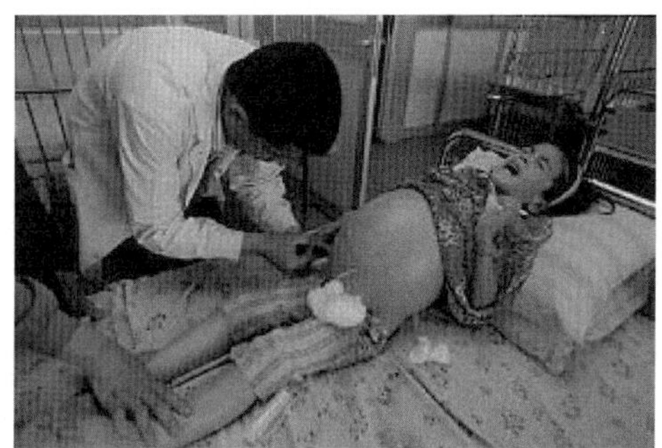
泌尿系統失常（圖為著作群自行拍攝，擁有攝影著作權）

＋ 知識補充站

肝硬化(cirrhosis of liver)是一種由不同病因所引起的慢性進行性彌漫性肝病。病理特點為廣泛的肝細胞變性壞死、再生結節形成、結締組織增生，致使正常肝小葉結構破壞和假小葉形成。臨床會有多重系統受到波及，主要表現為肝功能損害和門靜脈高壓，晚期出現消化道出血、肝性腦病、感染等嚴重併發症。在國內，肝硬化是常見疾病和主要死因之一。本病占內科總住院人數的4．3%-14．2%。病人以青壯年男性較為多見，35—48歲為發病高峰年齡，男女比例大約為3．6～8：1。

4-13 肝硬化（二）

(四) 實驗室檢查

如果得了肝硬化會使脾腫大，導致側支循環的建立及開放與產生腹水。

如果得了肝硬化會導致肝性腦病、原發性肝癌、上消化道出血、感染自發性腹膜炎（G－桿菌）、功能性腎衰竭、電解質和酸鹼平衡紊亂與肝肺綜合症。

實驗室檢查之三大重點為驗血／驗尿／驗大便，影像學運用超音波檢查、電腦斷層術檢查 (CT)、磁振造影檢查（MRI）、選擇性肝動脈造影術。

如果得了肝硬化會使體液過多，營養失調，使營養低於身體的需求量，其潛在併發症為上消化道出血與肝性腦病。

飲食要清淡、細軟、少渣、易於消化、無刺激，吸收高熱量、高維生素、適時補充微量元素、均衡應用蛋白質、吸收充足的碳水化合物與適量的脂肪、限制水與鈉的過度攝取、少量多餐與忌煙酒。

(五) 用藥護理

1. 用藥常識：不宜濫用護肝藥物，避免應用對肝有損害的藥物。

2. 腹水治療：避免過快過猛（會誘發肝昏迷），限制水鈉的攝取，適度運用利尿劑，放腹水／濃縮回輸，輸白蛋白／輸血，運用導瀉與分流術。

3. 病情監測：

(1) 生命的身體徵象：監測 24 小時的出入量。(2) 症狀與身體的徵象：症狀與身體徵象為水腫（腹水）。(3) 實驗室檢查。

(六) 診斷的重點

肝硬化失代償期的診斷主要根據有病毒性肝炎、血吸蟲病、長期酗酒或營養失調等病史，肝功能減退與門靜脈高壓症的臨床表現，肝質地堅硬，以及肝功能實驗異常等。代償期的診斷常不容易，故對原因不明的肝脾大、遷延不愈的肝炎病人應定期回診，以利於早期的診斷。

(七) 護理評估

1. 病人能自己選擇符合飲食治療計畫的食物，保證每日所需的熱量、蛋白質、維生素等營養成分的攝人。

2. 能陳述減輕水鈉瀦留的有關措施，正確測量和記錄出入量、腹圍和體重，腹水和皮下水腫及其引起的身體不適有所減輕。

3. 能按照計劃來進行活動和休息，活動未導致疲乏感加重，活動耐力增加。

4 皮膚無破損和感染，瘙癢感減輕或消失。

(八) 其他的護理診斷

1. 潛在的併發症 : 消化道出血、肝性腦病。

2 焦慮 : 與擔心疾病預後、經濟負擔等有關。

3 有感染的危險 : 與身體抵抗力的低落有關。

(九) 預後

本病預後因病因、病理類型、肝功能代償程度以及有無併發症而有所不同，病人配合治療和護理亦很重要。總的來說，病毒性肝硬化預後較差；持續黃疸、難治性腹水、低清蛋白血症、凝血酶原時間持續或顯著延長，以及出現併發症者，預後均較差。死因常為肝性腦病、上消化道出血與繼發感染等。

實驗室及其他的檢查

血液常規檢查	1.代償期多正常，失代償期常有不同程度的貧血。 2.脾功能亢進時白血球和血小板的數目亦減少。
尿液常規檢查	1.代償期正常，失代償期會有蛋白尿；血尿和管型尿。 2.有黃疸時會有膽紅素，尿膽原增加。
肝功能實驗	1.代償期正常或輕度異常，失代償期大多有異常。 2.重症病人血清膽紅素會增高，膽固醇酯低於正常值。轉氨酶輕、中度增高，一般以ALT(GFF)增高較為顯著，但是肝細胞嚴重壞死時則AST(GOT)活力常高於ALT。 3.血清總蛋白正常、降低或增高，但清蛋白降低，球蛋白增高，清蛋白／球蛋白比例降低或倒置；在血清蛋白電泳中，清蛋白減少，r球蛋白顯著增高。 4.凝血酶原時間有不同程度的延長。 5.因為纖維組織增生，血清III型前膠原肽(PIIIP)、透明質酸等常顯著增高。肝儲備功能試驗如氨基比林、吲 菁綠(1CG)清除實驗示不同程度瀦留。
免疫功能檢查	1.血清IgG顯著增高，T淋巴細胞數目常低於正常。 2.會出現抗核抗體、抗平滑肌抗體等非特異性自身抗體。 3.病因為病毒性肝炎者，B型、C型或B型加D型肝炎病毒標記會呈現陽性反應。
腹水檢查	一般為漏出液，併發自發性腹膜炎、結核性腹膜炎或癌變時腹水性質發生相應的變化。
影像學檢查	1.X光鋇餐檢查示食管靜脈曲張者鋇劑在黏膜上分佈不均，顯示蟲蝕狀或蚯蚓狀充盈缺損，縱行黏膜皺襞增寬；胃底靜脈曲張時鋇劑呈現菊花狀充盈缺損。 2.超音波顯像會顯示肝大小和外形改變，脾大，門脈高壓症時可以見到門靜脈、脾靜脈直徑增寬，有腹水時會見到液性暗區。 3.CT和MRI檢查會顯示出肝脾形態改變、腹水。 4.放射性核素檢查可以見到肝攝取核素稀疏，脾核素濃集等。
纖維內視鏡檢查	可以直視靜脈曲張及其分佈和程度。
腹腔鏡檢查	可以直接觀察肝脾的情況，在直視下對病變明顯處做穿刺作活組織檢查。

4-14 肝性腦病（一）

(一) 肝性腦病的定義

肝性腦病（Hepatic Encephalopathy）是嚴重肝病所引起的，以代謝零亂為基礎的中樞神經系統失調的綜合病症。其呈現方式為意識障礙、行為失常與昏迷。

肝性腦病會導致大量的毒性代謝在血循環中堆積。肝性腦病由門脈高壓、門體分流所導致，將之稱為 PSE。

(二) 肝性腦病發生的原因

1. 病因：肝硬化、肝炎、門體分流手術、原發性肝癌、妊娠期急性脂肪肝與嚴重的膽道感染。

2. 誘因：上消化道出血、攝取過高的蛋白質飲食、大量排鉀利尿與放腹水感染、例如鎮靜劑與麻醉藥之類的藥物、便秘、低血糖與外科手術。

3. 致病的機制：肝性腦病的致病機制有氨中毒學說、假性神經遞質、GABA ／ BZ 合成體學說、錳的毒性與氨基酸代謝不平衡等。

4. 氨的形成：

 (1) 尿素透過腸菌尿素酶的催化而產生氨。

 (2) 蛋白透過腸菌氨基酸氧化酶的催化而產生氨。

 (3) 穀氨醯胺透過穀氨醯胺酶的催化而產生氨。

 (4) 透過肌肉運動會產生氨。

(三) 病因與發病機制

1. 病因：各型肝硬化，特別是肝炎後肝硬化是引起肝性腦病最常見的原因，如果把次臨床肝性腦病也計算在內，肝硬化發生肝性腦病者可達 70%。部分可以由改善門靜脈高壓的門體分流術引起。小部分肝性腦病見於重症病毒性肝炎、中毒性肝炎和藥物性肝炎的急性或暴發性肝衰竭階段。少數還可以由原發性肝癌、妊娠期急性脂肪肝、嚴重膽道感染等引起。

肝性腦病特別是門體分流性腦病常有明顯的誘因，常見的有上消化道出血、高蛋白飲食、大量排鉀利尿和放腹水、催眠鎮靜藥和麻醉藥、便秘、感染、尿毒癥、低血糖、外科手術等。

2. 發病機制：肝性腦病的發病機制迄今尚未完全明確。一般認為本病產生的病理生理基礎是由於肝細胞功能衰竭和門 - 腔靜脈分流手術造成或自然形成的側支迴圈，使來自腸道的許多毒性代謝產物，未被肝解毒和清除，便經側支進人體循環，透過血 - 腦屏障而至腦部，引起大腦功能紊亂。

小博士解說

肝性腦病(hepatic encephalopathy，HE)過去稱為肝性昏迷(hepatic colna)，是嚴重肝病所引起的、以代謝紊亂為基礎的中樞神經系統功能失調的綜合病徵，其主要臨床表現是意識障礙、行為失常和昏迷。若腦病的發生是由於門靜脈高壓、廣泛門-腔靜脈側支迴圈形成所致，則稱為門體分流性腦病(potto-systemic encephalopathy，PSE)。並無明顯的臨床表現和生化異常，僅能用精細的智力實驗和(或)電生理檢測才能作出診斷的肝性腦病，稱為次臨床或隱性肝性腦病(subclinical or latent HE)。

氨的形成

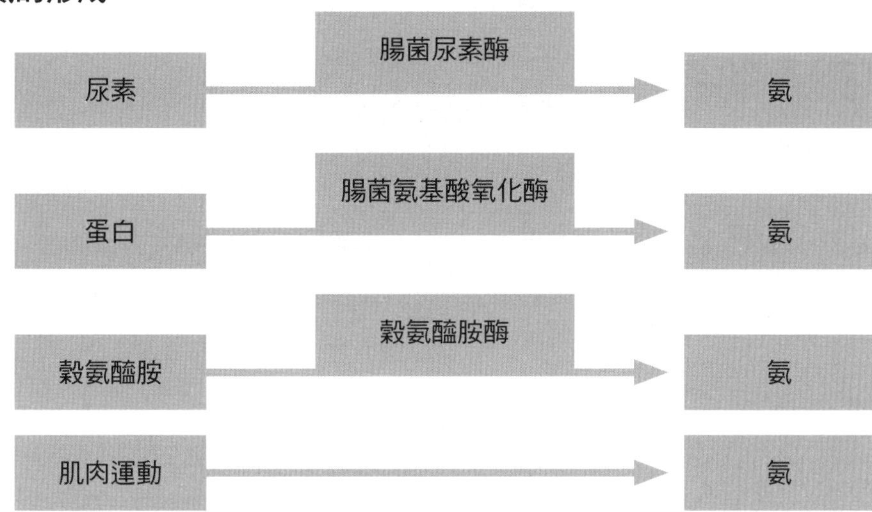

＋ 知識補充站

肝性腦病的臨床表現常因原有肝病的性質、肝細胞損害的輕重緩急以及誘因的不同而很不一致。一般根據意識障礙程度、神經系統表現和腦電圖改變，將肝性腦病由輕到重分為四期。

1. 一期(前驅期) :輕度性格改變和行為異常，例如欣喜激動或冷漠少言、衣冠不整或隨地便溺。應答尚準確，但吐字不清楚且較緩慢。會有撲翼樣震顫，即囑咐病人兩臂平伸，肘關節固定，手掌向背側伸展，手指分開時，可見到手向外側偏斜，掌指關節、腕關節、甚至肘與肩關節急促而不規則地撲擊樣抖動。腦電圖多數正常。此期歷時數日或數周，有時症狀不明顯，易被忽視。
2. 二期(昏迷前期):以意識錯亂、睡眠障礙、行為異常為主要表現。前一期的症狀加重。定向力和瞭解力均減退，對時間、地點、人物的概念混亂，不能完成簡單的計算和智力構圖，言語不清、書寫障礙、舉止反常，並大多有睡眠時間倒錯；晝睡夜醒，甚至有幻覺、恐懼、狂躁而被視為一般精神病。病人有明顯的神經徵象，例如腱反射亢進、肌張力增高、踝陣攣及Banski症陽性等。此期撲翼樣震顫存在，腦電圖有特異性異常。病人會出現不隨意運動及運動失調。
3. 三期(昏睡期):以昏睡和精神錯亂為主，大部分時間病人呈現昏睡狀態，但可以喚醒，醒時尚可應答，但常有神智不清和幻覺。各種神經徵象持續或加重，肌張力增高，四肢被動運動常有抵抗力，錐體束症常陽性。撲翼樣震顫仍可引出，腦電圖有異常波形。
4. 四期(昏迷期):神智完全喪失，不能喚醒。在淺昏迷時，對疼痛等強刺激尚有反應，腱反射和肌張力仍亢進，由於病人不能合作，撲翼樣震顫無法引出；深昏迷時，各種反射消失，肌張力降低，瞳孔常散大，會出現陣發性驚厥、踝陣攣和換氣過度。腦電圖明顯異常。

以上各期的分界常不清楚，前後期臨床表現會有重疊，其程度會因為病情的發展或治療好轉而變化。少數慢性肝性腦病病人還會因為中樞神經系統不同部位有器質性損害而出現暫時性或永久性智慧減退、共濟失調、錐體束症陽性或截癱。

次臨床或隱性肝性腦病病人，由於沒有臨床表現而被視為健康人，但在駕駛各種交通工具時，有發生交通事故的危險。肝功能損害嚴重的肝性腦病病人有明顯黃疸、出血傾向和肝臭，易併發各種感染、肝腎症候群和腦水腫等。

4-15 肝性腦病（二）

(四) 氨的代謝

氨的代謝分為腎臟排泄、合成尿素、合成氨基酸（肝／腦／腎）與肺部呼出四種。合成尿素的流程為：

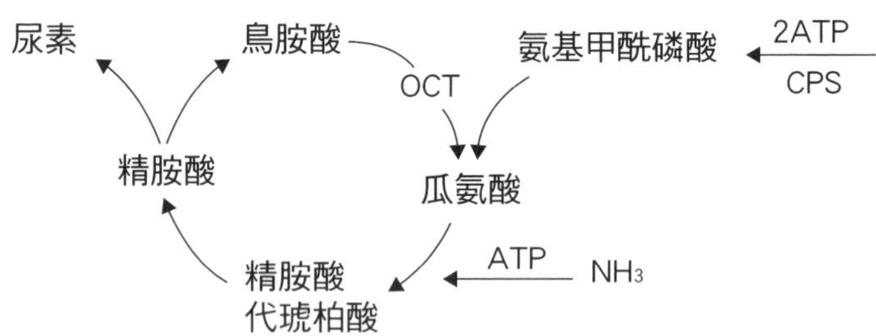

氨的代謝流程為 α －酮戊二酸加上 NH3，透過 ATP 的催化作用產生穀氨酸加上 NH3，再透過 ATP 的催化作用產生去毒的穀氨醯胺。

(五) 血氨增高的原因

血氨增高的原因為上消化道出血、攝取過高的蛋白質飲食、大量的排鉀利尿和放腹水、感染、諸如鎮靜藥與麻醉藥之類的藥物、便秘、低血糖與外科手術。

(六) 氨對中樞神經系統的毒性作用

NH3 具有神經毒性，直接會損害到 CNS，穀氨酸為是大腦重要的興奮性神經遞質，穀氨醯胺為有機滲透質，會引起腦水腫，ATP 的大量消耗，會使腦的能量代謝受損，胺、硫醇及短鏈脂肪酸具有協同的毒性作用。

(七) 假性神經遞質

1. 興奮性神經遞質：多巴胺／去甲／穀氨酸／乙醯膽鹼／門冬氨酸。
2. 抑制性神經遞質：5 － HT ／ γ －氨基丁酸。

OH, OH, $CHOHCH_2NH_2$

去甲腎上腺素

OH, OH, $CHOHCH_2NH_2$

苯乙醇胺

OH, OH, $CH_2CH_2NH_2$

多巴胺

OH, $CHOHCH_2NH_2$

羥苯乙醇胺

假性神經遞質

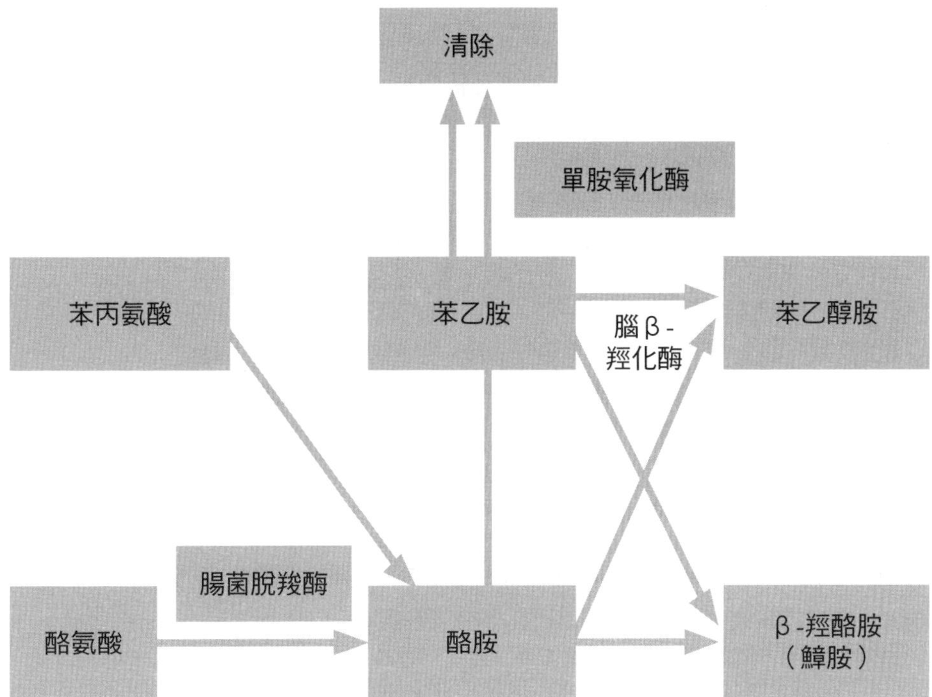

氨的形成和代謝

血氨主要來自腸道、腎和骨骼肌生成的氨	其中胃腸道是氨進入身體的主要門戶。
正常人胃腸道每日產氨大約為4g	並主要以非離子型氨(NH_3)在結腸部位彌散進入腸黏膜。
游離的NH_3有毒性	能透過血-腦脊液屏障；NH_4^+則相對無毒，不能透過血-腦脊液屏障，兩者受pH梯度改變的影響而相互轉化。
當結腸內pH值>6時，NH_3會大量彌散人血	當pH<6時，則以NH_4^+的型式從血液轉至腸腔，隨糞便排除。
腎產氨是通過穀氨醯胺酶分解穀氨醯胺成為氨	亦受到腎小管液pH值的影響。
骨骼肌和心肌在運動時也會產生少量氨。	機體清除氨的主要途徑為：腎是排泄的主要場所。
腎在排酸的同時	也以NH_4^+形式來排除大量氨。
大部分來自腸道的氨在肝內合成尿素並透過腎來排泄	1.在肝、腦、腎等組織消耗氨合成穀氨酸和穀氨醯胺。 2.在血氨過高時，可以從肺部呼出少量。

4-16 肝性腦病（三）

(八) 肝性腦病的病因

GABA 是哺乳動物大腦的主要抑制性神經遞質，如果 GABA 濃度增高，則血腦脊液屏障通透性也會增高，大腦突觸後神經元的 GABA 受體也會增多。

(九) 肝性腦病的致病機制

肝性腦病的致病機制有氨中毒學說、假性神經遞質、GABA ／ BZ 合成體學說、錳的毒性（神經毒性）、氨基酸代謝不平衡（芳香族氨基酸會上升，支鏈氨基酸會下降）。

實驗室檢查的工具有血氨檢查、肝功能檢查、腦電圖、智力測驗與影像檢查。

(十) 肝性腦病的症狀

意識障礙、營養失調（低於身體的需求量、活動無耐力）與知識缺乏。

(十一) 治療重點與護理措施

1. 治療重點：消除誘因、減少毒物的生成和吸收、促進毒物的代謝和清除、對症支援治療與其他方式。

2. 一般護理：用藥護理、病情觀察與對症支援。

3. 注意事項：(1) 蛋白質：在昏迷時嚴禁蛋白質攝取，每日供給熱量至少 5 ～ 6.7kJ，以葡萄糖為主，在清醒之後逐漸增加蛋白質。(2) 含氮物質：灌腸或導瀉，清除腸內積食、積血或其他含氮物質，可以用乳果糖口服或灌腸，劑量為 30 ～ 60 公克／天，從小劑量開始，以調節到每日排糞 2 ～ 3 次，糞 pH 值以 5 ～ 6 為宜；或弱酸性液體。(3) 腸道細菌：抑制腸道細菌的生長，短期口服新黴素 2 ～ 4 公克／天或甲硝唑 0.2 公克，每日 4 次。(4) 使用降氨藥物：穀氨酸鉀（鈉）加上氨會生成穀氨醯胺，鳥氨酸減去門冬氨酸（α －酮戊二酸）加上氨會生成尿素。(5) 精氨酸加上氨會生成尿素（代謝性鹼中毒者用）。(6) 苯甲酸鈉＋甘氨酸／穀氨醯胺會生成馬尿酸。(7) 苯乙酸加上穀氨醯胺會生成馬尿酸。(8) 必需之氨基酸為 3 ～ 6 公克／天。(9) 支鏈氨基酸為主的氨基酸混合液，可以恢復正氮的平衡。(10) 拮抗 GABA ／ BZ 受體（荷包牡丹堿／氟馬西尼）。(11) 糾正水、電解質和酸鹼平衡失調。(12) 保護腦細胞的功能。(13) 保持呼吸道的暢通。(14) 防治腦水腫、出血與休克。(15) 腹膜透析或血液透析。(16) 肝移植。(17) 肝細胞的移植。(18) 減少門體的分流。

4. 嚴密觀察：嚴密觀察血壓、脈搏、呼吸、體溫、瞳孔，意識障礙的程度，24 小時的出入量，定期抽血復查肝、腎功能與電解質。

5. 治療重點與護理措施：環境（要有專人護理、注意安全）、休息與活動、體位、飲食護理、心理護理、晨間護理（口腔、皮膚、灌腸）。

肝性腦病之臨床表現

分期	症狀	體徵	檢查
0期 （輕微）	無	無	智力測驗 電子生理檢測
一期 （前驅期）	性格改變 行為異常	撲翼樣震顫	腦電圖正常
二期 （昏迷前期）	意識錯亂 行為異常	撲翼樣震顫 神經體徵	腦電圖 特徵性異常
三期 （昏睡期）	昏睡 精神錯亂	撲翼樣震顫 神經體徵	腦電圖 明顯異常
四期 （昏迷期）	昏迷	昏迷	腦電圖 明顯異常

GABA／BZ合成體

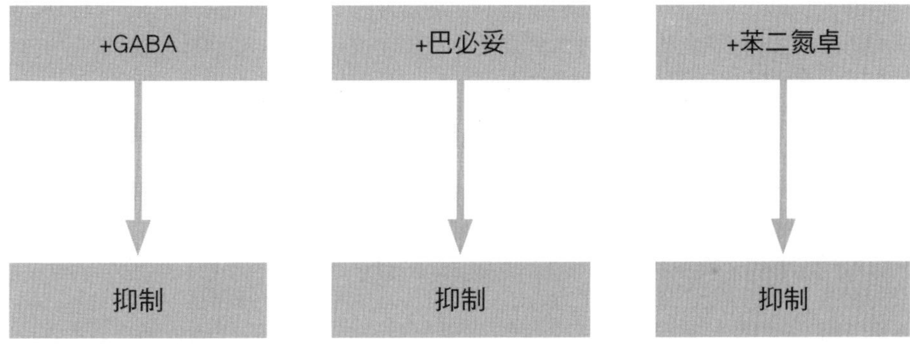

＋ 知識補充站

得了肝性腦病怎麼辦？

1. 避免使用鎮靜安眠藥、麻醉藥等。
2. 遵照醫囑給予穀氨酸鈉或穀氨酸鉀，觀察病人的尿量、腹水和水腫狀況。
3. 遵照醫囑給予精氨酸，滴注速度不宜過快，以免引起流涎、面色潮紅與嘔吐。
4. 遵照醫囑給予乳果糖，因為腸內產氣較多，會引起腹脹、腹絞痛、噁心、嘔吐、電解質紊亂。
5. 遵照醫囑給予新黴素，做好聽力和腎功能的監測工作。
6. 遵照醫囑給予靜脈快速滴注高滲透性葡萄糖、甘露醇以防治腦水腫。
7. 保持病人呼吸道的暢通與保護腦細胞的功能。
8. 消除誘因、減少毒物的生成和吸收、促進毒物的代謝和清除、對症支援治療與其他方式。

4-17 原發性肝癌（Primary Carcinoma of The Liver）

(一) 原發性肝癌的特色

原發性肝癌為自肝細胞或肝內膽管細胞發生的癌腫，很容易發生肝內血液運行的轉移，其死亡率在消化系統惡性腫瘤中位列第 3 位，而全球致病率在上升之中，本病症可以發生於任何年齡層，而以 40 ～ 49 歲居多，男女之罹患比例為 2 ～ 5：1。

(二) 原發性肝癌的發生原因

原發性肝癌的發生原因為病毒性肝炎、肝硬化、黃麴黴素、飲水污染、遺傳、嗜酒與其他因素（有機氯農藥、亞硝酸鹽、華枝睾吸蟲）。

(三) 原發性肝癌的臨床表現

1. 發病隱匿，早期缺乏典型的症狀，其次臨床肝癌並無任何的症狀和身體的徵象，肝區持續性疼痛，消化道症狀（消化不良），全身的症狀為消瘦、全身乏力、發燒、伴隨著癌症候群 ，轉移症狀在肺部、骨骼與腦部。肝區會持續性疼痛。

2. 肝臟進行性腫大、脾臟腫大、肝硬化、黃疸、轉移灶（淋巴結腫大、病理性骨折、癱瘓）、超音波檢查、CT、MRI、血管造影與核素顯像。

3. 肝性腦病、上消化道出血、肝癌破裂、繼發感染。4. AFP、GGT、AP、AFU、醛縮酶同工酶 A、超音波檢查、CT、MRI、血管造影、核素顯像、活體檢查與剖腹檢查。

(四) 原發性肝癌的處理方式

1. 治療的方式：手術、肝動脈栓塞化療、放射性治療、化學治療、免疫療法、中醫中藥與併發症治療。

2. 原發性肝癌的症狀：疼痛（肝區疼痛）、預感性悲哀、營養失調與潛在性併發症。

3. 護理的措施：(1) 環境（病房要減少探訪，定期通風、衣物要消毒，保持室內空氣的新鮮。嚴格地遵循無菌原則做各項操作來防止交叉感染）、休息與活動、體位、飲食護理、心理護理與晨間護理。(2) 飲食護理為以高蛋白、適當熱量、高維生素為宜，避免高脂、高熱量和刺激性食物，而使肝臟的負擔加重。(3) 護理措施有術前術後護理、化療藥物護理、抗感染藥物護理與肝動脈栓塞化療的護理。

4. 處理的方式：原發性肝癌的處理方式有術前護理、術中配合與術後護理。

(1) 術前的護理：①心理護理。②各種檢查。③一般性血液、凝血、肝腎功能。④心電圖、超音波檢查、X 光。⑤碘劑、麻醉藥、抗生素過敏實驗。⑥在手術之前禁食 6 小時。⑦在手術之前 30 分鐘要給與鎮靜劑。

(2) 術中的配合：準備好急救用品，做好病情的觀察工作。

(3) 術後的護理：①在手術之後禁食 2 ～ 3 天，逐漸轉移到流質飲食，並注意少量多餐，以減輕噁心、嘔吐。②穿刺部位護理。③密切觀察病情的變化。④準確記錄出入量。⑤遵照醫師的囑咐來用藥。

小博士解說

原發性肝癌(primary carcinoma of the liver)指原發於肝細胞和肝內膽管細胞的癌腫，為國內常見惡性腫瘤之一，其死亡率在消化系統惡性腫瘤中列為第三位，僅次於胃癌和食 管癌。肝癌在世界各地的發病率雖有所不同，但均有上升的趨勢。本病症會發生於任何年齡，以40—49歲為最多，男女之比為2—5：1。

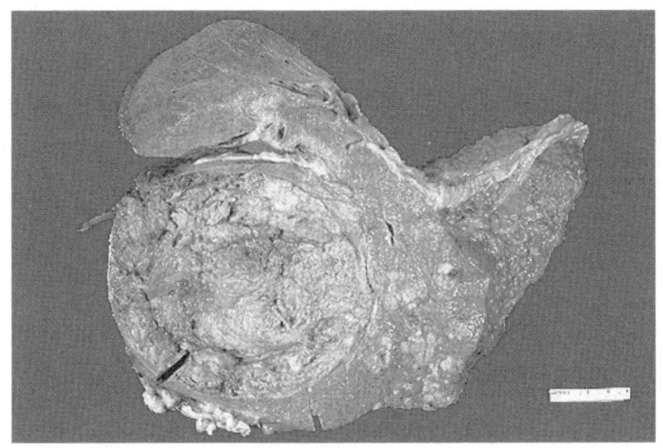

原發性肝癌（圖為著作群自行拍攝，擁有攝影著作權）

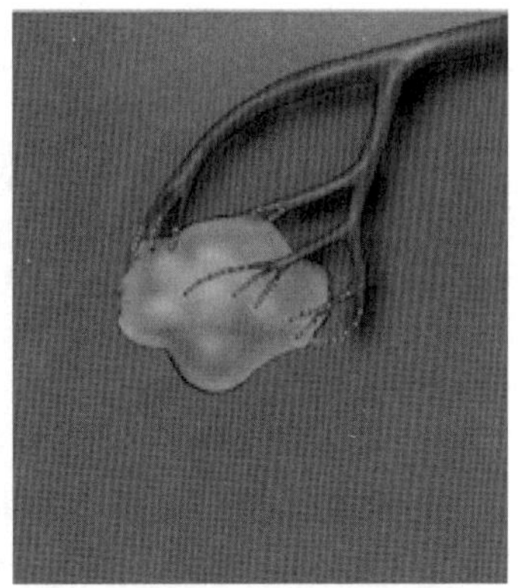

原發性肝癌（圖為著作群自行拍攝，擁有攝影著作權）

保健諮詢

指導病人保持樂觀情緒	建立正面的生活方式，有條件者可以參加社會性抗癌組織活動，增加精神支援，以提高身體的抗癌功能。
保持生活的規律	注意工作與休閒的調配，避免情緒劇烈波動和勞累，以減少肝糖原分解，減少乳酸和血氨的產生。
指導病人適量進食，增強身體的抵抗力。	戒煙、酒，會減輕對肝的損害。注意飲食和飲水衛生。
指導病人和家屬熟悉肝癌的有關知識和併發症的預防和識別	以便隨時發現病情變化，及時就診，調整治療的方案。
按照醫囑服藥	切忌服用損肝的藥物。

其他的護理診斷

潛在的併發症	上消化道出血、肝性腦病、癌結節破裂出血。
恐懼	與腹部劇烈疼痛或擔心預後有關。

＋ 知識補充站

1.診斷的重點:凡是有肝病史的中年人，特別是男性病人，若有不明原因的肝區疼痛、消瘦、進行性肝大，應作AFP測定，並選作上述的其他檢查，爭取早期診斷。對年齡35歲以上、有肝炎病史5年以上、B型或C型肝炎標記陽性者，進行，每年1～2次的AFP檢測和超音波顯像檢測，是早期發現肝癌的有效措施。AFP持續低濃度增高但是轉氨酶正常，往往是次臨床肝癌的主要表現。

2.預後:近年隨著診斷和治療方法的不斷進步，早期肝癌的根治切除率和術後5年生存率明顯提高。近期五大症狀、直徑小於4．5cm的小肝癌切除後5年生存率已高達69．4%。故積極宣傳和普及肝癌的預防知識，定期對肝癌高發區族群做普查是預防肝癌發生和早期診治肝癌的基本方式。

4-18 急性胰腺炎（Acute Pancreatitis）

(一) 急性胰腺炎的定義

胰腺分泌的消化酶在胰腺內啟動，引起胰腺及其周圍組織自身消化的化學性發炎症。其臨床主要呈現為急性上腹痛、發燒、噁心、嘔吐與血和尿澱粉酶增高。若為重症會有腹膜炎、休克等併發症。急性胰腺炎的死亡率可達 25% ～ 40% 左右，多見於青壯年。

(二) 急性胰腺炎的病因與致病機制

1. 急性胰腺炎的病因和致病機制：急性胰腺炎的病因為膽道系統疾病（膽石症）、酗酒、暴飲暴食、胰管阻塞、手術與創傷（ERCP）、內分泌代謝障礙（高鈣、高脂肪）、感染、藥物與特發性。

2. 急性胰腺炎的症狀與併發症：局部性為胰腺膿腫和假性囊腫，全身性為急性腎衰竭、急性呼吸窘迫症候群、心力衰竭、消化道出血、胰性腦病、彌散性血管內凝血、肺炎、敗血症與糖尿病。

3. 急性胰腺炎的實驗室檢查：一般性驗血（WBC 會上升），澱粉酶會上升（血、尿酶的高低與病情不成正比）、血清脂肪酶會上升，CRP 會上升，生化檢查（血糖會上升，白蛋白會下降，血鈣會下降）、B 超與其他（血氧會下降）。

4. 急性胰腺炎的診斷與護理診斷：疼痛（腹痛）、潛在性併發症（ARF、ARDS、HF 與 DIC）。

5. 急性胰腺炎的治療重點與護理措施：緩解症狀、減少胰腺分泌、抑制胰酶活性與減少併發症。

6. 急性胰腺炎的一般治療與一般護理：環境要安靜，在休息時要絕對臥床與屈膝側臥位，飲食要：暫禁食，在必要時要做胃腸減壓與補充營養，若病情允許應儘早恢復飲食，在心理曾層面要認識病因，遵照醫生的囑咐來用藥，正確地止痛，定期回診，在早上要清潔口腔與大便二次。

7. 急性胰腺炎的用藥護理：靜脈輸液，補充血容量，維持水電解質和酸鹼平衡，運用阿托品、呱替啶、654 － 2 來止痛、禁用嗎啡、抗感染、抑酸（H2RA、PPI）、減少胰液分泌（生長抑素、降鈣素、胰升糖素）、抑制胰酶活性（抑肽酶）。

8. 急性胰腺炎的病情觀察：要密切觀察生命身體徵象、24 小時之出入量、症狀身體徵象（腹痛情況）、胃腸減壓管、嘔吐物、皮膚與 MOF，並做實驗室檢查。

小博士解說

1.急性胰腺炎(acute pancreatitis)是指胰腺分泌的消化酶引起胰腺組織自身消化的化學性發炎症。臨床主要表現為急性上腹痛、發燒、噁心、嘔吐、血和尿澱粉酶增高，重症伴隨著腹膜炎、休克等併發症。本病可以見於任何年齡，但是以青壯年居多。2.健康諮詢:(1)疾病知識諮詢:向病人及家屬介紹本病的主要誘發因素和疾病的過程，教育病人積治療膽道疾病，注意防治膽道蛔蟲。(2)生活諮詢:指導病人及家屬掌握飲食衛生知識，病人平時應養成規律進食習慣，避免暴飲暴食。腹痛緩解後，應從少量低脂、低糖飲食開始逐漸恢復正常飲食，應避免刺激強,產氣多、高脂肪和高蛋白食物，戒除煙酒，防止復發。

3.預後:輕症者預後良好，常在1周內恢復。重症者病情重而兇險，預後較差，病死率在30%～60%。若病人年齡大，有低血壓、低清蛋白血症、低氧血症、低血鈣及各種併發症則預後較差。

急性胰腺炎感染的流程

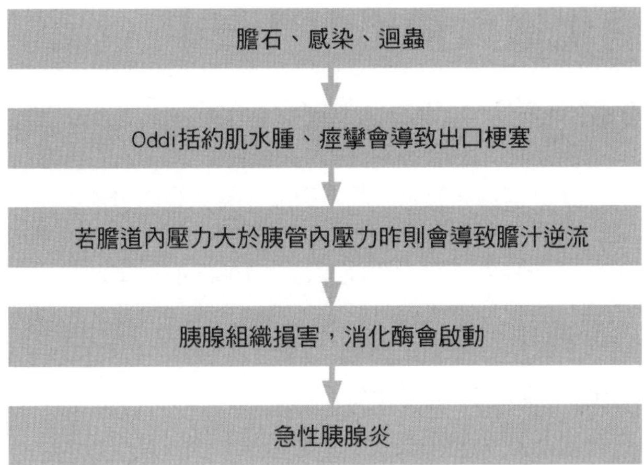

急性胰腺炎的症狀

	MAP	SAP
壓痛	輕	伴肌緊張、壓痛、反跳痛
腸鳴音	減弱或者消失	
移動性濁音	無	血性腹水
黃疸	壓迫膽總管可有	
其他		全身表現Grey-Turner Cullen Sign

急性胰腺炎的身體徵象

	MAP	SAP
腹痛	常位於中上腹，向腰背部呈現帶狀放射	
	持續性鈍痛、鑽痛、刀割狀，陣發性加劇	
	在3～5天之後會緩解	持續較長
噁心嘔吐	量大、嘔吐物為膽汁、在吐後腹痛不會緩解	
發熱	中度以上，3～5天	
水電酸鹼	代鹼較多	代酸、低鉀、鎂、鈣
休克		相當少，會併發猝死

急性胰腺炎的病因和致病機制

胰蛋白酶	蛋白質水解	水腫、壞死、出血
糜蛋白酶	蛋白質水解	水腫、出血
磷脂酶A	形成溶血卵磷脂	壞死、溶血
彈力蛋白酶	彈力蛋白分解	出血、血栓形成
脂肪酶	分解甘油三酯	脂肪壞死、液化
激肽釋放酶	血管舒張 通透性增加	微循環障礙和休克

4-19 上消化道大量出血（一）

(一) 上消化道大量出血的基本概念

上消化道出血（Upper Gastrointestinal Hemorrhage）是指屈氏韌帶以上的消化道，其中包括食道、胃、十二指腸和胰臟；膽道病變，胃空腸吻合術後的空腸病變所導致的出血。

上消化道大量出血一般指數小時內失血量超過 1000ml 或者循環血容量的 20%。上消化道大量出血的臨床表現為嘔血和（或者）黑糞，常伴隨著血容量減少，引起急性周圍循環衰竭，導致失血性休克而危及病人生命。

(二) 上消化道大量出血的表現

1. 出血方式：潛血／黑便／嘔血／便血，與出血的顏色、出血速度、部位與時間有關。

2. 失血性周圍循環衰竭：靜脈回流減少、心輸出量減少與動脈缺血。

3. 發燒。

4. 氮質血症：消化道出血會感染氮質血症，要持續維持注灌。

5. 出血後之代償：出血後之代償會導致骨髓增生，血紅素增殖，並生成 ADH 與醛固酮。

6. 發病狀況：上消化道出血需要做體溫調節，消除中樞障礙，上消化道出血時之體溫大致為 38.5℃左右，致病時間大致為 3 ～ 5 天左右。

(三) 實驗室檢查及其他的檢查方法

1. 檢查方法：實驗室檢查及其他檢查方法有內視鏡檢查、X 光鋇餐、核素、動脈造影與吞線實驗四種方法。其中內視鏡檢查為病因診斷的第一選擇方法。

2. 診斷方法：診斷的方法有早期識別、出血量估計、確定病因和出血部位與是否有繼續出血的現象發生。

(1) 診斷的早期識別：運用潛血來尋找原因，例如嘔血是否會導致咯血與鼻衄？是否會影響口腔？黑色大便的原因是出血、食物還是藥物？便血是否會導致痔瘡？是否會導致休克？

(2) 護理的重點：①補充血液的容量：當 Hb 小於 70g ／ L，Bp 小於 90mmHg 時要做治療和護理，NS、右旋糖酐或者其他血漿代用品會儘快地補充血容量，要儘早輸入全血，以恢復和維持血容量及有效循環，血容量輸入量可以根據估計的失血量來確定，保持血紅蛋白不低於 90 ～ 100g ／ L，而肝硬化病人宜輸送鮮血（庫存血含氨量較高）。②止血：止血的方法有胃內降溫（以 10 ～ 14℃的冰水灌注）、口服止血劑（去甲腎上腺素 8mg 加上 1000ml 的水、凝血酶、孟氏液、P.O. 或者經胃管滴注入胃、用於胃、十二指腸出血）與內鏡下止血／手術。止血可以保護胃黏膜、抑酸，並導致胃底食道脈曲張。

其他護理診斷與問題

恐懼	與生命或健康受到威脅有關。
知識缺乏	缺乏有關引起上消化道出血的疾病及其防治的知識。

健康諮詢

針對原發病的諮詢	引起上消化道出血的病因很多。應幫助病人和家屬掌握自我護理的有關知識，減少再度出血的危險。
一般的知識諮詢	1.注意飲食衛生和飲食的規律；進營養豐富、易消化的食物；避免過饑或暴飲暴食；避免粗糙、刺激性食物，或過冷、過熱、產氣多的食物、飲料；應戒煙、戒酒。 2.生活起居要有規律，調配工作與休閒，保持樂觀的情緒，保證身心休息：避免長期精神緊張、過度勞累。 3.在醫生指導下用藥，以免用藥不當。
識別出血 並及時就診	病人及家屬應學會早期識別出血徵象及應急措施：出現頭暈、心悸等不適，或嘔血、黑便時，要立即臥床休息，保持安靜，減少身體活動：嘔吐時取側臥位以免誤吸；立即送醫院治療。慢性病者定期做門診訪視。

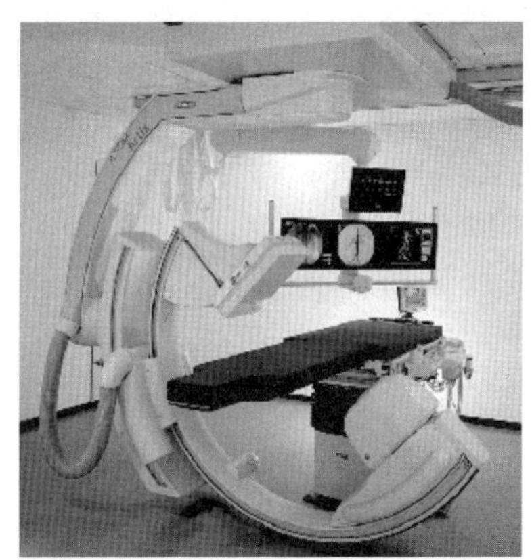

內視鏡檢查（圖為著作群自行拍攝，擁有攝影著作權）

+ 知識補充站

預後

多數上消化道大量出血的病人經過治療可以停止出血，大約15%～20%病人持續出血或反復出血，顯示死亡危險性增高。

持續或反復出血的主要相關因素

60歲以上的老年人；有生命器官嚴重疾患，例如心、肺、肝、腎功能不全、腦血管意外等，出血量大或短期內反復出血；食管胃底靜脈曲張破裂出血；內視鏡下見暴露血管或活動性出血的消化性潰瘍。

4-20 上消化道大量出血（二）

（四）治療和護理

1. 藥物：藥物可以降低門脈壓力，藥物有血管加壓素、生長抑制素與三腔二囊管三種。

(1) 血管加壓素要嚴格地控制滴速，要嚴密地觀察不良的反應。

(2) 三腔二囊管在插管之前要做仔細的檢查，協助插管注氣，其中胃囊 150 ～ 200ml，食道囊 100ml，分別加以標記與固定，加壓 0.5 公斤（Kg）。

2. 運用三腔二囊管之注意事項：

(1) 密切地觀察。

(2) 定時做好口鼻清潔與濕潤的工作。

(3) 床旁置備用管及換管用品，以便於緊急轉換使用。

(4) 經常抽吸胃內容物，有鮮血及時通知醫生，適當地調整。

(5) 經胃管沖洗胃腔，清除積血。

(6) 病人有胸骨下面的不適症、噁心或頻發早搏，要考慮氣囊進入食道下端會擠壓心臟，而給予適當的調整。

(7) 如果氣囊阻塞咽喉部引起窒息，則立即放開氣囊或剪除。

(8) 加壓 12 ～ 24 小時，放氣、放鬆牽引 15 ～ 30 分鐘。

(9) 在出血停止之後，保留管道，觀察 24 小時。

(10) 觀察 24 小時，若無繼續出血則可以拔管。

(11) 口服石蠟油 20 ～ 30ml，防止黏結。

(12) 抽盡氣體，拔管要緩慢而輕巧。

(13) 繼續地觀察病情。

3. 病情的觀察：生命的身體徵象 q 是否為 0.5 ～ 1 小時？24 小時之出入量為多少？是否有繼續出血的症狀？

4. 治療和護理重點：

(1) 反覆嘔血，甚至嘔吐物由咖啡色轉變為鮮紅色。

(2) 黑色糞便之次數增多且糞質稀薄，色澤轉為暗紅色，伴隨著腸鳴音亢進症。

(3) 周圍循環衰竭的表現經過補液與輸血而未改善，或者好轉之後又惡化，血壓波動，中心靜脈壓不穩定。

(4) 紅血球的數目、血球容量比、血紅蛋白測定不斷地下降，網織紅血球數目持續地增高。

(5) 在補液足夠與尿液量正常的情況下，血尿素氮會持續或者再次增高。

(6) 門靜脈高壓的病人原有的脾臟較大，在出血之後常會暫時地縮小，如果不見到脾臟恢復腫大亦即暗示出血的情況並未停止。

小博士解說

一般性護理有環境、休息、體位、飲食、心理與晨間護理六大層面。

其他護理診斷與問題

恐懼	與生命或健康受到威脅有關。
知識缺乏	缺乏有關引起上消化道出血的疾病及其防治的知識。

健康諮詢

針對原發病的諮詢	引起上消化道出血的病因很多。應幫助病人和家屬掌握自我護理的有關知識，減少再度出血的危險。
一般的知識諮詢	1.注意飲食衛生和飲食的規律： (1)進營養豐富、易消化的食物。 (2)避免過饑或暴飲暴食。 (3)避免粗糙、刺激性食物，或過冷、過熱、產氣多的食物、飲料。 (4)應戒煙、戒酒。 2.生活起居要有規律，調配工作與休閒，保持樂觀的情緒，保證身心休息，避免長期精神緊張、過度勞累。 3.在醫生指導下用藥，以免用藥不當。
識別出血並及時就診	1.病人及家屬應學會早期識別出血徵象及應急措施。 2.出現頭暈、心悸等不適，或嘔血、黑便時，要立即臥床休息，保持安靜，減少身體活動。 3.嘔吐時取側臥位以免誤吸。 4.立即送醫院治療。 5.慢性病者定期做門診訪視。

+ 知識補充站

預後：

多數上消化道大量出血的病人經過治療可以停止出血，大約15%—20%病人持續出血或反復出血，顯示死亡危險性增高。持續或反復出血的主要相關因素為：60歲以上的老年人；有生命器官嚴重疾患，例如心、肺、肝、腎功能不全、腦血管意外等，出血量大或短期內反復出血；食管胃底靜脈曲張破裂出血；內視鏡下見暴露血管或活動性出血的消化性潰瘍。

第 5 章
泌尿系統

本章學習目標

1. 泌尿系統的架構是由腎、輸尿管、膀胱、尿道、血管和神經所組成。

2. 泌尿系統的主要生理功能為生成和排泄尿液、調節水電酸鹼平衡、維持內部環境的穩定與分泌激素。

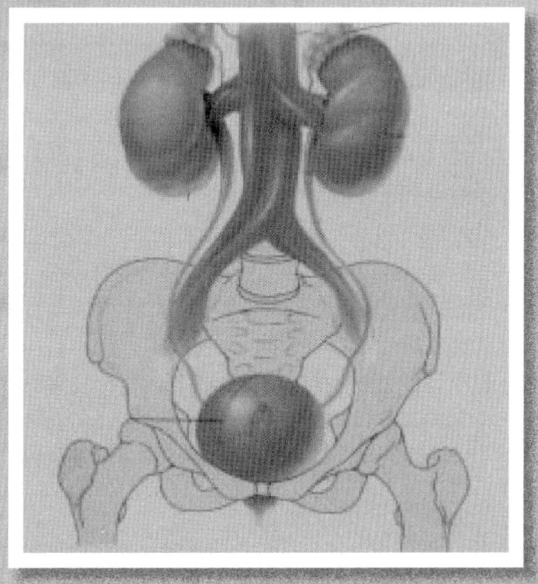

泌尿系統

5-1 泌尿系統的架構（一）

（一）泌尿系統的架構

泌尿系統是由腎、輸尿管、膀胱、尿道、血管和神經所組成。

（二）主要生理功能

泌尿系統的主要生理功能為生成和排泄尿液、調節水電酸鹼平衡、維持內部環境的穩定與分泌激素。

（三）腎臟的解剖和組織學

1. 腎臟的組成：

腎臟是實質性腹膜後器官，由腎實質與腎間質所組成，腎實質分為皮質（腎小體與腎小管曲部）、髓質（髓袢與集合管），而腎間質為結締組織，填充於腎單位元各部分和血管之間，腎間質包括多種細胞成份，其功能到目前尚不十分清楚。

腎臟＝腎單位＋腎小球旁器＋腎間質＋血管、神經，腎單位為腎臟解剖結構和功能的基本單位。

腎小球旁器（Juxtaglomerular Apparatus）位於腎小球血管極，腎小球旁器包括血管部分和小管部分，包括一組具有特殊功能的細胞群，而球旁顆粒細胞會分泌顆粒含腎素（Renin），緻密斑會感受小管液中鈉含量變化，調節腎素釋放，球外繫膜（間質）細胞具有吞噬的功能，可以調節腎小球的過濾面積。

2. 腎臟的血液循環：

(1) 腎臟的血液循環：腎臟的血液循環經由入球小動脈而到達腎小球毛細血管叢，再經由出球小動脈而到達球後的毛細管叢。

(2) 腎臟的血液循環的特色：①腎的血液流量較大，大約占心輸出量的四分之一。②血管球內壓力較高，入球 A 大於出球 A，有利於過濾，異常物質容易沉積。③兩次形成 CAP（過濾，重新吸收）。④直小血管與髓袢相伴相行。⑤皮質與髓質的血液流量、流速及缺血敏感性並不相同。

3. 腎臟的生理功能：

腎臟的生理功能為腎小球濾過功能、腎小管重新吸收功能和內分泌功能、內分泌功能與繫膜功能。(1) 內分泌功能：腎素、前列腺素、EPO、1 － α 羥化酶與激肽釋放酶。(2) 繫膜功能：支撐、修補基膜、清除異物與調節腎小球的過濾。

4. 腎小球的功能：

腎小球的功能有腎小球濾過膜、腎小球濾過率（GFR）與有效的過濾壓。(1) 重新吸收：葡萄糖、氨基酸、HCO3–、H2O、Nacl、尿酸、抗生素與造影劑。(2) 分泌和排泄：氫（酸化尿液）、氨（排酸保鹼）與鉀（保鈉排鉀）。(3) 濃縮和稀釋。

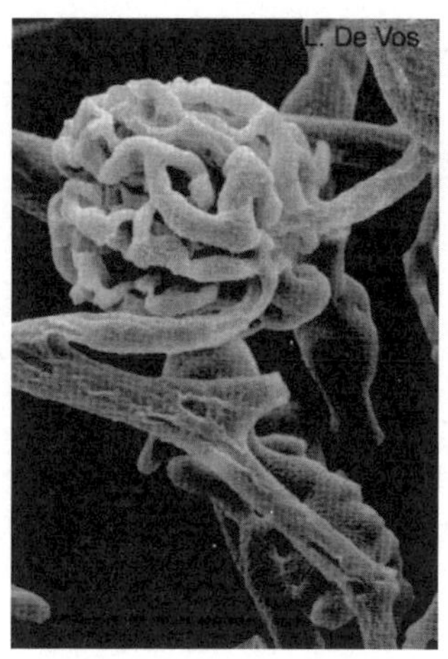

腎臟的解剖和組織學（圖為著作群自行拍攝，擁有攝影著作權）

腎臟的解剖和組織學

腎單位
腎小體
腎小管
腎小球（入球小動脈、毛細管叢、出球小動脈）
腎小囊（Bowman囊）：（內層、囊腔、外層）
近端腎小管（近球小管）：近曲小管、髓袢降支（粗段）
髓袢細段（呈現U形）
遠端腎小管（遠球小管）：髓袢升支（粗緻密斑、遠曲小管）
髓袢

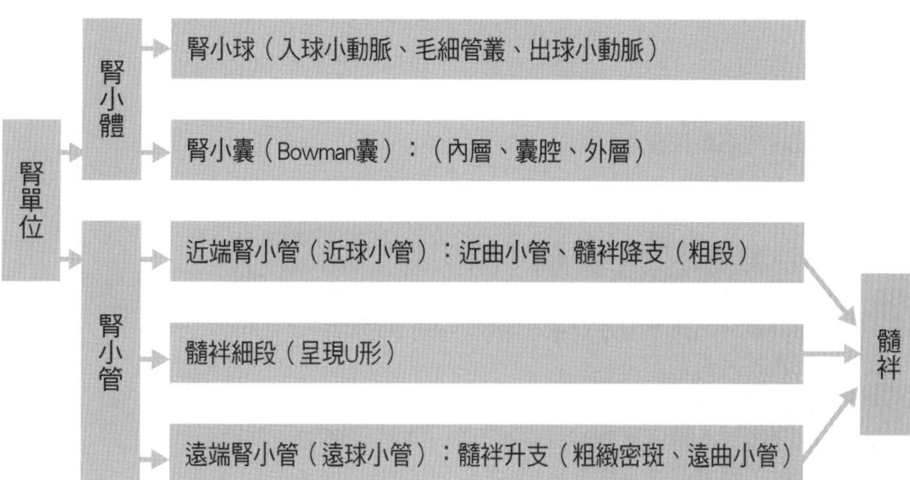

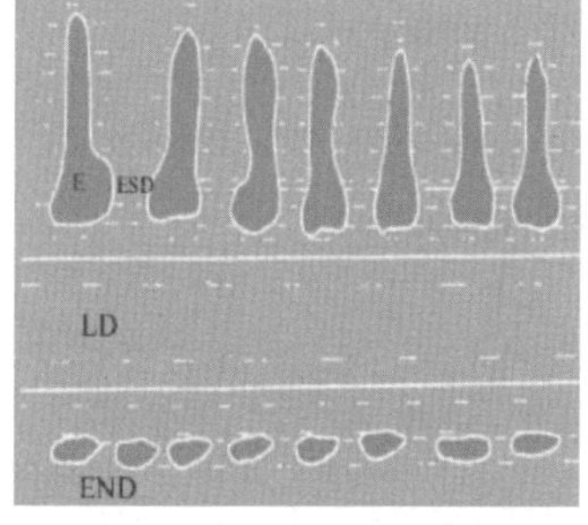

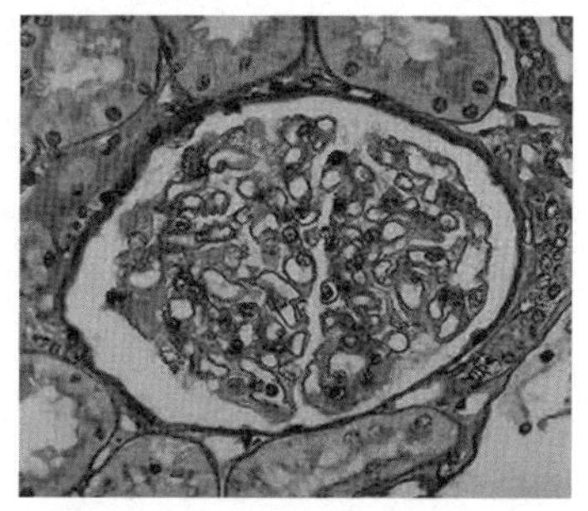

腎小球的功能（圖為著作群自行拍攝與繪製，擁有攝影與圖片著作權）

5-2 泌尿系統的架構（二）

(四) 泌尿系統的護理評估重點

1. 腎臟疾病的特色：病因不明，大多為免疫性與介導性疾病。
2. 評估的重點：
   (1) 病歷的查詢。
   (2) 身體評估及相關的檢查：根據病情來篩選。
   (3) 注意病人的心理反應，社會支援系統等。
3. 實驗室檢查：驗血、驗尿、影像檢查與腎臟穿刺活體檢查。
4. 護理的重點：各種檢查的標本採集及護理。
   (1) 一般性驗尿：第一次早晨的尿液，立即送檢。
   (2) 尿液培養：在消毒之後，要在無菌試管留取中段尿液。
   (3) 尿蛋白定量：留取 24 小時的尿液，加入防腐劑。
   (4) 腎功能檢查：
      ①腎小球檢查：Ccr、SCr，BUN 檢查。
      ②腎小管檢查：PSP、濃縮稀釋實驗、滲透壓的測定、$\beta 2-$ MG。
   (5) 免疫檢查。
   (6) 靜脈尿道造影檢查：
      ①碘過敏實驗。
      ②要吃少渣的飲食，避免使腸脹氣的飲食。
      ③在檢查前一天的晚上要清潔腸道。
      ④在檢查當天早晨要禁食，禁水 12 小時。
      ⑤在檢查時，要準備好急救的藥物，密切觀察病人的情況。
      ⑥在檢查之後要多喝水。
   (7) 腎臟活體檢查：
      ①心理護理：說明檢查的目的和意義，消除恐懼的心理。
      ②教病人練習憋氣和床上排尿。
      ③測量 BT、CT、Hb、Plt、APTT、Cr、BUN 等。
      ④檢查血型、備血，在術前 2 ～ 3 天肌注 VitK。
      ⑤在手術之後要壓迫穿刺部位。
      ⑥病人臥硬板床 24 小時（6 小時之後可以翻身）。
      ⑦術後觀察：生命的體徵、尿液的顏色、症狀。
      ⑧囑咐病人多飲水。
      ⑨在手術之後，使用止血藥及抗生素 3 天。
      ⑩在手術之後 7 ～ 10 天要避免較大的體力活動。

小博士解說

腎單位之總數為200萬，長度為70km，面積為1.5平方公尺，位置為在腹膜後脊柱兩側，大小為拳頭的大小，外形類似蠶豆。

泌尿系統的護理評估

病史	
身體的評估	
實驗室及其他的檢查	1.尿液檢查：尿液常規檢查，尿液培養。 2.腎功能試實驗：腎小球濾過功能(肌酐清除率)、腎小管功能測定(莫氏實驗) 。 3.免疫學檢查。 4.腎活體檢查。 5.影像學檢查。

腎的血液循環

腎血流量	1000～2000ml/min，占心臟的20%～25%，3～5ml/g，相當於其他內臟器官的5～50倍。
腎內血流的分配	1.皮質為90%，髓質為10%。 2.皮質外層：內層= 2～3：1。 3.皮質層血流量為5～6毫升/ min.g。 4.外髓質血流量為1毫升/min.g。 5.內髓質血流量為0.1～0.5毫升/分，克。

腎臟的生理功能

腎小球的濾過功能	原尿180L，終尿1.5L，原尿形成與濾過膜通透性、濾過的面積、有效的濾過壓、腎血流量等有關。
腎小管的功能	1.重新吸收的功能：近曲小管吸收量最大。 2.分泌和排泄功能：H+，NH3，肌酐等。 3.濃縮和稀釋功能→缺水→組織滲透壓增加→感受器增加→ADH減少→遠曲小管，集合管重新吸收增加。
腎臟的內分泌功能	1.腎素 (球旁細胞分泌增多與灌注壓減少，交感神經興奮，含鈉量減少有關)。 2.前列腺素 (間質細胞分泌)。 3.激肽釋放酶 (腎皮質)。 4.Iα羥化酶 (腎皮質)。 5.EPO (腎實質)。

＋ 知識補充站

腎活檢術後的併發症

1.血尿：內視鏡下73%
2.腎週血腫：較小發生率60-90%，較大發生率為0.5-1.5%，出血不止，手術僅佔0.15%
3.腰痛：發生率為17%-60%，大多於3-5日內消失
4.損傷其他器官：嚴重者應手術治療
5.動靜脈痛：血管造影處理
6.感染：發生率為2%-2.6%
7.死亡：發生率為0.1%

5-3 常見症狀身體徵象的護理：水腫（一）

（一）水腫

1. 腎性水腫：腎性水腫為腎臟疾病所引起 ‧ 由於人體組織間隙過多液體積聚而導致組織腫脹，為腎小球疾病最常見的臨床表現。

2. 水腫的特色：水腫大多始於皮下組織疏鬆處，若嚴重則會波及全身，在晨起的時候較為嚴重。

3. 水腫的護理診斷：(1) 體液過多 : 與水，鈉瀦留，大量蛋白尿致血漿清蛋白濃度下降等因素有關。(2) 有皮膚完整性受損的危險 : 與皮膚水腫，抵抗力降低有關。

4. 水腫的目標 :(1) 病人的水腫減輕或完全消退。(2) 並無皮膚破損或感染發生。

5. 水腫的護理措施：

(1) 要多臥床休息，採取舒適的體位，使用軟墊來支撐受壓的部位。(2) 食用低鹽飲食，尿少，尚需限制鉀、磷食物，來保證食物的熱量。(3) 蛋白質的攝取要根據腎的功能而定。(4) 記錄 24 小時的出入量（尿液量）。(5) 觀察：生命的身體徵象（Bp）、體重、腹圍與併發症。(6) 監測：驗尿、腎功能、血漿蛋白、血液電解質。(7) 遵照醫生的囑咐給與利尿劑、糖皮質激素……等，觀察藥物療效及可能的副作用。(8) 心理上的護理。(9) 保健諮詢。

（二）高血壓

1. 高血壓之定義：指動脈血壓過高，原發與繼發，腎性高血壓是繼發性中常見原因之一，腎臟疾病幾乎均會引起高血壓症。

2. 高血壓之分類：

(1) 依據解剖來分類：分為腎血管性（5 ～ 15%）（腎動脈狹窄或阻塞），及腎實質性（常見）腎炎（慢性腎衰等）兩種。(2) 依據機制來分類：分為容量依賴型（80%）（水鈉瀦留，排鈉利尿劑效果好）及腎素依賴型（10%）（RAAS 被啟動、利尿劑無效，使用 ACEI 等）兩種。

小博士解說

高血壓是指動脈血壓過高，可以分為原發性高血壓和繼發性高血壓。腎臟疾病幾乎均會引起高血壓，腎性高血壓是繼發性高血壓的常見原因之一，按照解剖可以分為腎血管性高血壓和腎實質性高血壓兩種。腎血管性高血壓大約占5%-15%，主要是由腎動脈狹窄或堵塞引起，高血壓程度較重，易進展為急進性高血壓。腎實質性高血壓是腎性高血壓的常見原因，主要由急性或慢性腎小球腎炎、慢性腎盂腎炎、慢性腎衰竭等腎實質性疾病所引起。腎性高血壓按發生機制又可以分為容量依賴型和腎素依賴型兩類。前者是因水鈉瀦留引起，用排鈉利尿劑或限制水鈉攝取可以明顯地降低血壓；後者是由於腎素－血管緊張素－醛固酮系統被啟動所引起，過度利尿常會使血壓更加升高，而使用血管緊張素轉換酶抑制劑、鈣通道阻滯劑會使血壓下降。腎實質性高血壓中，80%以上為容量依賴型，僅有10%左右為腎素依賴型，尚有部分病例同時存在兩種的因素。

水腫的原因

腎泌尿功能障礙	由於發炎症，腫脹（增殖）、囊腔狹窄、濾過面積減少、過濾過少，而重新吸收不變。
血漿功能	血漿膠體滲透壓降低。
微血管功能	微血管的通透性增加。

水腫的護理評估

病史	1.水腫發生的誘因及原因、時間、部位；水腫的特點、程度，以及隨時間的進展情況，有無出現全身性水腫。 2.有何伴隨症狀，即有無出現尿量減少、頭暈、乏力、呼吸困難、心跳加快、腹脹等。 3.水腫的治療經過尤其是病人的用藥情況。 4.詳細瞭解所用藥物的種類、劑量、用法、療程、用藥後的效果等。 5.對於曾用激素和(或)免疫抑制劑的病人，應評估其是否遵從醫囑用藥、治療的效果如何。 6.有無精神緊張；焦慮、憂鬱的表現，其程度如何。
身體的評估	1.病人的精神狀況、生命徵象、尿液量、體重的改變。 2.全身皮膚的檢查包括皮膚水腫的範圍、程度、特點，若有無眼瞼和面部浮腫、下肢水腫、外陰水腫等。 3.心肺檢查有無羅音、胸腔積液症、心包摩擦音；腹部有無膨隆、叩診有無移動性濁音等。
實驗室及其他的檢查	1.尿液常規檢查，尿蛋白定性和定量；血清電解質有無異常。 2.腎功能的指標，例如Ccr、血BUN、血肌酐、濃縮與稀釋實驗的結果有無異常。 3.此外，病人有無做過靜脈腎盂造影、超音波、尿道平片等檢查，其結果如何。

＋ 知識補充站

水腫的介紹

水腫是指過多的液體積聚在人體的組織間隙使組織腫脹，是腎小球疾病最常見的臨床表現。水腫分為兩大類，分為腎炎性與腎病性兩種。

1.腎炎性水腫：其發生機制主要是由於腎小球濾過率下降，而腎小管的重吸收功能正常，從而導致「球管失衡」，引起水、鈉瀦留；毛細血管靜水壓增高而出現水腫。其特點為水腫常為全身性，而以眼瞼、頭皮等組織疏鬆處為著。

2.腎病性水腫：主要是由於大量蛋白尿造成血漿蛋白過低，血漿膠體滲透壓降低，導致液體從血管內進入組織間隙而產生水腫。此外，部分病人因為有效血液容量的減少，啟動了腎素-血管緊張素-醛固酮系統，抗利尿激素分泌增多，從而進一步加重水腫。其特點為水腫一般較為嚴重，大多從下肢開始，由於增加的細胞外液量主要瀦留在組織間隙，血容量經常是減少的，故會無高血壓及循環淤血的表現。

5-4 常見症狀身體徵象的護理：水腫（二）

(三) 尿異常

1. 尿異常之定義：指排出的尿在數量和性質上的異常。

2. 尿異常之分類：

(1) 多尿：尿量大於 2500ml ／ d，在生理性層面要大量飲水，飲用含糖份較多的食品，大量飲咖啡或濃茶，在暫時性層面為水腫、腹水的消退期，在治療期間應用利尿劑，在腎源性層面為急、慢性腎炎，在非腎源性層面為尿崩症與糖尿病。

(2) 少尿與無尿：少尿為小於 400ml ／ d，無尿為小於 100ml ／ d，均伴隨著腎小球過濾率的下降，腎前性為血容量不足，腎性為急、慢性腎衰，腎後性為尿道梗阻等。

(3) 蛋白尿：尿蛋白大於 150mg ／ d 或定性陽性反應，大量的蛋白尿（尿蛋白大於 3.5g ／ d），體位性為直立位增加，臥位正常，功能性為腎臟正常、發熱、心衰、脫水與青少年劇烈運動之後會出現蛋白尿。以小球性最為常見，小管性為小分子，混合性為小球＋小管，溢出性為腎外異常蛋白（不重吸收）與 MM 蛋白，組織性為腎性異常蛋白與 Tamm － Horsfall 蛋白。

(4) 血尿：鏡下血尿（新鮮尿沉渣 RBC 大於 3 個／ HP），肉眼血尿（尿外觀呈現血樣或洗肉水樣、或者有血凝塊（1ml ／ L），泌尿系統疾病為外傷、腫瘤、結石、感染、畸形、梗阻等，鄰近器官疾病為闌尾炎、直腸癌，全身性疾病為血液病、高血壓、DM，功能性血尿為腎下垂、在劇烈運動之後會生成血尿。

(5) 細菌尿：新鮮尿液離心 WBC 大於 5 個／ HP，有大量的變性白細胞，要清潔中段的尿，每一個高倍視野均可見到細菌，細菌大於十萬 ml。

(6) 管型尿：12 小時尿沉渣計數管型大於 5000 個或者出現異常的類型。

(四) 腎區痛

1. 腎區疼痛：腎盂、輸尿管內張力增高或包膜受到牽拉所引起，其性質為絞痛、鈍痛和脹痛，體檢方式為腎區壓痛、叩擊痛。

2. 腎絞痛是一種特殊的腎區痛，主要是由輸尿管內結石、血塊等移行所導致，多在側部發生，常呈現間歇性突然發作，而性質相當劇烈，可向下腹外陰及大腿內側部位放射，其多伴隨著血尿。

(五) 尿道刺激症

尿道刺激症之定義：尿頻、尿急、尿痛、排尿不盡感及下腹墜痛等，多見於尿道感染，頻尿是指排尿次數增多，每次尿量並不多，尿急是指尿意一來即需立即排尿，常伴隨著尿失禁。尿痛是指排尿時膀胱區和尿道有疼痛或灼熱感，尿痛加上尿急會影響膀胱，尿痛加上排尿困難會影響尿道或導致尿道阻塞。

尿異常

	小球性（最為多見）		小管性
	選擇性	非選擇性	
機制	電荷屏障	機械屏障	重新吸收障礙
特點	蛋白量較大，1～3g/d		較少，小於2g/d
成分	白蛋白	大分子，例如IgG、C3	以低分子量為主
意義	小球-輕	小球-重	小管損害
鑒別	尿蛋白電泳		

+ 知識補充站

(一)尿道刺激症之護理診斷

排尿異常（尿頻、尿急、尿痛）與尿道感染有關。

(二)護理措施

1. 環境要確實保持清潔與安靜。
2. 在急性發作期，應該儘量臥床休息，協助病人完成各種日常生活，減輕病人的不適感。
3. 各項護理操作最好能夠集中處理，以保證充足的休息和睡眠，以利於疾病的康復。
4. 囑咐病人要多喝水，勤排尿，給予清淡、易於消化與營養豐富的飲食。
5. 皮膚護理，勤換衣褲，引導病人做好個人的全身及外陰部的衛生。
6. 病情觀察：觀察體溫與症狀的變化。
7. 監測：病原學、影像等檢查結果，引導病人正確留取尿液的標本。
8. 出現腎區或膀胱區疼痛時，引導病人給予局部熱敷、依據按摩，或分散病人的注意力，減輕病人的焦慮感，緩解疼痛；對發高燒、頭痛及腰痛者給予解熱鎮痛劑。
9. 依據照醫生的囑咐使用抗生素，注意觀察療效及副作用；並且依據時程、依據數量、依據療程來服藥，切勿隨意停藥以達到徹底治療的目的。
10. 依據照醫生的囑咐口服碳酸氫鈉可鹼化尿液，減輕尿道刺激症，症狀明顯者可以給予阿托品、普魯苯辛等抗膽鹼藥對症治療。
11. 平時避免過度勞累，經常參加體育活動，增加營養，以增強身體的抵抗力。

5-5 腎小球疾病（一）

(一) 腎小球疾病

腎小球疾病為一組具有相似的臨床表現，但是病因、致病機制、病理改變、病程和預診並不盡相同，病變主要為波及雙腎腎小球的疾病。

原發性腎小球病最為多見，它是引起慢腎衰最主要的原因。

(二) 腎小球疾病的病因

1. 免疫反應：
   (1) 體液免疫：形成免疫合成物（IC）。
   (2) 細胞免疫：TC 功能會受損。
2. 發炎症反應：如果 TC 功能會受損，則發炎症細胞會產生發炎症介質，反之，發炎症介質會趨化與啟動發炎症細胞。
3. 非免疫機制的功能：
   (1) 球內高壓、高灌注及高過濾會促進腎小球的硬化。
   (2) 大量的蛋白尿是一個獨立的致病因素。
   (3) 高脂血症是加重腎小球損傷的重要因素之一。
4. 腎小球疾病的臨床分類：
   (1) 急性腎小球腎炎（Acute Glomerulonephritis）。
   (2) 急進性腎小球腎炎（Rapidly Progressive Glomerulonephritis）。
   (3) 慢性腎小球腎炎（Chronic Glomerulonephritis）。
   (4) 隱匿型腎小球腎炎（無症狀性血尿和／或蛋白尿）（Latent Glomerulonephritis）。
   (5) 腎病症候群（Nephrotic Syndrome）。
5. 腎小球疾病的病理分類：
   (1) 輕微性腎小球病變。
   (2) 局部性節段性病變。
   (3) 彌漫性腎小球腎炎：彌漫性腎小球腎炎分為彌漫性腎小球腎炎膜性腎病與繫膜增生性（毛細管內增生性、繫膜毛細管性、新月體和壞死性與增生性腎炎）、硬化性腎小球腎炎與未分類的腎小球腎炎。
6. 同一種病理類型會呈現多種不同的臨床表現，相同的臨床表現可以來自於不同的病理類型，腎活體檢查是確定病理類型和病變程度的必要方式。

(三) 慢性腎小球腎炎（Chronic Glomerulonephritis）（CGN）

慢性腎炎之致病相當隱匿，其致病的方式各有不同，其呈現方式相當多樣化，其病情的遷延，病變進展相當緩慢，會導致不同程度的腎功能減退，而最終將發展為慢性腎衰竭的一組腎小球病，慢性腎炎大多見於青中年男性，其臨床呈現方式為：蛋白尿、血尿、高血壓與水腫。

慢性腎小球腎炎的臨床表現

發病狀況	本病症多數發病緩慢、隱襲以青、中年男性居多，有前驅感染者發病會較急。
蛋白尿	是本病必有的表現，尿蛋白定量常在1～3g／d。
血尿	大多為內視鏡下血尿，也可以見到肉眼血尿。
水腫	大多為眼瞼腫和（或）下肢輕、中度為凹性水腫，一般並無體腔積液，水腫是由水鈉瀦留和低蛋白血症所引起。
高血壓	1.在腎衰竭時，90%以上的病人有高血壓。高血壓的出現與水鈉瀦留、血中腎素和血管緊張素的增加有關。 2.部分病例高血壓也會出現於腎功能正常時。
腎功能損害	1.呈現慢性進行性損害，進展速度主要與相應的病理類型有關。 2.已有腎功能不全的病人，當遇到應激狀態時（例如感染、勞累、血壓增高、腎毒性藥物的使用等），腎功能會急劇惡化，若能及時去除這些誘因，腎功能仍可以在相當程度上恢復。
其他	1.慢性腎衰竭病人常會出現貧血。 2.長期高血壓者會出現心腦血管的併發症。

腎小球疾病

	原發性	繼發性	遺傳性
病因	不明	全身性疾病	遺傳變異基因
範例		SLE 、糖尿病	Alport症候群

＋ 知識補充站

1. 腎小球疾病是一組臨床表現相似(例如水腫、血尿、蛋白尿、高血壓)，但是病因、發病機制、病理、病程和預後不盡相同，且主要侵犯雙腎腎小球的疾病，分為原發性、繼發性和遺傳性三大類。其中原發性腎小球疾病多數病因不明，需要排除繼發性及遺傳性腎小球疾病後才能診斷，原發性占腎小球疾病的絕大多數，是引起慢性腎衰竭的主要疾病。
2. 腎小球疾病的臨床分型與病理類型存在著相當程度的關係，但是並無肯定的對應關係，亦即一種病理類型可以呈現多種的臨床表現，而一種臨床表現又可以來自多種病理類型。腎活組織檢查是確定腎小球疾病病理類型和病變程度的必要方式，而正確的病理診斷又必須和臨床密切配合。

5-6 腎小球疾病（二）

（四）腎小球疾病的病因和病理

1. 腎小球疾病的病因：到目前為止，腎小球疾病的確切病因尚不十分清楚。

2. 腎小球疾病的病理：繫膜增生性腎小球腎炎、繫膜毛細管性腎小球腎炎、膜性腎病與局部性節段性腎小球硬化等會導致腎小球硬化，而使腎小管萎縮與間質纖維化，從而導致尿毒症（即硬化性腎小球腎炎）。

3. 腎小球疾病的臨床表現：腎小球疾病的臨床表現之差異相當大，而症狀輕重不一，它具有相當長的無症狀尿異常期，其早期不典型的表現為：全身乏力、疲倦、腰痛、納差，而蛋白尿為本病症必有的表現，尿蛋白每天大致為 1 ～ 3 公克，血尿多為鏡下血尿，有水腫、高血壓、腎功能損害與其他症狀（貧血、心腦血管併發症）。

4. 腎小球疾病的實驗室及其他檢查：
   (1) 驗血：早期多數的病人正常或有輕度的貧血症狀。
   (2) 血液生化檢查：部分會有高血脂與低蛋白血症等。
   (3) 驗尿：多數為輕度尿異常、蛋白尿、血尿與管型尿。
   (4) 腎功能檢查：多數的病人會有較長時間的腎功能穩定期（BUN、Scr、Ccr）。
   (5) 超音波檢查：早期的腎臟大小正常，晚期對稱性會縮小、皮質會變薄。
   (6) 腎活體檢察：可以確定病理的類型。

5. 診斷：
   (1) 診斷的重點：凡是尿化驗異常、水腫及高血壓患者病歷達一年以上者，無論有無腎功能損害均應加以考量，而繼發性腎炎及遺傳性腎炎除外。
   (2) 鑒別診斷：
      ①繼發性腎炎：系統表現及特異性實驗室檢查。
      ② Alport 症候群：青少年，陽性反應家族史。
      ③隱匿型腎炎：無症狀性血尿和（或）蛋白尿。
      ④感染後急性腎炎。
      ⑤原發性高血壓腎損害。
   (3) 腎小球疾病的診斷說明：
      ①診斷的重點：凡是尿化驗異常、水腫及高血壓患者病歷達一年以上者，無論有無腎功能損害均應加以考量，而繼發性腎炎及遺傳性腎炎除外。
      ②鑒別的診斷：繼發性腎炎：系統表現及特異性實驗室檢查、Alport 症候群（青少年，陽性反應家族史）、隱匿型腎炎（無症狀性血尿和（或）蛋白尿）、感染後急性腎炎與原發性高血壓腎損害。

腎小球疾病的發病機制：

多數腎小球疾病是屬於免疫介導性炎症疾病。在疾病進程中也可有非免疫非炎症因素參與，但是免疫機制是腎小球疾病的始發機制。

免疫反應	1.循環免疫合成物沉積：某些外源性（例如導致腎炎鏈球菌的某些成分）或內源性抗原能刺激身體產生相應的抗體，形成循環免疫複合物（CIC），沉積於腎小球而致病。大多數原發性腎小球疾病由此機制引起。 2.原位免疫複合物的形成：腎小球中的某些固有抗原（例如腎小球基膜，或種植抗原如系統性紅斑狼瘡病人身體的DNA）等能引起身體免疫反應產生相應的抗體，血液循環中的抗體與腎小球中的固有抗原或種植抗原結合，在原位形成免疫複合物（IC）而致病。一般認為上皮下的IC皆為原位形成，原位IC也可在繫膜區或內皮下形成。
發炎症介導系統	免疫反應導致發炎症而致病，發炎症反應有發炎症細胞（例如中性粒細胞、單核細胞、血小板等）和多種發炎症介質（補體啟動物質、凝血及纖溶因子、生物活性肽、各種中性蛋白酶等）的共同參與，它們之間互動而導致腎小球的損傷。
非免疫非發炎症損傷	1.免疫性炎症損傷在腎小球疾病的發病機制中占主要的地位，但是近來研究發現，在疾病的慢性進展中也存在非免疫非炎症的致病因素，例如剩餘的健存腎單位腎小球微血管內高壓、高灌注及高濾過，會促進腎小球硬化。高脂血症具有「腎毒性」，會加重腎小球的損傷。 2.另外，大量蛋白尿可以作為一個獨立的致病因素而參與腎臟的病變過程。

原發性腎小球疾病的病理分類：

根據1982年世界衛生組織（WHO）的分類標準，原發性腎小球疾病的病理分類如下表：

輕微病變性腎小球腎炎（minimal change glomerulonephritis）	
局灶性節段性病變（focal segmental lesions）	
彌漫性腎小球腎炎（diffuse glomerulonephritis）	1.膜性腎病（membranous nephropathy）。 2.增生性腎炎（proliferative glomerulonephritis）： (1)繫膜增生性腎小球腎炎 （mesangial proliferative glomerulonephritis）。 (2)微血管內增生性腎小球腎炎 （endocapillary-proliferative glomerulonephritis）。 (3)繫膜微血管性腎小球腎炎 （mesangio-capillary glomerulonephritis）。 (4)緻密沉積物性腎小球腎炎 （dense deposit glomerulonephritis）。 (5)新月體腎小球腎炎 （cres-centic glomerulonephritis）。 3.硬化性腎小球腎炎 （sclerosing glomerulonephritis）。
未分類的腎小球腎炎（unclassified glomerulonephritis）	

＋ 知識補充站

原發性腎小球疾病的臨床分類

根據1992年原發性腎小球疾病分割與治療及診斷標準專題座談會紀要，原發性腎小球疾病的臨床分類如下：

1.急性腎小球腎炎（acute glomerulonephritis，AGN）。2.急進性腎小球腎炎（rapidly progressive glomerulonephritis，RPGN）。3.慢性腎小球腎炎（chronic glomerulonephritis，CGN）。4.隱匿型腎小球腎炎（無症狀性蛋白尿和（或）單純性・血尿）（1atent glomerulonephritis）。5.腎病症候群（nephrotic syndrome）。

5-7 腎小球疾病（三）

（五）治療重點

1. 治療的目的：防止或延緩腎功能進行性惡化，改善或者緩解臨床症狀及防治嚴重合併症。

2. 治療的重點：應該主動地控制高血壓，設法將高血壓控制在理想水準，蛋白尿每天需要大於或等於 1 公克，BP 要小於 125 ／ 75mm Hg，尿蛋白每天需要小於 1 公克，BP 要小於 130 ／ 80mmHg，可以篩選具有腎保護作用的降壓藥物（鈣拮抗藥、β －受體阻滯劑），而在高血壓難以控制時，可以合併使用。

3. 高血壓患者的治療重點：

(1) 高血壓患者應該限制鹽的攝取（每天的需求量要小於 3 公克）。

(2) 有水鈉瀦留、容量依賴型者可以將利尿劑作為第一選擇。

(3) 對於腎素依賴型則將 ACE － I 或 ARB 作為第一選擇。

(4) 服用鈣拮抗藥。

(5) 使用 β －受體阻滯劑。

(6) 高血壓在難以控制時，可以合併使用。

4. 腎小球疾病的治療方法：(1) 要限制食物之中蛋白質及磷的攝取量：優質低蛋白、低磷飲食、輔以 α －酮酸和腎衰氨基酸。(2) 使用抗血小板藥。(3) 服用糖皮質激素和細胞毒藥物。(4) 避免加重腎的損害因素：感染、過度勞累、妊娠及使用腎毒性藥物。

（六）病歷分析

1. 病歷：病患為男性，36 歲。近一年來經常出現晨起眼瞼腫脹，眼睛睜不開；時有時無。近 2 月感到頭暈眼花、耳鳴，伴隨著腰酸、全身乏力而來院就診。

2. 體檢：體溫 36.8℃，P86bpm，R20 次／分鐘，Bp150 ／ 98mmHg，神智清醒，眼瞼和顏面輕度浮腫；皮膚並無出血點，全身淺表淋巴結未及。兩肺呼吸聲音相當清晰，未聞到乾、濕羅音。心率 86 次／分鐘，心律相當正常，未聞有病理性雜音。腹軟，肝、脾未及。二側腎臟未及，腰肋角壓痛並不明顯，腎區並無扣擊痛。雙下肢輕度凹陷性水腫，神經系統呈現陰性反應。

3. 實驗室檢查：

(1) 驗血：Hb110g ／ L，RBC4.42×109 ／ L，WBC7.6×109 ／ L，N0.66。

(2) 驗尿：蛋白尿（＋＋），24 小時尿蛋白定量為 2.0 公克；RBC2 ～ 6 ／ HP；有顆粒管型。

4. 血液生化檢查：血清總白蛋白 50g ／ L；腎功能正常。

5. 初步診斷：慢性腎炎。

6. 護理診斷：體液過多／與腎小球濾過率下降而導致水鈉瀦留，長期蛋白尿導致低清蛋白血症等因素有關。

7. 預期結果：水腫減輕或消失。

腎小球疾病診斷的重點

臨床診斷	臨床蛋白尿、血尿、水腫、高血壓病史 1 年以上，無論有無腎功能損害，均應考慮此病，在排除繼發性、遺傳性腎炎的基礎上，即可以診斷。
治療的目標	防止或延緩腎功能的進行性減退。 1.限制食物中蛋白質和磷的攝取。2.降壓治療。3.血小板解聚藥：潘生丁，阿司匹靈。4.中藥：冬蟲夏草，大黃等。5.避免加重腎損害的因素：勞累，感染，妊娠，腎毒性藥物等。
降壓治療	首選ACEI和ARB，目標值為尿蛋白>1克/天者，血壓最好控制在125/75mmHg以下；尿蛋白<1克/天者，血壓最好控制在130/85mmHg以下。

實驗室及其他的檢查

尿液檢查	尿蛋白+-+++，1-3G/ D
血液檢查	
超音波檢查	結構紊亂，縮小，迴聲增強等
腎活體檢查	為確診的方式

護理診斷

體液過多與腎小球濾過率下降導致水鈉滯留等因素有關。	1.病情觀察：水腫消長情況，腎功能，尿液常規檢查，水電解質。2.飲食護理：優質低蛋白，低磷飲食。3.用藥護理：ACE抑製劑：高血鉀，血尿素氮升高（CR<260μmol/ L），咳嗽。4.心理護理。
有營養失調的危險：低於身體需要量與低蛋白飲食，長期蛋白尿導致蛋白失漏過多有關。	1.飲食護理：優質低蛋白，低磷飲食。2.靜脈補充營養素：必需氨基酸。3.營養監測：進食情況，體重，上臂肌圍，血清白蛋白。
其他的護理診斷	1.焦慮與疾病的反覆發作，預後不良有關。2.營養失調：低於身體的需求量與限制蛋白飲食，低蛋白血症等有關。3.潛在的併發症:慢性腎衰竭。

+ 知識補充站

(一)護理措施

1. 臥床休息，採取舒適的體位，使用軟墊來支撐受壓的部位。2. 低鹽飲食，尿少尚需限制鉀、磷的食物，保證食物的熱量。3. 蛋白質的攝取量根據腎功能而定。4. 記錄24小時的出入量（尿液量）。5. 觀察：生命的身體徵象（Bp）、體重、腹圍、併發症。6. 監測：驗尿、腎功能、血漿蛋白、血電解質。7. 遵照醫生的囑咐，給予利尿劑、糖皮質激素……等，觀察藥物療效及可能的副作用。8. 心理護理。9. 保健諮詢：(1)避免使用損害腎功能的藥物，例如氨基類、抗真菌藥。(2)高熱量、高維生素、優質低蛋白、低鹽飲食。(3)教會有關護理的知識，例如控制飲水量、自我監測血壓等；注意休息，避免過度勞累、受涼等，積極防治呼吸道感染。(4)注意個人衛生，預防泌尿道感染，例出現尿道刺激症時，應主動治療。(5)定期門診隨訪，闡明定期回診的必要性；例如出現水腫或水腫加重、血壓增高、血尿等，應該及時就醫。

(二)預後

1. 病情遷延，病變均為緩慢的進展，最終將會導致慢性腎衰竭。2. 病變進展速度個別的差異很大。3. 病理類型為重要的因素：新月體腎炎、局部性腎小球硬化的當預後情況較差。4. 持續性腎功能減退或者有明顯高血壓者預後情況較差。5. 與是否重視保護腎臟及是否治療恰當有關。

5-8 尿道感染（一）

(一) 尿道感染的概述

1. 尿道感染：尿道感染為細菌直接侵襲尿道引起的非特異性感染，它是最圍常見的泌尿系疾病之一，也是成年人最為常見的感染性疾病之一。

2. 流行病：尿道感染之流行病在男性很少發生，女性與男性的比率大致為 10：1。其中，未婚少女佔 2%，已婚女性佔 5%，孕婦佔 7%，老年人佔 10%。

3. 尿道感染的分類：尿道感染分為：上尿道感染（主要是腎盂腎炎）與下尿道感染（主要是膀胱炎）兩種。

(二) 尿道感染的病因

尿道感染為細菌的致病力和身體抵抗力的對抗結果，任何細菌侵入尿道均可能引起尿道感染，最常見的致病細菌是腸道 G －桿菌，其中大腸桿菌約占 60 ～ 80% 左右，其他的導致尿道感染的細菌為副大腸桿菌、變形桿菌、克雷白桿菌、產氣桿菌、葡萄球菌、糞璉球菌、厭氧菌、真菌、病毒和寄生蟲等。

導致尿道感染的細菌多為一種單一的細菌，而少見混合感染的細菌。

(三) 尿道感染的致病機制

1. 尿道感染容易感染的途徑：
   - (1) 逆勢感染：以逆勢感染最為常見，容易感染的途徑為在正常寄生細菌中、在身體的抵抗力下降或尿道黏膜損傷時與細菌的毒力較大時。
   - (2) 血液運行感染：血液運行感染較為少見，其比率不及 10%，比較多見於新生兒，感染灶的細菌透過血液而流到達腎臟（敗血症）。
   - (3) 淋巴管感染。
   - (4) 直接感染。
2. 尿道感染容易感染的因素：
   (1) 尿道梗塞和尿流不暢。(2) 尿道畸形或功能缺陷。(3) 身體免疫功能的下降。①全身的疾病。②導尿及泌尿道儀器檢查。(4) 鄰近器官的感染。(5) 妊娠。(6) 遺傳的因素。

小博士解說

尿道感染(urinarytractinfection)簡稱為為尿感，可以分為上尿道感染和下尿道感染。上尿道感染主要是腎盂腎炎，下尿道感染主要是膀胱炎，兩者臨床表現有時極為相似，故統稱為尿道感染。本病主要是由細菌所引起，以女性較為多見，未婚少女發生率為2%，已婚女性發生率為5%，男性極少發生尿感，年老後因為前列腺肥大，尿感發生率會增加。老年男性和女性的發生率可高達10%，但大多為無症狀性細菌尿。有症狀的尿感，仍以生育年齡的已婚女性較為多見。

尿道感染的發病機制：尿感的發生與下列幾方面的因素有關。

感染的途徑	1.上行感染為最常見的感染途徑小正常情況下尿道口周圍有細菌寄居（主要來自腸遭），當身體的抵抗力下降或某些情況下，例如月經期間、性生活後）或入侵細菌的毒力大，黏附於尿道黏膜並上行傳播的能力強時，細菌會侵入尿道並沿著尿道上行到膀胱、輸尿管、甚至於腎臟而發生尿感。 2.由於女性的尿道較男性短而寬，且尿道口離肛門近而常被細菌污染，故受到感染的機會增高。 3.此外，細菌由體內慢性感染病灶（例如慢性扁桃體炎、皮膚感染等）侵入血流，到達腎引起的腎盂腎炎，稱為血行感染，此種感染途徑較為少見。
易感的因素	1.尿道有複雜情況，導致尿流不暢，此種情況下發生的尿感稱為複雜性尿感，是最主要的易感因素，例如尿道結石、尿道異物、腫瘤；前列腺肥大、妊娠子宮壓迫輸尿管、膀胱-輸尿管反流、腎下垂等，這些因素會導致尿流不暢，細菌容易在腎內停留、生長、繁殖而引起感染。 2.尿道畸形：例如腎、腎盂、輸尿管畸形，多囊腎；馬蹄腎等。 3.身體的免疫功能低落：慢性全身性疾病病人，例如糖尿病、慢性肝病、腎病、腫瘤、貧血、營養不良及長期使用免疫抑制劑的病人，因身體的抵抗力下降而易發生感染。 4.其他：常見因素有尿道內或尿道口周圍的發炎症病變，例如尿道旁腺炎、陰道炎、前列腺炎、會陰部皮膚感染等，細菌沿著尿道上行而引起腎盂腎炎。導尿、尿道器械檢查也易於促發尿道感染。
身體的防禦能力	在正常的情況下，細菌會進入膀胱，但並不都能引起尿感的發生。這與身體的自衛能力有關，有三個層面的因素在發揮功能： ①在尿道通暢時，尿液的沖刷作用會清除絕大部分的細菌； ②尿道黏膜分泌有機酸、IgC，吞噬細胞的作用，男性排泄前列腺液於後尿道，均有殺菌的功能； ③尿液的pH值較低，含有高濃度尿素及有機酸。尿液呈現低張或高張，不利於細菌生長。

＋ 知識補充站

病因:

本病症為細菌直接引起的感染性腎臟病變，致病菌以大腸桿菌較為多見，大約占70%以上，其次依次是變形桿菌、克雷白桿菌、產氣桿菌、沙雷桿菌、產堿桿菌、糞鏈球菌、綠膿桿菌和葡萄球菌，偶而見到厭氧菌、真菌、病毒和原蟲感染。有尿道儀器檢查史。或長期留置尿管的病人會感、染．綠膿桿菌。白色葡萄球菌感染多發生於性生活活躍的女性。變形桿菌感染大多發生於尿道結石的病人。另外，糖尿病和免疫功能低落者會伴發尿道真菌感染。

5-9 尿道感染（二）

(四) 尿道感染的臨床表現

1. 尿道感染的症狀可以無預警、也可輕可重。
2. 尿道感染的症狀分為下列五類：
   (1) 膀胱炎、尿道炎。
   (2) 急性腎盂腎炎。
   (3) 慢性腎盂腎炎。
   (4) 無症狀細菌尿。
   (5) 併發症：
      ①腎乳頭壞死：高熱、劇烈腰痛、血尿。
      ②腎周圍膿腫：原有症狀加重，單側腰痛明顯。

(五) 實驗室及其他檢查

1. 驗尿：白血球尿、血尿、膿尿（不能單獨診斷），蛋白陰性或微量，而白血球管型有助於腎盂腎炎的診斷。
2. 尿細菌學檢查：
   (1) 標本採集：清潔中段的尿液培養，膀胱穿刺尿液可以培養無假陽性反應。
   (2) 真性菌尿液：真性菌尿液大於 105ml，104 ～ 105ml 為可疑陽性反應，小於 104ml 為污染型真性菌尿液。
   (3) 假陽性尿液：若假陽性見於中前尿收集不標準化，則尿會被白帶所污染；若尿培養在室溫超過 1 小時才檢驗，則檢驗技術會有所失誤。
   (4) 假陰性尿液：假陰性見於患者在 1 周之間內用過抗生素；尿液在膀胱內停留不足 6 小時；在收集標本時，消毒藥不慎混入尿液標本之內。
3. 血液檢查：
   (1) 白血球會增高，核左移。
   (2)ESR 值會增快。
   (3) 血液培養的可能陽性反應。
4. 影像檢查：
   (1)IVP：尋找易於感染的因素。
   (2) 超音波檢查：確定腎周積液、腎臟大小。
   (3) 電腦斷層術檢查 (CT)：占位性病變。

(六) 尿道感染的診斷

1. 質化：不能單純依靠臨床症狀與身體的徵象。(1) 症狀＋真性菌尿。(2) 無症狀＋真性菌尿 ×2 次（同一種細菌）。(3) 症狀相當明顯＋尿液之 WBC 大於 102ml ＋常見的致病細菌＋女性。

2. 定位：主要依靠症狀。(1) 尿沉渣抗體包裹細菌：特異性和敏感性並不理想。(2) 回診。

膀胱炎與尿道炎的臨床表現

	膀胱炎、尿道炎
發病	較急
尿道刺激症	明顯
全身症	不明顯
致病菌	大多為大腸桿菌
腎臟損害	無
尿液變化	血尿、白血球尿、濃尿與細菌尿

急性腎盂腎炎的臨床表現

	急性腎盂腎炎
發病	急
全身症狀	常有
致病細菌	多為大腸桿菌
腎臟損害	先小管、後小球

慢性腎盂腎炎的臨床表現

	無症狀菌尿
發病	無
尿道刺激症	無
全身症狀	無
致病菌	多為大腸桿菌
腎臟損害	無
尿液變化	

無症狀菌尿的臨床表現

	慢性腎盂腎炎
發病	遷延，可急發
全身症狀	並不明顯
致病細菌	多為大腸桿菌
腎臟損害	小管持續性損害

5-10 尿道感染（三）

(七) 尿道感染的治療

1. 用藥的方法：根據藥物過敏實驗來用藥，若沒有結果時，篩選對 G －桿菌有效的抗菌藥。

2. 尿道感染的療效標準：

(1) 見效：在治療之後複查細菌尿陰轉。

(2) 治癒：在治療之後複查細菌尿陰轉，在停藥之後 1 周、1 月複查仍為陰性反應。

(3) 失敗：在治療之後持續存在細菌尿液或者復發。

3. 尿道感染的治療方式：

(1) 回診：服藥 3 天，停藥 7 天。

(2) 無症狀、無菌尿：治癒的膀胱炎。

(3) 無症狀、真性菌尿：APN 要補足兩星期。

(4) 症狀＋真性菌尿：APN 要補足兩星期至六星期。

(5) 症狀＋白血球尿－菌尿：感染性尿道症候群。

(6) 症狀－白血球尿－菌尿：非感染性尿道症候群。

4. 尿道感染的治療：

(1) 一般性治療：休息、多喝水。

(2) 抗菌治療：

①輕症：喹諾酮，口服，兩星期。

②尿檢陰性反應之後再使用 3 ～ 5 天。

③較重症：喹諾酮，靜脈，兩星期。

④重症：喹諾酮＋廣譜抗生素，靜脈，兩星期。

(3) 急性膀胱炎：短程療法，需求尿內濃度高。

(4) 急性腎盂腎炎：需要血液內、尿內濃度均高。

(5) 慢性腎盂腎炎。

①一般性治療為尋找易於感染的因素，可以增強身體的抵抗力。

②抗菌治療：急性發作期（與 APN 相同），車輪療法為時 2 ～ 4 月，低劑量抑菌療法為時 6 ～ 12 月。

③隨時查訪：驗尿、培養，qm。

(6) 無症狀菌尿：兩種能治療，兩種不能治療，其中孕婦與學齡前兒童可以治療，而非懷孕婦女與老年人卻不能治療。

治療的重點

急性膀胱炎	抗菌藥物短程治療對非複雜性膀胱炎通常能治癒。 1.單劑療法，例如複方磺胺甲噁唑6片（每片含SMZ 0.4g，TMP 0.08g）頓服；甲氧苄啶（TMP，甲氧苄氨嘧啶）0.4g或氧氟沙星0.6g頓服。但本治療易於再發。 2.大多用3日療法，給予複方磺胺甲噁唑2片，每日2次，共3天。或氧氟沙星0.2g，每日2次，共3天。
急性腎盂腎炎	1.經過單劑或3日療法治療失敗的尿道感染，或輕度發燒和（或）肋脊角叩痛的腎盂腎炎，應口服有效抗菌藥物14天，一般用藥72小時顯效，若無效，則應根據藥物敏感實驗來更改藥物。嚴重的腎盂腎炎需肌注或靜滴，或合併使用抗菌藥物。另外，嚴重腎盂腎炎大多為複雜性尿感，應在病情允許時，儘快作影像學檢查，以確定有無尿道梗塞(尤其是結石)，若尿液引流不暢未能糾正，則複雜性腎盂腎炎是很難徹底治好的。 2.常用的抗菌藥物如下： (1)磺胺類：例如複方磺胺甲噁唑（SMZ）2片，每日2次口服。 (2)氟喹酮類：例如氧氟沙星0.2g，每日2次口服。環丙沙星0.25g，每日2次口服。 (3)氨基糖苷類：例如慶大黴素0.08～0.12g，每日2次，肌注或靜滴。 (4)青黴素類：例如氨苄西林，每日4～6g，肌注。卡比西林1～2g，每日4次，肌注。 (5)頭孢類：例如頭孢唑啉0.5g，每8小時肌注1次。 3.鹼化尿液：口服碳酸氫鈉片，每次1.0g，每日3次，可以增強上述抗生素的療效，減輕尿道的刺激症狀。
無症狀細菌尿	對於非妊娠婦女的無症狀細菌尿，一般不予治療，對妊娠婦女必須治療，治療與一般尿感相同，選用腎毒性較小的抗菌藥物，例如青黴素類、頭孢菌素類等。不宜使用氯黴素、四環素、磺胺類。氨基糖苷類慎用。學齡前兒童的無症狀細菌尿也應予以治療。
再發性尿道感染	1.再發性尿感是指尿感經過治療後，細菌尿轉陰，但是以後再次發生真性細菌尿。再發可分為重新感染和復發，其中重新感染大約占80%。 2.復發是指原先的致病菌再次引起感染，通常在停藥1個月內發生，而重新感染是指另一種新的致病菌侵入（多為1個月後），顯示病人的防禦能力較差，對於重新感染引起的再發性尿感，目前大多用長程低劑量抑菌療法作為預防性治療，例如每晚臨睡前排尿後口服複方磺胺甲噁唑半片，會明顯地降低再發率，療程半年較佳，如停藥後再發，則再開始用藥1～2年。 3.對於復發性尿感，應積極尋找並去除易感因素，例如尿道梗塞等，及延長療程強化治療。綜上所述，重新感染和復發兩者的治療方案完全不同，在臨床上要注意鑒別。

+ 知識補充站

1. 護理診斷：排尿異常（頻尿、尿急、尿痛）與尿道感染有關。
2. 護理措施：

(1)環境要保持清潔與安靜。(2)在急性發作期間要臥床休息，協助完成各種日常起居，減輕病人的不適。(3)各項護理操作最好能夠集中處理，以保證充足的休息和睡眠，以利於疾病的康復。(4)囑咐病人多喝水，勤排尿，給予清淡、易於消化而營養豐富的飲食。(5)皮膚護理，勤換衣褲，引導病人做好個人的全身及外陰部衛生。(6)病情觀察：體溫、症狀變化。(7)監測：病原與影像等檢查結果，引導病人正確留取尿標本。(8)在出現腎區或膀胱區疼痛時，引導病人給予局部熱敷、依據摩，或分散病人的注意力，減輕病人焦慮感，緩解疼痛；對發高燒、頭痛及腰痛者給予解熱鎮痛劑。(9)遵照醫生的囑咐來使用抗生素，注意觀察療效及副作用；並依據時、依據量、依據療程來服藥，勿隨意停藥，以達到徹底治療的目的。(10)遵照醫生的囑咐口服碳酸氫鈉可鹼化尿液，減輕尿道刺激症，若症狀明顯者則可以給予阿托品、普魯苯辛等抗膽鹼藥對症治療。(11)避免過度勞累，經常參加運動，強化營養，以增強身體的抵抗力。

5-11 尿道感染（四）

（八）病歷分析

1. 病歷：馬某某，女，25 歲，為公務人員。因為發燒、畏寒、腰酸 6 天，症狀加重伴隨著尿痛，頻尿、尿急 3 天，於 2013 年 1 月 15 日住院。患者於 6 天前上夜班回家突感全身不適，發高燒與雙側腰酸，稍有畏寒、咽痛，無鼻塞、流涕、咳嗽。在住院之前三天體溫升高至 39.8℃～ 40.3℃，畏寒相當明顯，時有寒顫。並出現尿痛、頻尿、尿急與腰酸加劇的症狀。曾由醫生注射鏈黴素，但症狀卻未能緩解，昨天跑去婦科醫院診治。檢查驗尿：白血球＋＋＋＋、紅血球 2 ～ 3 ／ HP。驗血：白血球為 19.3×109L，中性 0.89，因「泌尿道感染」轉來本院，昨夜門診觀察，給予氨　青靜滴等治療，今日轉入病房。患者平常皆身體健康，並沒有結核、肝炎等傳染病歷，也沒有上述類似的發作病歷。

2. 體檢：體溫 38.8℃，P100bpm，R20 次／分鐘，Bp130 ／ 80mmHg。急性病症，神智清楚，皮膚並無出血點，全身淺表未及淋巴結。兩肺呼吸音清晰，未聞乾、濕羅音。心率為 100 次／分鐘，心率平緩，並未聞到病理性雜音。未及腹軟，肝、脾臟。兩側中輸尿管點壓痛點陽性，下輸尿管點及膀胱區並無明顯的壓痛，麥氏點並無壓痛，未及二側腎臟，腰肋角壓痛並不明顯，腎區輕度扣擊痛。脊柱四肢並無特殊之處，神經系統陰性。

3. 尿道感染的實驗室檢查：

(1) 驗血：Hb97g ／ L，RBC3.42×109 ／ L，WBC20.6×109 ／ L，N0.96。(2) 驗尿：上皮細胞（＋），白血球（＋＋＋＋），紅血球 2 ～ 6 ／ HP。(3) 腎功能正常。(4) 潔尿培養：呈現三次陰性反應。(5) 血液培養：呈現二次陰性反應。(6) 尿液抗酸桿菌及晨尿結核桿菌，培養各三次均為陰性反應。(7) 胸片無異常的症狀。(8) 與婦科會診排除附鍵炎。(9) 初步診斷：急性腎盂腎炎。(10) 護理診斷：體溫過高與細菌感染有關。(11) 預期的結果：體溫會下降，會恢復正常。

小博士解說

1.診斷的重點:尿感的診斷不能單純依靠臨床症狀和徵象，而應依靠實驗室檢查結果，特別是尿細菌學檢查，若有真性細菌尿，均應診斷為尿感。必須指出的是有明顯頻尿、排尿不適的女性，尿中有較多的白血球，例如中段尿細菌定量培養102／ml，致病細菌為大腸桿菌、克雷白桿菌、變形桿菌等，亦可以診斷為尿感。對於有明顯的全身感染症狀、肋脊角疼痛、壓痛和叩擊痛、血液白血球增加的病人，多考慮為腎盂腎炎。但對於尿感的定位診斷，不能單純依靠臨床症狀和徵象來確定，不少腎盂腎炎無典型的臨床症狀，另外，臨床表現為膀胱炎的病人之中大約有1／3為次臨床型的腎盂腎炎，但目前臨床上還沒有較好的實驗室檢查方法來做定位診斷。

2.預後:急性非複雜性尿感90%可以治癒，急性複雜性尿感除非糾正易感因素，否則很難治癒，且可演變為慢性腎盂腎炎。非複雜性尿感演變成慢性腎盂腎炎罕見。

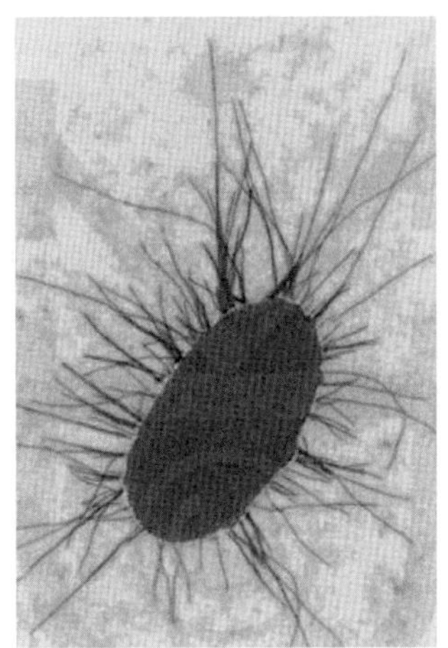

尿道感染的病因（圖為著作群自行拍攝，擁有攝影著作權）

保健諮詢

衛生習慣	注意個人清潔衛生，尤其會陰部及肛周皮膚的清潔，特別是女性月經期、妊娠期、產褥期。女嬰應特別注意尿布及會陰部的衛生。
避免勞累	持續做體育運動，增強身體的抵抗力。
生活習慣	多喝水、勤排尿，最簡便而有效的預防尿道感染的措施。
引起發炎	若局部有發炎症，例如女性尿道旁腺炎、陰道炎、男性前列腺炎等，應及時治療。
反覆發作	如果發炎症的反復發作與性生活有關，應注意在性生活之後即排尿，口服抗菌藥物預防。
檢查指標	嚴格地掌握尿道儀器檢查的指標。
定期檢查	定期做門診訪視，瞭解尿液檢查的內容、方法和注意事項。

＋ 知識補充站

實驗室檢查：護理措施

1. 評估病人體溫過高的早期症狀和身體徵象。2. 急性期臥床休息，限制活動量，取舒適體位。各項護理措施集中處理，避免幹擾病人過度。3. 給予清淡的流質或半流質飲食，鼓勵多飲水，每天的攝取量為2000ml以上，發高燒，暫不能進食者則需靜脈補液，滴速不宜太快，以避免引起肺水腫。4. 密切觀察病情，監測T、P、R、Bp，q.4.h.體溫突升或驟降需要隨時測量並加以記錄。5. 在病人寒顫時要注意保暖，在發高燒時給予物理降溫，大量出汗者要及時更換衣服和被褥，並且注意保持皮膚清潔乾燥。6. 做好口腔護理，應在清晨，餐後及睡前協助病人漱口。7. 遵照醫生的囑咐，早期使用足量、有效抗感染藥物，並注意觀察療效及病毒的副作用，若發現異常要及時報告；同時服用碳酸氫鈉鹼化尿液，增強療效、減少尿道的刺激症。8. 正確留取尿液標本，向病人解釋檢查的意義和方法。

5-12 腎病症候群（一）

（一）腎病症候群概述

1. 腎病症候群（NS）是由多種腎臟疾病所引起的具有下列共同臨床表現的一組綜合症：

(1) 大量蛋白尿大於 3.5 公克／ 24 小時。

(2) 低蛋白血症：A 小於 30 公克／公升。

(3) 水腫。

(4) 高脂血症。

2. 腎病症候群並不是對疾病所做出的最後診斷，在兒童腎小球疾病中大約為 70 ～ 90%，成人大約為 20 ～ 30%，不同病理類型 NS 的自然療程、預診等均有所不同。

（二）腎病症候群的病因

1. 腎病症候症的病因具有多種病因、多種病理與多種臨床疾病的特色。

2. 繼發性 NS 包括：

(1) 感染：細菌、病毒、原蟲、蠕蟲。

(2) 藥物：汞、毒黴胺、海洛英、非甾體抗發炎藥。

(3) 毒素及過敏：蜜蜂刺傷、蛇毒、花粉。

(4) 腫瘤：肺、胃、結腸、乳腺等，白血病、淋巴瘤、何傑金氏病、多發性骨髓瘤。

(5) 遺傳性疾病：先天性腎病症候群、家族性症候群。

(6) 代謝性疾病：DM、甲狀腺亢進、甲狀腺衰減、澱粉狀病變。

(7) 其他疾病：子癇、移植腎慢性排異。

（三）腎病症候群的臨床表現

1. 大量蛋白尿：為腎病症候群的指標，為最早出現的臨床表現。

2. 特色：尿蛋白之質化性質為＋＋＋～＋＋＋＋，尿蛋白之量化數量大於 3.5 公克／ 24 小時，多為選擇性蛋白尿。

3. 機制：腎小球過濾膜電荷屏障作用會受損，產生腎小球的「三高」。

4. 低蛋白血症：蛋白尿會失漏，攝取量會減少，Ig（例如 IgG）及補體會下降

5. 水腫：為是腎病症候群患者最為明顯的體症。(1) 特色：最初多見於踝部，凹陷性，其嚴重程度與低蛋白血症的程度呈現正相關。(2) 機制：低蛋白血症會導致血液膠體滲透壓下降，有效血液容量減少與啟動 RAAS 會導致水鈉瀦留，腎血液流量減少會導致腎小球濾過率下降。

6. 高脂血症。

7. 併發症：腎病症候群最為常見的感染併發症為：呼吸道、泌尿道、皮膚與腹腔及疾病，而血栓形成與栓塞為最常見的腎靜脈血栓，腎病症候群會導致急性腎功能衰竭、營養不良、小兒發育不良與電解質及代謝紊亂等症狀。

小博士解說

腎病症候群（nephritic syndrome，NS）是指由各種腎臟疾病所導致的，以大量蛋白尿（尿蛋白≥3.5g／d）、低蛋白血症（血漿清蛋白<30g／L）、水腫、高脂血症為臨床表現的一組症候群。

腎病症候群的病因

	原發性	繼發性
兒童	微小病變	過敏性紫癜腎炎 先天性腎病症候症
青少年	繫膜增生性腎炎 局灶性節段性腎小球硬化	
中青年	繫膜毛細血管性腎炎	狼瘡性腎炎
中老年	膜性腎病	糖尿病性腎病 腎澱粉樣變性 骨髓瘤性腎病

腎病症候群的臨床表現

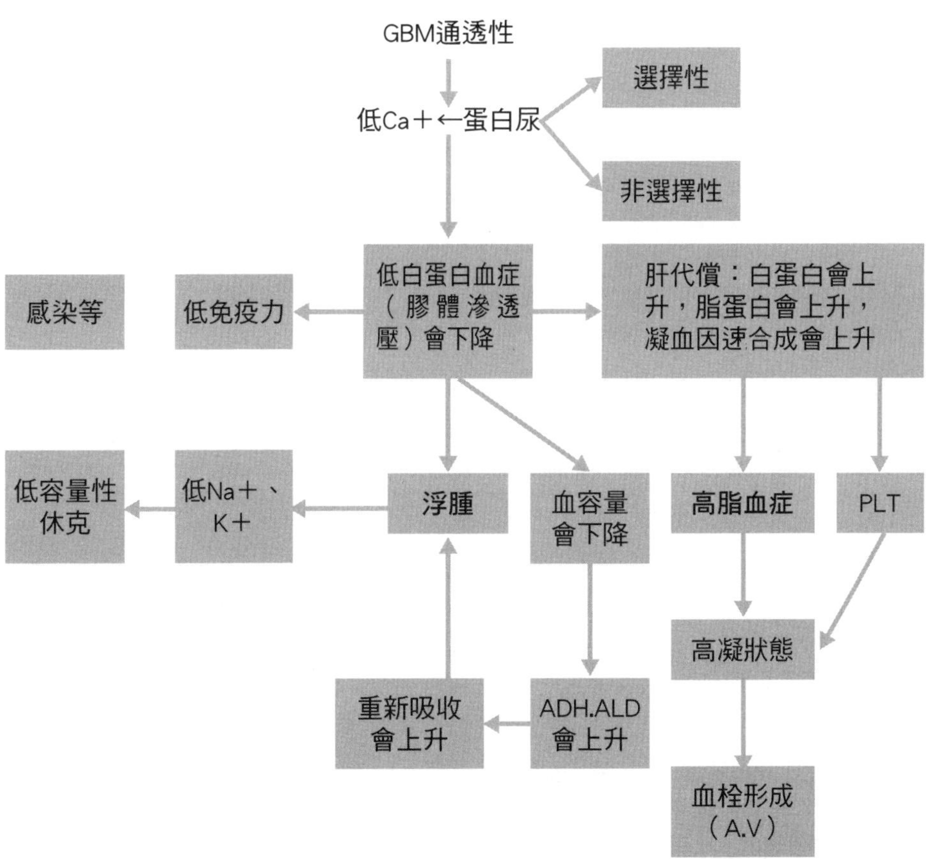

5-13 腎病症候群（二）

（四）實驗室及其他檢查

1. 驗尿：尿蛋白之質化性質多在＋＋＋～＋＋＋＋，有紅血球、管型等。
2. 24 小時尿蛋白之量化數量大於 3.5 公克。
3. 血液之生化性質：A<30 公克，血脂測定為 TC、TG 會上升很多，LDL 與 VLDL 會上升，其腎功能在 Scr 與 BUN 在腎衰時會升高。
4. 血液流變學檢查：血液的黏稠度會增加。
5. 腎臟活體檢查。
6. BUS：雙腎正常或者會縮小。

（五）治療護理重點

1. 腎病症候症的一般性治療方式：
   (1) 休息：嚴重水腫、低蛋白血症患者需要臥床休息；在水腫消失時，而一般在情況好轉時，可以起床活動。
   (2) 飲食：
   ①高熱量：30 ～ 35 千卡／公斤・每天。②低鹽：<3 公克／每天，在水腫時應該加以限制（但應該避免長期不合理的禁鹽）。③正常數量優質蛋白：0.8 ～ 1.0 公克／公斤・每天（在腎功能不全時要根據 Ccr 來調整）。④低脂、高纖維素飲食，注意要適量地補充微量元素。
2. 腎病症候症的主要治療方式：抑制免疫與發炎症反應。
   (1) 糖皮質激素。
   (2) 細胞毒藥物：用於激素依賴型和激素抵抗型，常用環磷醯胺、氮芥等藥物。
   (3) 環孢素 A：難治性 NS。
3. 對症治療：
   (1) 利尿消腫：
   ①噻嗪類：雙氫克尿塞。②保鉀利尿劑：安體舒通。③袢利尿劑：雙克。④提高膠體滲透壓：血漿、白蛋白的輸注。
   (2) 減少尿蛋白：ACEI、ARB、CCB 等。
   (3) 中藥輔助治療。
4. 防治併發症。

小博士解說

診斷的重點

1.確診NS：主要根據尿蛋白之量化數量和血漿清蛋白。
2.確認病因：原發性需要排除繼發性NS，而其病理類型有賴於腎活組織病理檢查。
3.判定有無併發症。

實驗室及其他的檢查

尿液檢查	尿蛋白定性一般為+++—++++，24小時尿蛋白定量超過3.5g。會有紅血球、顆粒管型等。
血液檢查	血漿清蛋白低於30g／L，血中膽固醇、甘油三酯、低及極低密度脂均會增高，血IgG會降低。
腎功能檢查	內生肌酐清除率正常或降低，血肌酐、尿素氮會正常或升高。
腎超音波檢查	雙腎正常或縮小。
腎活組織病理檢查	可以確認腎小球病變的病理類型，指導治療及判斷預後。

治療的重點

一般性治療	1.臥床休息至水腫消退，但長期臥床會增加血栓形成機會，故應保持的床上及床旁活動。 2.在腎病症候群緩解之後，可以逐步增加活動量。3.給予高熱量、低脂、高維生素、低鹽及富含可溶性纖維的飲食。4.腎功能良好者給予正常量的優質蛋白，腎功能減退者給予優質低蛋白。
對症治療	1.利尿消腫：針對腎病症候群的水腫的發生機制主要是低蛋白血症，在各種利尿方法中對本病來說提高血漿膠體滲透壓，可出現顯著的效果，例如輸血漿、血漿白蛋白、血漿代用品等。 2.減少尿蛋白：可用非類固醇消炎藥，例如吲哚美辛 (indometacin) 及布洛芬等。還可用血管緊張素轉化酶抑制劑，常用卡托普利。
糖皮質激素和免疫抑制劑治療	1.糖皮質激素：該藥可能是通過抑制免疫、抑制發炎症、抑制醛固酮和抗利尿激素分泌，而發揮治療療效。儘管激素治療腎病症候群存在多種方案： (1)起始用量要足，以潑尼鬆為例，始量為 40～60mg ／ d ，或每日每公斤體重 1mg, 共服 8～12 周。足量有利於誘導疾病緩解。(2)減撤藥要慢。有效病例每 2～3 周減原用量的 10 %（約 5～10mg ，當減至 20mg ／ d 左右時疾病易反跳，更當謹慎。(3)維持用藥要久。最後以最小有效劑量（10 ～ l5mg ／ d) 作為維持量，再1.服半年至 1 年或更久。 2.這就是治療的三個階段：治療階段、減量階段、維持階段。 3.上述這三點也是激素治療腎病的經驗和原則，是影響療效的三個關鍵。舉例如下： (1)腎病男青年、自殺。(2)ITP 中年婦女，多次住院。 4.激素對腎病症候群的治療反應，可分為下面三種型： (1)激素敏感型：用藥12周內，腎病症候群緩解。(2)激素依賴型：激素減藥到一定程度即復發。(3)激素無效型。 5.細胞毒藥物：有環磷醯胺、鹽酸氮芥、苯丁酸氮芥。此外，硫唑嘌呤、長春新鹼及塞替呱亦有報導使用，療效皆較弱。 6.細胞毒藥物常用於「激素依賴型」或「激素無效型」腎病症候群，它配合激素治療有可能提高緩解率。若非激素禁忌，一般不首選及單獨使用細胞毒藥物。
併發症的防治	1.感染：一般不主張常規使用抗生素，但一當發生感染，應選擇敏感、強效及無腎毒性的抗生素進行治療。 2.血栓與栓塞：高凝狀態時，應給予抗凝、血小板解聚藥，一旦出現血栓或栓塞，應及早予溶栓。 3.急性腎衰：利尿無效且達透析指標應做透析治療。
中醫中藥治療	

+ 知識補充站

診斷的重點

1. 確診NS：主要根據尿蛋白之量化數量和血漿清蛋白。
2. 確認病因：原發性需要排除繼發性NS，而其病理類型有賴於腎活組織病理檢查。
3. 判定有無併發症。
4. 鑒別診斷。

5-14 慢性腎衰竭（Chronic Renal Failure）（一）

（一）概論

慢性腎衰竭（Chronic Renal Failure）為各種腎臟疾病的晚期，為腎功能緩慢的進行性減退，代謝產物會瀦留，會產生水、電紊亂、酸鹼失衡和全身各種系統症狀的現象。

（二）慢性腎衰竭的病因

任何能夠破壞腎臟的正常結構和功能者，均會引起腎衰竭，慢性腎衰竭分為原發性腎臟疾病、繼發性腎臟疾病與尿道梗塞性腎病三種。

慢性腎炎為國內最為常見的病因，而糖尿病腎病是國外最為常見的病因。

（三）慢性腎衰竭的致病機制

1. 慢性腎衰竭進行性惡化的機制：(1) 健康儲存腎臟單位學說。(2) 矯枉失衡學說。(3) AT Ⅱ三腫，其中 AT Ⅱ會使腎小球毛細管壓力增高，從而促進腎小球的硬化，再促使蛋白濾出增多，最後導致腎功能的進行性惡化。(4) 遺傳的因素：ACE 基因與腎功能減退的速度之間具有重要的關係。

2. 尿毒症各種症狀的發生機制：尿毒症各種症狀的發生機制有水電酸鹼失衡、尿毒症毒素與內分泌障礙三種。

（四）慢性腎衰竭的臨床表現

1. 慢性腎衰竭的病變相當複雜，遍及各個器官，其早期表現為基礎疾病的症狀，在殘餘的腎單位並不能適應身體的需求時，會出現腎衰竭的症狀，透析可以改善尿毒症的大部分症狀，透析也可以使某些症狀持續下去，甚至病情加重。

2. 臨床表現即等於各個系統的表現加上水、電、酸鹼失衡的表現。

   (1) 消化系統：消化系統為最早、最為常見的症狀，會有食慾不振、噁心、嘔吐、腹脹、舌與口腔潰瘍、口腔有氨臭味與上消化道出血的症狀。

   (2) 血液系統：

      ① RBC：貧血是尿毒症病人都有的症狀，其與尿毒症的程度有關，EPO 的減少為貧血的主要原因。

      ② PLT：PLT 會使破壞血液系統的程度增多。

      ③ WBC：WBC 會使血液的數量減少，能力減弱。

   (3) 心血管系統：心血管系統是腎衰竭最常見的死因，其症狀包括高血壓、心衰竭尿毒症性心肌病）、心包炎（尿素症性心包炎，透析並不充分）、動脈硬化（動脈硬化的進展會相當迅速，全身周圍動脈均會發生）。

小博士解說

慢性腎衰竭(chronicrenalfailure，CRF)見於各種慢性腎臟疾病的晚期，為各種原發和繼發性慢性腎臟疾病持續發展的共同轉化。由於腎功能緩慢進行性減退，最終出現以代謝產物瀦留、水、電解質紊亂、酸城平衡失調和全身各系統症狀為主要表現的臨床症候群。據統計，每1萬人口中，每年大約有1人發生慢性腎衰竭。

慢性腎衰竭

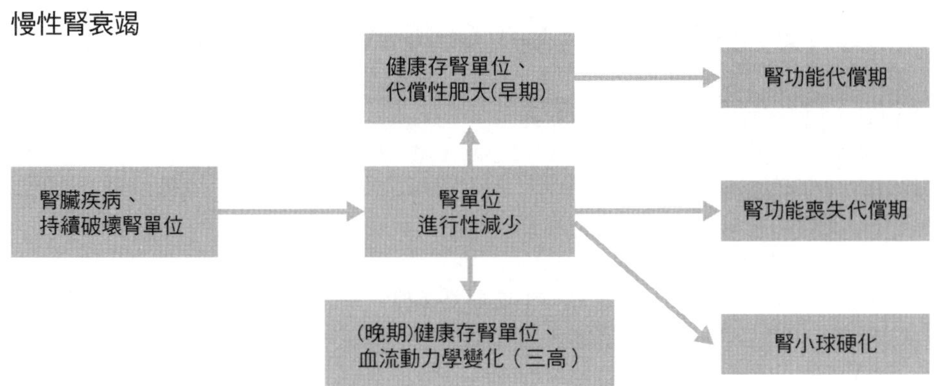

健康儲存腎臟單位學說

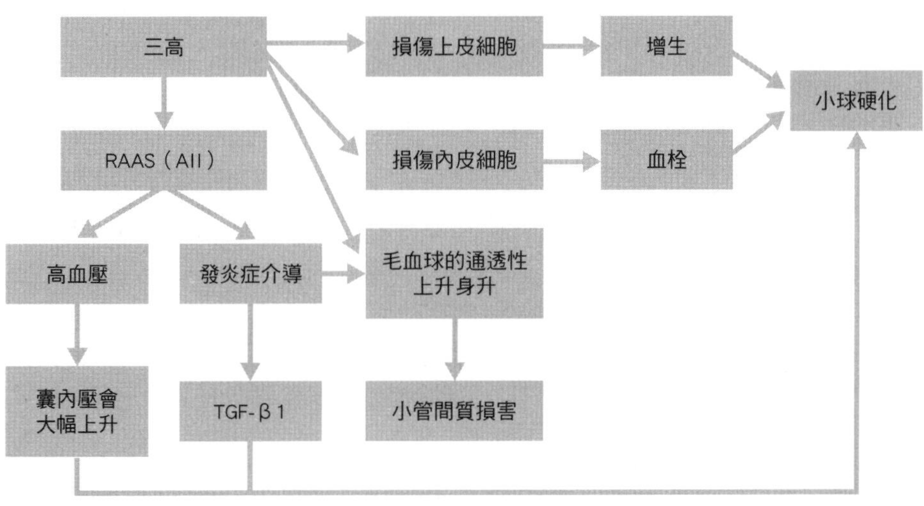

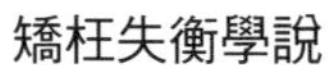

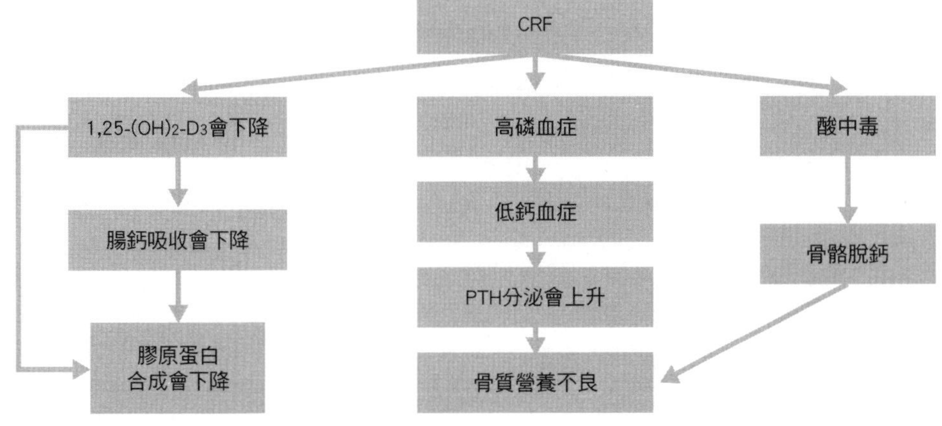

5-15 慢性腎衰竭（Chronic Renal Failure）（二）

（四）慢性腎衰竭的臨床表現

2. 臨床表現即等於各個系統的表現加上水、電、酸鹼失衡的表現。

(4) 神經系統。

(5) 骨骼肌肉系統：會使肌肉興奮度增加，而產生肌顫與呃逆的現象，而腎性骨病會導致自發性骨折。

(6) 呼吸系統：若酸中毒時，則呼吸會深而長，呼吸系統失調會導致尿毒性支氣管炎、尿毒症性肺炎（蝴蝶翼）與尿毒症性胸膜炎等。

(7) 皮膚：會有尿毒症的病容、皮膚搔癢與尿素霜沉積的症狀，經過透析也不能改善。

(8) 內分泌系統：由腎所生成的激素會下降，在腎臟分解的激素會上升。

(9) 其他：心衰竭、高血壓、上消化道出血、感染等。

（五）慢性腎衰竭的臨床表現

1. 慢性腎衰竭的臨床表現為水電酸鹼失衡。

2. 水電酸鹼失衡的說明：

(1) 水：脫水或水腫。

(2) 鉀：高鉀或低鉀，導致高鉀的常見原因為攝取入含 K ＋的藥物，輸入庫血，使用保 K 加上利尿藥，尿液較少，排出 K ＋會下降。含有代酸，容易感染與發生創傷。

(3) 鎂：高鎂。

(4) 鈣與磷：低鈣高磷。

（六）病歷分析

1. 病歷：

趙女士，56 歲，會計。20 年前曾出現過尿道刺激症與腰部疼痛。近幾年來感到全身無力，食慾不振，頭昏腦脹等。半個月前因為感冒受涼而導致上述的症狀加重，而且噁心、嘔吐、嗜睡、全身皮膚瘙癢、尿量會減少，每天大約 600ml 左右。

2. 體檢的結果：

BP180 ／ 110mmHg，P108bpm，R20 次／分鐘，體溫為 37.8℃。神智清楚，呼吸較深，口有氨臭味，面色蒼白、浮腫，兩肺底聞及少許水泡音，下肢凹陷性水腫 II 度。

3. 輔助性檢查：

Hb50g ／ L，RBC1.5×1012 ／ L，WBC6.2×109 ／ L，尿蛋白（＋＋），尿液內視鏡檢查會見到顆粒管型，血鉀 5.6mmol ／ L，肌酐 450mol ／ L。

4. 初步的診斷：

為慢性腎衰竭。

骨質營養不良的原因

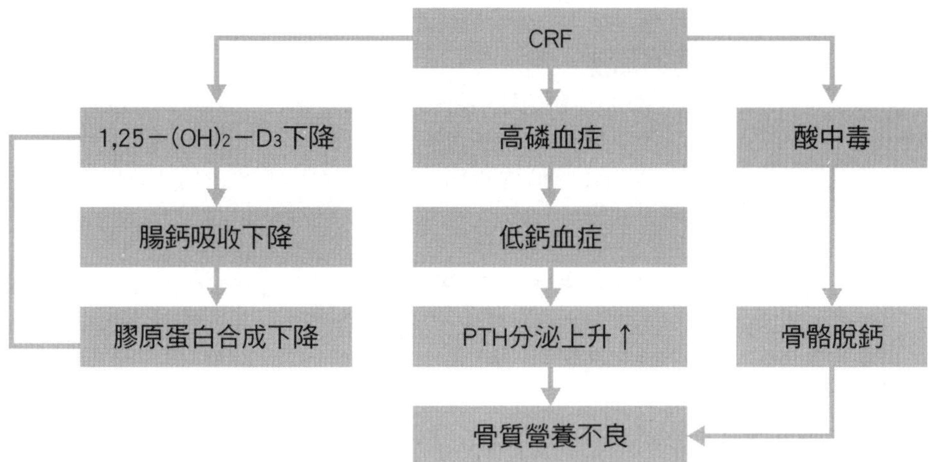

慢性腎衰竭的分期

慢性腎衰竭的分期		K／DOQI對慢性腎臟病的分期		
敘述	GFR	分期	敘述	GFR
		1	正常	≥90
代償期	50～80	2	腎功能輕度下降	60～89
喪失代償	25～50	3	腎功能中度下降	30～59
腎衰竭	10～25	4	腎功能重度下降	15～29
尿毒症	<10	5	腎衰竭	<15或透析

慢性腎衰竭的診斷

分期	敘述	GFR	治療計畫
1	GFR正常或上升	≥90	診斷和治療
			治療合併症
			延緩疾病的進展
			減少心血管疾病的危險因素
2	GFR輕度下降	60～89	估計疾病是否進展和進展速度
3	GFR中度下降	30～59	評估和治療併發症
4	GFR嚴重下降	15～29	準備腎臟替代性治療
5	腎衰竭	<15或者透析	腎臟替代性治療

＋ 知識補充站

替代性治療共有血液透析（HD）、腹膜透析（持續性不臥床腹膜透析（CAPD））與腎臟移植三種。腹膜透析可以替代排泄的功能，但不能替代內分泌的功能，而成功的腎臟移植可以恢復正常的腎功能，在成功的腎臟移植之後患者幾乎可以完全康復，移植腎臟1年的存活率為85%，5年為60%，要慎防排斥的反應。

5-16 慢性腎衰竭（Chronic Renal Failure）（三）

（七）慢性腎衰竭的治療

1. 慢性腎衰竭的治療原則：根治病因、消除誘因、調整飲食，解除或減輕尿毒的症狀。

2. 慢性腎衰竭的治療措施：要治療的基礎病症和導致惡化的因素，延緩CRF的發展、併發症的治療與做替代性的治療。

(1) 尋求腎功能惡化的因素：血液容量不足、心力衰竭和嚴重心律失常、感染、尿道梗塞（最為常見的是尿道結石）、腎毒性藥物（例如氨基甙類，X 光造影劑等）、急性的應激狀態（例如嚴重的創傷與大手術等）、高血壓（例如惡性高血壓或高血壓的降壓過快與過劇）、高鈣血症、高磷血症或者轉移性鈣化。

(2) 延緩 CRF 的發展：

①飲食治療：飲食治療為限制蛋白，保證熱量為 30 千卡／公斤 . 每天，飲用鉀（尿液量大於 1000 毫升／每天者不加以限制，飲用鈉（血鈉不低者限飲用鹽）、磷（低磷 600 毫克／每天，飲水（尿液較少、心臟衰弱、水腫者限制飲水，尿液量大於 1000 毫升／每天者不加以限制，其他之飲食治療為維生素與葉酸等。

②限制蛋白的攝取：要限制蛋白的攝取，若 GFR 之數量為 10 ～ 20 則每天服用蛋白 0.6k ／ kg，若 GFR 之數量為 5 ～ 10 則每天服用蛋白 0.4k ／ kg，若 GFR 之數量小於 5 則每天服用蛋白 0.3k ／ kg，飲食以動物蛋白為主（60%），將植物蛋白減至最低量，用麥澱粉來作為主食。

③控制全身性和／或腎小球內的高壓力

④高脂血症

⑤高尿酸血症：若 SUA 值小於 600 μ mol ／ L 則對腎並無損害，若為繼發性痛風則遵照痛風症來加以治療。

⑥併發症的治療（對症支援）：治療鈉、水失衡，在水腫較重時，要控制進入的水量，水量為前 1 日尿量加上 500ml Lasix（利尿）20 ～ 40mg tid，GFR 值若小於 10 毫升／分鐘，則為超濾。

⑦高鉀血症：首先要治療引起高鉀的原因而且限制鉀的攝取，要做心電監護，在稀釋 10% 葡酸鈣 20ml 之後緩慢注射，注射 5%NaHCO3100ml，在 5 分鐘之內注完，要做 GI 靜滴與口服離子交換樹脂，經過了上述的處理之後要立即做透析的工作。

⑧代謝性酸中毒：症狀較輕者口服 NaHCO31 ～ 2g tid，症狀較重者，靜脈要補充鹼，而寧酸勿鹼患者亦容易導致代謝性酸中毒。

⑨鈣磷失衡及腎性骨病。⑩貧血：重組人工促進紅血球生成素（rHuEPO）、補充造血的原料、多次少量的輸血與透析。

治療的重點

治療因素	治療原發疾病和糾正加重腎衰竭的因素，例如水電解質紊亂、感染、尿道梗塞、心力衰竭等，是防止腎功能進一步惡化，促使腎功能有不同程度恢復的關鍵。
飲食治療	
對症治療	1.水電解質和酸城平衡失調： (1)水鈉平衡失調：一般失水可透過口服來補充，重度失水者可靜滴5%葡萄糖液。在水過多時，應嚴格限制攝取水量，有條件時最好用透析治療。低鈉時補充鈉鹽，低鈉血症出現驚厥、昏迷等精神症狀時，可用5%氯化鈉溶液靜滴。鈉過大多常伴隨水腫，應限制水、鈉的攝取，使用利尿劑等。 (2)高血鉀：尿毒症病人易發生高鉀血症應定期監測血鉀，高鉀血症的防治同急性腎衰。 (3)鈣、磷失調：活性維生素D3（骨化三醇）0.25～0.5μg／d口服，有助於糾正低鈣血症。進餐時口服碳酸鈣2g，每日3次，既可供給身體鈣；又可減少腸道內磷的吸收，同時還有利於糾正酸中毒。 (4)代謝性酸中毒：一般口服碳酸氫鈉，嚴重者靜脈補鹼。透析療法能糾正各種水電解質、酸鹼平衡失調。 2.心血管系統： (1)高脂血症：治療原則與其他高脂血症相同。但是否用調節血脂藥仍未有定論。若要使用氯貝特或膽固醇合成抑制劑時，其劑量應按CFR來調節。高尿酸血症通常不需治療。 (2)高血壓：減少血液容量，消除水鈉瀦留，病人的血壓多數可恢復正常，可選用利尿劑，例如口服呋塞米40rug，每日3次，在必要時靜注，同時減少水和鈉鹽的攝取。利尿效果不理想時，可用透析來脫水。另外，可選用降壓藥如ACE抑制劑類（例如卡托普利）、鈣通道阻滯劑（例如硝苯地平）、β受體阻滯劑（例如普萘洛爾）、血管擴張劑（如肼屈嗪）等。 (3)心力衰竭：與一般心力衰竭治療相同，例如限制水和鈉的攝取、使用利尿劑、洋地黃類、血管擴張劑等，但療效較差。腎衰中的心力衰竭主要是由於水鈉瀦留引起，可用透析脫水。 (4)心包炎：透析可改善心包炎的症狀，當出現心包填塞時，應緊急心包切開引流。 3.血液系統：主要是治療貧血，用重組人類紅血球生成激素（EPO）時療效顯著，應注意同時補充造血原料如鐵、葉酸等，也可少量多次輸血。 4.腎性骨病：可口服骨化三醇、執行副甲狀腺次全切除術等。在慢性腎衰竭早期應注意糾正鈣、磷平衡失調，可防止大部分病人發生腎性骨病和繼發性副甲亢。 5.消化系統：上消化道出血按照常規來處理。
併發感染的治療	在療效相同時，應儘量選擇對腎毒性小的抗生素。
透析療法	1.是替代腎功能的治療方法，可代替腎的排泄功能，但無法代替其內分泌和代謝功能。 2.尿毒症病人經藥物治療無效時，便應透析治療。血液透析和腹膜透析的療效相近，各有優缺點，應綜合考量病人的情況來選用。
腎移植	成功的腎移植可使腎功能得以恢復，但是排斥反應可導致腎移植失敗，故應選擇血型配型和HLA配型合適的供腎者，並在腎移植後長期使免疫抑制劑。

＋ 知識補充站

護理評估

1.病人的貧血狀況有所好轉，血紅蛋白、血清清蛋白在正常範圍。

2.身體的水腫程度減輕或消退。

第 6 章
神經系統

本章學習目標

1. 瞭解 GBS 的病因及發病機制
2. 熟悉 GBS 的臨床表現、實驗室及其他檢查、治療重點
3. 掌握 GBS 的概念、常見症狀徵象的常用護理診斷／問題、護理措施及依據
4. 瞭解 GBS 的健康諮詢
5. 瞭解 CVD 的分類、病因與發病機制、腦中風的危險因素
6. 瞭解 CVD 的定義、治療重點，缺血性和出血性腦中風的治療異同點、健康諮詢
7. 掌握 CVD 的臨床表現，缺血性和出血性腦中風的臨床特色
8. 掌握 CVD 的常用護理診斷／問題、護理措施及依據，尤其是缺血性和出血性腦中風的護理的異同點等。
9. 討論分析腦出血典型病例，並整合典型的病例，運用護理程序來制訂完整的護理計畫
10. 掌握癲癇患者的身心狀況，根據護理診斷來制定適當的護理措施並做健康諮詢。
11. 熟悉癲癇的概念和臨床特色、相關的檢查項目與防治原則。
12. 瞭解癲癇的病因和發病機制、列出診斷的重點。

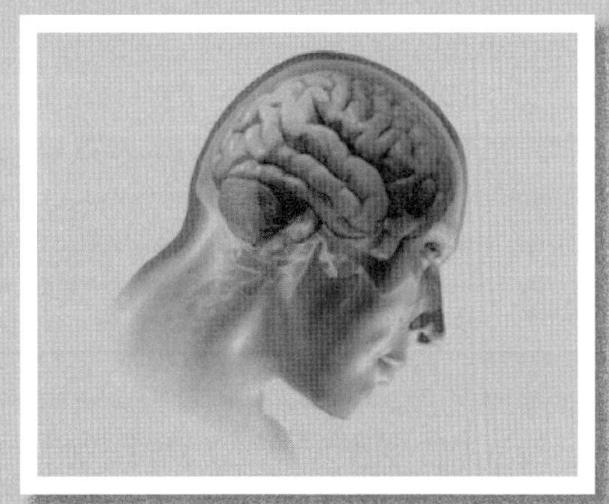
神經系統

6-1 頭痛（Headache）（一）

（一）頭痛

1. 頭痛的定義：各種原因刺激頭顱內外的疼痛敏感結構都會引起頭痛。頭痛的敏感性結構包含頭顱內與頭顱外，頭顱內包含血管、神經與腦膜等，頭顱外包含頭皮、皮下組織、帽狀腱膜和骨膜等，頭痛的敏感性結構會透過牽拉、擠壓、移位、發炎症血管擴張與肌肉收縮的互動而導致頭痛（Headache）。

2. 頭痛的分類：

(1) 偏頭痛：偏頭痛的原因為頭顱內外血管收縮與舒張功能的障礙；其呈現方式為一若一側顳部疼痛則會延伸至兩側，有噁心、嘔吐與視覺先兆（有閃光與火花）的現象，但多數症狀並無先兆可言；其緩解方式為在陰暗處休息，在睡眠之後服用止痛藥物。

(2) 高頭顱壓性頭痛：高頭顱壓性頭痛的原因為顱內腫瘤、血腫、膿腫與囊腫等，其特色為持續性整體頭脹痛，呈現陣發性加劇的現象，伴隨著噴射狀嘔吐及視力障礙的現象。

(3) 頭顱外面局部因素所導致的頭痛：頭顱外面局部因素所導致的頭痛分為眼源性、耳源性與鼻源性三類。

(4) 神經性頭痛：神經性頭痛之特色為並無固定的部位，會有持續性悶痛與脹痛的現象，並伴隨著失眠與多夢等精神症狀。

3. 頭痛的原因：與頭痛之類的疼痛與顱內外血管、舒縮功能障礙或者腦器質性病變等因素有關。

4. 醫治頭痛的目標：

(1) 病人能夠正確地　述引起或者加重頭痛的因素，並能夠儘量設法避免。

(2) 若能夠正確地運用緩解頭痛的方法，適量地使用止痛藥，則可以使頭痛發作的次數減少或程度減輕一些。

5. 醫治頭痛的護理措施：醫治頭痛的護理措施為：要避免頭痛的誘因（例如消除無謂的情緒緊張、少吃巧克力與酒類之類的食物與飲料，少服用擴血管藥之類的藥物），有效地運用緩解頭痛的方法，有效地運用心理支援的方法與適量的用藥。

小博士解說

頭痛為臨床常見的症狀，各種原因刺激顱內外的疼痛敏感結構都會引起頭痛。顱內的血管、神經和腦膜以及顱外的骨膜、血管、頭皮、頸肌、韌帶等均屬於頭痛的敏感結構。這些敏感結構因擠壓、牽拉、移位、炎症、血管的擴張與痙攣、肌肉的緊張性收縮等均會引起頭痛。

頭痛的主要分類

偏頭痛	1.偏頭痛主要是由顱內外血管收縮與舒張功能障礙所引起，大多為一側顳部搏動性頭痛，亦可以為雙側頭痛或由一側頭痛開始發展為雙側頭痛，伴隨著噁心。 2.嘔吐，常反復發作。典型的偏頭痛在頭痛發作前先有視覺症狀，表現為視物模糊、眼前閃光、暗點，甚至有病人描述為眼前出現鋸齒狀視物缺損等視覺先兆，但是多數偏頭痛並無先兆。 3.在暗處休息、睡眠後或服用止痛藥物頭痛會緩解。病人大多有偏頭痛家族史。
高顱壓性頭痛	1.顱內腫瘤、血腫、膿腫、囊腫等占位性病變會使顱內壓力增高，刺激、擠壓顱內血管、神經及腦膜等疼痛敏感結構而出現頭痛。 2.高顱壓性頭痛常為持續性整個頭部的脹痛、呈現陣發性加劇，伴有噴射狀嘔吐及視力障礙。
顱外局部因素所導致的頭痛	此種頭痛可以是急性發作，也可以為慢性持續性頭痛。 常見的局部因素有： 1.眼源性頭痛：由青光眼、虹膜炎、視神經炎、眶內腫瘤、屈光不正等眼部疾患引起頭痛。常位於眼眶周圍及前額，一旦眼部疾患治癒，頭痛也將得到緩解。 2.耳源性頭痛：急性中耳炎、外耳道的癤腫、乳突炎等耳源性疾病都會引起頭痛。大多表現為單側顳部持續性或搏動性頭痛，常伴有乳突的壓痛。 3.鼻源性頭痛：由鼻竇炎症引起前額頭痛、大多伴隨發燒、鼻腔膿性分泌物等。
神經性頭痛	神經性頭痛亦稱為精神性頭痛，並無固定的部位，大多表現為持續性悶痛、脹痛，常伴隨心悸、失眠、多夢、多慮、緊張等症狀。

護理措施及依據

避免誘因	1.告知病人可能誘發或加重頭痛的因素，例如情緒緊張、進食某些食物與酒、月經來潮等。 2.保持環境安靜、舒適、光線柔和。
選擇減輕頭痛的方法	例如指導病人作緩慢深呼吸，聽輕音樂和做氣功、生物回饋治療、引導式想像、冷、熱敷以及理療、按摩、指壓止痛法等。
心理上的支持	
用藥護理	1.指導病人按照醫囑服藥，告知藥物的功能、不良反應，讓病人瞭解藥物依賴性或成癮性的特點。 2.例如大量使用止痛劑，濫用麥角胺咖啡因會導致藥物依賴。

+ 知識補充站

神經系統為一組織精確、精緻且又複雜的系統，它可以控制身體各個組織器官的活動、感覺的接收、情緒的反應、思想，以及高層次的認知功能（例如：記憶、演算、推理與判斷等）。往日由於研究工具的限制，僅能由動物或是屍體解剖上窺得神經系統之一二，如今科技發達，精密儀器的發展，電腦的廣泛運用，以及技術方面的改進，使得醫學界對於神經系統的認識更加深入。

6-2 頭痛（Headache）（二）

（二）意識障礙（Conscious Disturbance）

1. 定義：意識是指人對外界環境和自身狀態的識別及觀察能力。而意識障礙為對外界環境刺激缺乏適度反應的一種精神狀態。

2. 種類：意識障礙分為嗜睡、昏睡、淺度昏迷與深度昏迷四種。

(1) 嗜睡：能被喚醒，在醒過來之後能夠配合檢查。

(2) 昏睡：能被強度刺激喚醒，在醒過來之後並不能配合相關的檢查。

(3) 淺度昏迷：存在生理的反射動作，生命的身體徵象相當平穩。

(4) 深度昏迷：生理反射會消失，生命的身體徵象並不平穩。

（三）特殊類型意識障礙

1. 去皮層症候群：去皮層症候群的症狀為大腦皮質損害，其特色為對外界刺激並無反應、無意識睜閉眼、眼球活動，而姿勢為上肢屈曲下肢伸直，且存在睡眠覺醒敵週期。

2. 無動性緘默症（睜眼昏迷）：無動性緘默症的損害部位為腦幹上部與網狀啟動系統。其特色為特別注視周圍族群、貌似覺醒、緘默不語與存在著睡眠覺醒的週期。

（四）意識障礙症狀常用的護理診斷

1. 相關性：意識障礙與腦組織受損、功能障礙密切相關。

2. 注意事項：

(1) 日常生活護理：預防褥瘡、安全與保暖。

(2) 飲食護理：給予高維生素、高熱量飲食，補充足夠的水分；鼻飼流質者應定時餵食，保證足夠的營養供給。

(3) 保持呼吸道的暢通。

(4) 病情監測。

（五）語言障礙

1. 失語症：失語症是由於大腦語言中樞的病變使得病人的聽、說、讀和寫能力喪失或殘缺不全。失語症分為 Broca 失語（運動性）、Wernicke 失語（感覺性）、傳導性失語（無法複述）、命名性失語、完全性失語、無法寫與無法讀。

2. 發音障礙：發音障礙是因為神經肌肉的器質性病變，造成發音器官的肌肉功能障礙而無法正常發音。發音障礙為發音含糊不清，但用詞遣字卻相當準確。

3. 語言障礙常用的護理診斷：語言障礙為語言溝通障礙，其與大腦語言中樞病變或發音器官的神經肌肉受損有關。

4. 語言障礙常用的護理措施：(1) 心理上的支援。(2) 溝通交流。(3) 復健訓練：復健訓練可以治療感覺性失語（口語）、運動性失語（聽說復述）、傳導性失語（聽寫復述）與發音障礙（提早訓練）。

意識障礙的程度

嗜睡	1.嗜睡是意識障礙的早期表現，是最輕的意識障礙。 2.病人嗜唾，能被喚醒，醒後可以交流和配合體格檢查，刺激停止後又入睡。
昏睡	1.昏睡是比嗜睡加重的意識障礙，病人持續處於睡眠狀態。多次較重的痛覺刺激或較響的言語刺激方可喚醒，能簡單、模糊且不完整地回答問題，自發性言語較少。 2.當外界停止刺激後立即進入熟睡。
淺度昏迷	1.對針刺和對用手壓眶上緣有痛苦表情及躲避反應，無言語應答，並不能執行簡單的命令。 2.瞳孔對光反射、角膜反射、咳嗽反射、吞咽反射及生命徵象並無明顯的改變。
深度昏迷	1.深度昏迷為自發性動作完全消失，對任何刺激均無反應，瞳孔對光反射、角膜反射、咳嗽反射、吞咽反射等均消失，生命徵象常會有改變。 2.介於淺度昏迷和深度昏迷之間的意識障礙為昏迷。

特殊類型的意識障礙

去皮質症候群	1.為去皮質意識障礙，也稱為無皮質狀態。病人對外界的刺激不能產生有意識的反應，對言語、疼痛刺激無反應。見於缺氧性腦病，皮質損害較廣的腦泛中風和腦外傷。 2.病人在恢復的過程中皮質下中樞及腦幹受損較輕而先恢復其功能，大腦皮質受損嚴重而仍處於抑制狀態。病人能無意識地睜閉眼，眼球能活動，瞳孔對光反射、角膜反射恢復，四肢肌張力增高，腱反射亢進，病理反射陽性反應。 3.吸吮反射、強握反射會出現，大小便失禁，存在覺醒與睡眠週期。 4.去皮質強直的身體姿勢為上肢屈曲，下肢伸直性強直。去大腦強直則為四肢均伸直性強直。
無動性緘默症	1.無動性緘默症又稱為睜眼昏迷，較少見。 2.為損害了腦幹上部和丘腦的網狀啟動系統，而大腦半球及其傳導通路無損害。 3.病人可以注視檢查者和周圍的人，貌似覺醒但緘默不語，不能活動。 4.四肢肌張力低，腱反射消失，肌肉鬆弛，無病理症狀，大小便失禁。 5.任何刺激也不能使其真正清醒，存在睡眠覺醒週期。
閉鎖症候群	1.此外，有一種「閉鎖症候群」，也稱為去傳出狀態。 2.易誤認為意識障礙，其實病人神智清楚，眼球活動正常，但是不能言語，眼部以下不能活動，僅能以眼球活動、睜、閉眼來示意，即用睜閉眼來回答“是”或“不是”的簡單問題。 3.腦電圖正常有助於與真正的意識障礙相區別。主要病變為腦橋腹側部，見於腦血管病、腫瘤等。

+ 知識補充站

1. 常用的護理診斷:語言溝通障礙 與大腦語言中樞病變或發音器官的神經肌肉受損有關。
2. 語言障礙:神智較前清楚。並未出現壓瘡、感染及營養失調等。語言障礙可分為失語症和構音障礙。由於大腦語言中樞的病變使病人的聽、說、閱讀和書寫能力喪失或殘缺稱之為失語症。構音障礙是因神經肌肉的器質性病變，造成發音器官的肌肉無力、癱瘓，或肌張力異常和運動不協調等而出現的發聲、發音、共鳴、韻律、吐字不清等異常。

6-3 頭痛（Headache）（三）

（六）感覺障礙

1. 感覺障礙的定義：感覺是指將各種型式的刺激運作於人體，為各種感覺器在人腦中的直接反映。感覺障礙是指身體對各種型式的刺激（例如痛、溫、觸、壓、位置、振動等）並無感知、感知減退或者異常的一組症候群。

2. 感覺障礙的表現：

(1) 抑制性症狀：抑制性症狀分為完全性感覺缺失與分離性感覺障礙兩種。完全性感覺缺失為在同一部位的各種感覺都有所缺失。而分離性感覺障礙則為在同一部位僅有某種感覺障礙，而其他感覺保存著並沒有缺失。

(2) 刺激性症狀。

3. 感覺障礙的類型和範圍：

(1) 末梢型：呈現手套、襪套樣分佈，常為多發性神經炎。

(2) 後根型：呈現節段性帶狀分佈。

(3) 脊髓型：受損平面以下的所有感覺都會消失。

(4) 腦幹型：

①延髓中部病變：只會引起對側肢體深度的感覺障礙，而疼痛溫覺正常，將之稱為分離性感覺障礙。

②延髓外側病變：引起病變側面部感覺障礙和對側肢體的痛溫覺障礙，將之稱為交叉性感覺障礙。

(5) 內囊型：偏身感覺障礙。

(6) 皮質型：因為皮質感覺區域範圍相當廣泛，病變只會損害其中的一部分，故只會出現對側單肢體的感覺障礙。

4. 感覺障礙的常用護理診斷：知覺改變與腦、脊髓病變及周圍神經的受損密切相關。

5. 感覺障礙的護理措施：感覺障礙的護理措施為消除感覺異常與防止意外的發生。感覺障礙的護理措施分為日常生活護理、心理護理與知覺訓練三種。

小博士解說

感覺障礙:感覺是指各種型式的刺激作用於人體各種感覺器後在人腦中的直接反映。解剖學上將感覺分為內臟感覺(由自主神經支配)、特殊感覺 (包括視、聽、嗅和味覺，由腦神經支配)和一般感覺。一般感覺由淺度感覺(痛、溫度及觸覺)、深度感覺(運動覺、位置覺和振動覺)和複合感覺(實體覺、圖形覺及兩點辨別覺等)所組成。感覺障礙指身體對各種型式的刺激(如痛、溫度、觸、壓、位置、振動等)無感知、感知減退或異常的一組症候群。

感覺障礙的表現

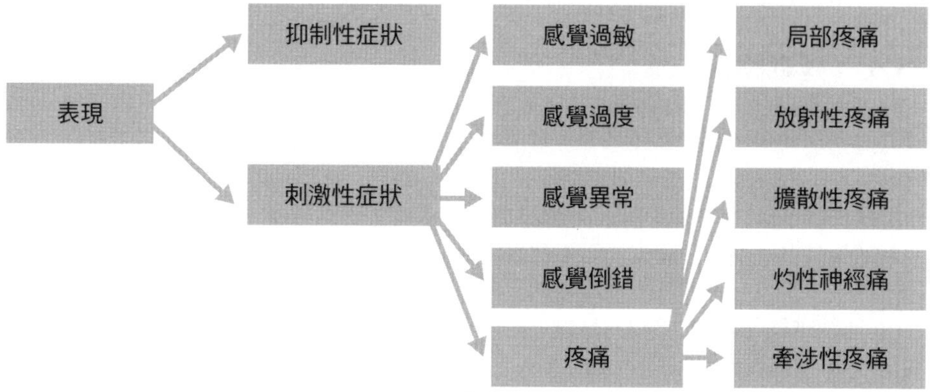

表現
抑制性症狀
刺激性症狀
感覺過敏
感覺過度
感覺異常
感覺倒錯
疼痛
局部疼痛
放射性疼痛
擴散性疼痛
灼性神經痛
牽涉性疼痛

感覺障礙定位診斷

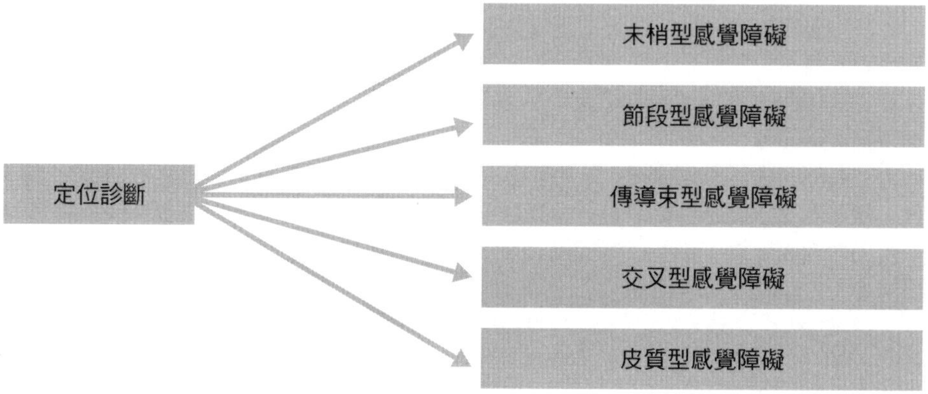

定位診斷
末梢型感覺障礙
節段型感覺障礙
傳導束型感覺障礙
交叉型感覺障礙
皮質型感覺障礙

癱瘓：肢體因肌力下降而出現運動障礙

癱瘓：肢體因肌力下降而出現運動障礙
局限性癱瘓
單癱瘓
偏癱瘓
交叉性癱瘓
截癱瘓
四肢癱瘓

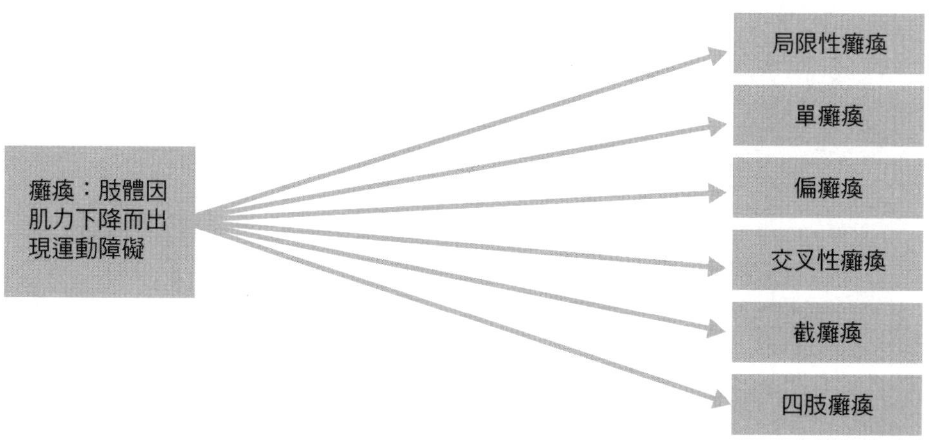

6-4 頭痛（Headache）（四）

（七）運動障礙

1. 運動障礙的分類：運動障礙分為隨意運動（自主運動）與不隨意運動兩種。(1) 隨意運動（自主運動）：由錐體系統及其支配的肌肉來完成。(2) 不隨意運動：由錐體外系和小腦系統所控制。運動障礙具有癱瘓、僵硬、不隨意運動及共濟失調的特性。

2. 癱瘓的定位：其中大腦皮質運動區局限性病變為對側單癱，內囊病變為對側偏癱，一側腦幹病變為交叉性癱瘓，而脊髓橫貫性病變有頸段（四肢癱瘓）、上肢下運動神經元癱瘓、下肢上運動神經元癱與腰段（截癱瘓）四種，神經肌肉病變為肌病性癱瘓。(1) 上運動神經元癱瘓：以整個肢體為主，肌肉張力會上升，腱反射會上升，病理反射為（+），肌萎縮為（－），肌束顫動為（－）。(2) 下運動神經元癱瘓：以肌群為主，肌肉張力會下降，腱反射會下降，病理反射為（－），肌萎縮為（+），肌束顫動（+）。

3. 運動障礙之共濟失調：共濟失調是由本體感覺、前庭迷路、小腦系統損害所引起的身體平衡和協調不良。共濟失調分為小腦性共濟失調、大腦性共濟失調與脊髓性共濟失調三種。

4. 運動障礙之護理評估：運動障礙之護理評估分為病歷、身體評估（肌力評估）與實驗室檢查三種。

5. 運動障礙之等級：(1)0 級：完全癱瘓。(2)1 級：肌肉可以收縮，但不能產生動作。(3)2 級：肢體能在床面上移動，但不能抵抗自身重力，即無法抬起。(4)3 級：肢體能夠抵抗重力而離開床面，但不能抵抗阻力。(5)4 級：肢體能作抗阻力動作，但病未達到正常狀態。(6)5 級：正常肌力。

6. 運動障礙的常用護理診斷：(1) 軀體移動障礙：與大腦、小腦、脊髓病變及神經肌肉受損、肢體癱瘓或協調能力異常有關。(2) 有廢用症候群的危險，與肢體運動障礙與長期臥床有關。

7. 運動障礙的護理措施：

(1) 軀體移動障礙：①心理支援：鼓勵、尊重病人，適當地對病人解釋。②生活護理：引導和協助病人漱洗、進食、如廁和穿脫衣服及個人衛生，學會使用便器。③安全護理：地面防濕、防滑、走廊有扶手，行走不穩可以用拐杖等④復健護理。

(2) 運動障礙之護理措施：①有廢用症候群的危險：正確地變換體位，床上臥位，定時翻身可以刺激全身反應與活動，定時翻身的重要體位為患側臥位，定時翻身要少用仰臥位的體位，避免不舒適的體位並鼓勵病人儘早地坐起來。引導選擇性運動，做十指交叉握手的自我輔助運動、橋式運動（選擇性伸髖）、被動訓練與仰臥起坐的訓練。做綜合性復健治療。②重視患側的刺激和保護：(a) 對患側的刺激：視聽刺激、在患側與病人交談、握手與生活護理。(b) 對患側的保護：避免患側的損傷，不在患側輸液，慎用熱水袋。

運動障礙

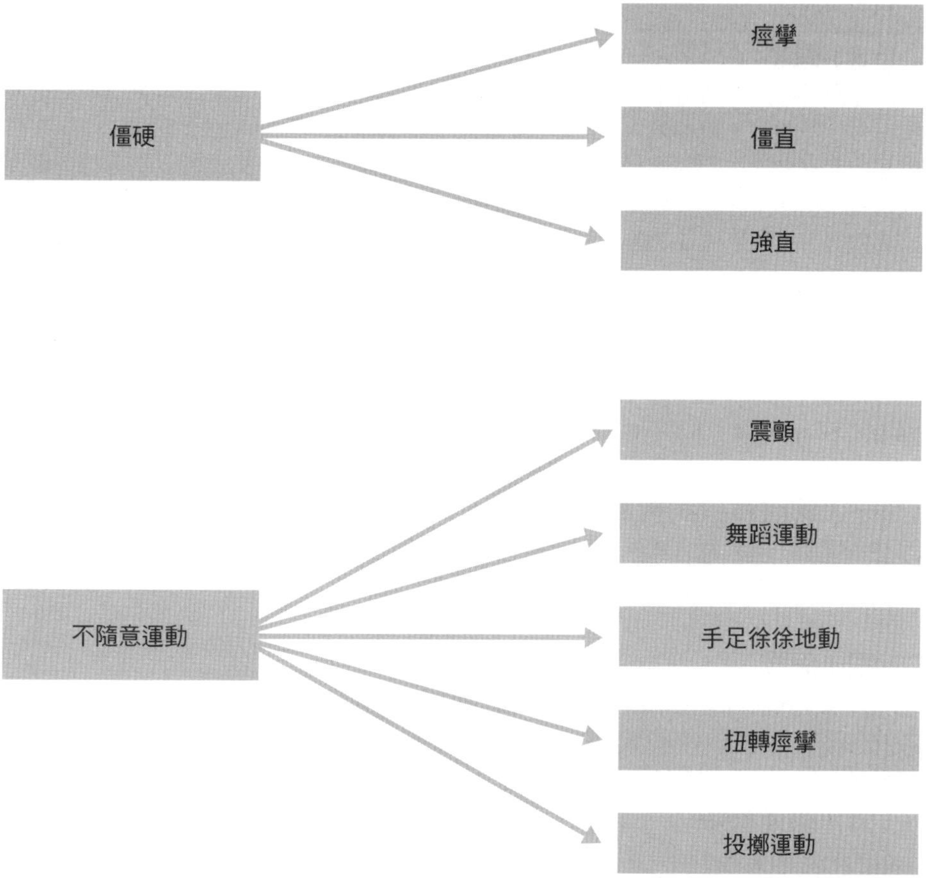

- 僵硬
  - 痙攣
  - 僵直
  - 強直

- 不隨意運動
  - 震顫
  - 舞蹈運動
  - 手足徐徐地動
  - 扭轉痙攣
  - 投擲運動

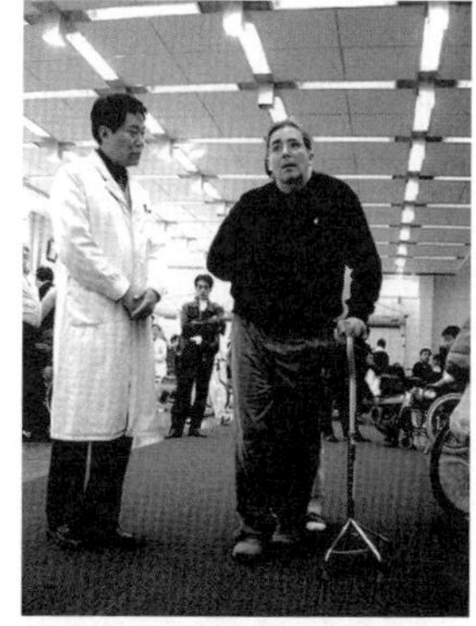

運動障礙之護理措施（圖為著作群自行拍攝，擁有攝影著作權）

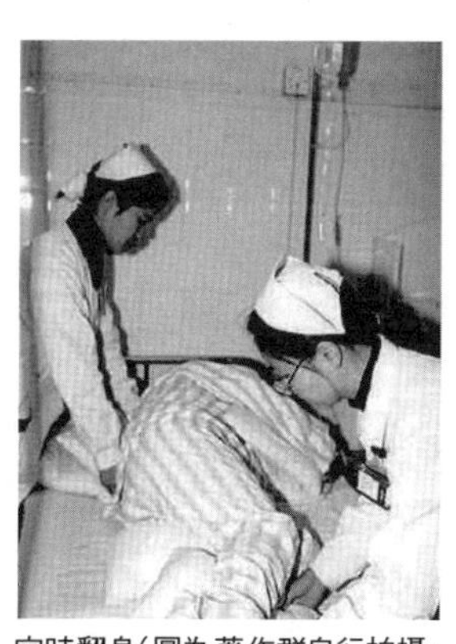

定時翻身（圖為著作群自行拍攝，擁有攝影著作權）

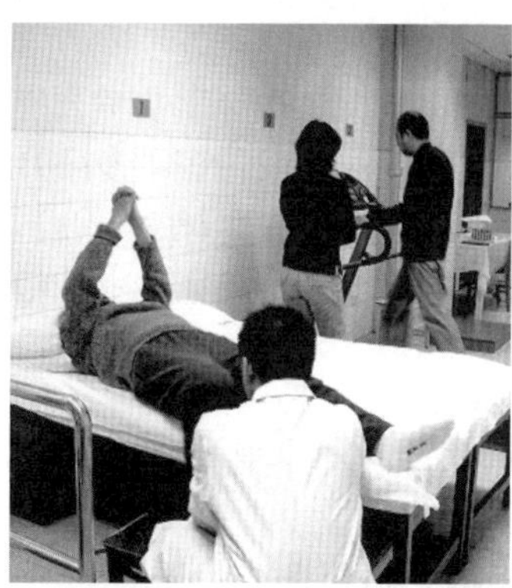

運動障礙之護理措施（圖為著作群自行拍攝，擁有攝影著作權）

6-5 急性發炎症性脫髓鞘性多發性神經病（AIDP）

(一) 概述

急性發炎症性脫髓鞘性多發性神經病（AIDP）又稱為吉蘭－巴雷症候群（Guillain－Barre），急性炎性脫髓鞘性多發性神經病，為神經科的多致病和急診疾病之一，主要損害多數脊神經根和周圍神經，常會擴散至頭顱神經，AIDP 為急性或次急性的癱瘓性疾病，在世界各地都有發生。

其致病方式為急性或次急性，大多為可恢復的多發性脊神經根（可伴隨著腦神經）受到波及的一組疾病。其主要病理改變為周圍神經廣泛發炎症性節段性脫髓鞘，部分病理伴隨著遠端軸索變性。

(二) 流行病學

每年的致病率在 10 萬之 1，大約為 0.6 ～ 1.9 人。男性病人略多，年齡層有兩個高峰為在 16 ～ 25 歲之間與 45 ～ 60 歲之間。全年各個季節，以夏秋季為流行季節，7、8、9 三個月致病者占 55.6%～ 66.1%左右。

(三) 病因和致病機制

在致病之前病人會有感染、疫苗接種及手術病歷，較明確的有腸彎曲桿菌、皰疹病毒與肺炎支原體，可能是遲發性過敏性自身免疫疾病。免疫致病因素可能是抗周圍神經髓鞘抗體或者對髓鞘有毒性的細胞因素。

(四) 病理

脊膜及周圍神經會充血、淤血與滲出，免疫細胞在致病之後第二天即會出現，可見於脊神經根、周圍神經的神經束衣、外衣及小血管旁。在致病之後即會見到神經節段性髓鞘脫失，在後期髓鞘會再生與恢復。

(五) 臨床表現

在致病之前 1 ～ 4 周有感染史或疫苗接種病歷。其運動障礙為四肢對稱性癱瘓（第一次），自肢體由遠端向近端發展，腱反射會減退病理反射為陰性（－），嚴重者會呼吸肌麻痹或死亡。

其感覺障礙為手套與襪套樣，腦神經之臨床表現為面癱、延髓麻痹與視乳頭水腫。其自主神經功能障礙為多汗與皮膚泛紅等。

(六) 輔助性檢查

腦脊液檢查會有蛋白－細胞分離的現象，以第 3 周最為明顯。

小博士解說

診斷：診斷的方式分為感染病歷、臨床症狀與腦脊液改變三種。

急性炎症性脫髓鞘性多發性神經病（AIDP）之病理

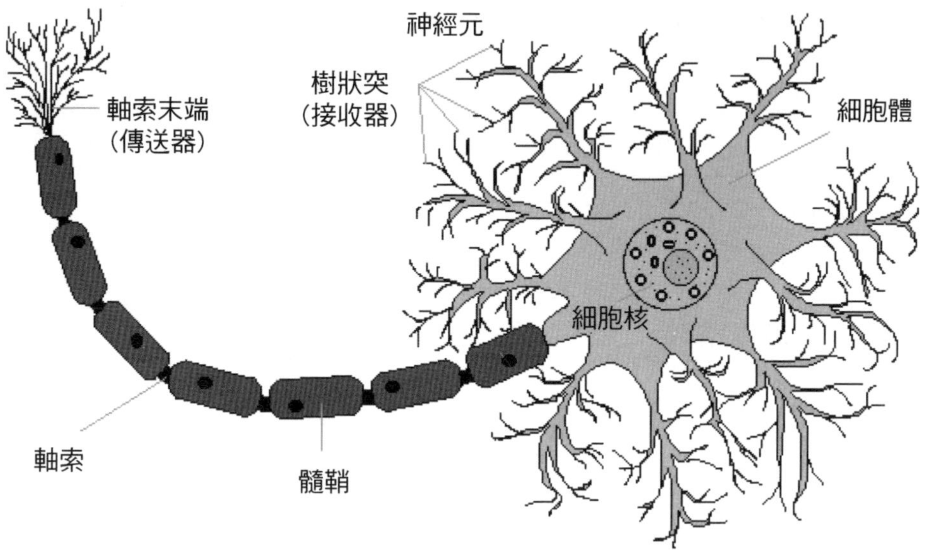

+ 知識補充站

1. 診斷：診斷方式分為感染病歷、臨床症狀與腦脊液改變三種。
2. 治療的重點：主要為治療呼吸麻痹與其他方式。治療方式為血漿置換療法（在2周之內接受此療法會縮短療程、減少併發症）、大劑量免疫球蛋白治療（效果與血漿置換療法相同）、腎上腺糖皮質激素（對慢性型效果較好）、免疫抑制劑與神經細胞營養藥物。
3. 主要護理診斷及護理措施：主要的護理診斷為低效性呼吸型態，與呼吸肌麻痹呼吸無力有關。主要的護理方式為給氧、保持呼吸道通暢、準備搶救用品、病情監測（生命體症與血氣分析）、呼吸器使用（肺活量降至1公升下列，血氧飽和度降低或PaO2小於70mmHg、呼吸器的管理（根據血氣分析來調整通氣量、檢查呼吸器性能、定時氣管給藥）與心理護理。軀體移動障礙與四肢肌肉進行性癱瘓有關。護理措施為心理上的支援、飲食護理、生活護理、用藥護理與復健護理。
4. 保健諮詢：應使病人瞭解肢體癱瘓的恢復流程，使之安心配合治療和護理。在病情穩定之後，應早期做肢體功能鍛練，例如主動－被動性運動、步態訓練等；持續針灸、依據摩和理療，可以防止或減輕肢體畸形。保證足夠的營養，增強身體的抵抗力，避免受涼及感冒。

6-6 腦血管疾病（Cerebral Vascular Disease，CVD）

（一）概論

腦血管疾病為由於各種腦部血管病變所引起的腦功能缺損的一組疾病的總稱。腦中風為急性腦循環障礙導致局部性或瀰漫性腦功能缺損的臨床事件，其中包括腦出血、梗塞、蛛網膜下腔出血。

其致病率相當高，在 10 萬人之中大約有 120 ～ 180 人，其致殘率相當高有 75%，其死亡率亦高，大約每年有 100 萬人，而給家庭和社會帶來了沉重的負擔。

（二）腦血液循環

1. 頸內動脈：頸內動脈分為眼動脈、後交通動脈、脈絡膜前交通動脈、大腦前動脈與大腦中動脈，頸內動脈供應大腦半球的前 3 ／ 5 血液。

2. 椎－基底動脈：椎－基底動脈分為大腦後動脈、小腦後下動脈、小腦前下動脈、腦橋支、內聽動脈與小腦上動脈，椎－基底動脈供應大腦半球的後 2 ／ 5 血液小腦和腦幹。

（三）大腦血管結構特色

1. 腦動脈：內膜層較厚，有較為發達的彈力膜，中層和外層壁較薄，並沒有彈力膜，腦動脈幾乎沒有搏動，避免因血管波動而影響腦功能。

2. 腦靜脈：腔大壁薄彈性較差；並無靜脈瓣；大多不與動脈隨行，靜脈竇、靜脈血及腦脊液經過腦靜脈血流緩慢。

3. 特色：較長、彎曲度較大，缺乏彈性搏動，不易推動和排出隨著血液而來的栓子，故容易罹患腦栓塞，因為腦動脈壁較薄，當血壓突然升高時，容易致腦出血。

（四）腦的血流及其調節作用

1. 正常的腦血流量：800 ～ 1000 毫升／分鐘，其中 1 ／ 5 流入椎基底動脈，其中 4 ／ 5 流入頸內動脈，腦的平均重量為 1400 公克，占體重的 2 ～ 3%左右，腦血流量占全身的 15 ～ 20%左右。

2. 腦血流量的調節：平均動脈壓 60 ～ 160mmHg 會自動調節。

（五）腦血管疾病的病因

1. 基本病因：血管壁病變、高血壓性腦細小動脈硬化、腦動脈粥樣硬化為最為常見、血管先天性發育異常和遺傳性疾病、各種感染和非感染性動、靜脈發炎與中毒、代謝及全身性疾病所導致的血管壁病變。

2. 心臟病：風濕性心臟病、先天性心臟病、細菌性心內膜炎與心房纖顫等。

3. 其他的原因：血管內異物，例如空氣、脂肪等。

腦血管疾病的分類

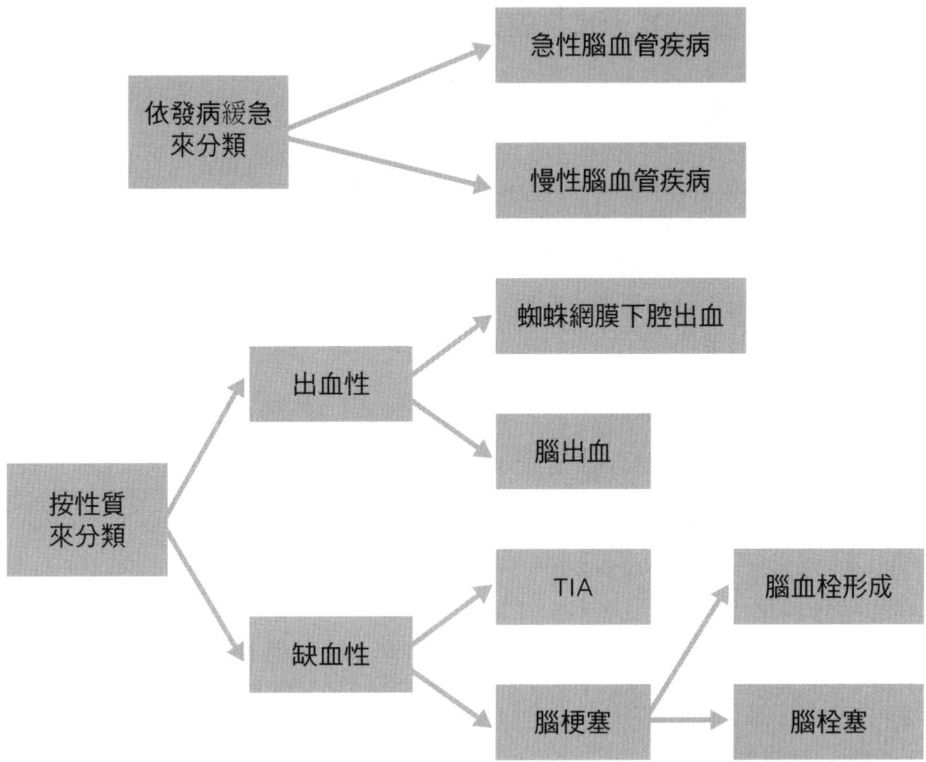

+ 知識補充站

(一)腦血管疾病病因的促發因素

1. 血液動力學因素：
   (1)血壓過高或過低：例如高血壓、低血壓與血壓的急驟波動。
   (2)血液容量的改變：血液容量不足或血液濃縮，會誘發缺血性腦血管疾病。
   (3)心臟疾病：例如心臟功能不全、心律失常，會誘發腦梗塞。
2. 血液成分改變：例如血液黏稠度增高、凝血機制異常。

(二)腦血管疾病的危險因素

1. 可以干預：高血壓、糖尿病、心臟病、TIA或腦中風病歷與其他（肥胖、無症狀性頸動脈狹窄、酗酒、吸煙、抗凝治療、腦動脈炎等）。
2. 不可干預：年齡、性別、種族與遺傳因素。

(三)腦血管病的三級預防

腦血管病的三級預防分為一級預防、二級預防與三級預防三種。

6-7 短暫性腦缺血發作（Transient Ischemic Attack，TIA）

(一) TIA 概論

TIA 的概念為頸動脈系統或椎－基底動脈系統短暫但反覆發作的供血障礙，導致供血區侷限性神經功能缺失症狀。發作持續 10 ～ 15 分鐘至 1 小時左右，在 24 小時之內會完全恢復。短暫性腦缺血發作大都發生於 50 ～ 70 歲，男性多於女性。TIA 患病率為 10 萬人之中大約有 180 人左右。

(二) TIA 的病因和致病機制

TIA 的病因和致病機制為微栓子學說、腦血管的狹窄、痙攣或者受壓、血液的動力學因素與血液成份的改變所致。

(三) TIA 臨床表現

1. TIA 臨床特徵：TIA 基本臨床特徵為發作性、短暫性（症狀在 24 小時之內會完全緩解）；可逆性（症狀會完全恢復，一般不存留神經功能缺損）；反覆性（每次發作所出現的局部症狀符合一定的血管供應區，致病的年齡多在 50 歲以上。

2. 頸內動脈系統：病灶對側單肢無力或不完全性癱瘓，感覺障礙；眼動脈缺血（短暫性的單眼失明）與優勢半球缺血（會出現失語症）。

3. 椎－基底動脈系統：以眩暈為最為常見的症狀，一般不伴隨著耳鳴，在跌倒時會發作，會有短暫性的整體遺忘症，一側的腦神經會麻痹，會有對側肢體癱瘓或感覺障礙的症狀。

(四) 治療方式

1. 治療方式的種類：治療方式有病因治療、藥物治療與外科治療介入治療三種。
2. 藥物治療的種類：
   (1) 抗血小板聚集藥：阿司匹靈、雙嘧達莫與噻氯吡啶。
   (2) 抗凝藥物：肝素。
   (3) 鈣通道阻滯劑。
   (4) 中藥治療。

(五) 護理診斷

1. 有受傷的危險與突發眩暈、平衡失調及一過性失明有關。
2. 潛在併發症：腦中風。
3. 知識缺乏：缺乏針對本病症的防治知識。

(六) 護理措施

護理措施分為安全諮詢、運動諮詢、用藥諮詢與病情觀察。

小博士解說

短暫性腦缺血發作 （transient ischemic attack TIA ）:腦動脈一過性供血不足引起短暫發作的局灶性腦功能障礙，亦即尚未發生腦梗塞的一過性腦缺血。又稱為小中風。

病因與發病機制

病因	動脈粥狀硬化（最重要）。
發病機制	微栓子、血流動力學障礙、腦血管痙攣、頸動脈受壓、心功能障礙、高凝狀態等。

臨床表現

臨床特點	1.大多見於50歲以上有高危險因素及頸椎骨質增生者。 2.在安靜或活動時突然發病。 3.症狀於2-5分鐘達到高峰，持續時間短暫，在24小時之內完全恢復，不留後遺的症狀；經常反復發作。
頸內動脈系統TIA常見的症狀	1.對側單肢無力或輕偏癱。 2.特徵性症狀：眼動脈一過性單眼盲。 3.可能出現的症狀：對側單肢或半身感覺異常。
椎－基底動脈系統TIA常見的症狀	1.眩暈及平衡失調。 2.特徵性症狀：跌倒發作和短暫性全面遺忘症。 3.可能出現的症狀：吞嚥障礙、共濟失調等。

常用的護理診斷和護理措施

知識缺乏	知識宣導；告知病人積極配合治療和護理的重要性；加強飲食和生活行為指導、用藥諮詢。
潛在的併並發症	腦血栓形成（腦中風）；調整飲食；持續用藥並加強護理；避免誘因。

＋ 知識補充站

1. 健康諮詢

(1)疾病知識諮詢：積極地治療原致病，解釋疾病知識，協助病人消除恐懼的心理。生活要有規律，根據身體的情況來適當地參加體育活動。戒煙少喝酒，定期回診。應該避免各種引起循環血量減少、血液濃縮的因素，例如大量嘔吐、腹瀉、發高燒、盜汗等，以防止誘發腦血栓症狀。

(2)飲食諮詢：給予低脂肪、低膽固醇、低鹽的三低飲食，忌刺激性及辛辣食物，避免暴飲暴食。

(3)用藥諮詢：在抗凝藥物治療期間，應該確實觀察有無出血的情況，持續依據照醫生的囑咐來服藥，不可以隨意停藥或者換藥。

2. 藥物治療的重點:

(1)抗血小板聚集：腸溶阿司匹靈、雙嘧達莫、噻氯吡啶。

(2)抗凝：肝素、華法令。

(3)鈣通道阻滯劑：尼莫地平、尼群地平、鹽酸氟桂嗪、西比靈。

6-8 腦梗塞（Cerebral Infarction，CI）（一）

(一) 概論

腦梗塞是指局部腦組織，由於血液供應中斷而發生的缺血性壞死或腦軟化。其在腦血管疾病中最為常見，大約占 60 ～ 90% 左右。臨床最為常見的類型為腦血栓形成與腦栓塞。腦梗塞係因為各種原因導致腦動脈血流中斷，局部腦組織發生缺血缺氧性壞死或腦軟化而出現相應的神經功能缺損。

(二) 腦血栓形成（Cerebral Thrombosis，CT）

1. 基本概念：腦血栓形成是指顱內外供應腦部的動脈血管壁，因各種原因而發生狹窄或閉塞，在此基礎上形成血栓，引起該血管供血範圍內的腦組織梗塞性壞死，出現相應的神經系統症狀和身體徵象。

2. 病因：腦動脈粥狀硬化，高血壓常與動脈硬化並存，頸動脈脈粥樣硬化的斑塊脫落所引起的栓塞稱血栓－栓塞，其次為各種病因所致的腦動脈炎、紅血球增多症、彌漫性血管內凝血的早期症候等。

3. 致病機制：(1) 腦血栓的形成機制：動脈粥樣硬化與動脈內膜炎會導致血管內皮損傷，再導致血小板黏附，從而形成白色血栓，再透過 TXA2、5 － HT、PAF 形成紅色血栓，從而導致管腔狹窄、閉塞、血流緩慢與停止的症狀。(2) 腦血流障礙：若腦血流降至 20ml，為每分鐘 100 公克腦組織的血液流量時，腦細胞電流活動會停止。若腦血流降至 10ml，為每分鐘 100 公克腦組織的血液流量時，神經細胞膜功能會完全衰竭，若腦血流完全阻斷 5 ～ 10 分鐘，則神經細胞膜會發生不可逆的損害。因此，要挽救腦組織就必須在不可逆損害發生之前的極短時間內恢復血流。

(三) 臨床表現

1. 腦梗塞大都發生於中年之後，大多見於 50 ～ 60 歲以上的病人，其致病較慢，常在安靜或休息的狀態下致病，在 1 ～ 3 天就會達到高峰，其先兆為部分病人在發作之前會有預兆症狀（頭痛、頭暈等），約有 25% 的人有 TIA 的發作病歷，多數病人並無意識障礙及生命身體徵象的改變。

2. 頸內動脈系統腦梗塞：頸內動脈系統腦梗塞的臨床表現為病灶對側偏癱、偏盲、偏身感覺障礙、失語與認知失調等。

3. 椎－基底動脈系統：椎－基底動脈系統的臨床表現為眩暈、嘔吐、共濟失調與交叉性癱瘓等。

(四) 臨床表現之分類

1. 可逆性缺血性神經功能缺失（RIND）：時間超過 24 小時，但在 1 － 3 周內會恢復，並不會留下後遺症。

2. 完全型：致病 6 小時症狀即會達到高峰，為完全性偏癱，病情較重，甚至出現昏迷，大多見於血栓－栓塞。

3. 進展型：局部性腦缺血症狀逐漸進展，階梯式加重，會持續 6 小時至數日。

4. 緩慢進展型：症狀在 2 周知後仍會逐漸發展，大多見於頸內動脈顱外段血栓的形成。

腦血栓的形成機制

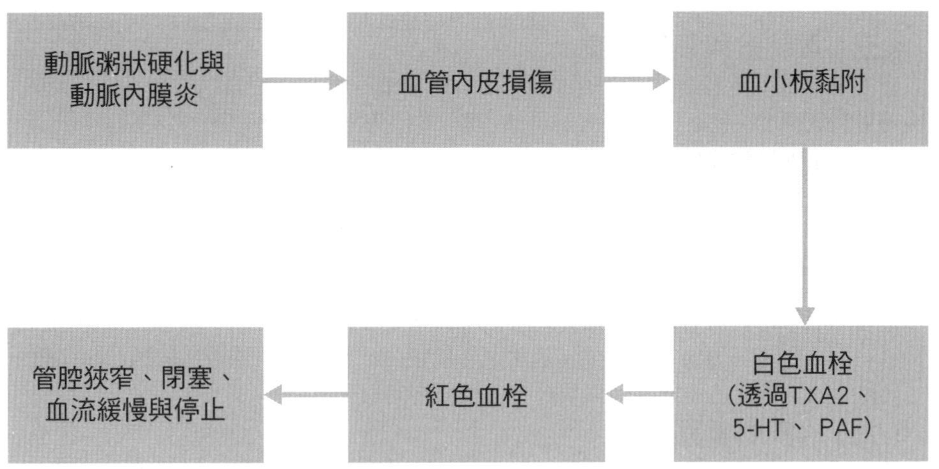

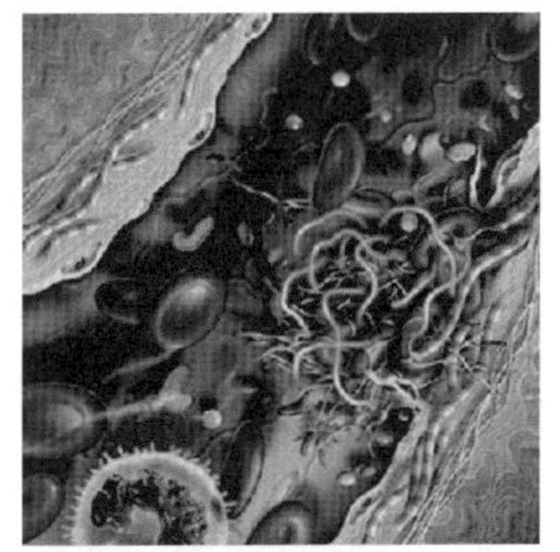

腦血栓的形成機制（圖為著作群自行繪製，擁有圖片著作權）

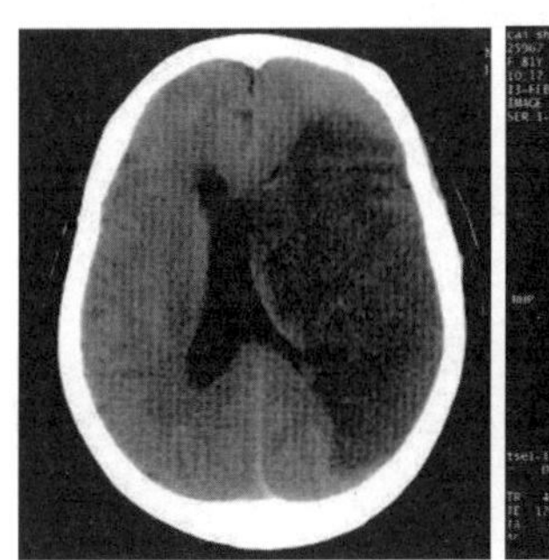

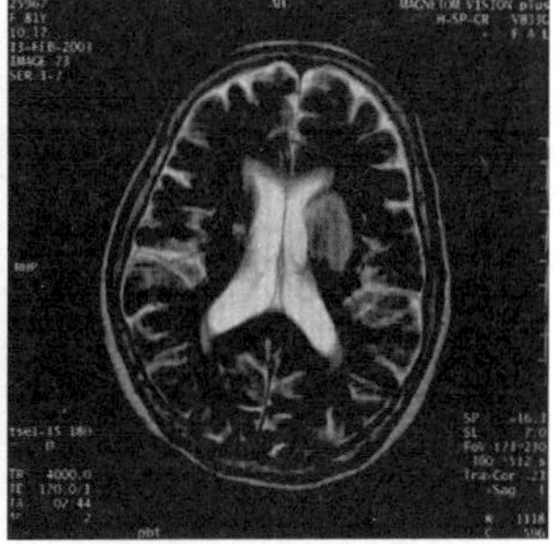

實驗室和其他檢查（圖為著作群自行拍攝，擁有攝影著作權）

+ 知識補充站

1. 診斷的重點：診斷的重點分為急性時期治療（溶栓、調壓、防水腫、抗凝、擴管、高壓氧、腦保護與中醫治療）與復健時期治療兩種。
2. 防止血栓進展及溶栓治療：溶栓（rt－PA、尿激酶、鏈激酶，要在6小時之內治療）、調整血壓、防止腦水腫（甘露醇、利尿劑、激素、白蛋白與甘油鹽水、抗凝、肝素、擴血管（致病時間為2－4周）、高壓氧、腦保護與中藥治療。
3. 擴張血管：急性期不宜使用血管擴張劑，其原因為會引起顱內的盜血、加重腦水腫而使顱內壓增高、易於導致出血性梗塞與使得血壓下降，故要在超早期及恢復期或症狀輕微、病灶較小時來使用。

6-9 腦梗塞（Cerebral Infarction，CI）（二）

(五) 實驗室和其他檢查

實驗室和其他的檢查方式有腦脊液、CT 和 MRI、腦 CT 掃描（在 24 ～ 48 小時之後會見到低密度梗塞灶）與 MRI（可以在數小時內檢出腦梗塞病灶）。

(六) 腦梗塞診斷的重點

診斷的重點分為年齡、病歷、致病情況（在安靜休息的情況下致病）、症狀、身體徵象、CT 及腦血管造影等。

(七) 保護腦組織

保護腦組織的方法有抗自由基（V － E、V － C、甘露醇、激素等）、改善腦代謝（B 群維生素、胞二磷膽鹼、腦活素、高壓氧、能量合成劑）、鈣離子拮抗劑（西比靈、尼莫地平等）、次低溫與胰島素要維持血糖正常的下界水準。

(八) 治療的重點

恢復時期治療的目的為促進神經功能的恢復，其措施為功能鍛練、理療、體療與針灸等。

(九) 腦梗塞的護理診斷

1. 軀體移動的障礙：與腦血管閉塞，腦組織缺血、缺氧使錐體束受損導致肢體癱瘓有關。

2. 自我料理能力缺陷症候群：與肢體癱瘓及肢體活動能力的喪失有關。

3. 有廢用症候群的危險：與肢體癱瘓及未能及時做肢體復健訓練有關。

(十) 腦梗塞的護理措施

1. 防止腦部血液流量的減少：急性期病人務必要臥床休息，採取平臥位；頭部禁用冰袋或冷敷，以免血管收縮，血流緩慢而使腦血流量減少；監測血壓，使血壓維持在略高於生病之前的水準。

2. 飲食護理：高蛋白、低鹽低脂飲食，若有吞嚥的困難、嗆咳者，可以給予糊狀流質或半流質小口慢慢餵食，再必要時要給予鼻飼。

3. 心理護理：關心與尊重病人，避免刺激和損害病人的自尊心，克服急躁和悲觀的情緒，避免病人過度依賴的心理，增強病人自我照顧的能力和信心。

4. 用藥護理：在使用低分子右旋糖酐時，會出現發燒、蕁麻疹等過敏反應，在必要時要做過敏實驗，在服用阿司匹靈之後要注意有無黑色大便，在使用抗凝劑和溶栓劑時，要注意有無全身皮膚黏膜出血，並定時測出凝血的話時間，還需要準備維生素 K、硫酸魚精蛋白等拮抗劑等，以便於出血併發症的處理，甘露醇的溶解速度要比較快，最好在 30 分鐘之內做完。

實驗室及其他的檢查

頭顱CT	24－48小時之後出現低密度影像。
腦血管造影	顯示動脈瘤、動脈炎、狹窄和閉塞的部位。
血液生化檢查	血糖、血脂、血流變等。
腦脊液	非必檢項目。外觀正常或血性（出血性梗塞）。壓力正常或增高（大面積梗塞）。

治療的重點

急性期－溶栓	1.時間：發病後6小時之內。藥物：尿激酶、鏈激酶、t-PA。 2.適應症:年齡< 75歲；無明顯的意識障礙；發病< 6小時；癱瘓肢體肌力< 3級；排除TIA；CT排除腦出血而低密度影尚未出現；無出血性疾病或出血素質。 3.併發症：腦梗塞病灶繼發出血、腦水腫、再閉塞。
急性期－調整血壓	1.高血壓（收縮壓>220mmHg）：維持血壓於180／100mmHg。 2.低血壓：生脈飲、參脈注射液等適當升血壓。
急性期－控制腦水腫	1.腦水腫高峰期為病後48小時－5天。 2.20%甘露醇、10%複方甘油、速尿、白蛋白。重者予以20%甘露醇＋地塞米鬆10mg靜脈點滴。
急性期－血管擴張劑	1.使用的時間：發病以後24小時內或2週以後。 2.常用的藥物： 尼莫地平、尼卡地平、鹽酸氟桂嗪、西比靈。 3.引起的問題：加重腦水腫，降低病變區血流量。
急性期－高壓氧	促進側支循環形成、反盜血、增強腦組織的有氧代謝。
急性期－抗血小板聚集	腸溶阿司匹靈、雙嘧達莫。
急性期－腦代謝活化劑和中藥	胞二磷膽鹼、腦活素、心腦通、都可喜等。丹參、川芎嗪、脈絡寧、黃芪。
急性期－手術	頸動脈內膜切除手術、顱內外動脈吻合術及開顱減壓術等。
恢復期	1.促進康復：按摩、被動運動、針灸、理療、功能訓練。 2.預防性用藥：腸溶阿司匹靈、尼莫地平、維生素E。

＋ 知識補充站

護理措施

1. 促進癱瘓肢體功能的恢復：
   (1)癱瘓肢體關節依據摩和被動運動。
   (2)起坐訓練：抬頭－仰臥起坐－床邊坐位，雙腿下垂－穩坐30～60分鐘－站立。
   (3)步行訓練：扶助站立－穩站15～30分鐘不疲勞－邁步訓練。
   (4)增進日常生活的自我料理能力：鼓勵病人做力所能及的事情，在患肢肌肉力改善之後，訓練手的功能，在經過嚴格的訓練，在1～3年之外內肢體的功能會基本恢復。
2. 安全護理可以防止窒息、防止跌傷與防止燙傷。

6-10 腦栓塞（Cerebral Embolism，CE）

(一) 概論

腦栓塞是指各種栓子隨著血流進入顱內動脈系統，使得血管腔急性閉塞引起相應供血區腦組缺血壞死及腦功能障礙。

腦栓塞之致病較急，在活動中即會致病，侷限性神經缺失症狀大多在數秒至數分鐘之內發展到高峰，腦栓塞為腦血管疾病之中致病最快的一種。其栓子的來源有心源性、非心源性與來源不明三種情況。

(二) 腦栓塞的病理與病理生理

1. 腦栓塞的病理：腦栓塞大多見於頸內動脈系統，尤其是左側大腦中動脈，在病理上與腦血栓的形成基本上是相同的。

2. 腦栓塞的病理生理：栓子突然堵塞動脈，側支循環並不能迅速地建構起來，供血區急性缺血，同時常伴隨著血管痙攣，故在致病時，腦缺血範圍較為廣泛，症狀較為嚴重，當痙攣緩解、栓子碎裂、溶解與側支循環建構時，則症狀會有所緩解。

(三) 腦栓塞的臨床表現

腦栓塞之致病相當急劇，症狀在數秒或數分鐘之內達到高峰，腦栓塞是血管病中致病最快的。腦栓塞大多屬於完全性中風，在栓塞部位繼發血栓時，病情會逐漸擴大，會有頭痛、局部性癲癇和不同程度的意識障礙，其身體徵象由神經系統所定位，症狀和身體徵象屬於原致病，容易發生梗塞之後的出血現象。

(四) 輔助性檢查

頭部的磁振造影檢查 (CT) 有低密度病灶，低密度區中有高密度影像而呈現為出血性梗塞，腰身可以正常地穿著衣褲，若有腦水腫時，則頭顱壓會升高，出血性梗塞會出現紅血球，心電圖可以看見心律失常與心肌梗塞等，可以做腦血管造影檢查。

(五) 護理診斷

常用的護理診斷：身體移動障礙、語言功能障礙、生活料理缺陷其他的護理診斷，有廢用症候群的危險、焦慮、知識缺乏。

小博士解說

1. 腦栓塞（crerbral embolism）為各種栓子（固體、氣體）隨著血流進入顱內動脈系統，使血管腔急性閉塞引起相應供血區腦組織缺血壞死及腦功能障礙。又稱為栓塞性腦梗塞（enbolis infarction），佔腦梗塞的15%。
2. 治療及預療:治療方式有腦部病變的治療、引起栓塞的原致病的治療、脂肪栓塞、感染性栓子與氣體栓塞等五種。腦栓塞預療之死亡率為5－15%，而存活者50－60%會再發。而預防措施可以防治各種原致病。

腦栓塞的病因

心源性	心源性為最常見，60～75%，風濕性心臟病二尖瓣狹窄並房顫；感染性心內膜炎及心肌梗塞。
非心源性	粥狀斑塊、脂肪栓、氣栓、菌栓、癌栓。
來源不明	大約30%腦栓塞不能確定病因。

輔助性檢查

頭顱CT	栓塞後24－48小時出現低密度影像。
腦脊液	壓力正常或增高（大面積）；外觀正常或血性（出血性）。
心電圖	原發病的相關表現。

＋ 知識補充站

腦栓塞的病理與腦血栓形成基本相同但是具有下列的特點：

1. 梗塞為多灶性且可以併發腦炎和腦膿腫。
2. 同時有其他部位（肺、脾、腎）的栓塞表現。
3. 腦缺血損傷較非栓塞性腦梗塞嚴重。
4. 合併出血性梗塞的機率較高（30%左右）。

腦栓塞的臨床表現

1. 見於各個年齡層。
2. 大多於活動中發病且常無前驅症狀。
3. 發病較急，症狀於數秒至數分鐘內達到高峰。
4. 偏癱、失語、偏身感覺障礙和意識障礙。
5. 大多有原發病的表現。

治療的重點與腦血栓形成基本相同但是應注意下列幾點：

1. 及早溶栓並嚴格掌握適應症。
2. 感染性栓塞禁止執行溶栓或抗凝。
3. 長期抗凝或抗血小板聚集治療。
4. 5%$NaHCO_3$或10%酒精靜點溶解脂肪。
5. 在補液、脫水治療的過程中要注意保護心功能。

6-11 腦出血（Intracerebral Hemorrhage，ICH）（一）

(一) 概論

腦出血是指原發性非外傷性腦實質內出血，大多發生於 50 ～ 70 歲的中老年人，腦出血的患病率大約 10 萬人中有 112 人，每年致病率大約 10 萬人中有 81 人，具有高致死率和高致殘率，其死亡的主要原因為腦水腫、頭顱內壓增高與腦疝形成三種。

(二) 腦出血的病因

最為常見的病因是高血壓和動脈粥狀硬化，還有頭顱內動脈瘤、腦動靜脈畸形、腦動脈炎與血液疾病等。

(三) 腦出血的致病機制

1. 皮層出血。
2. 基底節區出血，為最常見高血壓的出血部位。
3. 基底動脈環出血。
4. 腦幹出血，患者常常來不及搶救，就死了。
5. 小腦出血，需要及時地動手術，否則就會危及生命的安全。

(四) 腦出血的臨床表現

腦出血都有高血壓的病歷，大多在活動狀態下急性致病，而迅速擴大，具有明顯的全腦症狀，頭痛、嘔吐與意識障礙，血壓會明顯地增高，具有神經系統的定位身體徵象，而且會有腦膜刺激症。

腦出血的臨床表現為背側丘腦再豆尾之間，投射纖維會從中穿過，大小的符號分為三部分，前肢後肢由膝蓋連起來，而從皮質脊髓丘輻射出來，內囊後肢會上下穿過，出血缺血會傷到內囊，會感覺喪失，對側癱瘓。

(五) 病因

高血壓伴隨著顱內小動脈硬化（最為常見）；先天性動脈瘤；顱內動－靜脈畸形；腦動脈炎及血液病。

小博士解說

腦出血係指原發性腦實質內的出血，大多在活動狀態下突然發病，在發病前大多無先兆。高血壓是腦出血最常見的病因，其次是動脈粥狀硬化，常因為用力活動、情緒激動等誘發。 高血壓性腦出血好發部位為大腦基底節區，此處豆紋動脈自大腦中動脈近端呈現直角分出，受到高壓血流沖擊最大，故此動脈最容易破裂出血。

腦出血的致病機制

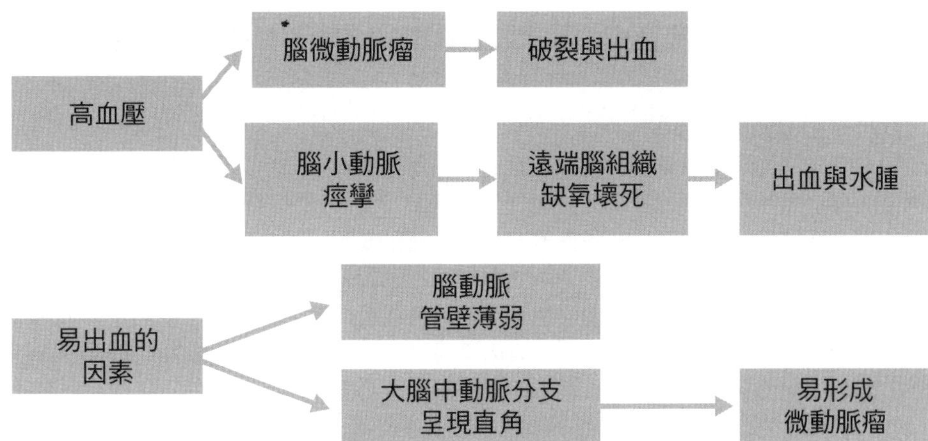

臨床表現

臨床特點	1.大多見於50歲以上有高血壓病史者。 2.體力活動或情緒激動時發病大多無前驅症狀。 3.發病較急，症狀於數分鐘至數小時達到高峰。 4.血壓明顯升高、劇烈頭痛、嘔吐、失語、肢體癱瘓和意識障礙等局灶定位和全腦症狀。
基底節區（內囊）出血輕型	1.此最為常見。 2.輕型為殼核出血量< 30ml或丘腦數毫升出血。 3.對側偏癱、偏身感覺障礙和同向偏盲。 4.雙眼球不能向病灶對側同向凝視。 5.失語係豆紋動脈尤其是外側支破裂所導致。
基底節區（內囊）出血重型	1.重型為殼核出血達30～160ml或丘腦較大量出血。 2.對側偏癱、偏身感覺障礙和偏盲。 3.發高燒、昏迷、瞳孔改變。 4.嘔吐咖啡色狀物（應激性潰瘍）。 5.丘腦膝狀動脈和穿通動脈破裂所導致。
腦橋出血	1.腦橋出血為腦幹出血最常見部位。 2.立即昏迷、雙側瞳孔縮小如針尖狀、嘔吐。 3.咖啡色狀胃內容物、中樞性高燒、中樞性。 4.呼吸衰竭、四肢癱瘓。 5.大多於48小時內死亡。
小腦出血	1.輕者會眩暈、頻繁嘔吐、枕部劇烈疼痛和平；平衡障礙但無肢體癱瘓（常見於臨床特點）。 2.重者在發病時或發病後12～24小時內出現顱內壓迅速增高、昏迷、枕骨大孔疝形成而死亡（血腫壓迫腦乾之故）。
腦室出血	1.輕者頭痛、嘔吐、腦膜刺激症，大多無意識障礙及局灶症狀。 2.重者立即昏迷、頻繁嘔吐、瞳孔呈現針尖狀縮小之後放大、發高燒、深度大呼吸、四肢弛緩性癱瘓而迅速地死亡。Hide Keyboard

6-12 腦出血（Intracerebral Hemorrhage，ICH）（二）

（六）腦出血的類型

1. 殼核出血（內囊外側型出血）：最為常見的是殼核出血（內囊外側型出血），殼核出血會使頭和眼轉向出血病灶側邊，呈現雙眼「凝視病灶」側，產生三偏（對側偏癱、偏身感覺障礙與對側同向偏盲），而出血灶在優勢半球，會伴隨著失語症。

2. 丘腦出血（內囊內側型出血）：丘腦出血占腦出血的 20%，具有向外壓迫內囊的三偏症狀，向內破入腦室會導致發高燒、昏迷與瞳孔改變的症狀，向下延伸會損害傷級丘腦下部和腦幹，出現發高燒、上消化道出血，最後繼發腦幹功能衰竭而死亡。

3. 腦橋出血：腦橋出血分為小量出血與大量出血兩種。

(1) 小量出血：有交叉性癱瘓與凝視肢體癱瘓兩種。

(2) 大量出血：大量出血常衝破進入第四腦室，呈現針尖樣瞳孔狀，中樞會高度發燒，中樞呼吸會發生障礙而導致昏迷與死亡。

4. 小腦出血：枕部會劇烈頭痛與暈眩，頻繁發生嘔吐的現象，會有平衡的障礙，但不會導致肢體的癱瘓。

5. 腦室出血：腦室出血占腦出血的 3%～ 5%左右，分為輕型與重型兩種。

(1) 輕型：頭痛，嘔吐，項強，Kernig 症（陽性反應＋），酷似蛛網膜下腔出血。

(2) 重型：全部腦室均被血液所充滿，若致病即會導致深度昏迷、嘔吐、瞳孔極度縮小、兩眼分離斜視或眼球浮動、四肢弛緩性癱瘓，去腦強直、呼吸較深，鼾聲比較明顯，體溫會明顯升高、面部充血多汗、後果相當嚴重，大多會迅速死亡。

6. 皮層下出血：占腦出血的 10% 左右，常見的頭疼或癲癇症狀皆與出血部位有關，嚴重時會有意識障礙或腦疝的現象。

（七）腦出血的輔助性檢查

1. 一般性檢查：驗血、驗尿、血糖與腎功能檢查等。

2. 頭部 CT 檢查：在致病之後立即會出現高密度影像，並會顯示血腫的部位大小，在臨近水腫帶、有否移位及衝破進入腦室。

3. 穿腰檢查：要慎重地進行，腦脊液壓力會增高，大多會呈現血性的反應。

4. 血管造影檢查：尋求出血的原因。

小博士解說

診斷的重點

將病歷+急性致病+症狀+腦CT整合起來。

腦出血的輔助性檢查

血液常規檢查	WBC增高。
尿液常規檢查	蛋白尿及尿糖陽性反應。
血液生化檢查	血尿素氮、血糖、血脂增高等。
頭顱CT或MRI（首選的檢查項目）	病後會立即出現高密度影像。
腦脊液（非常規檢查）	外觀呈現血性（血液破入腦室）、壓力增高。應嚴格掌握適應症（會誘發腦疝）。
腦血管造影	動脈瘤、血管畸形徵象。

腦出血的輔助性檢查

一般性檢查	驗血、驗尿、血糖與腎功能檢查等。
頭部CT檢查	在致病之後立即出現高密度影像，並會顯示血腫的部位大小，在臨近水腫帶、有否移位及衝破進入腦室。
穿腰檢查	要慎重進行，腦脊液壓力會增高，大多會呈現血性的反應。
血管造影檢查	尋找出血的原因。

＋ 知識補充站

腦出血的診斷重點

50歲以上高血壓患者，體力活動或情緒激動時突然發病，迅速出現局灶定位症狀和全腦症狀，頭顱CT或MRI呈現高密度影像。

6-13 腦出血（Intracerebral Hemorrhage，ICH）（三）

（八）治療的原則

1. 急性期的治療原則：防止再出血、控制腦水腫、維持生命、防止併發症與適合手術的手術治療。

2. 恢復期的治療：會促進神經機能的恢復功能。

（九）腦出血的治療方式

1. 就地治療，安靜臥床，儘量地保持平穩。

2. 脫水治療：使用 20% 甘露醇，白蛋白，速尿，甘油果糖與甘油鹽水等。

3. 調控血壓：收縮壓大於 200mmHg 或者舒張壓大於 110mmHg。

4. 止血治療。

5. 維持酸鹼的平衡，防止併發症治療。

6. 手術的適應症：大腦出血量在 30ml 以上，小腦出血量在 10ml 以上。

（十）護理診斷

1. 疼痛：頭痛與出血性腦血管病致顱內壓增高有關。2. 急性意識障礙 : 與腦出血、腦水腫 有關。3. 身體移動障礙 : 與腦血管破裂形成的血腫，使得錐體束受損所導致肢體癱瘓有關。4. 潛在的併發症 : 腦疝、上消化道出血、感染、壓瘡。5. 生活自理缺陷 : 與意識障礙、偏癱或醫源性限制（絕對臥床）有關。6. 有失用証症候群的危險 : 與意識障礙、運動障礙或長期臥床有關。

（十一）護理措施

1. 避免頭顱內壓的升高 : (1) 務必要臥床休息 2 ～ 4 周，避免搬動，保持環境的安寧。(2) 避免各種刺激，並限制親友來探訪。(3) 頭部抬高 15 ～ 30 度，以利於頭顱內靜脈回流和保持呼吸道的暢通。(4) 頭部置冰袋或冰帽，以降低腦的代謝。(5) 進行各項的診療操作（吸痰、鼻飼、導尿等）均需要動作輕柔一些。(6) 患者要避免劇咳、打噴嚏、躁動或者用力排便。

2. 腦疝的觀察：(1) 腦疝前兆症狀：劇烈頭痛、噴射性嘔吐、煩躁不安、瞳孔不一樣大、意識障礙會進行性加重、BP 會進行性升高、P 會減慢、而 R 並不規則。(2) 急救：保持呼吸道暢通、吸氧、開通靜脈通道、迅速降低頭顱壓力、準備氣管切開包和腦室引流包、避免引起顱內壓增高的各種因素。(3) 飲食：急性腦出血病人在致病 24 小時之內要禁食，此後可以開始吃流質飲食，昏迷者可以鼻飼，要保證有足夠蛋白質、維生素、纖維素攝取量，一般每日不超過 1500 ～ 2000ml。

3. 用藥護理：(1) 脫水劑：20% 甘露醇 250ml（在 30 分鐘之內滴注完成），研嚴格限制每天的液體攝取量，禁食的病人以尿量加 500ml 液體為宜。(2) 降壓藥物：根據血壓的情況來調整滴數，血壓不能過低。

4. 皮膚護理：(1) 解釋發生壓瘡的危險因素。(2) 每 1 ～ 2 小時給病人變換體位。(3) 受壓部位給予局部依據摩，用軟枕棉來保護。(4) 勤換尿墊，保持皮膚清潔，被褥平整。(5) 給予高蛋白、高維生素、高熱量飲食。(6) 感覺減退的病人要注意避免燙傷、凍傷。

觀察病情：生命身體徵象、意識和瞳孔的變化P和BP

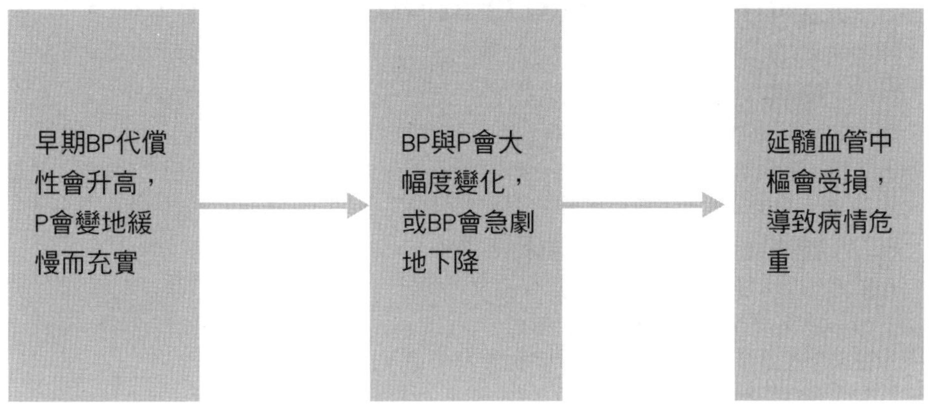

治療的重點

治療的原則	防止再出血；控制腦水腫；降低顱內壓；維持身體的功能；防止併發症。
控制血壓	1.隨著顱內壓的下降血壓亦會降低。 2.血壓高於220/120mmHg時執行降壓處理。 3.常用硫酸鎂、速尿等（作用緩和）。應將血壓控制於較平時略高的水準；急性期血壓驟然下降會顯示病情急重。
控制腦水腫	1.20%甘露醇、速尿、10%複方甘油、地塞米鬆、10%白蛋白。 2.要注意甘露醇的導致腎衰的功能和激素的導致應激性潰瘍的功能。
使用止血和凝血藥物	1.對高血壓性腦出血無效，凝血障礙性疾病所導致必須使用6－氨基己酸、安絡血等。 2.H2－RA、冰鹽水內加去甲腎上腺素等。
手術治療	開顱血腫清除術；腦室引流術等。

＋ 知識補充站

觀察病情：生命身體徵象、意識和瞳孔的變化

1. 生命的身體徵象：(1)在致病之後會迅速出現發高燒：體溫調節中樞會受損，應該適度降溫、吸氧與減少氧氣的損耗。(2)體溫會逐漸升高並呈現弛張熱：即為感染的徵象。(3)體溫下降或者不上升：表示病情相當嚴重。(4)早期的呼吸深而緩慢：呼吸快而不規則或呈現潮式呼吸，則呼吸中樞會受損，而導致呼吸停止，要先檢查是否痰液阻塞，並迅速加以排除。
2. 意識：意識障礙會進行性地加重，導致頭顱內有進行性出血症。
3. 瞳孔：兩側瞳孔如同針尖般地縮小，則表示腦橋出血，而兩側瞳孔明顯不一樣大，則表示正值腦疝的早期症狀。

6-14 蛛網膜下腔出血症（Subarachnoid Hemorrhage，SAH）（一）

(一) 概論

蛛網膜下腔出血是多種病因所導致的腦表面血管破裂，血液會直接進入蛛網膜下腔，又稱為原發性蛛網膜下腔出血。蛛網膜下腔出血為先天性動脈瘤，致病之年齡層大致為 20 ～ 40 歲，會造成動脈畸形與高血壓動脈硬化之年齡層大致為 50 歲左右。

(二) 蛛網膜下腔出血之臨床特色

1. 突然致病，劇烈頭痛。
2. 最具特徵的身體徵象為腦膜刺激徵。
3. 最具特徵性的檢查為腰穿血性腦脊液。

(三) 臨床表現

多發生於青壯年，在活動或情緒激動時會急性致病，會有頭痛、嘔吐、意識障礙的症狀與精神症狀，腦膜刺激呈現陽性的反應，少數病患會呈現玻璃體下片狀出血與視乳頭水腫，老年人的症狀並不明顯。

(四) 蛛網膜下腔出血症的輔助性檢查

1. 腰穿：腦脊液的壓力會增高，外觀會呈現均勻一致的血性。
2. CT：腦溝、腦池內為高密度血灶。
3. 血管造影術：要確認動脈瘤或血管畸形的部位與大小，決定能否做手術診斷。

(五) 蛛網膜下腔出血之診斷

蛛網膜下腔出血之診斷主要根據下腔出血的三種主要症狀：即頭痛、噁心與嘔吐，腦膜刺激徵呈現陽性的反應，腰穿為均勻一致的血性腦脊液。

(六) 治療的原則：制止繼續出血、防治血管痙攣與防止再致病。

(1) 務必要臥床 4 － 6 周，避免引起血壓和頭顱壓增高的誘因 (2) 運用止血藥萊抑制纖維蛋白溶酶原的形成，止血藥為 6- 氨基己酸、止血芳酸與維生素 K(3) 運用鈣拮抗劑來防止血管痙攣，鈣拮抗劑為尼莫地平等 (4) 脫水，減輕腦水腫 (5) 對症下藥與病情監測 (6) 手術介入治療。

小博士解說

蛛網膜下腔出血通常為腦底部動脈瘤或腦動靜脈畸形破裂，血液直接流入蛛網膜下腔所導致，又稱為自發性蛛網膜下腔出血。蛛網膜下腔出血大約佔急性腦中風的10%，占出血性中風的20%，各年齡層均會發病，以青壯年較為多見。

蛛網膜下腔出血的致病機制

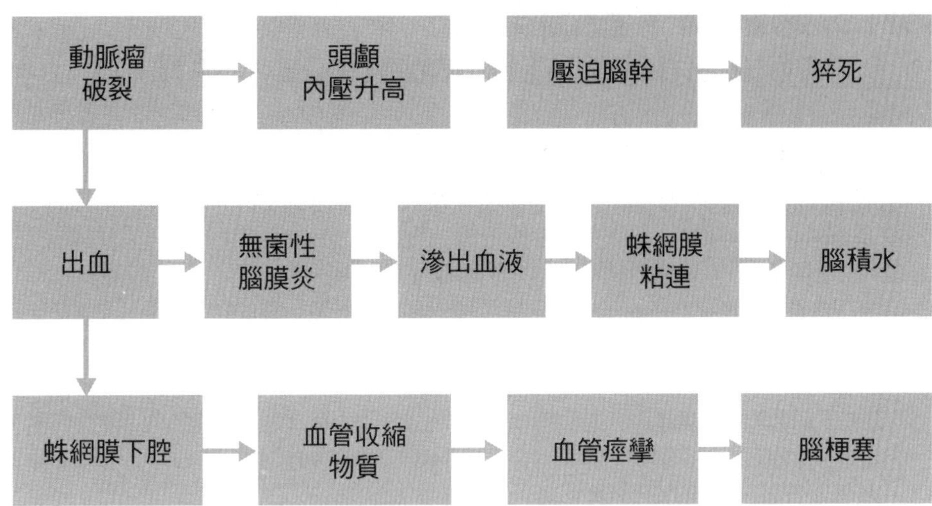

身體的狀況

發病急驟	大多有激動、用力或排便等誘因，血壓會急驟上升。
典型表現	1.是突發異常劇烈全頭痛，會持續數日不變，在2週後會緩慢減輕，頭痛再發常顯示再次出血。 2.會伴隨著嘔吐、面色蒼白、出冷汗，半數病人有不同程度的意識障礙。
特別表現	會出現腦膜刺激症是蛛網膜下腔出血最具有特徵性的徵象。
少數表現	少數病人會有短暫性或持久的局限性神經徵象，例如偏癱、偏盲或失語。
嚴重表現	嚴重顱內壓增高的病人會出現腦疝。

護理措施

急性期護理	
病情觀察	密切觀察病情變化，若病人病情穩定之後，突然再次出現劇烈頭痛、噁心、嘔吐、意識障礙加重，或原有局灶性神經系統表現重新出現等，顯示再出血，應及時報告醫師來協助處理。
健康諮詢	1.指導病人適量飲食、避免誘因。 2.指導病人積極配合各項檢查和治療，發現再出血徵象要及時就診。

+ 知識補充站

1. 心理－社會狀況：病人大多為青壯年，突然發病、接受損傷性檢查或手術治療，會使病人緊張、煩躁不安。
2. 健康史：詢問病人有無先天性動脈瘤、顱內血管畸形和高血壓、動脈粥狀硬化等病史；有無血液病、糖尿病、顱內腫瘤及抗凝治療史。在發病之前有無突然用力、情緒激動、酗酒等誘發因素。病人過去有無類似發作及診治情況。

6-15 蛛網膜下腔出血症（Subarachnoid Hemorrhage，SAH）（二）

（六）個案一

1. 病歷：患者，男，45 歲，為公司主管。在兩年前出現頭痛、頭暈，健忘等症狀，血壓為 150 ／ 95mmHg，在服用降壓藥之後，覺得上述症狀會有所緩解，但是在 2 天前出現了劇烈的頭痛、視物模糊，嘔吐及右側面神經麻痺及左側上、下肢癱瘓，急性的病容、血壓為 140 ／ 90mmHg，雙下肢浮腫，頸靜脈怒張、尿蛋白為陽性反應（＋）。CT 顯示出右側腦橋高密度影像。

2. 病歷分析：

(1) 原發性高血壓緩進型，右側腦橋出血。依據高血壓病史，劇烈頭痛、視力士糊，嘔吐及右側面神經麻痹及左側上、下肢癱瘓，血壓 140 ／ 90mmHg，雙下肢浮腫，頸靜脈怒張、尿蛋白為陽性反應（＋）。

(2) 高血壓－心臟肥大－心力衰竭；高血壓－腦出血；高血壓－腎功能不全。

(3) 頭顱內壓升高會導致劇烈頭痛、視物模糊，嘔吐；右腦橋出血會導致右側面神經麻痹及左側上下肢癱瘓；心功能不全會導致雙下肢水腫與頸靜脈怒張；腎功能不全會導致尿蛋白陽性反應（+）。

（七）個案二

1. 病歷：患者，董某，男性，65 歲，其主因為右側肢體無力加上言語不清長達 8 小時，於 2012 年 12 月 30 日住院。患者於 2012 年 12 月 30 日，在晨走流程中突發右側肢體無力，跌坐於地，加上言語不清，被他人發現，身旁並無嘔吐物，無大小便失禁及抽搐，送來本院，急速檢查頭顱 CT 並未見到異常的症狀（在致病之後半小時），急速檢查頭顱 MRI+DWI：DWI 顯示左頂葉及左顳葉片狀有異常高的訊號，將其判斷為急性腦梗塞，立即給予 rt － PA50mg 溶栓。溶栓前檢查身體：神智清醒，有失語症狀，右上肢肌力 3+ 級，右下肢 4 級。在溶栓後 2 小時檢查身體：神智清醒，說簡單字句，右上肢 4+ 級，右下肢 5 －級。將之接收住院。

2. 病歷分析：

(1) 以往的病歷：高血壓病史 10+ 年，最高血壓 160 ／ 100mmHg，口服尼群地平，血壓控制在 130 ～ 140 ／ 70 ～ 80mmHg 之間；高脂血症病歷多年，實際情況不詳；住院前兩年在醫院做冠脈造影，並未置入支架；否認糖尿病歷。

(2) 家族的病歷：母親死於腦梗塞。住院檢查身體：Bp140 ／ 85mmHg，神智不清，患有失語症，頸軟，雙測瞳孔等大等圓大約 3mm，對光的反射非常靈敏，右上肢 4+ 級，右下肢 5 －級，雙側腱反射（++），右側 Chaddock’ Sign（+）。

腦出血和腦梗塞的鑒別重點

	腦出血	腦梗塞
致病的年齡	60歲以下	多為60歲以上
TIA病歷	多無	常有
致病狀態	活動中	不一定
致病快	較急（分、時）	較緩（時、日）
血壓	明顯增高	正常或增高
全腦症狀	明顯	多無
意識障礙	較重	較輕或無
頸強直	可有	無
頭顱CT	高密度病灶	低密度病灶
腦脊液	血性，洗肉水樣	無色透明

輔助性檢查

腦脊液檢查	腦脊液壓力增高，呈現均勻血性。
影像學檢查	CT檢查顯示血管破裂處附近的腦池或腦裂內有凝血塊，有助於蛛網膜下腔出血的確診。腦血管造影可以確定蛛網膜下腔出血的病因。

治療的重點

治療的原則	是制止繼續出血，防治血管痙攣，防止再發，降低死亡率，在必要時要做手術治療。
急性期處理	1.與腦出血基本相同，但是主張使用大劑量止血劑，以避免早期再出血，常用6—氨基己酸。 2.解除腦血管痙攣可選用鈣拮抗劑和β受體阻滯劑。

護理診斷及合作性問題

急性疼痛	頭痛與腦血管破裂、腦動脈痙攣、顱內壓增高有關。
焦慮	與突然發病及損傷性檢查、治療有關。
潛在的併發症	再出血。

+ 知識補充站

保健諮詢

1. 告知病人會積極地治療原致病，對防止再次發生出血性腦血管疾病的重要性。
2. 避免精神緊張、情緒激動、用力排便及過度勞累等誘發因素，諮詢病人自我控制情緒、保持樂觀的心態。
3. 教會病人家屬量血壓。
4. 飲食宜清淡一些，攝取低鹽、低膽固醇的食物，避免刺激性食物及吃太飽，多吃新鮮蔬菜和水果，矯正不良的生活方式，戒除煙酒。

6-16 癲癇症（Epilepsy）（一）

（一）概論

1. 癲癇症是一組由大腦神經元異常放電所引起，而以短暫中樞神經系統功能失常為特色的慢性腦部疾病，它具有突然發生和反覆發作的特色。

2. 癇性發作（Seizure）：每次發作或者每種發作則稱為癇性發作。

3. 癇性發作的表現：短暫的運動、感覺、意識、行為、自主神經、認知等不同障礙，或者兼而有之。

（二）流行病學

流行病之致病率為每年在 10 萬人中大約有 50 ～ 70 人，年患病率約為 5 ，在癲癇患者之中大約有 75% 運用一般性的一線抗癲癇藥物治療而獲得令人滿意的療效。癲癇症是神經系統疾病中僅次於腦血管疾病的第二大頑強病症。

（三）癲癇症的病因

1. 特發（原發）性癲癇症：特發（原發）性癲癇症是指病因尚未十分清楚，暫時未能確定腦內是否有器質性病變者。特發性癲癇症主要由遺傳因素所導致，單一基因或多重基因遺傳。會有部分性或全身性發作。運用藥物治療的效果會較好。

2. 症狀性癲癇：症狀性癲癇分為腦部疾病（腦部先天疾病、顱腦外傷、顱內感染與腦血管病等）及全身疾病（缺氧、中毒、兒童發高燒）兩種。

（四）癲癇症的致病機制

1. 正常的狀態：興奮作用與抑制作用的雙向互動回饋，會調節神經系統，而促進神經細胞膜的穩定。

2. 癲癇電子生理的改變：大腦神經原異常與過度的同步性放電會增加興奮作用及減少抑制作用，並神經膜發生變化，進而促使興奮性神經傳遞質（穀氨酸與天門冬氨酸）增加。

（五）癲癇症之臨床特色

癲癇症之臨床特色為短暫性、刻板性、間歇性和反覆發作性。

小博士解說

臨床表現:癲癇的持續狀態又稱為癲癇狀態

指癲癇連續發作之間意識尚未完全恢復又頻繁發作，或癲癇發作持續30分鐘以上而不自行停止；常見的原因為突然停用抗癲癇藥，或急性腦病、腦中風、腦炎、外傷、腫瘤和藥物中毒抗癲癇藥物治療，並不規範感染、精神緊張、過度疲勞、孕產和飲酒等的誘發因素。

臨床表現

癲性部分性發作	1.癲性部分性發作分為單純部分性發作（SPS）(無意識障礙)與複雜部分性發作（CPS）(有意識障礙)兩種。 2.而由SPS、CPS繼發GTCS。
癲性全面性發作	1.意識障礙有第一次致病、突然發生與突然停止三種。 2.癲性全面性發作分為失神發作（小發作）、肌陣攣發作、陣攣性發作、強直性發作 、強直－陣攣發作（諸如強直期、陣攣期與驚厥後期之類的大發作）、無張力性發作與癲癇持續狀態。
單純部分性發作	1.部分性運動性發作：肢體局部抽搐、Jackson癲癇 、Todd麻痹與持續性部分癲癇。 2.發作：麻木感或針刺感。 3.自主神經性發作：多汗、蒼白、潮紅與嘔吐。 4.精神性發作：各種類型的遺忘症。
全身性強直－陣攣發作（GTCS）	意識喪失和全身對稱性抽搐 ，發作－意識之恢復大約5～10分鐘，全身性強直-陣攣發作分為三個時期： 1.強直期：突然意識喪失，跌倒在地，全身骨骼肌呈持續性收縮 ，持續10～20秒。 2.陣攣期：全身肌肉節奏性一張一弛地抽動、陣攣頻率由快變慢，持續時間約1分鐘左右。 3.驚厥後期：抽搐停止後病人生命徵象逐漸會恢復正常，病人進入昏睡，然後逐漸清醒。
癲癇之持續狀態	GTCS在短期內會頻繁地發生，以至於發作間歇期意識持續昏迷者。
臨床表 之誘因	突然停藥、減藥、漏服藥物及換藥不當、 發高燒、感染、勞累過度、飲酒、妊娠和分娩 。

＋ 知識補充站

環境之誘發因素

1. 年齡。
2. 內分泌：例如經期性癲癇與妊娠性癲癇。
3. 睡眠：GTCS常常會在早晨醒來之後發生，嬰兒痙攣症大多在醒後和睡前發作，良性中央迴癲癇大多在睡眠中發作。
4. 睡眠不足、疲勞、饑餓、便秘、飲酒、閃光、感情衝動和過性代謝紊亂等都能激發神經細胞。

6-17 癲癇症（Epilepsy）（二）

（六）癲癇症之藥物

1. 安定 10-20mg iv, 注射速度每分鐘不超過 2 毫克，若無效可以改用其他藥物。
2. 10% 水合氯醛 20-30ml 保留灌腸
3. 苯妥英鈉 10-20mg/kg+NS20-40ml iv, 速度每分鐘不超過 50 毫克
4. 異戊巴比妥鈉 0.5g+NS10ml iv，注射速度每分鐘不超過 0.1 公克

（七）發作間歇期的治療

1. 苯妥英鈉
   (1) 功能：穩定細胞膜、阻止鈉離子通路和減少高頻率衝擊後的突觸易化。
   (2) 副作用：胃腸道反應、牙齦增生、毛髮增多、乳腺增生、共濟失調與粒細胞減少等。
2. 卡馬西平
   (1) 功能：為三環類化合物，作用類似苯妥英鈉
   (2) 副作用：眩暈、複視、嗜睡、共濟失調、白血球減少等
   (3) 苯巴比妥：阻止癇性電活動的傳導。
   (4) 丙戊酸鈉：為脂肪酸，抑制 GABA 轉氨酶
   (5) 乙琥胺：為琥珀酸胺，減少重複性傳遞和抑制皮質的興奮傳入。
   (6) 撲癇酮：為苯巴比妥先驅物，兩者的功能相同。

（八）藥物治療

若第一 擇為丙戊酸 則可以治療一般性 GTCS、典型失神發作、LG 症候群與青春期肌陣攣，若第一 擇為卡馬西平則可以治療症狀性 GTCS 與部分性發作。

（九）實驗室和其他檢查

實驗室和其他檢查有腦電圖檢查，而腦電圖分為尖波、棘波、 尖－慢波與棘－慢波四種。

小博士解說

運用病因治療可以正面治療原致病。

藥物治療的方式

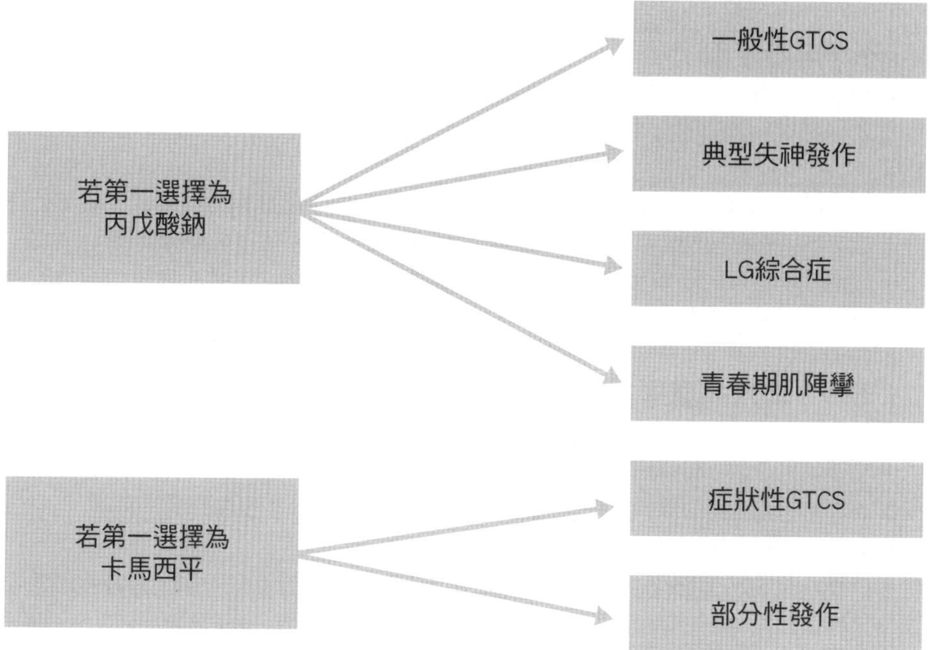

＋ 知識補充站

治療的重點

1. 發作時的治療:原則上是預防外傷和其他併發症，可以就地平臥，保持呼吸道的暢通，要防治受傷與骨折脫臼。為了防止再次發作，可以採選用地西泮、苯妥英鈉和苯巴比妥。
2. 癲癇持續狀態的治療：儘快制止發作、保持呼吸道暢通、維持生命與防止併發症。

環境之誘發因素

1. 年齡。
2. 內分泌：例如經期性癲癇與妊娠性癲癇。
3. 睡眠：GTCS常常會在早晨醒來之後發生，嬰兒痙攣症多在醒後和睡前發作，良性中央迴癲癇大多在睡眠中發作。
4. 缺睡、疲勞、饑餓、便秘、飲酒、閃光、感情衝動和過性代謝紊亂等都能激發神經。

6-18 癲癇症（Epilepsy）（三）

(十) 用藥原則

1. 從單一藥物、小劑量開始，逐漸加量。

2. 若一種藥物達到最大有效血藥濃度但仍然不能控制發作者，可以再加第二種藥物。

3. 癲癇症會偶爾致病，如果腦電圖會有異常現象而發生臨床無癲癇症狀，及年齡層在 5 歲下列，若每次發作都伴隨著發高燒的兒童，則一般不使用抗癲癇藥物 。

4. 經過藥物治療，控制發作 2-3 年，腦電圖檢查癇性活動消失者可以開始減量，停藥流程一般不少於 3 個月。

5. 換藥者需要有 1 周的重疊用藥期。

(十一) 常用的護理診斷

1. 有窒息的危險 : 與癲癇發作時喉頭痙攣、氣道分泌物的增多有關。

2. 有受傷的危險 : 與癲癇發作時，全身肌肉抽搐發作及突然意識喪失有關。

3. 自尊心紊亂 : 與抽搐發作時難堪的外觀形象，使得病人的自尊心受損有關。

(十二) 護理措施

1. 防止窒息現象的發生 : 解鬆領扣和褲帶，將病人頭放低偏向一側，使唾液和呼吸道分泌物由口角流出，防止舌後墜引起氣道阻塞：托起下頷，將舌頭拉出來，床邊需準備吸引器，並及時吸除痰液，不能強行餵食。

2. 防止發作時意外發生 : 避免摔傷，在發現先兆時，需將病人就地平放，要避免擦傷，可以摘下眼鏡、假牙，將手邊的柔軟物墊在病人頭下，移去病人身邊的危險物品，以免發生碰撞。防止咬傷，可以用牙墊墊在上下磨牙間，但不能強行硬塞。

3. 防止發作時意外發生 : 在抽搐發作時，切不可用力依據壓肢體，以免造成骨折、肌肉撕裂及關節脫位的現象發生。在發作之後，病人會有短期的意識模糊現象，禁用口表測量體溫 。對精神運動興奮性發作的病人，防止自殘、傷人或者走失的現象發生。

相關的護理與健康諮詢

心理護理	1.告之病患疾病的相關知識，讓病人能夠確實掌握自我護理知識。要關懷、瞭解與尊重病人。 2.要避免疲勞、饑餓與睡眠不足等促發因素。
用藥護理	1.用藥注意事項：要特別強調尊照醫生的囑咐適時服藥的重要性，不能隨意增減劑量或者撤換藥物。 2.藥物不良反應觀察和處理： (1)胃腸道反應：宜分次在餐後服用。 (2)會有粒細胞減少、骨髓抑制與肝腎損害的現象發生，要定期做抽血作肝與腎功能的檢查，在必要時，要做血藥濃度的測定檢查。 3.若不良反應較輕則不需要停藥，若重者要尊照醫生的囑咐減量或赭停藥。
癲癇持續狀態病人的護理	1.要設立專人守護，在床旁邊加上床墊。 2.立即尊照醫生的囑咐緩慢地注射地西泮與苯妥英鈉等藥物。 3.在用藥的流程中，要密切觀察病人呼吸、心律及血壓的變化，如果出現呼吸變淺、昏迷加深、血壓下降，則應暫停注射。保持呼吸道的暢通，給予吸氧器，備好氣管切開包。 4.要保持病房環境的安靜，避免外界的各種刺激 。
健康諮詢	1.向病人及其家屬介紹有關本病症的基本知識，持續服藥，每月驗血、每季檢查肝腎功能。 2.鼓勵病人參加有益的社交活動。禁止做攀岩、游泳、駕駛與帶電作業之類友危險的活動。 3.平時應隨身攜帶內附姓名、位址、病歷與聯絡電話的簡要病情診療卡。

+ 知識補充站

1.病歷一：男性、12歲、自2歲起就出現陣發性全面性陣攣－強直性癲癇發作（癲癇大發作），一個月會發作2～5次，在服用苯妥英鈉之後，一年會發作1～2次。在十天前罹患胃腸炎，停服苯妥英鈉，在2天以來癲癇大發作20多次，持續昏迷，1天以來體溫高達40℃。而造成癲癇頻繁發作的原因是什麼?

2.病歷二：年齡層為20歲之女性，因為反覆抽搐，在失去知覺而呼之不應之後6小時住院。檢查的結果為呼之不應，一雙瞳孔一樣大，眼底正常，四肢並無癱瘓的現象發生。在檢查身體時，患者有一次發作。口唇紫紺，四肢節奏性抽動，持續大約2分鐘左右。依既往病歷在近四月來，生氣之後會發作，而均在半小時之後會自行緩解。

第 7 章
類風濕關節炎（Rheumatoid Arthritis，RA）

本章學習目標

1. 了解 RA 的病因、發病機制與病理。
2. 瞭解 RA 主要臨床表現、實驗室其他檢查、治療的重點。
3. 掌握 RA 的常用護理診斷與問題、護理措施及依據，注重關節、乾燥症候群的護理。
4. 瞭解 RA 的健康諮詢。

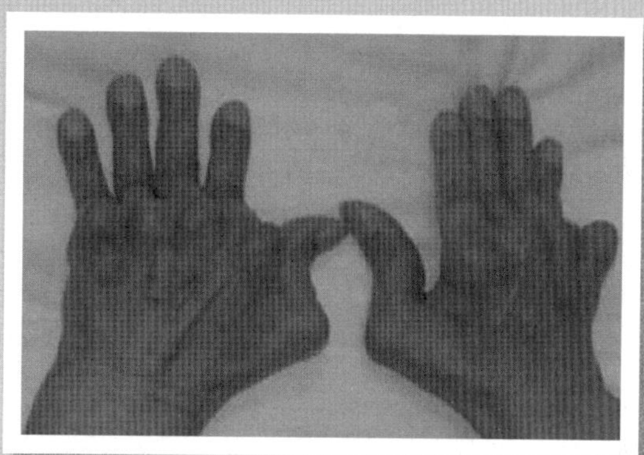

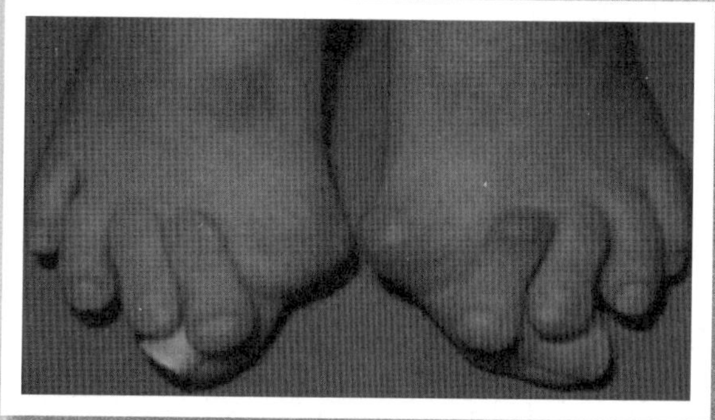

類風濕關節炎（RA）的症狀（圖為著作群自行拍攝，擁有攝影著作權）

7-1 類風濕關節炎（Rheumatoid Arthritis，RA）（一）

(一) 類風濕關節炎的概論

類風濕關節炎 (RA) 是一種以遍及周圍關節為主、以關節組織的慢性炎症性病變為主要呈現方式的全身性自身免疫性疾病。類風濕關節炎分為關節表現與關節外表現兩種。

(二) 類風濕關節炎的流行病學

類風濕關節炎幾乎見於所有的種族和民族。在多數的族群之中，全球類風濕關節炎的患病率大約為 0.3 ～ 1.5% 左右，在國內的致病率大約為 0.32 ～ 0.36% 左右。RA 可以發生在任何年齡層，但致病高峰是在 35 ～ 50 歲左右。女性與男性患本病的比例大約為 2 ～ 3：1。

(三) 類風濕關節炎的病因和致病機制

類風濕關節炎的病因和致病機制與感染、遺傳、免疫系統、環境與內分泌系統密切相關。類風濕關節炎的病因和致病機制由抗原所主導，是多重因素所參與的自身免疫疾病。

1. 病因 (1) 感染的因素：BE 病毒，逆轉錄病毒，結核桿菌 (2) 遺傳因素 (3) 性激素因素：雌激素促進，孕激素減緩。

2. 發病機制 (1) 細胞免疫反應：白介素 -6，腫瘤壞死因子 (2) 體液免疫反應：多重複製抗體，RF，補體。

(四) 類風濕關節炎的病理

1. 基本的病理為：滑膜炎是 RA 的基本病理改變。類風濕結節、類風濕血管炎是 RA 重要的病變。
   (1) 急性期：滲出性和細胞浸潤性。
   (2) 慢性期：滑膜變厚。
   (3) 絨毛突出（A 型滑膜細胞）：關節破壞、關節畸形、功能障礙。
2. 關節滑膜炎（synovitis）：會產生基本病理的改變，分為急性期與慢性期兩種。
   (1) 急性期：具有滲出性和血管浸潤性，滑膜下小血管會充血，內皮細胞會腫脹，細胞間隙會增大，間質水腫和中性粒細胞會浸潤。
   (2) 慢性期：滑膜增生肥厚會形成絨毛狀突起，會突向關節腔內或者侵入到軟骨和軟骨下的骨質，類似於腫瘤的浸潤性生長，洏造成關節破壞、畸形及功能障礙。
3. 血管炎：可以發生在關節外的任何組織，類風濕結節是血管炎的一種呈現方式。

小博士解說

基本概念：類風濕關節炎是一種以波及周圍關節為主的多重系統、發炎症性的自身免疫性疾病。臨床上以慢性、對稱性、周圍性多關節炎性病變為主要特徵，表現為受到波及的關節疼痛、腫脹、功能下降關節畸形甚至功能障礙。

類風濕關節炎的病因和致病機制

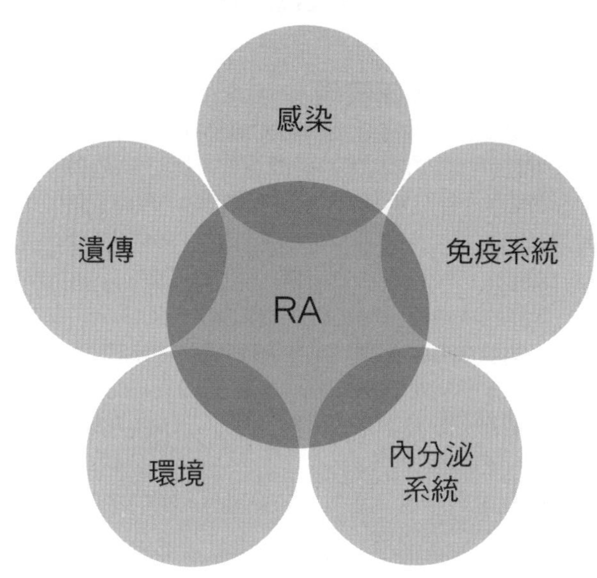

類風濕關節炎的病因和致病機制

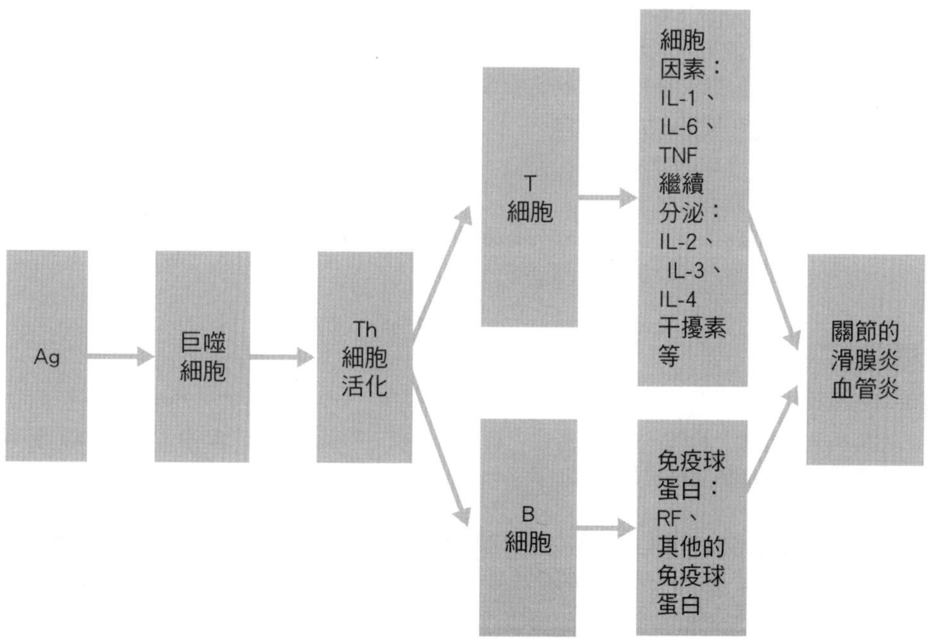

7-2 類風濕關節炎（Rheumatoid Arthritis，RA）（二）

（五）類風濕關節炎的臨床表現

1. 晨間僵硬：晨間僵硬之基本概念為病變的關節在夜間靜止不動之後出現較長時間的（至少一小時）的僵硬，如同膠黏著一樣的感覺。晨間僵硬出現在95%以上的患者；其持續時間與關節炎症成正比；晨間僵硬是疾病活動的指標之一；其主觀性比較強。

2. 關節痛與壓痛：關節痛往往是最早的關節症狀，最常出現的部位為手關節如腕、掌指關節、近端指間關節，其次是趾、膝、踝、肘、肩等關節，多呈現對稱性與持續性，但時輕時重，波及關節的皮膚會出現褐色色素沉積的症狀。

3. 關節腫：關節腫的原因為關節腔積液、關節周圍軟組織炎症與滑膜慢性炎症後肥厚，關節腫會呈現對稱性，形狀為梭形。

4. 關節畸形：關節畸形分為尺側偏斜、屈曲畸形、天鵝頸畸形、鈕孔花畸形與其他畸形。造成關節畸形的原因如下所示：
   (1) 滑膜炎絨毛破壞骨質結構，造成關節纖維性和骨性強直。
   (2) 關節周圍的肌腱和韌帶損傷。
   (3) 關節周圍肌肉的萎縮與痙攣。

（六）類風濕關節炎對生活的影響程度

美國風濕病學會將影響生活的程度分為四級，I 級能夠照常日常生活和做各項工作；II 級能夠做一般性的日常生活料理和參與某種特定職業，但有些活動受到限制；Ⅲ級能夠做一般性的日常生活料理，但參與某種特定職業或其他項目的活動受到限制；Ⅳ級之日常生活的料理和參與工作的能力均受到限制。

（七）RA 的關節波及特色

1. 小關節：近端指間關節、掌指關節、腕關節。
2. 對稱性：早期會單側波及。
3. 持續性：持續性會大於或等於 6 星期，因療程而異。
4. 晨間僵硬：晨間僵硬時間會超過 1 小時。

小博士解說

輔助性檢查

1.血液檢查：血象、血沉、C反應蛋白、自身的抗體－類風濕因子，其中ＩgM型其數量與本病的活動性和嚴重性呈現正比。
2.關節液檢查。
3.X光檢查：最有價值，I期（早期）骨質疏鬆；II期（中期）關節間隙狹窄；III期（嚴重期）蟲蠶樣破壞改變；IV期（末期）纖維性或骨性強直 關節畸形，如半脫位，尺側偏斜。
4.類風濕結節活體檢查。

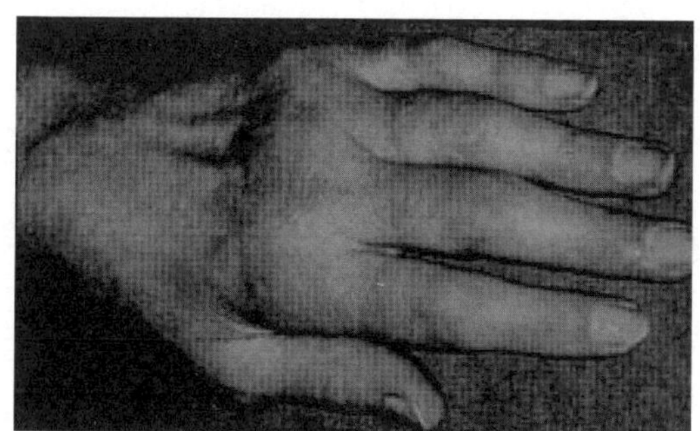
關節腫（圖為著作群自行拍攝，擁有攝影著作權）

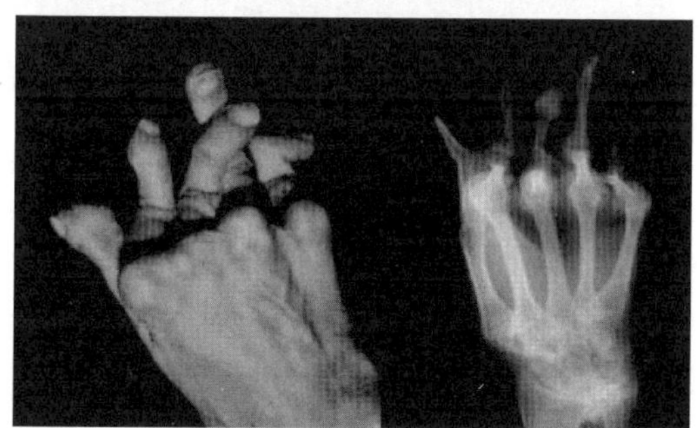
關節畸形（圖為著作群自行拍攝，擁有攝影著作權）

類風濕關節炎的臨床表現

一般的症狀	發病緩慢，有乏力、全身不適、發燒、納差等。
1.關節的表現	以近端指間關節、掌指關節、腕、足趾關節最為多見；其次膝、肘、肩、頸椎、顳頜關節也會受到波及，並伴隨著活動受限。
(1)晨僵	95%，晨僵常長達1小時以上。
(2)疼痛和壓痛	是最早的關節症狀，對稱性、持續性疼痛。
(3)腫脹	對稱性、持續性，關節炎性腫大，周圍肌肉萎縮呈現棱狀。
(4)畸形	最為常見的關節畸形是腕和肘關節強直、掌指關節的半脫位、手指向尺側偏斜和呈現「天鵝頸」樣及鈕孔花狀的表現。
(5)功能障礙	關節呈現纖維性或骨性強直，並因為關節炎周圍肌肉萎縮、痙攣失去關節功能，致使生活不能自理。
2.關節外表現	
(1)類風濕結節	肘鷹嘴附近、枕、跟腱 ，是本病特異的皮膚表現。
(2)類風濕血管炎	主要波及組織的動脈、心、肺、腎、周圍神經及眼等病變。
(3)貧血	

7-3 類風濕關節炎（Rheumatoid Arthritis，RA）（三）

(八) RA 的關節外表現

1. 全身表現：發高燒、全身乏力、體重下降

2. 類風濕結節（Rheumatoid Nodule）：類風濕結節是本病症較為特異的皮膚表現，出現在 20～30% 患者，多位於關節隆突部及受壓部位的皮下部位，大小不一、質硬、並無壓痛、呈現對稱性分佈，結節中心為纖維素樣壞死組織，周圍上皮樣細胞會浸潤，而排列成環狀，外部披蓋以肉芽組織。類風濕結節可以揭示類風濕關節炎的活動。

3. 類風濕血管炎：類風濕血管炎有皮疹、皮膚潰瘍、鞏膜炎等。典型的病理改變為壞死性血管炎，類風濕血管炎的罹患部位為皮膚、肌肉、眼、肺、心、腎、神經等，若侵犯到肺部則會導致胸膜炎與肺間質性病變，若波及到心臟則會導致心包炎與冠狀動脈炎，若波及到神經系統會導致脊髓受壓與周圍神經炎。

4. 乾燥症候群及其他之症狀：
   (1) 乾燥症候群：30％～ 40％的病人會出現乾燥症候群，呈現為口乾舌燥、乾眼症與腎小管酸中毒。
   (2) 貧血：具有小細胞低色素性的現象，貧血的原因為疾病本身非甾體抗發炎藥所引起的胃腸道出血。
   (3) 弗爾他（Felty）症候群：RA 會伴隨著脾腫大、中性粒細胞減少，有的甚至會出現貧血和血小板減少的現象。
   (4) 腎臟損害：會有腎澱粉樣變性的現象。

(九) 治療的重點

1. 非甾體類抗炎藥：透過抑制環氧酶以減少花生四烯酸代謝為前列腺素。
2. 慢作用抗風濕藥：氯喹、羥氯喹，金製劑，柳氮磺吡啶，MTX，環孢素，CTX 等。
3. 腎上腺皮質激素
4. 雷公藤

小博士解說

類風濕關節炎的臨床表現－關節外的表現

1.類風濕結節肘鷹嘴附近、枕、跟腱，是本病特異的皮膚表現。
2.類風濕血管炎主要波及組織的動脈心、肺、腎、周圍神經及眼等病變。
3.貧血。

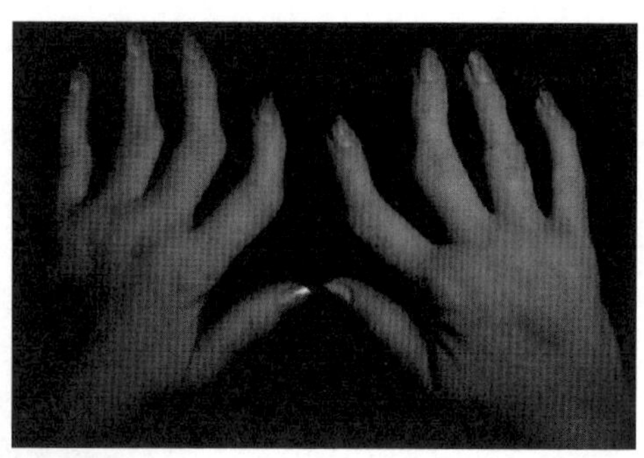

RA的關節波及特色1（圖為著作群自行拍攝，擁有攝影著作權）

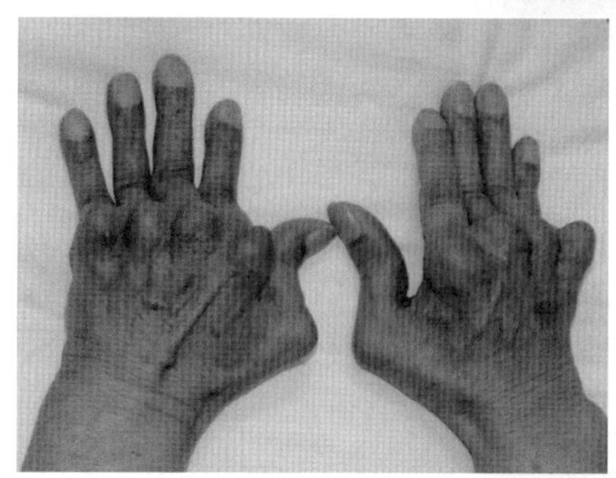

RA的關節波及特色2（圖為著作群自行拍攝，擁有攝影著作權）

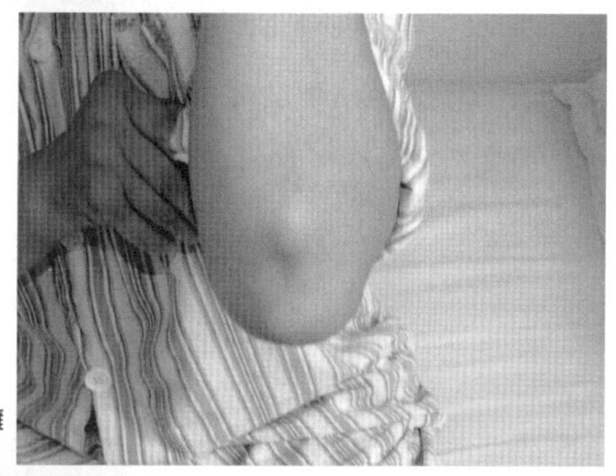

類風濕結節（圖為著作群自行拍攝，擁有攝影著作權）

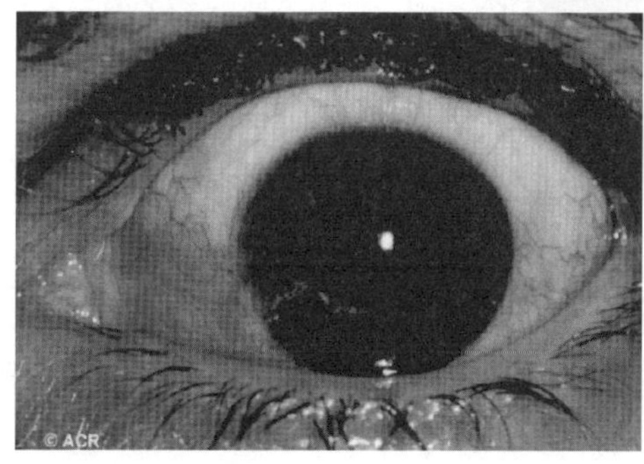

類風濕血管炎（圖為著作群自行拍攝，擁有攝影著作權）

7-4 類風濕關節炎（Rheumatoid Arthritis，RA）（四）

(十) RA 的實驗室及其他檢查

1. 驗血：輕度至中度貧血需要驗血。
2. 血沉（ESR）：血沉為觀察滑膜發炎症和疾病活動性的指標。
3. C 反應蛋白（CRP）：發炎症急性期蛋白，為活動的指標。
4. 免疫合成物和補體：70% 會出現各類的免疫合成物。
5. 類風濕因素（RF）：呈現 70%IgM 型 RF 陽性反應。
6. 關節滑液檢查：正常的情況一般不超過 3.5ml。
7. 關節 X 光檢查：檢查手指、腕關節 X 光片最具有價值。

(十一) 影像檢查

1.X 光檢查：並不適合早期的診斷之用，晚期可以作為基準。應包括腕關節的雙手相，雙足相。(1)X 光的早期表現為關節周圍軟組織腫脹，關節附近輕度骨質疏鬆，繼之出現關節間隙狹窄，關節破壞，關節脫位或融合 (2) 根據關節破壞的程度將 X 線改變分為Ⅳ期。

2.CT：對骨皮質的完整性關節間隙比 X 光更為理想

3. 高解析度 CT ：可以提高 CT 的空間解析度，有助於顯示病變的細微結構。

4.MRI：對滑膜炎診斷會有所幫助。分為類風濕結節活檢與 n 關節鏡及針刺活檢。

(十二) 1987 年 ARA 所修訂的 RA 診斷標準

1. 晨間僵硬：至少 1 小時（≥ 6 周）。
2. 多重關節炎：全身關節區中≥ 3 個同時腫脹或堆積液（≥ 6 周）。
3. 手關節炎：腕關節或掌指關節或近端指間之關節腫脹（≥ 6 周）。
4. 對稱性關節炎（≥ 6 周）。
5. 皮下結節。
6. X 光檢查：手和腕關節的 X 光改變。
7. 類風濕因素：類風濕因素陽性反應（該滴度在正常的陽性反應率 <5%）。
8. 具備上述 1 ～ 7 點中的 4 種或 4 種以上之診斷的敏感性為 94%，特異性為 89%。

小博士解說

RA的活動性判斷為晨間僵硬持續的時間、關節疼痛和腫脹的程度、壓痛和腫脹的關節數、關節功能限制程度、急性發炎症指標、血沉或者C反應蛋白與疲勞的嚴重性。

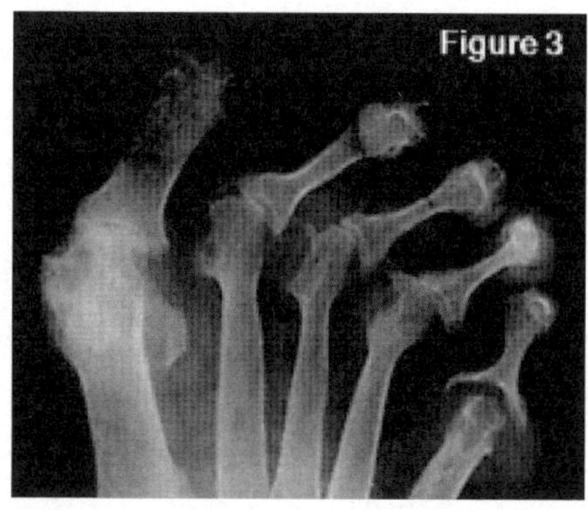

RA 的影像檢查（圖為著作群自行拍攝，擁有攝影著作權）

RA的實驗室及其他檢查

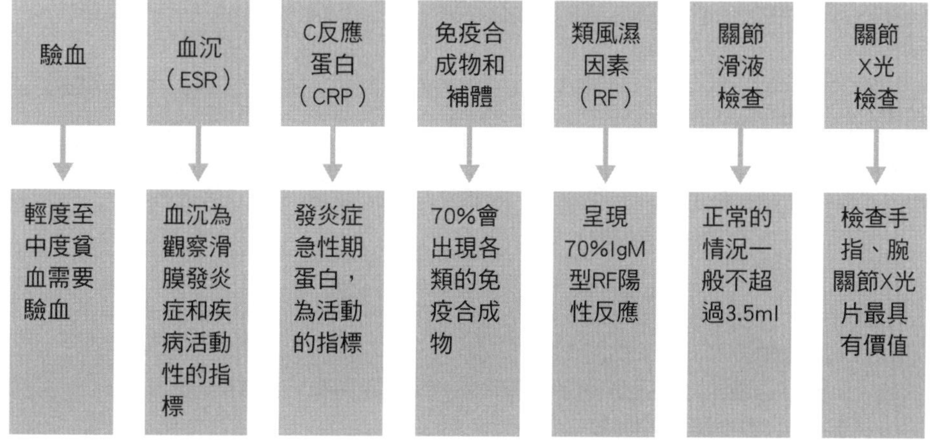

RA的相關檢查

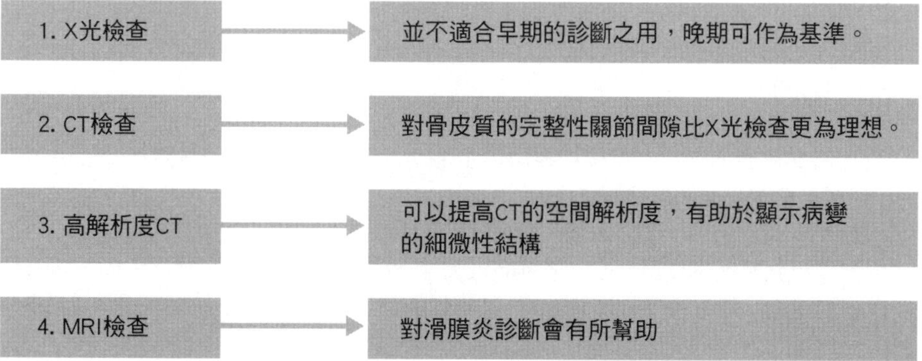

7-5 類風濕關節炎（Rheumatoid Arthritis，RA）（五）

(十三)RA 的護理診斷

1. 有廢用症候群的危險：與關節炎反複發作、疼痛和骨關節骨質的破壞有關。其護理措施為：(1) 休息與體位：急性期臥床休息，保持關節功能位，避免受壓，支架。不宜長時間臥床。(2) 觀察病情：關節疼痛部位、性質、範圍、活動度；關節外表現：各個受到波及內臟器官的功能。(3) 晨僵的護理：晨起溫水浴，戴彈力手套。（4）預防關節廢用：早下床，輔助性工具，活動和運動，配合理療。

2. 疼痛 : 與關節炎性反應有關。

3. 身體移動的障礙 : 與關節疼痛與功能障礙有關。(1) 生活護理 : 協助—鼓勵—協助 (2) 休息與運動：夜間保暖，預防晨僵。急性期後的全關節活動鍛煉，協助恢復關節功能，制定活動量，活動前先理療，輔助工具使用。(3) 心理護理：勸導面對現實。(4) 病情監測與併發症的預防：觀察營養的狀況，肢體的情況，預防肺部感染，加強保護，肢體功能位，預防壓瘡、便秘。

4. 預感性悲哀 : 與疾病久治不愈、關節可能致殘與影響生活品質有關。(1) 心理護理 : 不良心態的認知，鼓勵病人自我護理，團體活動的參與 (2) 建立社會支持網。

(十四) RA 的護理計畫

1. 病人關節肌肉疼痛會得到緩解。
2. 病人並沒有發生關節廢用的症狀，並能夠保持或改善日常生活的調理能力。
3. 病人學會做關節功能鍛練的正確方法。
4. 病人能從心理上逐步適應慢性病的生活，而回歸與融入社會與家庭。

(十五) RA 的護理措施

1. 飲食：吃足量蛋白質、維生素與營養豐富的食物。要忌食辛辣與刺激性的食物。

2. 休息與體位：急性活動期間有發高燒、全身乏力等全身症狀，應該臥床休息，但不宜都躺在床上。過度休息和限制活動，反而易於導致關節廢用、肌肉萎縮，而影響關節的功能。

3. 觀察：要觀察關節疼痛的部位性質、關節腫脹、晨間僵硬與關節外的表現。

4. 心理護理。

5. 關節的護理：

   (1) 晨間僵硬的護理：起床後要做溫水浴來活動關節。夜間睡眠要戴彈性手套來保暖，會減輕晨間僵硬程度。

   (2) 預防關節廢用：勤於督促、勤於協助。

   ①症狀在基本控制之後，鼓勵病人及早下床活動。②由被動邁向主動，病人能夠承受，避免長時間的不活動。③可做肢體屈伸、散步、手抓握與提舉等活動。④配合理療與按摩活動。

護理措施、病症的預防與健康教育

護理措施	1.用藥護理： (1)慢作用抗風濕藥：慢作用抗風濕藥發揮效果之時間較長，有控制病情擴散的可能性，同時又有抗發炎作用，多與非甾體抗發炎藥合併使用。在用藥期間會出現口腔潰瘍、噁心、骨髓抑制等不良反應，應該注意病人血象的變化。 (2)腎上腺糖皮質激素:抗發炎作用較強，能快速緩解症狀，但是並不能根本控制疾病，在停藥之後很容易復發。長期用藥會造成停藥困難的依賴性，其不良反應較多，所以僅限於活動期有嚴重全身症狀與關節炎明顯而又不能被非甾體抗發炎藥所控制的病人，或者慢作用藥物尚未發揮效果的病人。病人不能自行增減劑量或者停藥，應在醫生的諮詢下來逐漸減量。要密切觀察藥物的療效及副作用。 2.乾燥症候群的護理： (1)口腔的護理：評估口腔黏膜的形態，保持口腔的清潔，忌諱抽煙喝酒，避免使用會引起口腔乾燥的藥物。 (2)眼部的護理：注意眼部的衛生，勿用手揉眼睛，每日用溫熱毛巾濕敷眼睛，每小時濕敷1次。室內光線要暗淡一些，從而避免陽光直接照射眼睛。勿長時間看書和看電視，避免眼睛的疲勞。 (3)皮膚的護理：若皮膚乾燥可以塗抹油劑。
病症的預防	1.大多數患者療程會延長。 2.在前2-3年之致殘率較高，在3年之內關節破壞高達70%。 3.積極與正確的治療會使80%以上的患者病情得到緩解。 4.只有少數的患者最終會導致殘障。
健康教育	1.向病人解釋遵照醫生的囑咐來服藥的重要性及用藥的注意事項。 2.諮詢病人每天有計劃地加以鍛練，增強身體的抗病能力，保護關節功能及防止廢用。 3.向病人和親屬解釋如何適量飲食，確實做到高熱量、高蛋白質、飽含鈣、維生素D、維生素B和維生素C的飲食調配工作。 4.囑咐病人避免感染、寒冷、潮濕、過度勞累、精神刺激等各種誘因。在病情復發時，應該及早就醫，以免重要的器官受損。 5.避免過度強烈地使用小關節，避免關節長時間保持在同一個位置，避免關節長時間處於變形的位置，避免過度的體力消耗。

＋ 知識補充站

類風濕關節炎的健康教育

1.幫助了解疾病性質、病程和治療方案，避免感染、寒冷、潮濕、過勞等。
2.飲食與活動。
3.用藥與就醫：不要隨便停藥、換藥、增減藥量。

7-6 類風濕關節炎（Rheumatoid Arthritis，RA）（六）

（十六）個案分析

1. 個案資料：王女士，36 歲，為上班族，關節疼痛半年有餘。近期來突然疼痛加重，隨後又出現了臉水腫、皮膚紫癜的症狀。經過醫生的診斷為類風濕關節炎。

2. 個案病歷：在住院之後，進一步評估發現王女士膝關節及掌指關節對稱性疼痛、腫脹，並伴隨著明顯的晨間僵硬現象，起床活動至午後症狀才能緩解，上述症狀在陰天時尤為嚴重。雙下肢散在紫癜，米粒一般的大小，壓之而不褪色。王女士聽醫生說診斷為類風濕關節炎，且很難根治，使得王女士非常悲觀，精神緊張，睡眠狀況不佳，也很少說話。

3. 類風濕關節炎的治療方式：減輕或者消除患者的症狀，控制疾病的發展，防止和減少關節骨的破壞，保持所波及之關節的功能，促進已破壞的關節骨的修復並有效地改善其功能。

4. 治療的措施：

(1) 一般性治療：休息、關節制動、關節功能訓練、物理療法。

(2) 藥物治療：非甾體抗發炎藥（NSAIDs）、緩解病情抗風濕藥（DMARDs）、糖皮質激素與植物藥物。

①NSAIDs 之用藥原則為小劑量止痛退燒、大劑量抗發炎、不合併使用超過兩種的抗發炎藥，如果在 2 ～ 4 周左右無效，則要更換另外的藥品，活動性潰瘍患者禁止使用，心血管肝腎病患者要謹慎使用，採個別客製化原則。

②慢作用抗風濕藥（DMARDs）為柳氮磺胺吡啶（SSZ）2 ～ 3g ／日，氨甲喋呤（MTX）7.5mg ／周，羥氯喹（HCQ）0.4 ／日，愛若華（Lef）10 ～ 20mg ／日，青黴胺（Pen）0.5 ～ 0.75 ／日，金諾芬（瑞得）6mg ／日，環胞黴素 A（CysA）50 ～ 100mg ／日，帕夫林 1.8g ／日，慢作用抗風濕藥之藥效緩慢、作用持久、可以阻止滑膜病變的擴散。

③糖皮質激素的抗發炎作用較強，能夠快速地緩解症狀，但是不能根治疾病，僅限於活動期使用，不能用非甾體抗發炎藥，在症狀有效控制之後要迅速減量。植物藥物有雷公藤、青藤鹼、白芍總甙（帕夫林）。

(3) 外科手術治療：外科手術治療分為滑膜切除術、人工關節置換術、其他軟性組織手術與關節融合術。

5. 個案的療效：王女士在經過積極地配合治療之後，病情好轉，其生活調理的水準達到 II 級，而病癒準備出院。

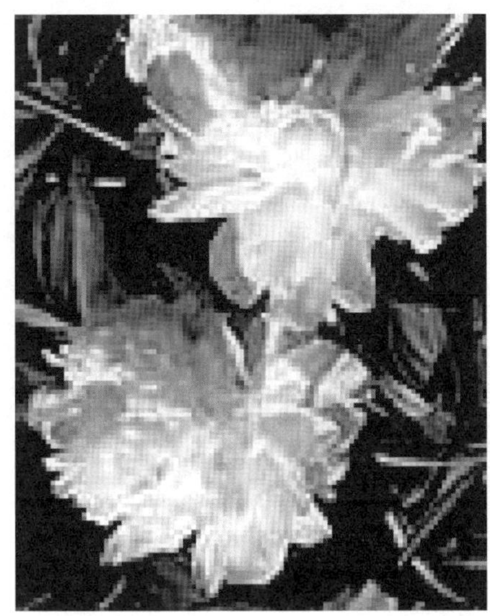
植物藥物（圖為著作群自行拍攝，擁有攝影著作權）

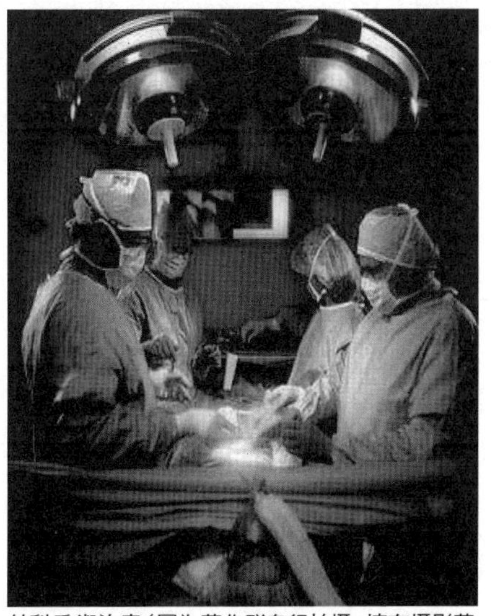
外科手術治療（圖為著作群自行拍攝，擁有攝影著作權）

+ 知識補充站

注意事項

1. 經過治療之後的症狀緩解，並不等於疾病的完全根治。
2. 近期有療效並不等於遠期有療效。
3. DMARDs可以延緩病情的加劇，但是並不能治癒RA。
4. 為了防止病情的復發，原則上不停藥但可以依據病情來逐漸減量，維持治療的狀態，直至最後停用為止。

第 8 章
風濕性疾病

本章學習目標

1. 掌握 SLE 常用護理診斷與問題、護理措施及依據，注重心理護理與皮膚護理
2. 瞭解 SLE 的主要臨床表現、實驗室及其他檢查、治療重點、護理評估。
3. 了解 SLE 健康諮詢。
4. 了解 SLE 病因、發病機制與病理。
5. 了解 RA 的病因、發病機制與病理。
6. 瞭解 RA 的主要臨床表現、實驗室及其他檢查、治療重點。
7. 掌握 RA 的常用護理診斷與問題、護理措施及依據，注重關節、乾燥 合症護理。
8. 瞭解 RA 的健康諮詢。

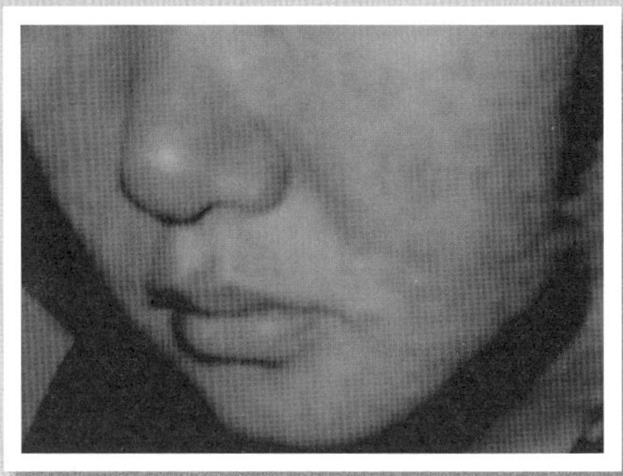

系統性紅斑狼瘡（Systemic Lupus Erythematosus，SLE）時常發生的部位為臉上的紅斑。（圖為著作群自行拍攝，擁有攝影著作權）

8-1 系統性紅斑狼瘡（Systemic Lupus Erythematosus，SLE）（一）

(一) 概論

系統性紅斑狼瘡（Systemic Lupus Erythematosus，SLE）時常發生的部位為臉上的紅斑。

(二) 病因和致病機制

1. 病因：免疫耐受的終止和破壞會導致大量自身抗體的產生是根本的原因。抗核抗體（ANA）是最主要的自身抗體，其主要區分為－抗 DNA 抗體、抗組蛋白抗體、抗 RNA －非組蛋白性蛋白抗體與抗核仁抗原抗體；許多患者血清中還存在抗血細胞，其中包括紅血球、血小板、淋巴細胞的自身抗體。
   (1) 遺傳因素。
   (2) 性激素因素：雄激素具有保護的功能，雌激素具有助長的功能。
   (3) 環境因素：為紫外線、感染、某些食物與某些藥物所引起。
   (4) 免疫異常因素：為 B 細胞活動亢進所導致。
2. 致病機制：
   (1) 組織損傷機制：SLE 的組織損傷與自身抗體的存在有關，多數內臟病變為免疫合成物所介導（Ⅲ型變態反應）。組織損傷機制主要為 DNA －抗 DNA 合成物所導致的血管和腎小球病變；其次為特異性抗紅血球、粒細胞、血小板自身抗體，經 N 型變態反應導致相應血細胞的損傷和溶解，從而引起全血細胞的減少（Pancytopenia）。
   (2) 抗核抗體並無細胞毒性，但會攻擊變性或胞膜受損的細胞，一旦它與細胞核接觸，即會使細胞核發生腫脹的現象，呈現均質一片的現象，並被擠出胞體，形成狼瘡小體（蘇木紫小體），此為診斷 SLE 的特徵性根據。
   (3) 狼瘡小體對中性粒細胞和巨噬細胞有趨化的功能，在補體存在時會促進細胞的吞噬作用。會吞噬了狼瘡小體的細胞稱為狼瘡細胞。
   (4) 目前很少運用狼瘡細胞這種檢查方法，已逐漸被抗核抗體檢測等臨床上敏感的實驗所代替。

(三) 病理

狼瘡小體為診斷 SLE 特徵性的依據，呈現洋蔥皮樣的病變，小 A 周圍纖維組織會增生，為狼瘡性腎炎，SLE 患者均會有腎損傷。

小博士解說

基本概念:系統性紅斑狼瘡（systemic lupus erythematosus SLE）是一種較常見的波及多重系統多重器官的自身免疫性結締組織病。

系統性紅斑狼瘡的致病機制

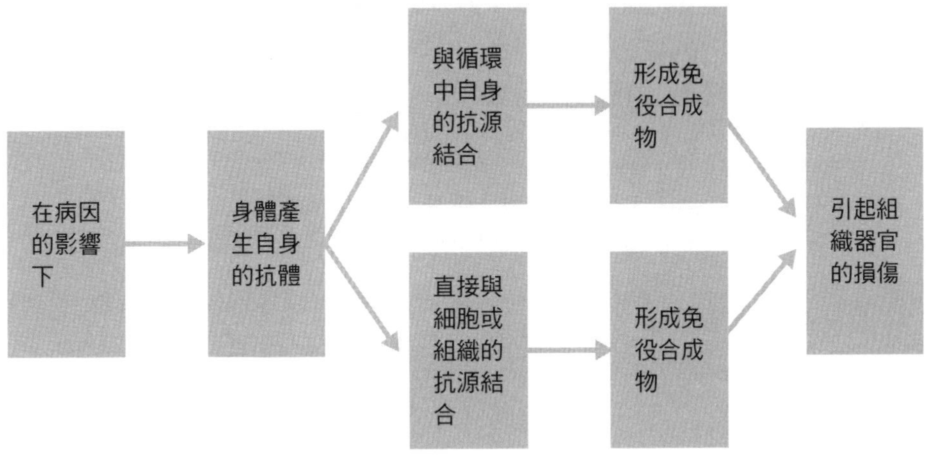

系統性紅斑狼瘡的病理

基本的病理變化	結締組織的黏液狀水腫，纖維蛋白狀變性和壞死性血管炎。
特徵性病理變化	1.蘇木素小體。 2.「洋蔥皮」狀的改變。 3.心臟瓣膜贅生物—結締組織的纖維蛋白狀變性（Libman – Sack心內膜炎）。

＋ 知識補充站

系統性紅斑狼瘡的發病機制

1.SLE患者可以查到多種自身的抗體。
2.免疫複合物的形成和沈積是SLE發病的主要機制。
3.免疫調節障礙在SLE中表現相當突出。

WHO 關於狼瘡性腎炎的分類

1.正常或輕微病變型。
2.繫膜病變型。
3.局灶增殖型。
4.瀰漫增殖型。
5.膜性病變型。
6.腎小球硬化型。

8-2 系統性紅斑狼瘡（Systemic Lupus Erythematosus，SLE）（二）

（四）系統性紅斑狼瘡的臨床表現

1. 全身的症狀：發高燒，是 SLE 活動的呈現症狀。
2. 皮膚黏膜損害：面部蝶形紅斑是 SLE 的典型症狀。
3. 關節肌肉疼痛：關節痛常是 SLE 病人的第一個致病的症狀之一。
4. 組織器官損害：有心、腎、肺、消化、血液、神經、眼睛等損害。
5. 輕重的分類：分為輕型與重型。

（五）狼瘡危險現象

1. 狼瘡危象的臨床表現：SLE 的臨床表現在不同個人之間的輕重差異相當大，部分病人會在致病時或者療程中，由於嚴重的器官損傷而出現不同的急症表現，有的甚至於陷入重度危險。在臨床上稱為狼瘡危象。

2. 中樞性神經狼瘡：又稱為狼瘡腦病，根據臨床表現可以發現器質性腦病，癲癇，腦血管意外，橫貫性脊髓炎，無菌性腦膜炎與彌漫性腦炎。

3. 血液系統急症：狼瘡性血小板減少性紫癜，狼瘡性溶血危險現象，全血細胞會減少。

4. 系統性紅斑狼瘡的心臟急症：涵蓋心包炎、心肌炎、心肌梗塞與充血性心力衰竭。

5. 急性狼瘡性肺炎和肺出血：涵蓋急性狼瘡性肺炎與狼瘡性肺出血。

6. 狼瘡性急腹症和消化道出血：涵蓋腸繫膜血管炎、胃腸黏膜潰瘍穿孔與急性胰腺炎。

7. 狼瘡性腎衰竭：腎臟是 SLE 病人最常波及的器官，40% ～ 75% 的病人會出現狼瘡腎炎，如果治療不當均會轉為狼瘡性腎功能衰竭，5 年之內的死亡率為 71%。

小博士解說

系統性紅斑狼瘡的檢查

1.一般性檢查：三系會減少，血沉增快會顯示出SLE的活動期。尿液改變會顯 示出腎的損害程度。
2.免疫檢查：主要是抗核抗體(ANA）陽性反應，在90%SLE患者循環中有ANA，對探討SLE的致病機制與診斷具有較為廣泛的意義。但是ANA對SLE並非完全特異，對診斷SLE又有相當程度的限制。目前已經發現一些單一核成分抗體。抗雙鏈DNA抗體（抗ds-DNA抗體）陽性反應、對SLE診斷具有高度的特異性。抗Sm抗體（抗核糖蛋白抗體）陽性反應，一般認為此抗體對SLE亦具有高度的特異性。此外還有抗磷脂抗體陽性、血清補體C3、C4水準降低，免疫球蛋白增高、狼瘡帶有實驗陽性的特性。
3.腎活體檢查。

系統性紅斑狼瘡的臨床表現

SLE患病率為70/10萬，女性佔90%以上，且大多為育齡婦女。多重內臟器官，多重系統受到波及，故臨床表現多樣化。

周身的症狀	1.發燒，見於90%患者。2.乏力。3.體重減輕。
關節與肌肉	1.關節疼痛：(1)非侵蝕性關節炎。(2)偶而有關節變形，即Jaccoud關節。2.肌肉疼痛，5%會有肌肉炎。3.缺血性骨壞死。Jaccoud's關節炎為雙側第3個掌指關節半脫位，關節間隙略窄，掌骨頭增大、硬化、囊變及橈側鉤狀增生，左腕部軟性組織腫脹。
皮膚與黏膜	1.蝶形紅斑，SLE的特徵性皮疹。2.盤狀紅斑，SLE的特徵性皮疹。3.甲周紅斑。4.網狀青斑（livedo reticularis）。5.雷諾現象（Raynoud現象）蒼白→紫紺→潮紅。6.光過敏現象。7.口腔潰瘍。8.脫髮。
腎臟的改變（狼瘡性腎炎）	1.急性腎炎。2.急進性腎炎。3.隱匿性腎炎。4.慢性腎炎。5.腎病症候群。
心血管的改變	1.心包積液。2.心肌炎。3.心衰。4.周圍血管病變。例如血栓性靜脈炎。
肺臟的改變	1.胸腔積液。2.急性狼瘡性肺炎。3.慢性狼瘡性肺炎（肺間質纖維化）。
神經系統的病變	神經精神狼瘡(NP狼瘡)為最常見的症狀，會有精神障礙、頭痛、嘔吐、偏癱、意識障礙、癲癇等症狀。
消化系統的改變	1.會有嘔吐、腹瀉。2.會有腹腔積液。3.肝臟會腫大，但是一般並無黃疸。4.血清轉氨酶會升高。
血液系統的改變	1.會有脾臟和淋巴結腫大。2.多數患者有慢性貧血，會伴隨著Coombs實驗陽性反應的自身免疫性溶血性貧血。3.白血球常會減少或淋巴細胞絕對值會降低。4.血小板相關抗體（PAIgG)會有陽性反應。5.血小板會減少。
乾燥症候群即Sjo"gren Syndrome(ss)	1.乾燥症候群分為原發性和繼發性。2.SLE患者合併口乾舌燥等臨床表現時為繼發性乾燥症候群。
眼部病變的發病機制	在視網膜血管炎眼底出血視乳頭水腫合併乾燥症候群時會有眼乾症。

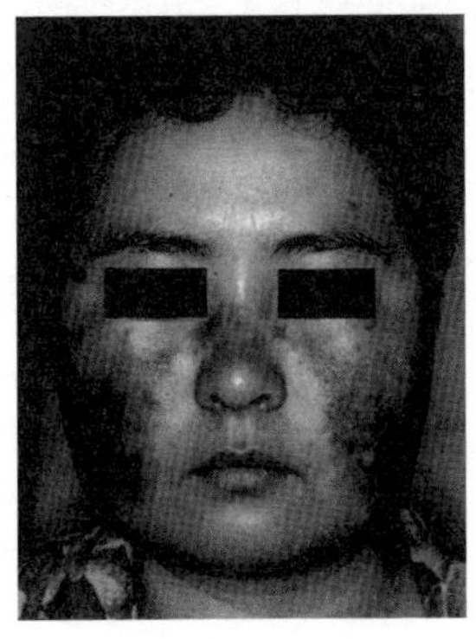

系統性紅斑狼瘡的臨床表現（圖為著作群自行拍攝，擁有攝影著作權）

8-3 系統性紅斑狼瘡（Systemic Lupus Erythematosus，SLE）（三）

(六) 系統性紅斑狼瘡的診斷

目前普遍採用美國風濕病學會（American Rheumatism Association，ARA）在 1997 年所推薦的 SLE 分類標準，此分類標準為蝶形紅斑、盤狀紅斑、光過敏、口腔潰瘍、關節炎、漿膜炎、腎臟病變、神經病變、血液學疾病、免疫學異常、抗核抗體異常等。符合其中 4 項以及以上者，可以將之診斷為 SLE。其敏感性和特異性均大於 90%。

(七) 治療的重點

1. 一般性治療：使用活動期休息、穩定期與適當活動等方法。盡量減少暴露的部位，避免日曬。

2. 輕型 SLE 藥物治療：使用非甾體類抗發炎藥、抗瘧藥與小劑量激素等方法

3. 重型 SLE 藥物治療：使用糖皮質激素、免疫抑制劑、血漿置換療法等方法

4. 狼瘡危險現象的治療：可以採用大劑量甲潑尼龍衝擊治療與靜脈注射大劑量免疫球蛋白等方法。

(八) 護理的診斷及措施

1. 護理的診斷與問題 :(1) 皮膚完整性受損 : 與疾病所導致的血管發炎性反應等因素有關。(2) 疼痛 : 慢性關節疼痛；與免疫合成物沉積於關節、肌肉組織有關。(3) 潛在的併發症 : 潛在的併發症為慢性腎衰竭、狼瘡腦病等，也可能與感染有關。(4) 焦慮症 : 與病情反復發作、遷延不癒、面容毀損、皮膚損害、多重器官功能損害有關。(5) 口腔黏膜的改變 : 與自身免疫反應、長期使用激素等因素有關。

(九) 實驗室和其他的輔助性檢查

1. 一般性檢查 : 血液常規檢查、尿液常規檢查、血沉；2. 自身的抗體 : 抗磷脂抗體、抗核抗體譜、抗組織細胞抗體；3. 補體 :C3、 C4、 CH50；4. 狼瘡帶實驗 :SLE50% 代表 SLE 的活動性；5. 腎活體檢查 : 診斷、治療、預後；6. 影像學檢查 :MRI、 CT。

(十) 潛在的併發症 (慢性腎衰竭)

1. 休息 2. 營養支持 3. 病情監測 4. 用藥護理

(十一) 潛在的併發症 (狼瘡腦病)

1. 頭痛的護理：提供安靜、安全的環境。遵醫囑給予鎮痛劑和皮質類固醇。

2. 癲癇發作的護理： ①保持呼吸道通暢②迅速給氧，立即建立靜脈通路③保護抽搐肢體④減少各種刺激⑤遵醫囑給藥。

3. 器質性精神病的護理：單人房間，專人護理， 減少環境刺激。讓病人回答簡單易懂的問題。安全防護措施

4. 積極地防治感染。

護理的診斷

篩查的結果	有異常現象	並無異常現象	備註
陽性反應	a真陽性反應	b假陽性反應	敏感度=a／a+c
陰性反應	c假陰性反應	d真陰性反應	特異度d／b+d

系統性紅斑狼瘡的治療

一般性治療	
藥物治療	1.非甾體類抗炎藥。 2.抗瘧藥。 3.糖皮質激素。 4.免疫抑製劑。 5.其他的藥物。

系統性紅斑狼瘡的治療方式

輕型SLE	只有發燒、皮疹和關節肌肉疼痛並無重要的內臟器官受到波及者，可以使用下列的藥物： 1.非甾體類抗炎藥。 2.抗瘧藥。 3.小劑量激素。
重型SLE	有心、肺、腎、血液系統等重要的內臟器官受到波及時： 1.激素。 2.細胞毒藥物（免疫抑製劑）。 3.靜脈注射大劑量免疫球蛋白（IVIG）。
緩解期治療	在病情控制之後尚需長期維持治療，以防疾病復發通常用潑尼鬆5～7.5mg/d晨起頓服，定期（每個月）複查血尿常規檢查及相關的免疫指標。
其他的治療	1.抗癇藥，如安定10mg 靜推。 2.抗發炎治療。 3.降顱壓，如甘露醇250ml，每日2次靜滴。 4.降血壓。 5.糾正心衰。 6.血漿置換療法等。

＋ 知識補充站

預後

早期診斷、早期治療，預後會大為改觀。一年存活率為96%， 5年存活率為85%，10年為75%，20年為68%。其死因有：

1.腎功能不全。2.中樞神經系統病變。3.感染，特別是合併結核感染。4.心功能不全。

系統性紅斑狼瘡的護理評估

1.病史評估。2.身體評估。3實驗室及其他的檢查資料評估。

8-4 系統性紅斑狼瘡（Systemic Lupus Erythematosus，SLE）（四）

（十二）護理措施：

1. 皮膚黏膜護理：保持清潔衛生；要避免紫外線的照射；切忌使用鹼性肥皂、化妝品及化學藥品。忌諱染髮、燙髮與捲髮。忌食富有刺激性的飲食。

2. 密切觀察病情：觀察生命的徵象、皮膚黏膜、關節、肌肉與各種組織器官的功能。

3. 用藥護理：遵從醫生的囑咐用藥，注意用藥時間，觀察下列之副作用：(1) 非甾體類抗發炎藥：胃腸道、神經系統反應、肝腎損害與抗凝等副作用。(2) 氯喹：長期使用視網膜退行性變。(3) 糖皮質激素：不良反應較多，繼發感染、無菌性骨壞死、消化性潰瘍與反跳的現象。(4) 免疫抑制劑：使用免疫抑制劑會使得 WBC 下降，導致肝腎損害、出血性膀胱炎、胃腸道反應與畸胎等副作用。

4. 關節疼痛護理：

   (1) 休息與體位：要多休息；維護關節功能；避免疼痛部位受到壓迫。(2) 減輕疼痛措施：要居住在安詳的環境；不要分散注意力；做理療與藥物止痛的護理。

5. 日常護理：

   (1) 要多休息與做休閒活動：要適當合宜地調適工作與休閒活動。(2) 飲食護理：忌食芹菜、無花果、香菜、蘑菇、無鱗魚、乾鹹海產品與苜蓿等食物。避免濃茶、辣椒、吸煙等刺激物。(3) 環境護理：室內溫度要適宜、濕度要適宜，空氣新鮮、清潔。掛上較厚的窗簾，以免遭到陽光直射。

6. 心理護理：找出產生焦慮感的原因，給予安慰與疏導，協助病患紓解緊張的情緒。預感生命垂危而悲觀失望者，可以介紹治療成功的病歷及治療的進展程度，鼓勵病患樹立戰勝疾病的信心，讓病患主動參與制訂護理規畫，明確目標，積極地配合治療。要觀察病患精神狀態是否正常，做好安全防護和急救準備的工作，有效防止自殘等意外事故的發生。

7. 健康諮詢：

   (1) 避免誘發因子：要避免紫外線、妊娠、藥物與手術之類的誘發因子。(2) 休息與活動：要注意適當合宜的工作調適與休閒活動。(3) 皮膚護理：注意個人衛生與預防感染。(4) 用藥諮詢：持續依照醫生的囑咐來適度地用藥，要注意不良的反應。(5) 要正確地對疾病有所認識。(6) 介紹生育的知識。(7) 出院的諮詢。

小博士解說

SLE是波及多重系統、多重器官的自身免疫性結締組織疾病。SLE最常波及的組織器官是皮膚、關節與腎臟，蝶形紅斑是SLE的典型症狀。抗核抗體、抗雙鏈DNA抗體、抗Sm抗體是重要的免疫學檢查指標。重型SLE的第一選擇為糖皮質激素治療。最具特色的護理措施是皮膚護理。

類風濕關節炎與系統性紅斑狼瘡特徵的比較

項目	RA	SLE
部位的特色	小關節對稱畸形。	常常波及皮膚、腎、近端指間、腕、膝蓋和踝關節。病變關節對稱，畸形較少。
免疫的指標	RF滴度＞1：20。	抗核抗體、抗雙鏈DNA抗體、抗Sm抗體均為陽性反應（+）。
發高燒	最先有，但以後較少。	活動期經常有發高燒的症狀。
主要藥物	非甾體類藥、慢作用抗風濕藥。	糖皮質激素與免疫抑制劑。
護理的方式	關節、晨間僵硬護理。	皮膚護理。

＋ 知識補充站

(一)注意事項

SLE是波及多重系統、多重器官的自身免疫性結締組織疾病。SLE最常波及的組織器官是皮膚、關節與腎臟，蝶形紅斑是SLE的典型症狀。抗核抗體、抗雙鏈DNA抗體、抗Sm抗體是重要的免疫學檢查指標。重型SLE的第一選擇為糖皮質激素治療。最具特色的護理措施是皮膚護理。

(二)病歷分析

1. 診斷分析：該病人有關節痛、發燒，面部和雙側手掌、足底會見到片狀紅斑，腎功能檢查異常、免疫異常與抗核抗體異常現象，符合SLE之4項以上的分類標準，故初步診斷為SLE。因為有腎臟嚴重損害的表現，該病人屬於重型SLE。
2. 護理分析：若為皮膚損害，有紅斑則需要皮膚護理，若為關節痛則需要關節疼痛護理。若為器官損害則需要聚焦性的觀察與護理。若發高燒熱則需要發高燒護理。若為用藥治療則需要用藥護理。日常生活要注意休息、飲食與環境護理。
3. 病歷分析：病人，女，32歲。關節痛2年，下肢腫已達半年，發燒、全身浮腫伴隨著尿液量明顯地減少2個月。檢查結果為：體溫38.1℃，P112次／分鐘，R28次／分鐘，Bp100／60mmHg，面部有蝶型紅斑，雙側手掌、足底可以看見片狀紅斑，腎功能檢查異常，呈現抗核抗體陽性反應，呈現抗雙鏈DNA抗體陽性反應，呈現抗Sm抗體陽性反應。初步診斷為SLE。

第9章
內分泌與代謝性疾病

本章學習目標

1. 要掌握常見症狀體徵的護理評估與護理措施。
2. 要熟悉內分泌系統的功能調節與內分泌代謝性疾病病人的護理評估。
3. 要了解內分泌激素的功能及營養病和代謝病的概念。

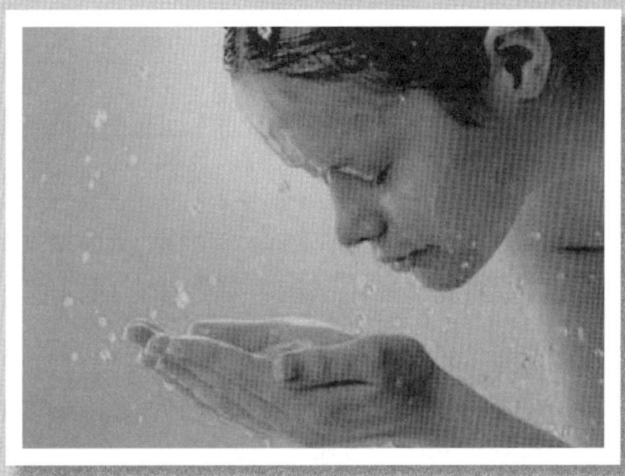

內分泌與代謝性疾病

9-1 內分泌與代謝性疾病病人的護理（一）

（一）概論

1. 內分泌與代謝性疾病病人的護理要採取神經系統、內分泌系統與免疫系統三位一體的護理策略來共同保持身體內環境的相對穩定性。

2. 內分泌系統是人體內的一個調節系統，由不同部位的內分泌腺（包括垂體、甲狀腺、甲狀旁腺、腎上腺、性腺、胰島、松果體等）和某些臟器（例如胃腸、心臟等）中內分泌組織所組成。

3. 內分泌的主要功能是在神經系統支配下和物質代謝回饋調節基礎上釋放激素，從而調節體內代謝過程、臟器功能、生長發育、生殖和衰老等許多生理活動，維持人體內環境的相對穩定。

4. 內分泌系統的功能調節：神經和內分泌系統的相互調節內分泌系統由神經系統通過下丘腦而調節，神經系統也受到內分泌系統的調節，兩者關係非常密切；內分泌系統的回饋調節為正回饋與負反饋；免疫系統與內分泌功能為透過免疫活性蛋白和眾多淋巴因子調節；由神經、內分泌和免疫三個主要調節系統形成神經—內分泌—免疫系統的調節網路。

（二）內分泌系統的定義

內分泌系統 (endocrinesystem) 由內分泌腺、激素分泌細胞與激素所組成。內分泌系統的功能為輔助神經系統將體液性資訊物質傳遞到全身各個細胞組織之中，從而發揮其對細胞的生物功能。

內分泌系統的功能調節為神經系統和內分泌系統相互調節、內分泌系統的回饋調節與免疫系統和內分泌系統的相互調節三種。

神經內分泌軸為由下丘腦傳導至腺垂體再傳導至標靶腺，透過促腎上腺皮質釋放激素 (CRH) 產生促腎上腺皮質激素 (ACTH)，再傳導至皮質醇。

(三) 內分泌系統的結構與功能

1. 內分泌系統的結構：透過下丘腦與 CRH 的負回饋（Negative feedback）功能回饋至垂體與 ACTH，再回饋至腎上腺與皮質醇，而逆向的回饋具有抑制的功能。

2. 具有內分泌功能的主要器官：具有內分泌功能系統的主要器官共有－下丘腦神經核、垂體、甲狀腺（T4，T3，CT）、副甲狀腺（PTH）、腎上腺（糖皮質激素、鹽皮質激素、腎上腺素等）、胰腺（胰島素、胰高血糖素）、性腺（雄激素、雌激素、孕激素）、腎臟（腎素、EPO）與胃腸道（胃泌素、抑胃素）。

小博士解說

1.內分泌系統是由內分泌腺及存在於身體某些內臟器官中的內分泌組織和細胞及它們所分泌的激素所組成的一個體液調節系統。
2.內分泌疾病的發生，主要是由於內分泌腺及組織發生病理改變所導致。
3.為了適應不斷改變的外界環境並保持身體內環境的相對穩定性，人體必須依賴於神經系統、內分泌系統、免疫系統。
4.相互配合和調控，使得全身各器官系統活動協調一致，共同擔負身體的生命現象。

神經內分泌軸

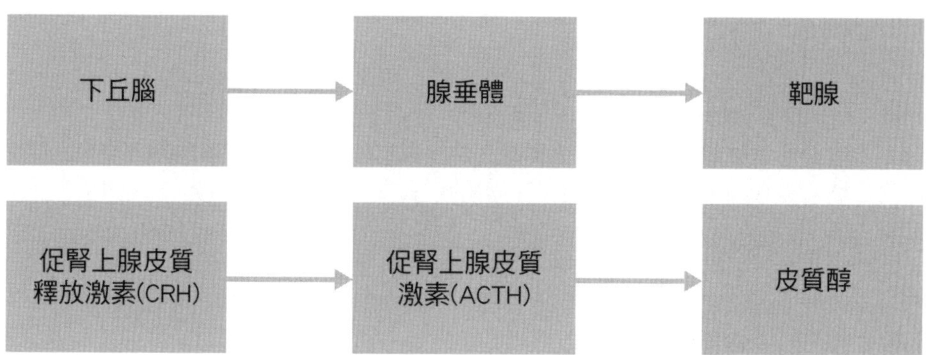

內分泌系統的結構與功能

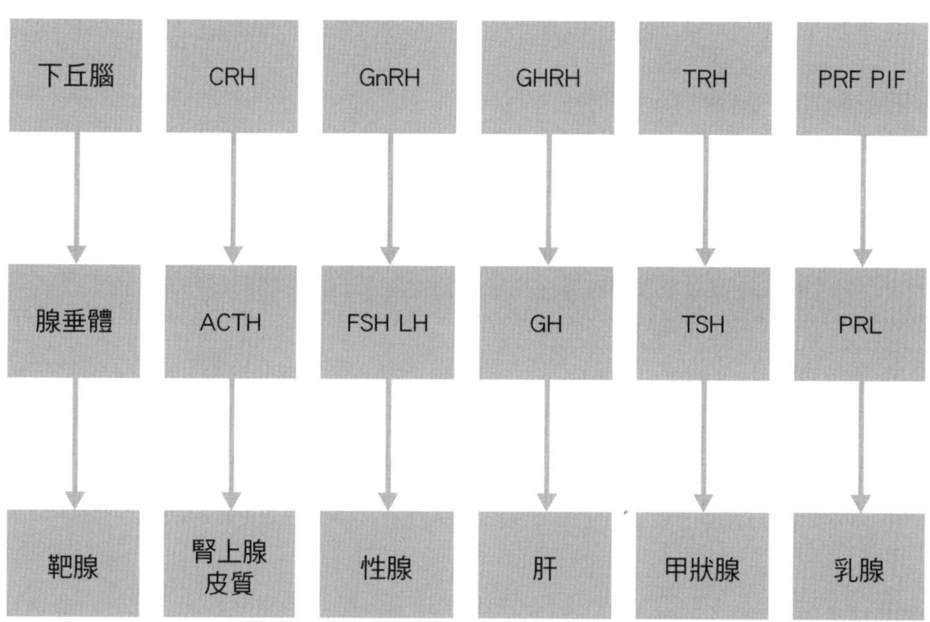

+ 知識補充站

1.內分泌腺是人體內一些無輸出導管的腺體。分泌物稱為激素。對整個身體的生長、發育、代謝和生殖發揮調節的功能。

2.人體主要的內分泌腺:甲狀腺、甲狀旁腺、腎上腺、垂體、松果體、胰島、胸腺和性腺等。

9-2 內分泌與代謝性疾病病人的護理（二）

（四）內分泌系統的疾病

1. 內分泌系統疾病的分類：內分泌系統疾病依據功能分類為功能亢進、功能減退與功能正常三種。依據病變部位分類為原發性、繼發性兩種。

2. 功能低落的原因：內分泌系統疾病之功能低落的原因為內分泌腺的破壞（1 型糖尿病、橋本甲狀腺炎、Addison 病、腫瘤壞死等等）、內分泌腺激素合成缺陷（生長激素基因缺損等）與內分泌腺以外的疾病（腎實質破壞性疾病等）三種原因。

3. 功能亢進的原因：功能亢進的原因為內分泌腺腫瘤（垂體各種腫瘤、甲狀腺腫瘤等）、多內分泌腺瘤、異位內分泌症候群、激素代謝異常（嚴重的肝病雌激素增高）與醫源性內分泌紊亂（糖皮質激素引起 Cushing）。

4. 激素敏感性缺陷：臨床上大多呈現為功能減退或正常，但是血中激素水準異常升高。

（五）營養和代謝

1. 營養和代謝的生理：營養和代謝功能負責營養物質的供應和攝取與營養物質的消化、吸收、代謝和排泄功能。

2. 營養病和代謝病：

(1) 營養病 : 病因為一種或多種營養物質不足、過多或者比例不當所引起。營養病分為原發性營養失調 (單純性肥胖) 與繼發性營養失調 (肥胖、消瘦、身體矮小等) 兩類。

(2) 代謝病 : 代謝病泛指痛風、糖尿病、水、電解質和酸鹼平衡紊亂等。代謝病是由於中間代謝某個部位障礙為主所導致的疾病，其致病因素為先天性代謝缺陷、遺傳因素與環境因素。

小博士解說

1.內分泌與代謝性疾病病人的護理評估之病歷分為患病及治療經過、生活史及家庭病歷與心理-社會狀況。

2.營養病和代謝病

(1)營養病:(a)原發性營養失調:攝取不足、過多或比例不當所引起(2)繼發性營養失調:器質性或功能性疾病所導致。

(2)代謝病:(a)先天性代謝缺陷和遺傳因素(b)環境因素。

營養病與代謝病

營養病	因為一種或多種營養物質不足、過多或比例不當所引起。
代謝病	由於原發器官疾病為主所導致的代謝障礙，一般是指由於中間代謝某個部位障礙所導致的疾病。

營養和代謝的生理

營養物質的供應和攝取	1.人體所需的營養物質為水、礦物質、醣類、脂肪、蛋白質、維生素。 2.必需營養物質每日膳食的供給量。 3.營養物質的攝取。
營養物質的消化、吸收、代謝和排泄	

常見內分泌疾病的分類

內分泌腺		功能亢進	功能減退
腦垂體	前葉	巨人症	垂體性侏儒症
腦垂體	後葉	肢端肥大症	產後垂體前葉功能減退症
甲狀腺		甲狀腺機能亢進症	呆小症
		黏液性水腫	
副甲狀腺		副甲狀腺機能亢進症	副甲狀腺機能減退症
腎上腺	皮質	皮質醇增多症、 原發性醛固酮增多症	阿狄森氏病
腎上腺	髓質	嗜鉻細胞瘤	
胰島		胰島B細胞瘤	糖尿病
性腺	睾丸		男性性腺機能減退症
性腺	卵巢		卵巢發育不全

+ 知識補充站

問診的主要內容

問診過程中注意症狀發生的急緩，對日常活動的影響，是否接受過治療及其結果如何。

1.有無生長異常。2.有無進食或營養異常。3.有無排泄功能異常。4.有無體力的減退。5.有無身體外形的改變。6.有無視覺障礙。7.有無性功能異常。8.其他。9.疼痛。

9-3 內分泌與代謝性疾病病人的護理（三）

（六）護理評估

1. 患病及治療經過：

(1) 患病的經過：要評估患病的起始時間、誘因、緩急，主要症狀及其特色。評估病人有無進食或營養異常與否，有無排泄功能異常和體力減退等症狀。

(2) 以往的檢查、治療經過及效果：過去的檢查情況，用藥史，有無與內分泌系統疾病相關的疾病。

(3) 生活史及家族史：①生活史：出生地、生活環境、飲食習慣、婚育情況、職業等。②家族史：許多內分泌疾病具有家族傾向性，應詢問病人家族中有無類似疾病發生的病史。

(4) 心理－社會狀況：①評估病人在患病之後的精神與心理變化。②評估病人對疾病的性質、發展流程、預備及防治知識的認知程度。

(5) 社會支援系統（家庭成員、工作單位與社區衛生保健系統）。

2. 身體評估：

(1) 一般性狀態。

(2) 相關體檢的基本內容：①營養狀況：身高，體重，皮下脂肪等；②皮膚黏膜：顏色、濕度、水腫、痤瘡；③頭頸部：眼睛、甲狀腺；④胸腹部：乳房、腹部紫紋；⑤四肢：肢端、脛前、肌力、腱反射；⑥骨關節：身高、有無畸形的症狀；⑦外生殖器：發育狀態與形態的改變。

3. 實驗室及其他的檢查：

(1) 實驗室及其他的檢查有實驗室檢查與其他特殊的檢查兩種。

(2) 內分泌功能檢查的常用項目為：①代謝紊亂證據：例如血糖、血鈣、蛋白等；②分泌激素異常證據：血、尿中激素及其代謝產物；③內分泌功能實驗：興奮實驗、抑制實驗、激發實驗、拮抗實驗、負荷實驗等實驗；④同位數實驗；細胞檢查。要特別注意內分泌功能檢查的注意事項和標本採集的需求。⑤其他的特殊性檢查有超音波、電腦斷層術 (CT)、病理學檢查與免疫學及遺傳學檢查。

4. 體態與外貌的改變：

(1) 常用的護理診斷：身體意像的紊亂與疾病引起身體外形改變等因素有關。常用護理診斷的目標為改變病人身體的外形而使之逐漸恢復正常，要建立有效的調適機制和良好的人際關係。

(2) 護理措施及依據：提供心理的支援、適當的修飾、建立良好的家庭互動關係與促進病人的社交活動。

(3) 評估：病人的身體外觀已得到改善，能夠坦然接受身體外形改變的事實，積極地配合相關的治療。

小博士解說

常見症狀身體徵象的護理與體態與外貌的改變有關，身體外型的改變多與腦垂體、甲狀腺、副甲狀腺、腎上腺或部分代謝性疾病有關。例如身材過長與矮小、肥胖與消瘦、面容的變化、皮膚黏膜色素沉著與皮膚紫紋與痤瘡。

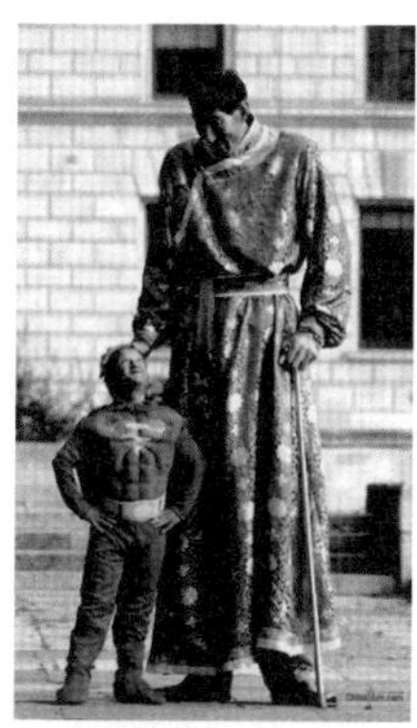

身材過長與矮小（圖為著作群自行拍攝，擁有攝影著作權）

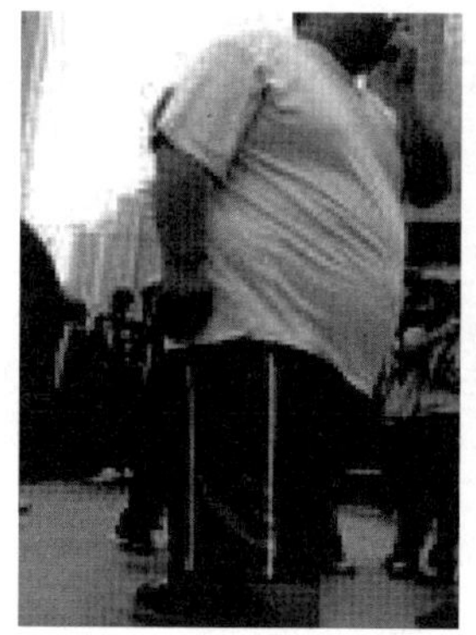

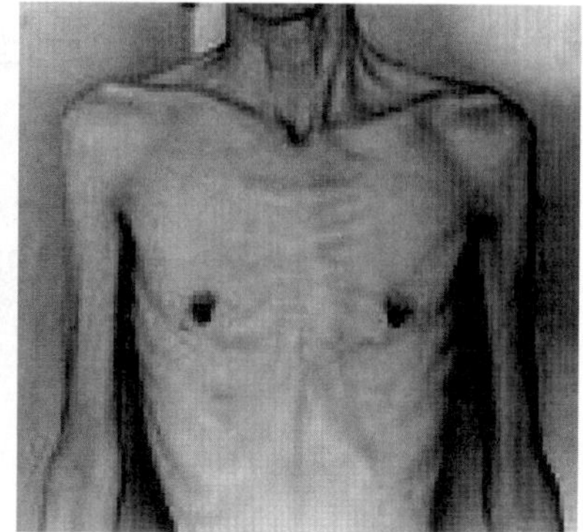

肥胖與消瘦（圖為著作群自行拍攝，擁有攝影著作權）

護理評估

病史	1.患病及治療的經過。2.以往史、生活史和家族史。3.心理社會資料。以往史為以往有無顱腦手術或外傷史，有無結核感染、腫瘤或自身免疫性疾病病史，有無產後大出血史，有無激素類藥物服用史。生活史為居住環境，生活習慣、是否有不良的嗜好。家族史為家族中有無類似疾病以及有無糖尿病、甲狀腺疾病、高血壓、肥胖、生長發育異常等疾病史。病人患病後的精神、心理變化；病人對疾病的認知程度；社會支持系統。
身體評估	1.一般性狀態。2.營養狀況。3.皮膚黏膜。4.頭頸部檢查。5.胸腹部檢查。6.四肢。7.骨關節檢查。8.外生殖器檢查。
實驗室及其他的檢查	1.功能性檢查。2.定位與定性檢查。3.病因檢查。

實驗室及其他的檢查

功能性檢查	1.與激素水平變化所致代謝紊亂有關的檢查，例如血鉀、鈉、氯、鈣、磷，血糖和血脂濃度。2.激素濃度測定及晝夜節律性或月經週期性濃度變化，例如游離T3、T4，生長激素(GH)、促甲狀腺激素(TSH)、催乳素(PRL) 、皮質醇、醛固酮等。3.尿中激素濃度及其代謝產物排泄量測定，例如24小時尿17-羥和17-酮皮質類固醇、游離皮質醇、醛固酮等。4.內分泌動態功能實驗如ACTH興奮實驗，地塞米鬆抑制實驗，葡萄糖耐量實驗， 禁水、禁食實驗等。
定位與定性檢查	1.影像學檢查:例如蝶鞍平片和分層攝影。2.放射性同位素檢查，例如甲狀腺攝131碘率實驗。3.超音波檢查，例如腎上腺、甲狀腺超音波成像。4.靜脈導管檢查。5.血氨基酸分析。6.細胞學檢查，例如陰道塗片、精液檢查。
病因檢查	包括免疫學鑑定，例如血清TSH受體抗體測定、組織病理學檢查及細胞染色體鑑定等。

9-4 內分泌與代謝性疾病病人的護理（四）

（六）護理評估（續）

5. 營養狀況的改變 :(1) 常用的護理診斷 : 營養失調為低於或者高於身體的需求量，其與進食與消耗不平衡有關。(2) 護理措施 : 體重變化的情況；可能的相關因素；對心理、生理健康狀況的影響，心理輔導；分析、解釋和諮詢改變導致營養狀況變化的心理行為因素，控制調節熱量的攝取，改變不良的飲食習慣與適度得宜的運動量與運動方式。

6. 性功能異常 : 性功能異常包括生殖器官發育遲緩或發育過早、性慾減退或者喪失；女性月經紊亂、溢乳、閉經或不孕；男性勃起功能障礙，也會出現乳房發育。(1) 常用護理診斷 / 問題 : 性功能障礙與內分泌功能紊亂有關。(2) 護理措施及依據 : 評估性功能障礙的型態圍提供一個隱蔽舒適的環境和適當的時間，鼓勵病人描述目前的性功能、性活動與生活型態，使得病人可以開放式地討論其問題。

7. 提供專業的諮詢 :

(1) 進食或營養異常 : 多種內分泌代謝性疾病會有進食或營養異常，會呈現為食慾亢進或減退、營養不良或肥胖等症狀。(2) 疲乏 : 為一種無法抵禦的持續性精力衰竭感，以及體力和腦力的下降。它是一種非特異性症狀，也是內分泌代謝性疾病的常見伴隨症狀。(3) 排泄功能異常 : 內分泌系統功能改變常可影響排泄型態。(4) 骨痛與自發性骨折 : 骨痛為代謝性骨病的常見症狀，嚴重者常會發生自發性骨折，或者只要輕微外傷即會引起骨折的現象。

（七）常見的護理診斷

1. 自我形象紊亂（body image disturbance）：與甲狀腺素、腎上腺糖皮質激素分泌異常所致突眼、甲狀腺腫大、向心性肥胖或女性男性化等形體改變有關。

2. 知識缺乏（knowledge deficit）：缺乏所患內分泌疾病的有關知識。

3. 營養失調（altered nutrition）：低於身體的需求量，與激素分泌功能異常所致物質代謝、胃腸功能紊亂有關。

4. 個人應對無效（ineffective individual）：與激素分泌功能異常所導致的個人心理社會功能失調有關。

5. 活動無耐力（activity intolerance）：與激素分泌異常所導致的體能下降有關。

6. 有感染的危險（risk for infection）:與內分泌疾病所導致的身體免疫功能低落有關。

7. 體液過多（fluid volume excess）：與激素分泌異常所導致的水鈉儲留有關。

8. 腹瀉（diarrhea）：與激素分泌異常所導致的腸蠕動增加有關。

9. 便秘（constipation）：與激素分泌異常所導致的代謝率降低有關。

10. 社交孤立（social isolation）：與激素分泌異常所導致的人格改變有關。

11. 體液不足（fluid volume deficit）：與激素分泌異常所致水鈉排泄過多有關；與內分泌疾病所導致的大量失水，嚴重嘔吐、腹瀉有關。

12. 潛在的併發症（potential complication）：糖尿病酮症酸中毒昏迷；糖尿病高滲透性非酮症昏迷；甲亢危象；黏液性水腫昏迷；腎上腺危象；垂體危象等。

13. 感知的改變（sensory ／ perceptual alterations）：與內分泌疾病所致視覺、觸覺等功能障礙有關。

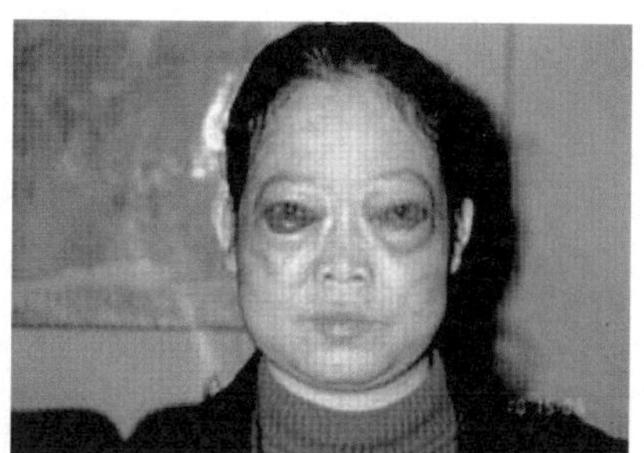

面容的變化（圖為著作群自行拍攝，擁有攝影著作權）

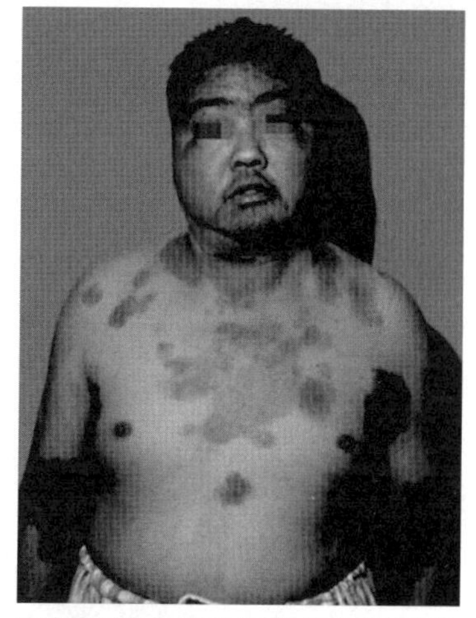

皮膚黏膜色素沉著（圖為著作群自行拍攝，擁有攝影著作權）

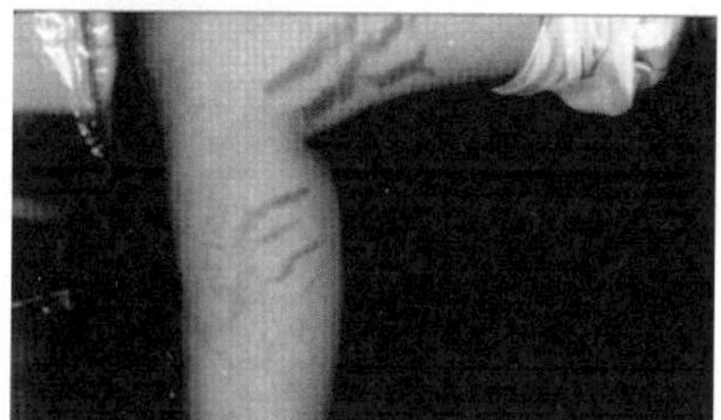

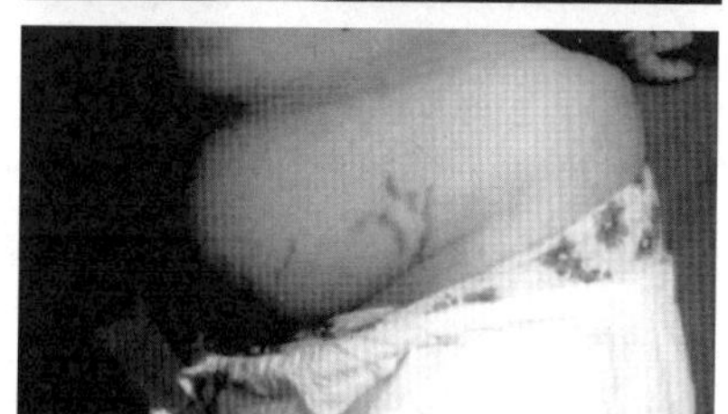

皮膚紫紋痤瘡（圖為著作群自行拍攝，擁有攝影著作權）

＋ 知識補充站

(一)代謝內分泌疾病病人的一般性護理：1.生活護理2.飲食護理3.精神及心理護理4.了解檢查結果及意義5.內分泌病危象的護理6.出院護理7.治療護理。

(二)護理措施：1.情感支持親屬的態度及護士的言行舉止對病人的自我概念變化具有重要的功能。2.提高適應的能力。3.指導病人改善身體外觀的方法，例如衣著合身和恰當的修飾等；鼓勵病人參加正常的社會交往活動。4.對舉止怪異，有自殺傾向者要加強觀察，防止意外。

(三)評估：身體外觀得到改善，病人能夠正確地認識並適應形體的改變。病人已知道有關疾病的知識和掌握必要的護理技能和技巧，能滿足自我護理的需求。

(四)具體的護理措施：1.所患內分泌疾病有關的飲食指導。2.指導用藥：(1)使病人了解所患疾病的治療原則。(2)告知病人所用藥物名稱、功能、劑量和服用方法。(3)告知藥物不良反應，激素過量或不足的表現，以及時就醫調整劑量。3.告知有關的實驗室檢查方法和注意事項。4.示範有關的護理操作技術和技巧。5.指導病人認識可能的潛在應激來源以防發生危象。6.有發生危像或昏迷可能的患者外出要攜帶應急卡。

第10章
糖尿病

本章學習目標

1. 瞭解糖尿病的分類
2. 瞭解糖尿病之致病機制
3. 熟悉糖尿病急性併發症
4. 熟悉糖尿病慢性併發症

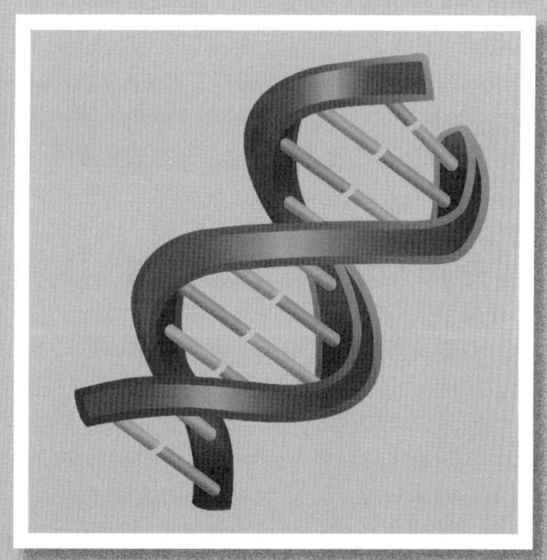

糖尿病的遺傳基因(已取得CanStock圖片網站授權)

10-1 糖尿病的定義

(一) 概論

糖尿病（Diabetets Mellitus）是一組以慢性高血糖為特徵的疾病症候群。高血糖是由於胰島素分泌缺陷或者作用缺陷所造成。糖尿病會導致糖、脂肪、蛋白質、水及電解質等代謝異常。其臨床表現為多吃、多喝、多尿、消瘦，若久病則會導致多重系統的損害。

(二) 流行病學

根據 WHO 之估計，全球的糖尿病患者超過 2.3 億人，預測到 2025 年會上升到 3 億人。全球現有糖尿病患者第一位是印度，第二位為大陸，第三位是美國。糖尿病已成為第三大的非傳染性疾病，其負擔較重，嚴重威脅人類的健康。

(三) 糖尿病的分類

糖尿病分為 1 型糖尿病（type 1 diabetes mellitus，T1DM）、2 型糖尿病（type 2 diabetes mellitus，T2DM）、妊娠糖尿病（gestational diabetes mellitus，GDM）與其他特殊類型糖尿病（例如青年人中的成年致病型糖尿病 MODY）共四類。

(四) I 型糖尿病之致病機制

1. I 型糖尿病會導致胰島 B 細胞的分泌功能下降，I 型糖尿病具有 HLA 的某些易感基因，而病毒感染會誘發自身的免疫性反應。其具有胰島 B 細胞自身抗體，例如 GAD65、ICA 與 IAA，而 B 細胞破壞的程度，其差異相當大，其中對嬰兒和青少年的破壞迅速，而成年人則為緩慢（即 LADA 所致）。

2. I 型糖尿病分為下列六期：(1) 第一期：遺傳學易感性（HLA）。(2) 第二期：啟動自身的免疫反應（在病毒感染之後啟動）。(3) 第三期：免疫異常（GAD65、ICA 與 IAA）。(4) 第四期：進行性胰島 β 細胞功能會喪失。(5) 第五期：臨床糖尿病。(6) 第六期：臨床表現相當明顯。

(五) II 型糖尿病之致病機制

II 型糖尿病約占糖尿病患者總數的 95% 左右，胰島素抵抗和胰島素分泌缺陷是其致病的基礎，多見於成年人，致病比較緩慢，病情較輕，而體型較肥胖者，較少發生自發性酮症，而多數患者並不需要用胰島素來控制血糖，其遺傳易感性為多重基因疾病，II 型糖尿病會導致高胰島素血症或者胰島素抵抗症狀。而胰島素抵抗（IR）是指身體對一定數量的胰島素生物學反應低於預計正常水準的一種現象。而糖耐量減低（IGT）是葡萄糖不耐受的一種類型。而空腹血糖調節受損（IFG）指一種非糖尿病性空腹高血糖，高於正常值，但低於診斷值。而 IGT 和 IFG 則代表正常葡萄糖穩態與 DM 高血糖的中間代謝狀態。II 型糖尿病之致病機制還有臨床糖尿病。

2型糖尿病之致病機制

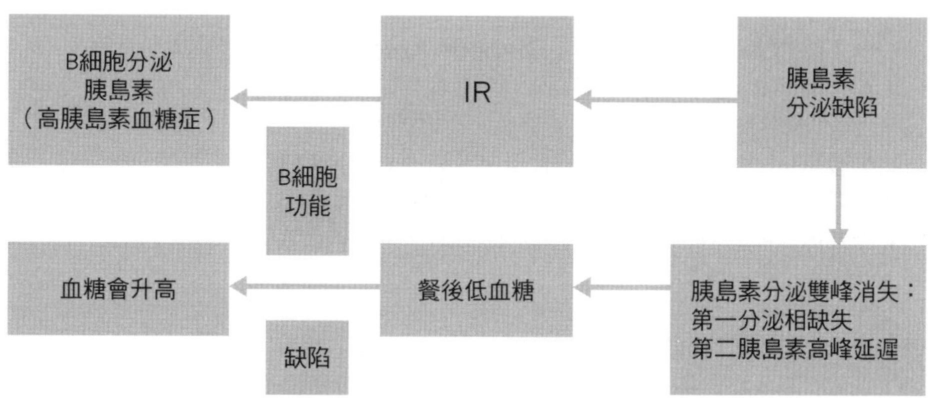

1 型與 2 型糖尿病之比較

	1型糖尿病	2型糖尿病
發病年齡	幼年和青年	多為成年和老年
體型	消瘦或者正常	多伴隨助肥胖症
發病	急	慢
病情程度	較重	較輕
血胰島素	顯著性較低	輕度降低，正常或者超過正常
胰島素敏感性	很敏感（易罹患低血糖症）	較不敏感
胰島素治療	有必要	約25%患者需要
磺脲類降糖藥之療效	比較差	大於50%
酮症酸中毒症	相當常見	很少見

＋ 知識補充站

(一)病理生理

DM：葡萄糖之利用會減少，而肝糖輸出會增多會導致血糖上升・而脂肪代謝會導致脂肪組織攝取糖及從血液中移出的TG減少，而脂蛋白活性降低，而血液中游離脂肪酸和TG上升會引發慢性併發症。而蛋白質的合成會減少，分解會增加，從而導致負氮平衡的狀態。

(二)臨床表現

1. 代謝紊亂症候群：三多一少（多尿（2～3L／D）、多喝、多吃與體重減輕），由於高血糖和末梢神經病變會導致皮膚瘙癢（例如女性外陰搔癢）。其他之代謝紊亂症候群為四肢酸痛、麻木、腰痛與陽痿等。
2. 併發症：併發症分為急性併發症（糖尿病酮症酸中毒、高滲性非酮症糖尿病昏迷與感染）與慢性併發症（糖尿病大血管病變、糖尿病微血管病變、糖尿病神經病變與糖尿病足）兩種。

10-2 糖尿病急性併發症

(一) 糖尿病酮症酸中毒（Diabetic Ketoacidosis，DKA）

1. 酮症酸中毒（DKA）基本概念：在糖尿病代謝紊亂加重時，脂肪動員和分解會加速，大量的脂肪酸在肝經 β 氧化而產生大量的酮體（乙醯乙酸、β 羥丁酸和丙酮），這些酮體均為較強的有機酸，血酮會繼續升高，便發生代酸而稱之為酮症酸中毒（其特色為高血糖、高血酮和代謝性酸中毒）。而酮體分為乙醯乙酸、β 羥丁酸與丙酮。

2. 酮症酸中毒（DKA）誘因：其誘因為感染、胰島素治療中斷或劑量不足、飲食不當、妊娠和分娩、應激等。

3. 酮症酸中毒（DKA））臨床表現：早期的酮症階段為原來糖尿病症狀的加重；在酸中毒出現時會呈現出下列的臨床表現。在後期會嚴重脫水，尿量減少、皮膚黏膜乾燥、眼球下陷、四肢發冷，也有少數病人會出現腹痛等急腹症表現。

   (1) 消化系統：食慾減退、噁心、嘔吐
   (2) 呼吸系統：呼吸加深、加快有酮味（爛蘋果）
   (3) 循環系統：脈細速、血壓下降
   (4) 神經系統：常會伴隨著頭痛、嗜睡或煩躁不安，最後各種的反射會鈍化或消失，病人會昏迷。

4. 酮症酸中毒（DKA）化驗：血液（血糖 16.7 ～ 33.3mmol ／ L）、血酮 >4.8mmol ／ L（50mg ／ dl）與 PH 值< 7.35。尿液（糖（＋＋＋＋）、酮（＋＋＋＋））。

(二) 高滲透性非酮症糖尿病昏迷（Hyperosmolar Nonketotic Diabetic Coma）

1. 高滲性非酮症糖尿病昏迷（高滲透昏迷）之其病死率高達 40%。多見於 50 ～ 70 歲之年齡層。

2. 誘因：感染、急性胃腸炎、胰腺炎、腦血管意外以及某些藥物使用。

3. 臨床表現：嚴重高血糖、脫水與血滲透壓增高，而無顯著的酮症酸中毒。神經與精神症狀（嗜睡、幻覺、定向障礙與昏迷）。

4. 實驗室檢驗：血糖為 33.3mmol ／ L（600mg ／ dl），血鈉為 155mmol ／ L，血漿滲透壓為 330 ～ 460mmol ／ L。

小博士解說

輔助性檢查

糖基化血紅蛋白測定、血漿胰島素和C－肽的測定、其他(甘油三酯、總膽固醇、尿液常規檢查、腎功能檢查。

糖尿病慢性併發症

其他	特異性較弱	冠心病
腎病變		腦血管病
視網膜病變		周圍血管病
神經病變	特異性較強	
小（微）血管病變（一般管腔直徑<100微米）（以基底膜增厚為主）		大（中）血管病變（一般管腔直徑>500微米）（以動脈粥狀硬化為主）

注射部位的選擇

常用的注射部位	上臂外側、腹部（肚臍周圍及腰圍除外）大腿外側、臀部。
將每個注射部位分為若干個2平方公分的注射區	每次注射應在一個注射區域之內。

+ 知識補充站

糖尿病急性併發症之感染

皮膚(化膿性感染有癤、癰等會導致敗血症或膿毒血症。皮膚真菌感染足癬、甲癬、體癬等也較為常見)、泌尿系統(腎盂腎炎和膀胱炎為最為常見的感染，以女性居多，且常與真菌性陰道炎合併)與呼吸系統(肺結核致病率較高，進展較快，而易形成空洞。

10-3 糖尿病慢性併發症(一)

(一)糖尿病的病變與病理

1. 大血管病變－大中動脈的粥狀硬化：波及冠狀動脈會導致冠心病，波及腦動脈會導致腦血管疾病，冠心病與腦動脈皆為 2 型 DM 主要致死原因。肢體動脈粥狀硬化會導致下肢痛、感覺異常與壞疽，最後會導致截肢。波及腎動脈會導致腎功能受損。

2. 微血管病變概述：
   (1) 波及的部位：視網膜、腎、心肌與神經組織。
   (2) 微血管病變：微血管病變有微循環障礙、微血管瘤形成與微血管基底膜增厚三種。

3. 微血管病變－視網膜病變：
   (1) 視網膜病變的分類：視網膜病變又稱為糖尿病視網膜病變（Diabetic Retinopathy），依據眼底的改變可分為六期，兩大類，而在六期中，第 1 ～ 3 期為背景性視網膜病變（Background Retinopathy），第 4 ～ 6 期為增殖型視網膜病變（Proliferative Retinopathy），新生血管的出現為其主要的指標。
   (2) 視網膜病變的臨床表現：在第 2 期中，視網膜會見到小出血、微血管瘤與硬性滲出。在第 3 期中，視網膜會見到出血點、微血管瘤、硬性滲出和棉絨斑。第 3 期的呈現方式為視網膜缺氧的現象。在第 4 期中，視網膜會開始出現新生血管。在第 5 期中，新生血管會引起玻璃體出血。在糖尿病視網膜病變之第 6 期中，玻璃體增殖膜會引起視網膜的牽引性脫離症。
   (3) 視網膜病變的眼睛：眼睛致盲的原因為視網膜病變是糖尿病致盲的主要原因。而其他的白內障、青光眼、屈光改變與虹膜睫狀體病變等也是致盲的原因。

4. 微血管病變－腎臟病變：腎臟病變之病歷時間經常超過 10 年，分為五期。微細血管之間腎小球硬化症是主要的糖尿病微血管病變之一，腎小球硬化症是第 I 型糖尿病患者的主要死亡原因，在第 II 型中，其嚴重性僅次於冠狀動脈和腦血管動脈粥狀硬化病變。

小博士解說

1.微血管病變(心肌病)：心肌病即為糖尿病心肌病，在心肌之內微血管的病變和心肌代謝紊亂會導致心肌廣泛性灶性壞死，會誘發心力衰竭、心律失常、心源性休克和猝死症。而心臟自主神經功能紊亂會引起心律失常。
2.神經病變:神經病變分為感覺神經、運動神經與自主神經病變。

實驗室檢查

尿糖的測定	腎糖閾當血糖達到8～10mmol/L，尿糖呈現陽性反應。
血糖的測定	1.正常空腹血糖範圍為3.9～6.0 mmol/L。 2.空腹血糖≥7.0mmol/L（≥126mg/dl）或在餐後兩小時糖≥11.1mmol/L（≥200mg/dl）。
口服葡萄糖耐量實驗（OGTT）	1.在空腹時，血糖高出正常範圍，但並未達到診斷糖尿病的標準。 2.治療方法為口服75公克之葡萄糖負荷之後兩小時。 3.治療的判斷為：糖尿病(血糖≥11.1mmol/L，半小時或1小時血糖也超過≥11.1mmol/L)，而糖耐量異常則為兩小時血糖7.8mmol/L～11.1mmol/L。
糖化血紅蛋白A1和糖化血漿清蛋白測定	糖化血紅蛋白A1（GhbA1）反應為取血液之前4～12周血糖的總水準。
血漿胰島素和C－肽水準	可以瞭解B細胞的功能。
其他的措施	甘油三酯和膽固醇多會增高，高密度脂蛋白會降低。

+ 知識補充站

糖尿病足(diabetic foot)

基本概念：世界衛生組織(WHO)將糖尿病足定義為與下肢遠端神經異常和不同程度的周圍血管病變相關的足部（踝關節或踝關節下列的部位）感染、潰瘍或深層組織的破壞。糖尿病足是截肢與致殘的主要原因，其醫療花費相當大。

10-4 糖尿病慢性併發症（二）

(四) 糖尿病的診斷

1. 糖尿病慢性併發症為典型的「三多一少」症狀，可以整合實驗室檢查的結果。診斷為糖尿病的標準為≥ 7.0mmol ／ L（但是需要在另一天做再次的證實）。空腹必須在 8 小時之內沒有攝取熱量。

2. OGTT 中血漿葡萄糖（2HPG）的分類如下所示：

(1) 糖耐受量的減低（IGT）：糖耐量大於或等於 7.8mmol ／ L，小於 11.1mmol ／ L（大於或等於 140 ～ 200mg ／ dl）。

(2) 糖尿病：糖尿病大於或等於 11.1mmol ／ L（但是需要在另一天做再次的證實）。

(五) 診斷的標準

(1) 若 FPG 之血糖值小於 <6.0mmol ／ L（110mg ／ L）則為正常，若 FPG 之血糖值大於或等於 7.0mmol ／ L（126mg ／ l）則診斷為糖尿病，若 FPG 之血糖值為 6.0~7.0mmol ／ l 則為 IFG。

(2) 在 OGTT 中，2 小時期間的血糖值小於 7.8 則為正常，若血糖值大於或等於 11.1mmol ／ L 則診斷為糖尿病，若血糖值為 7.8~11.1mmol ／ L 則診斷為 IGT。

(六) 治療的重點

1. 治療之原則：早期治療、綜合性治療與治療措施個別客製化。

2. 治療之目的：使得血糖達到或者接近正常的水準、糾正代謝的紊亂、消除糖尿病症狀、防止或延緩併發症、延長壽命與降低死亡率。

3. 糖尿病治療原則之五大重點：糖尿病治療原則之五大重點為飲食管理、體育鍛練、藥物治療、血糖監測與健康教育。

(七) 護理診斷

1. 營養失調：低於身體的需求量，與胰島素分泌絕對或者相對不足，所引起的糖、蛋白質與脂肪代謝紊亂有關。

2. 有感染的危險 : 與血糖增高、脂質代謝紊亂、營養不良和微循環障礙有關。

3. 有皮膚完整性受損的危險 : 與感覺障礙、皮膚營養不良有關。

4. 潛在的併發症：

(1) 酮症酸中毒：與代謝紊亂，酮體在體內堆積有關。

(2) 低血糖：與胰島素使用不當與飲食不當有關。

(3) 糖尿病足：與足部缺血性潰瘍、營養不良性皮膚潰瘍有關。

小博士解說

護理措施

相關的護理措施為飲食護理、休息與運動、藥物、併發症的護理與健康諮詢。

預期的目標

病人的症狀會緩解	體重會增加，血糖的控制相當良好。
病人盡可能不發生感染	如果病人發生感染時，能被及時地發現和處理。
病人盡可能不發生酮症酸中毒	如果發生酮症酸中毒時，能被及時地發現和處理。
飲食的調配適量	正確地使用胰島素，防止低血糖症的發生。
學會足部護理的方法	盡可能不發生皮膚的破損。

飲食的治療和護理

平衡飲食	配合運動與藥物治療，將血糖控制在合理的範圍之內。
控制血脂	使血脂保持在合理的範圍之內。
確保發育	確保兒童與青少年正常的生長發育，達到或維持成人的理想體重，滿足妊娠與哺乳婦女代謝增加的需求，並保證一般糖尿病病人具有充沛的體力。
有效預防	有效地防治各種糖尿病急性與慢性併發症的發生。
改善健康	運用調配合宜的飲食來改善整體的健康情況。

10-5 糖尿病慢性併發症（三）

(八) 飲食治療和護理

1. 控制飲食：控制飲食為一種基礎治療的措施。

2. 標準體重：依據病人的年齡、性別與身高來推算標準的體重（身高等於 105 公分）

3. 計算每日所需總熱量：根據標準體重及工作性質來計算，兒童、孕婦、乳母與營養不良者等應酌加計算，肥胖者要酌減計算。

4. 食物中碳水化合物、蛋白質與脂肪的分配 :(1) 碳水化合物約占食物總熱量的 50 ～ 60% 左右。(2) 蛋白質約占食物總熱量的 12 ～ 15% 左右。(3) 脂肪占食物總熱量的 30 ～ 35% 左右。(4) 熱量的分佈：三餐熱量之分佈大概為 1/5、2/5、2/5 或 1/3、1/3、1/3，若吃四餐則為 1/7、2/7、2/7、2/7。

5. 預期食物單位是每份食物所含的熱量都是 334 KJ（80 千卡），在確定總熱量之後，即可換算成每天進食食物的份數。

6. 每天食物的份數＝每天需總熱量 ÷80；每一個食物單位的食物量可以參照：

(1) 肉類：瘦豬肉或羊肉、牛肉 50 公克；蛋類：雞蛋或鴨蛋 1 個（大約 50 公克 g）

(2) 魚蝦類：帶魚、黃魚、鯽魚、草魚、蝦 75 公克。

(3) 油脂類：各種植物油或動物油 9 公克，大約 1 勺。

(4) 主食：大米飯或小米飯 0.5 碗，粥 1 碗，饅頭等麵食 25 公克，南瓜 100 公克。

(5) 蔬菜：綠葉蔬菜、番茄、黃瓜、絲瓜、苦瓜等 500 公克；豆製品：豆腐、素雞等 100 公克。

(九) 飲食護理之注意事項

1. 嚴格遵守定時進食的習慣。

2. 控制飲食的關鍵在於控制總熱量。

3. 嚴格限制各種甜食，包括各種食用戶糖、糖果、甜點心、餅乾、冷飲、水果及各種含糖的飲料等。

4. 病人再做體育活動時不宜空腹，應該補充適量的食物來防止低血糖症。

5. 保持大便的暢通、多吃含纖維素較高的食物。

6. 每週定期量體重一次，衣服重量要相同，且要用同一種磅秤來量體重。

小博士解說

1. 糖尿病患者飲食之注意重點:不吃甜食、少吃水果、主食要限量、少量多餐、遠葷食近素食與戒酒忌鹹。
2. 營養的監測:營養監測要監測身高、體重、皮褶厚度、毛髮、皮膚、指甲與骨骼肌肉等。
3. 休息與運動:規律運動的益處為促進血液循環、緩解輕中度高血壓、減輕體重、提高胰島素的敏感性、減輕胰島素的抵抗、改善血糖、體育活動、提高對胰島素的敏感性；降低血糖；促進糖的利用，減輕胰島的負擔，使血糖下降，加速脂肪的分解；增強體力，改善代謝能力與促進身體健康。

休息與運動

體育活動的項目	1.體育活動的項目必須具備全身性、長時間、低強度與簡單易行的特色。體育活動的時間最好在用餐後1小時開始。 2.其原則為循序漸進、持之以恆與量力而行。 3.其方法為準備活動，活動，放鬆活動。 4.若血糖值大於13.3mmol/L或尿酮陽性，有心腦血管疾患，收縮壓大於24kpa（180mmH公克）之情況則不宜運動。
注意事項	在運動之前的評估、預防意外事故的發生與其他的注意事項。
休息與運動	1.為促進血液循環、緩解輕中度高血壓、減輕體重、提高胰島素的敏感性、減輕胰島素的抵抗、改善血糖、體育活動、提高對胰島素的敏感性。 2.降低血糖；促進糖的利用，減輕胰島的負擔，使血糖下降，加速脂肪的分解；增強體力，改善代謝能力與促進身體健康。

傳統口服抗糖尿病藥物

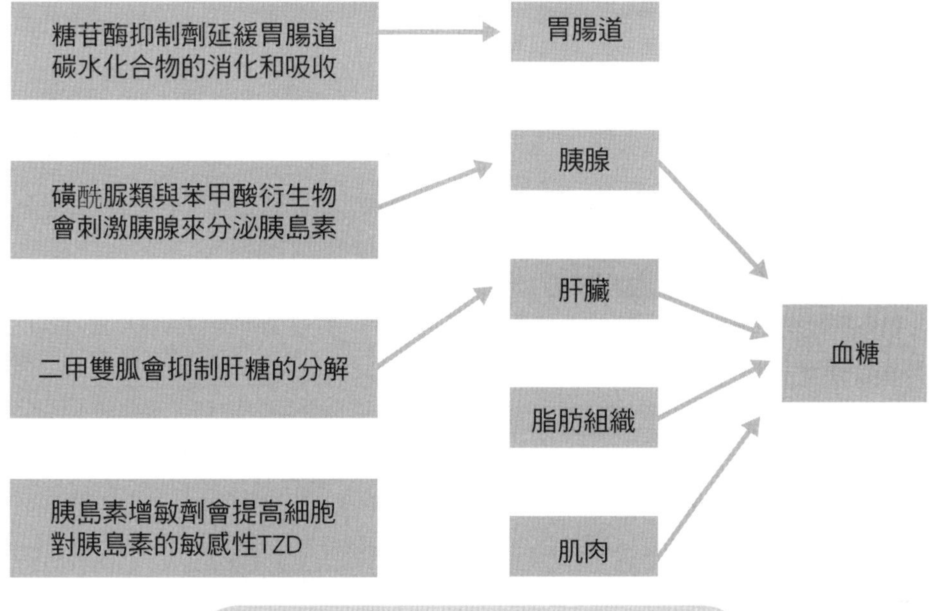

+ 知識補充站

用藥護理-口服降糖藥物治療

1.促進胰島素分泌的藥物：磺脲類藥物。
2.增加胰島素敏感的藥物：雙胍類藥物。
3.延緩葡萄糖吸收的藥物：α－糖苷酶抑制劑。
4.增強胰島素作用的藥物：TZD（　噻烷二酮類）。

10-6 糖尿病慢性併發症（四）

（十）用藥護理（口服降糖藥）

1. 磺脲類：磺脲類會刺激 B 細胞分泌胰島素，提高身體對胰島素敏感性。其常用藥物如下：

(1) 甲苯磺丁脲 (D860)：0.5 ～ 1.5 公克 / 天，2 ～ 3 次餐前半小時口服，最大劑量為 3 公克 / 天；

(2) 格列本脲 (優降糖)：2.5 ～ 10m 公克 / 天，1 ～ 2 次餐前半小時口服，最大不超 20m 公克 / 天；

(3) 格列齊特 (達美康)：治療劑量為 80 ～ 240m 公克 / 天，分 1 ～ 2 次餐前半小時口服。磺脲類的不良反應為低血糖反應、胃腸道反應與藥物過敏 (例如皮膚瘙癢和皮疹)。

2. 雙胍類 : 促進肌肉等周邊組織攝取葡萄糖，加速無氧的糖酵解和抑制葡萄糖敵異生。甲福明 (二甲雙胍)，500 ～ 1500 毫克 / 天，分 2 ～ 3 次口服。雙胍類的副作用為食慾減退、噁心、嘔吐、口乾苦、有金屬味，偶而有過敏反應。因為雙胍類藥物會促進無氧糖酵解，而產生乳酸，而肝、腎臟功能不全、休克或心力衰竭者會誘發乳酸性酸中毒。

3. α 葡萄糖苷酶抑制劑 (AGI)：小腸黏膜刷狀緣的 α －葡萄糖苷酶，AgI 抑制這一類酶會延遲碳水化合物的吸收。常用的藥物為阿卡波糖 (拜糖平) 與伏格列波糖 (倍欣)。

4. 胰島素增敏劑：本類為　唑烷二酮 (TZD)，也稱為格列酮類藥物，其主要功能為增強標靶組織對胰島素的敏感性，減輕胰島素的抵抗。

（十一）用藥護理：胰島素的治療

胰島素的主要功能為促進血中的葡萄糖進入細胞內、促進葡萄糖合成糖原或代謝供給能量與抑制糖原分解和糖的異生與抑制脂肪的分解。

小博士解說

1.食物金字塔的第一層為脂肪、油與甜食。
2.食物金字塔的第二層為牛奶、優酪乳、肉類、魚類、豆類與家禽肉。
3.食物金字塔的第三層為蔬菜與水果。
4.食物金字塔的第四層為麵包、穀類、米與麵。

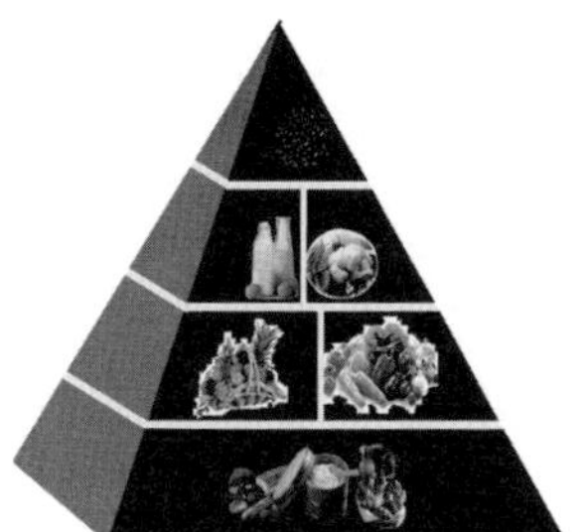

食物金字塔（圖為著作群自行繪製，擁有圖片著作權）

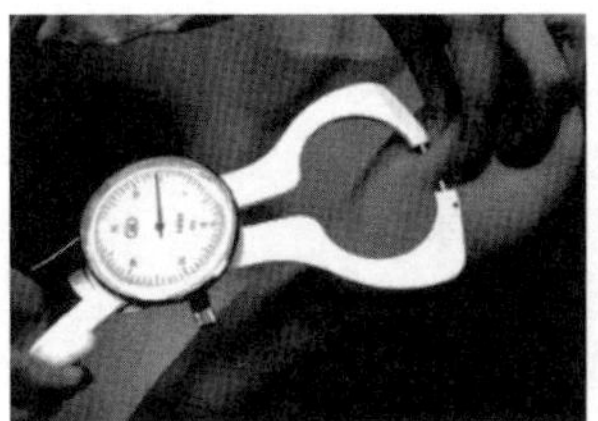

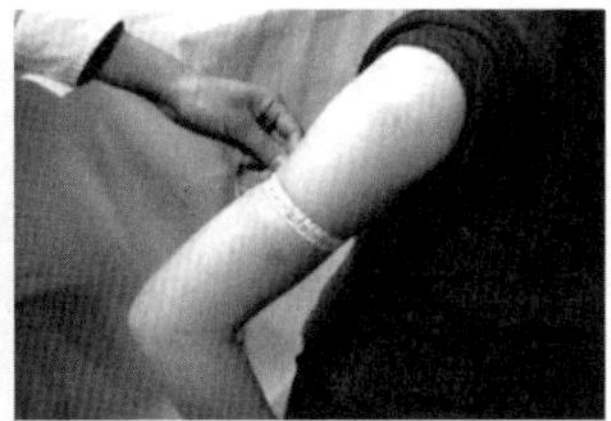

營養的監測

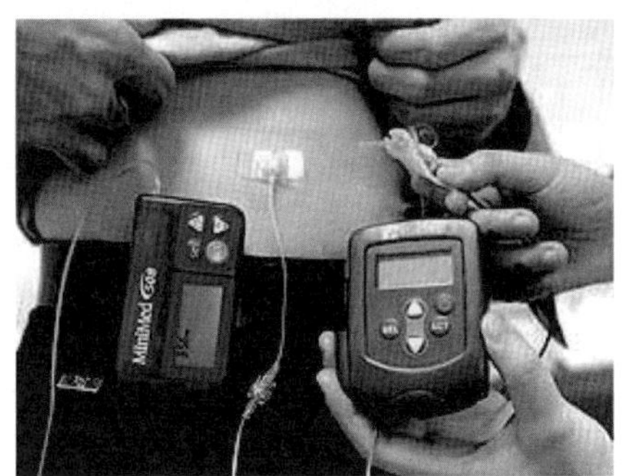

胰島素的治療（圖為著作群自行拍攝，擁有攝影著作權）

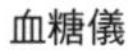

血糖儀

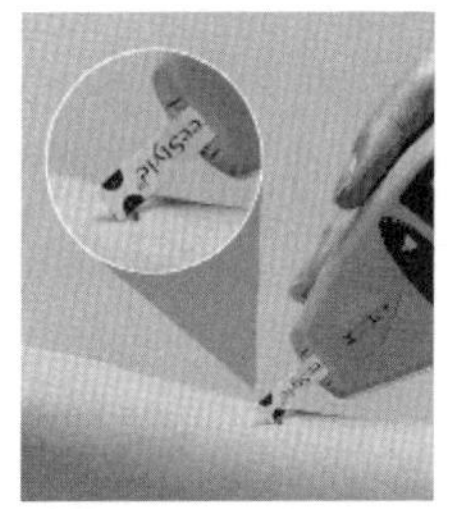

採血

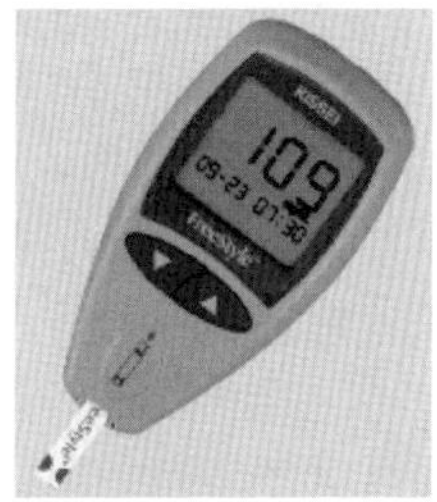

讀數

＋ 知識補充站

胰島素的治療

胰島素的治療的適應症為 1型DM及急性併發症、 2型糖尿病用口服降糖藥無效的病人及合併心、 腦、腎等併發症。伴致病症需要手術治療的外圍手術期、妊娠及分娩等。類型分為速效、中效和長效三種。藥劑分為胰島素筆與胰島素泵兩種。。

胰島素注射

1. 抽取胰島素：洗手，混勻胰島素，消毒瓶塞，抽取胰島素。
2. 消毒注射部位：從內向外。
3. 注射：輕捏皮膚，以45° ～90° 角度刺入皮下層（針頭的大部分進入皮膚），緩慢將胰島素注入，在注完之後快速地拔出針頭，用一干棉球輕壓注射部位，無需磨擦。

10-7 糖尿病慢性併發症(五)

(十二)胰島素治療的注意事項

1. 胰島素不宜冰凍，使用期間宜放在室溫 20℃以下。

2. 在使用時要注意劑量換算及有效期；

3. 劑量必須準確，採用 1ml 注射器抽藥。

4. 在注射時間準確，正規胰島素必須在飯前 30 分鐘皮下注射，魚精蛋白鋅胰島素必須在早飯前 1 小時皮下注射。

5. 注射部位要經常更換，以防止局部組織硬化影響吸收，局部消毒應嚴密以防止感染。

6. 在兩種胰島素合併使用時，應先抽正規胰島素，後抽長效藥劑，以免影響正規胰島素的速效特性。

7. 要注意低血糖的發生並告知防治方法，一旦出現應立即口服糖類食物或者靜注 500 公克／公升的葡萄糖液。

8. 在胰島素的治療流程中，每天 3 次飯前和夜間各收集小便 1 次，來檢查尿糖。

(十三)胰島素的不良反應

胰島素的不良反應為低血糖反應、注射部位皮下脂肪萎縮或增生與過敏反應。

(十四)用藥護理(低血糖)

低血糖的用藥護理類型分為反應性低血糖與藥物性低血糖。其臨床表現為血糖小於 2.8mmol/L、有饑餓感，軟弱無力、出汗、噁心、心悸與面色蒼白，重者會昏迷。1. 低血糖緊急護理措施 : ①進食含糖的食物；②靜脈推注 5O% 葡萄糖 40 ～ 60ml ③胰高血糖素 1m 公克肌注用於難以靜脈輸液的院外急救

(十五)低血糖的緊急護理措施

1. 進食含糖的食物。

2. 靜脈推注 5O% 葡萄糖 40 ～ 60ml。

3. 胰高血糖素 1mg 肌注用於難以靜脈輸液的院外急救。

(十六)胰島素泵皮下連續輸注 (CSII)

依據人體基礎胰島素敵生理需求模式來設定基礎率，以類比胰腺脈衝式分泌方式來輸注胰島素，能在較短時間之內獲得良好的血糖控制，胰島素泵的操作方式相當簡便，警示醒目，倍受關愛。

(十七)胰島素泵

胰島素泵通過一條與人體相連的塑膠軟管，向體內持續輸注胰島素的裝置。胰島素泵能夠模擬人體胰腺分泌胰島素，可以在 24 小時之內持續地控制血糖和糖化血紅蛋白 (HbA1C) 保持在正常範圍之內。胰島素泵為目前治療糖尿病的最好方式。俗稱為「人工胰腺」。

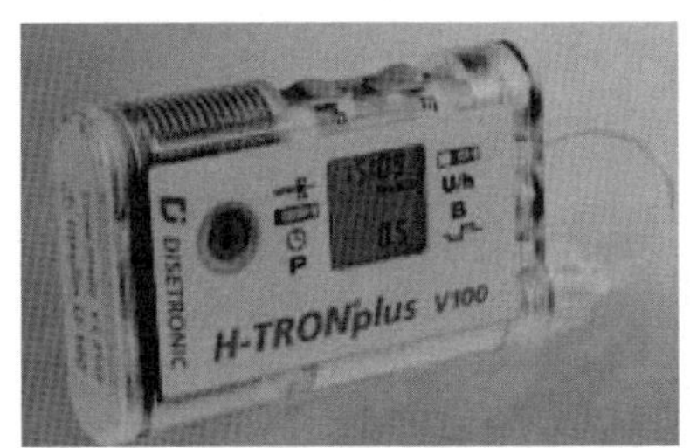

胰島素泵
（圖為著作群自行拍攝，擁有攝影著作權）

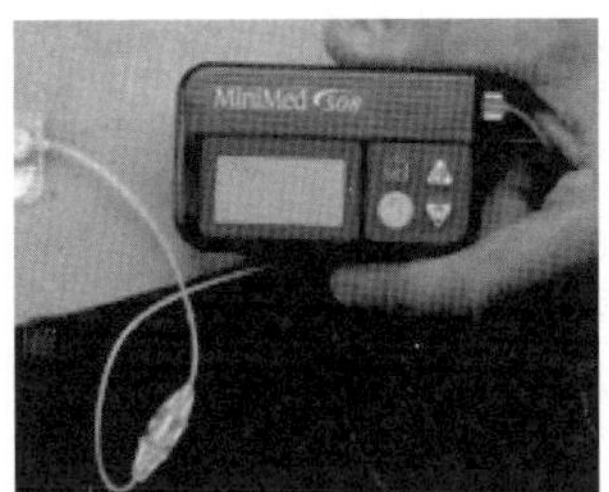

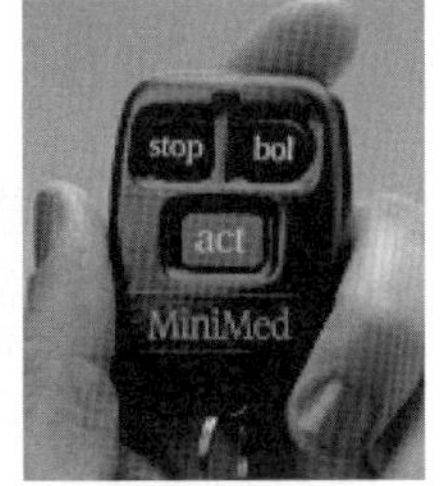

遙控功能，用遙控器來輸注餐前量，暫停或重新啟動操作
（圖為著作群自行拍攝，擁有攝影著作權）

併發症的護理

酮症酸中毒	1.補液：在兩小時之內輸入1000～2000ml，以便於迅速補充血容量，從第3～6小時大約輸入1000～2000ml，第一個24小時輸入液總量大約為4000～5000ml，而嚴重失水者會達到6000～8000ml。在治療之前已有低血壓或者休克症狀，輸入液若不能有效地升高血壓，則應該輸入膠體溶液。 2.胰島素：小劑量胰島素治療方案，將速效胰島素加入生理鹽水中持續靜滴。 3.糾正電解質及酸鹼平衡失調，補充鉀糾正酸。 4.防治誘因和處理併發症。
糖尿病酮症酸中毒的護理	1.病情監測。 2.酮症酸中毒緊急護理措施 (1)正確執行醫生的囑咐，確保液體和胰島素的輸入。 (2)病人要臥床休息，注意保暖。 (3)觀察和記錄病情的變化。 (4)在輸液和胰島素的療程中，需要每1～2小時留取標本送檢尿糖、尿酮、血糖、血酮、血鉀、血鈉與二氧化碳結合力等。

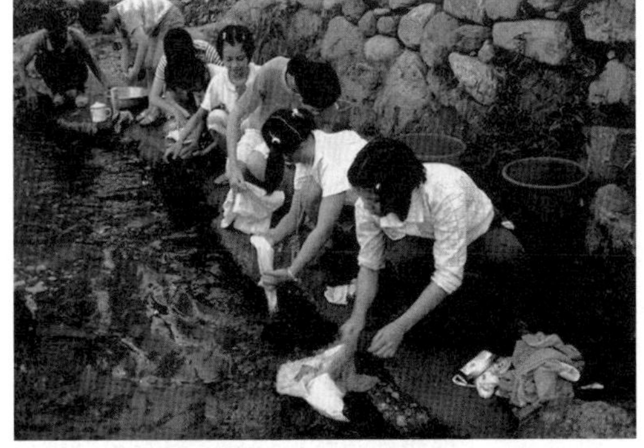

要確實做到勤洗衣與勤換衣。
（圖為著作群自行拍攝，擁有攝影著作權）

＋ 知識補充站

評估糖尿病足的危險因素

1.以往的病足是否有潰瘍史。
2.有神經病變的症狀和身體徵兆。
3.有缺血性血管病變的症狀和身體徵兆。
4.有嚴重的足畸型。
5.其他：視力下降、膝蓋或髖關節或脊柱炎。
6.個人因素：經濟條件較差、拒絕治療和護理等。

10-8 糖尿病慢性併發症（六）

（十八）併發症的護理（糖尿病足）

1. 足部的觀察與檢查：每天要檢查足部之顏色與溫度的改變，檢查有無雞眼、甲癬等，並做足部感覺的測試。

2. 促進肢體血液循環：保暖，不用熱水袋，避免燙傷。由下向上依據摩。做適度的運動，促進血液的循環並戒煙。

3. 選擇合適鞋襪。

4. 保持足部的清潔 5. 預防外傷。

（十九）健康教育

1. 諮詢病人：要諮詢病人做自我監測和自我護理的能力。
2. 技能：要具有監測血糖、尿糖、 注射胰島素的技能。
3. 知識：要具有飲食、運動、用藥與防治併發症的知識。
4. 要諮詢家屬瞭解相關的知識與協助病人的治療妙方。
5. 定期回診
6. 攜帶糖尿病卡片，以備急需之用。

（二十）健康教育的妙方

預防糖尿病、少飲酒，不抽煙、時常運動，多吃蔬菜水果、限制肥肉限制糖、適當調配飲食少放鹽、主食宜粗不宜細、起居規律睡眠要足、精神要放輕鬆情緒要穩定與要避免超重與肥胖症。

（二十一）病歷分析

某患者，29 歲，多飲多食多尿，消瘦，易於感染，血糖升高多年，近期出現腎功能衰竭與失明症。

某患者，男，59 歲，因「腹痛、嘔吐、腹瀉 1 天」住院。檢查身體：體溫為 37.8℃，BP150／80mm 小時公克，神智相當清楚，上腹部壓痛相當明顯，白血球 11.1×109／L，血鉀 2.5mmol／L，血氯 83mmol／L，診斷為急性胃腸炎，執行抗發炎治療。第 2 天，在經過補液、抗發炎之後，病情並無好轉的現象，腹脹加重，詢問病歷與家族史，向患者告知：其母親有糖尿病的病史，隨即檢查其血糖為 33.5mmol／L，血液的 PH 值小於 7.0，血液二氧化碳結合力小於 12.5mmol／L，血鉀小於 2.2mmol／L，尿糖為 (+++) 陽性反應，尿酮體為 (+++) 陽性反應。

小博士解說

預防感染的妙方

1.適當地控制飲食來增加身體的抵抗力。
2.注意個人的衛生，保持全身和局部清潔，加強口腔、皮膚和陰部的清潔，確實做到勤洗澡、勤換衣。
3.注射胰島素時局部皮膚嚴格消毒，以防止感染。

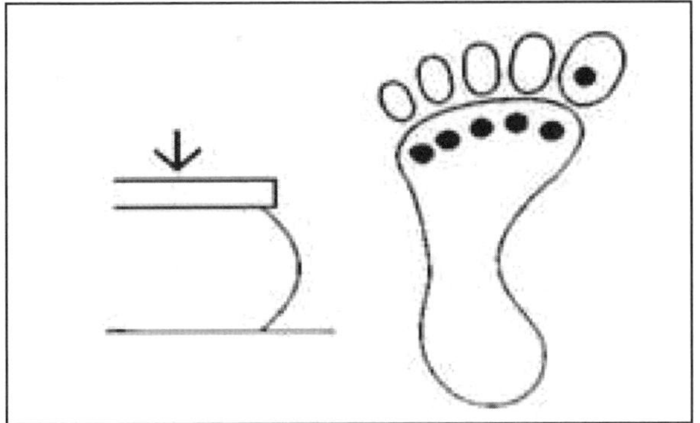

評估糖尿病足的危險因素（圖為著作群自行繪製，擁有圖片著作權）

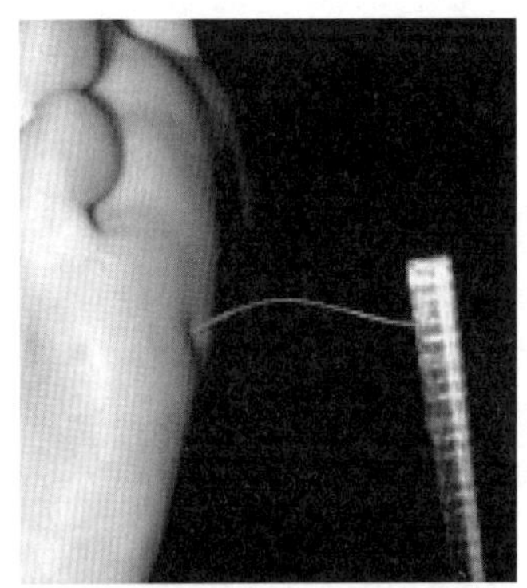

足部的觀察與檢查（圖為著作群自行拍攝，擁有攝影著作權）

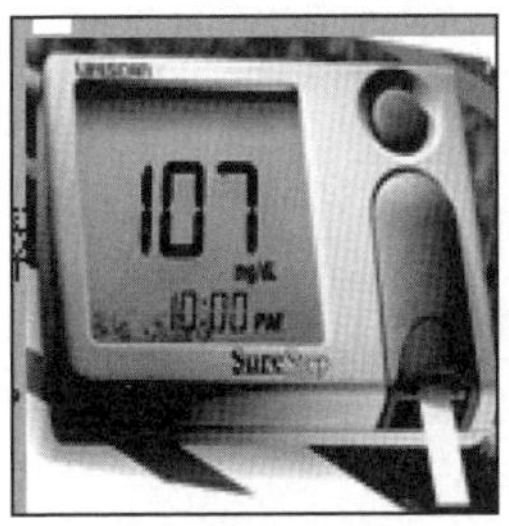

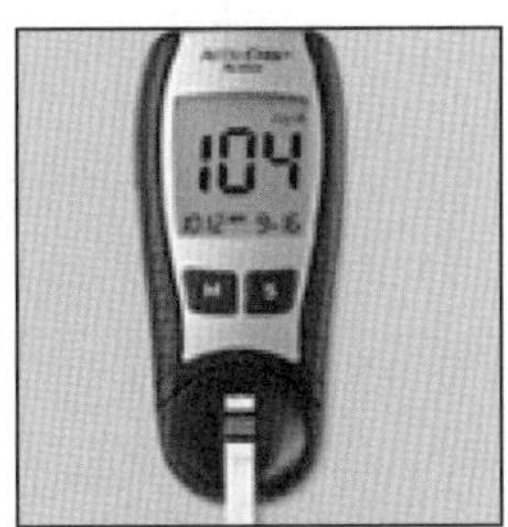

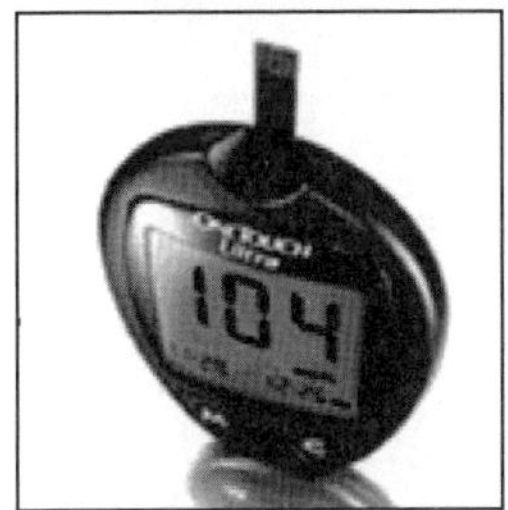

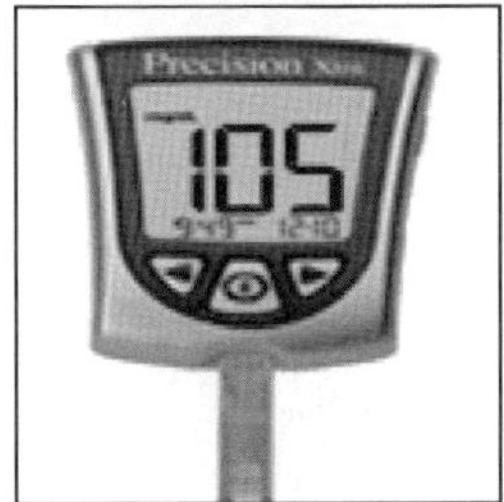

血糖儀（圖為著作群自行拍攝，擁有攝影著作權）

第11章
甲狀腺功能亢進症

本章學習目標

1. 要掌握甲亢病人的護理評估、主要護理診斷及護理措施
2. 要掌握甲亢主要臨床表現與甲狀腺危象的防治及護理。
3. 要熟悉甲亢的實驗室檢查及治療重點。
4. 要瞭解甲亢的病因和發病機制。

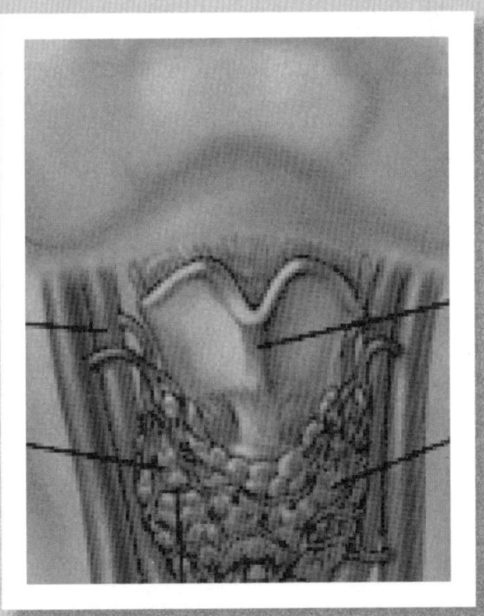

甲狀腺功能亢進症

11-1 甲狀腺功能亢進症（一）

（一）基本概念

甲狀腺功能亢進（Hyperthyroidism）是指甲狀腺本身產生甲狀腺激素（TH）過多而引起的甲狀腺毒症。狀腺毒症（Thyrotoxicosis）是指組織暴露於過量甲狀腺激素的條件下所發生的一組臨床症候群。

（二）甲狀腺激素的功能

甲狀腺激素的功能為產熱效應、對蛋白質、糖與脂肪代謝的影響及對神經系統的影響。

（三）功能亢進症的分類

1. 甲狀腺性甲亢－瀰漫性毒性甲狀腺腫（Graves 病）：Graves 病（簡稱為 GD）又稱為毒性瀰漫性甲狀腺腫或 Basedow 病，是一種伴隨著 TH 分泌增多的器官特異性自身免疫性疾病。其症狀特色為甲狀腺毒症、甲狀腺腫大與眼睛症狀。
2. 甲狀腺性甲亢：垂體性甲亢（TSH 甲亢）。
3. 甲狀腺性甲亢：會伴隨著瘤症候群或 HCG 相關性甲亢。
4. 甲狀腺性甲亢：卵巢甲狀腺腫伴甲亢。
5. 甲狀腺性甲亢：醫源性甲亢。
6. 甲狀腺性甲亢：暫時性甲亢。

（四）臨床表現

1. 甲狀腺毒症與病情的程度成正比，甲狀腺腫大與病情程度不成比例，眼睛症狀與病情程度不成比例。
2. 甲狀腺毒症之影響：
   (1) 高代謝症候群：基礎代謝率（BMR）會增高，糖代謝（糖耐量減低和糖尿病會加重）、脂肪（總膽固醇會降低）、蛋白質（分解會增強，會消瘦；尿肌酸排出惠增多）。
   (2) 精神與神經系統：興奮性會增高、易於激動、煩躁而多焦慮、注意力分散與震顫，腱反射亢進。
   (3) 心血管系統：症狀為心悸、氣短與胸悶，身體的徵象為心率加快、S1 亢進、心臟變大（甲亢心）、心律失常（心房纖顫）與 BP（脈壓差較大，周圍血管症）。
   (4) 消化系統：食慾亢進，體重會減輕，大便次數增多，肝遍大。
   (5) 肌肉骨骼：甲亢性週期性癱瘓、肌肉病、骨質疏鬆與肢端粗厚。
   (6) 生殖系統：女性月經減少甚至停經，男性陽痿，偶而會見到乳房發育。
   (7) 造血系統：WBC 會降低，LC 會增多，BPC 壽命縮短，紫癜，血液容量變大，出現輕度貧血症。
   (8) 內分泌系統：早期血 ACTH 及尿 17 －羥皮質類固醇會升高，繼而會下降。

小博士解說

甲亢之基本概念：多種因素導致甲狀腺激素分泌過多引起的臨床症候群，其中以Graves病最為多見。

因和致病機制（遺傳因素、免疫因素與應激因素）

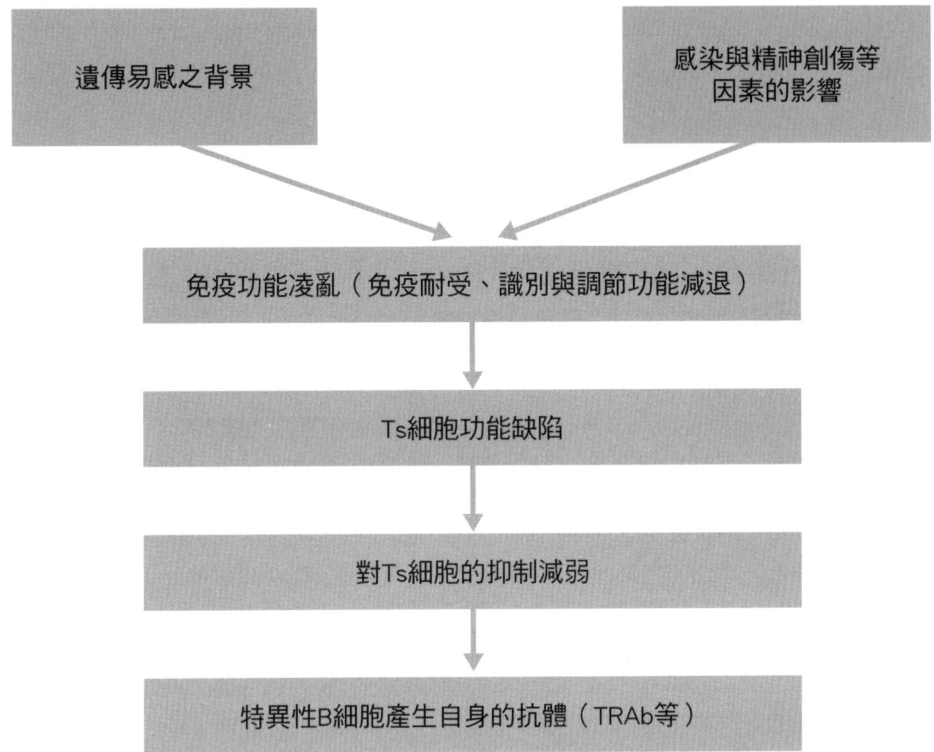

甲狀腺功能亢進症的分類

1.甲狀腺性甲亢
2.垂體性甲亢
3.伴瘤症候群和（或）與HCG相關性甲亢
4.卵巢甲狀腺腫伴隨著甲亢
5.醫源性甲亢
6.暫時性甲亢

+ 知識補充站

Graves病（毒性瀰漫性甲狀腺腫）：是一種甲狀腺激素分泌過多的器官特異性自身免疫性疾病。臨床表現除了甲狀腺腫大和高代謝症候群之外，尚有突眼、脛前黏液性水腫及指端粗厚等。

11-2 甲狀腺功能亢進症（二）（續）

（四）臨床表現

3. 甲狀腺毒症之臨床表現：

(1) 甲狀腺腫大：具有瀰漫性、對稱性腫大與質軟的現象，隨著吞咽的動作而做上下移動。其重要的身體特徵為甲狀腺可以聽到血管的雜音。

(2) 眼睛的症狀：眼睛的症狀為大約 25%～ 50% 有伴眼症。單純性突眼症之突眼度在 18mm 之內，瞬眼較少（Stellwag 症），上眼瞼會攣縮，上眼瞼並不隨著眼球下落（Von Graefe），前額皮膚不能皺起（Joffroy），眼球輻輳不良（Mobius）。浸潤性突眼占 5% 左右，具有眼部刺激的症狀，突眼度常大於 19mm，並不對稱。眼球活動有障礙，會導致結膜炎、角膜炎與全眼球發炎。

4. 特殊的臨床表現及類型：

(1) 甲狀腺的危險現象（Thyroid Crisis）：甲狀腺危險現象的主要誘因為應激狀態、嚴重的身體疾病、口服過量的 TH 藥劑、嚴重的精神創傷與在手術中過度擠壓甲狀腺。其臨床表現為發高燒，體溫大於 39℃，心率大於 140bpm，出汗水，大量失水與休克，有厭食、噁心、嘔吐與腹瀉之類的消化道症狀，有煩躁不安、譫妄、嗜睡或昏迷之類的 CNS 症狀。其實驗室檢查結果血液 WBC 值會上升、中性粒比例會上升。

(2) 甲狀腺功能亢進性心臟病（簡稱為甲亢心）：10%～ 22%，見於男性，其主要的呈現方式為心臟增大、房顫與心力衰竭的症狀。其特色為增大的心臟隨著治療而好轉，心臟會恢復正常的大小。

(3) 脛前黏液性水腫：脛前黏液性水腫多見於脛骨前下之三分之一處，早期皮膚會增厚與變粗，後期皮膚會如同橘皮或樹皮樣一般增厚，皮膚損傷有感覺過敏或減退，或伴隨著發癢感。

（五）實驗室和其他檢查

1. 血清甲狀腺激素的測定（與病情成正比）。
2. TSH 免疫放射測定分析。
3. 促甲狀腺激素釋放激素（TRH）興奮實驗。
4. 甲狀腺攝取 131I 率。
5. 甲狀腺刺激性抗體（TSAb）測定。
6. 基礎代謝率（BMR）：BMR（%）＝清晨靜息狀態下 [脈率＋脈壓差（mmHg）] －111。

甲狀腺毒症之病因及發病機制

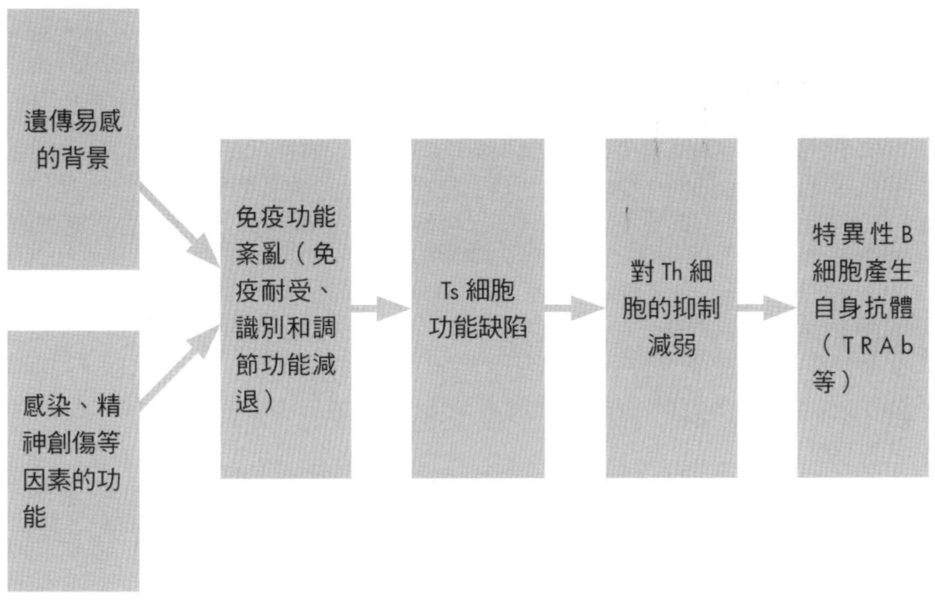

甲狀腺毒症之病理

甲狀腺	不同程度的瀰漫性、對稱性腫大，或伴隨著峽部腫大，血管增生充血，濾泡明顯增生：上皮功能活躍，甲狀腺激素（TH）合成和分泌亢進。
眼	浸潤性突眼患者的球後組織有脂肪浸潤，纖維組織增生等，眼肌纖維增厚、破壞；眼球突出。
脛前黏液性水腫	黏蛋白狀透明質酸沉積，肥大細胞、成纖維細胞浸潤:水腫。
其他	免疫反應會導致多重內臟器官受損，例如肌肉、門靜脈、淋巴結、脾臟等。

+ 知識補充站

臨床表現：男女比例為1：4~6，大多發病緩慢，少數急性發病（應激），n 典型的表現為高代謝症候群、甲狀腺腫大、眼症。

11-3 甲狀腺功能亢進症（三）

(六) 診斷的重點

先診斷病歷與臨床表現，再做模擬診斷與輔助檢查，最後再確定診斷。

(七) 治療的方式

1. 抗甲狀腺藥物治療：常用的藥物為甲基硫氧嘧啶（MTU）、丙基硫氧嘧啶（PTU）與甲巰咪唑（MM），其主要的毒性反應為粒細胞會減少或者粒細胞會缺乏（若小於 1.5×10 9 /L 則需要停藥）。藥物療法可以治療肝損害、關節痛、味覺喪失與精神障礙等症狀。

2. 運用放射性 131 I 來治療。

3. 運用手術治療。

4. 甲狀腺危險現象的防治： 抑制 TH 的合成、抑制 TH 的釋放、抑制組織 T4 的轉化為 T3 或 T3 與細胞受體的結合，要減輕免疫反應，在必要時要做血液透析並做 對症支援治療。

5. 浸潤性突眼的防治：保護眼睛，運用潑尼松之類的激素，劑量為 10 ～ 20mg 左右，每天口服 3 次，若嚴重突眼時，要做球後注射治療，使用抗甲狀腺藥來抑制高代謝症候群，而生長抑素類似於物奧曲肽。

(八) 主要的護理診斷

1. 營養失調：低於身體的需求量，與代謝增高有關。

2. 活動無耐力：與蛋白質分解增加、甲亢性心臟病、肌無力等有關。

3. 自我形象紊亂：與甲亢所導致的突眼，甲狀腺腫大或手術所引起的疤痕等形體改變有關。

4. 潛在併發症：甲狀腺危險現象與代謝紊亂與甲狀腺素分泌過多有關。

(九) 健康教育

1. 教育病人有關甲亢知識。

2. 上衣宜寬鬆，嚴禁用手擠壓甲狀腺。

3. 用藥諮詢。

4. 自我監測病情。

5. 定期回診，出現異常及時就醫。掌握上述的自我監測和自我護理可以有效地降低本病的再發率。

小博士解說

診斷

1.功能性診斷：典型的症狀、徵象、 血液FT3、FT4 (或TT3、TT4) 增高；TSH下降。

2.病因診斷。

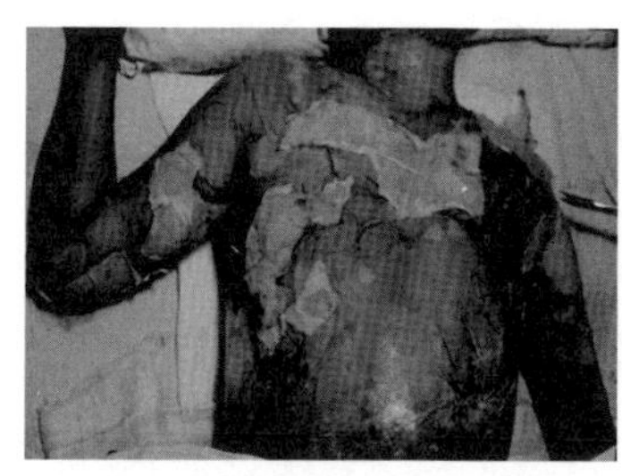
毒性反應（圖為著作群自行拍攝，擁有攝影著作權）

TH 分泌過多症候群

高代謝症候群	1.疲乏無力、怕熱多汗、皮膚溫暖潮濕、體重明顯減輕、低度發燒。 2.由於T3、T4過多及交感興奮性增高所導致。 3.TH會加速糖、脂肪、蛋白質的氧化和分解：糖耐量減低、總膽固醇減低，體重下降。
精神、神經系統	1.由於代謝亢進，會出現多言好動、神經過敏、緊張焦躁、失眠多夢、記憶力減退等。 2.少數（尤其是老年患者）表現為寡言少語、冷漠。
心血管系統	1.心慌、胸悶、氣短。 2.嚴重者會發生甲亢性心臟病。 3.徵象為心動過速、第一心音亢進、 心律失常、脈壓差增大等。
消化系統	食慾亢進、多食，但是由於消化吸收不良，以及分解過快而消瘦。
肌肉骨骼系統	1.會發生甲亢性肌病、肌無力及肌萎縮。 2.青年男性患者常發生週期性癱瘓（週期性麻痺）：在發作時血鉀會降低，但是尿鉀不高，可能由於鉀轉移至肝及肌細胞內所導致。
生殖系統	1.女性常會有月經減少或停經。 2.男性會有陽痿。

+ 知識補充站

甲狀腺腫

程度不同的瀰漫性、對稱性甲狀腺腫大，隨著吞嚥上下移動，並無壓痛；左右葉會有震顫，在聽診時會聞及收縮期吹風狀血管雜音；要注意：極少數並無甲狀腺腫大或位於胸骨後縱隔之內。

眼症

突眼是較特異的徵象之一，可以分為單純型和浸潤型。

1.單純型：

(1)眼球前突，一般不超過18mm。(2)Stellwag症：瞬目減少。(3)上眼瞼攣縮，瞼裂寬，平視時角膜上緣外露。(4)VOllGraefe症：雙眼下看時眼瞼不能隨眼球下。(5)Joffroy症：上看時前額皮膚不能皺起。(6)Mobius症：在兩眼看近物時，內聚不良。

2.浸潤型：

(1)較為少見，預後較差。(2)上述改變更明顯，還伴隨著眼瞼腫脹、結膜充血、畏光、複視等。(3)突眼可以達到30 mm。(4)在嚴重時雙眼不能閉合，角膜外露，導致發炎症、潰瘍，甚至失明。

11-4 甲狀腺功能亢進症（四）

（十）治療

1. 一般性治療：營養、休息、鎮靜。

2. 甲狀腺功能亢進症的治療：分為藥物治療、放射性碘治療及手術治療三種。

(1) 藥物治療的優點：①療效肯定，②一般不會導致永久性甲減，③方便、經濟、安全。

(2) 藥物治療的缺點：①療程長，一般 1~2 年，有時會長達數年，②停藥後復發率高，③少數人會出現嚴重的副作用。

3. 常用的抗甲狀腺藥物分為硫脲類和咪唑類兩類；硫脲類為甲硫氧嘧啶（MTU）與丙硫氧嘧啶（PTU）；咪唑類為甲巰咪唑（MM）與卡比馬唑（CMZ）；機制為抑制甲狀腺激素合成；適應症為①病情輕、甲狀腺輕到中度腫大，②年齡在 20 歲以下，或孕婦、年老體弱、合併嚴重的心、肝、腎疾病而不能手術者，③術前準備，④甲狀腺次全切除後復發而不能用 131I 治療者，⑤作為 131I 治療前後的輔助性治療。

4. 劑量與療程：長程治療分初治期、減量期、維持期三個階段。

(1) 起治期：TU300-450mg/d 或 MM30-40mg/d，分 bid-tid,po，至症狀緩解或 TH 恢復正常即可以減量。

(2) 減量期：大約每 2-4W 減量 1 次，PTU 每次減 50-100mg，MM 每次減 5-10mg，至症狀完全緩解，在徵象明顯好轉之後再減至最小維持量。

(3) 維持期：PTU50-100mg/d 或 MM5-10mg/dn 共 1.5-2 年。

5. 副作用：(1) 粒細胞減少，(2) 藥疹，(3) 其他中毒性肝炎、肝壞死、精神病、狼瘡症候群、味覺喪失。

6. 復發：甲亢完全緩解，停藥半年後又有反覆者，主要發生於停藥後的第 1 年，3 年後則會明顯地減少。

7. 甲狀腺危象的防治：去除誘因，積極治療甲亢是預防危象發生的關鍵；積極防治感染，作好術前的準備，一旦發生則需積極搶救：①抑制 TH 合成首選 PTU，首劑 600mg，②抑制 TH 釋放服 PTU 後 1-2h 再加用碘劑，③抑制組織 T4 轉換為 T3 和（或）抑制 T3 與細胞受體結合 PTU、碘劑、ß 受體阻滯劑、激素，④降低血 TH 濃度血液或腹膜透析或血漿置換，⑤支持治療 n，⑥對症治療，⑦防止再發生。

8. 妊娠期甲亢的治療：

(1) 自妊娠 12-14W 起，禁用放射性 131I 治療。

(2) 首選 PTU，使用最小的有效量來控制甲亢症狀之後，盡快減至維持量。

(3) 產後如繼續服藥，一般不宜哺乳。

(4) 慎用心得安。

(5) 妊娠期一般不宜做甲狀腺手術，若需要，宜於妊娠中期（4-6m）執行。

甲亢危象的護理措施

病情監測	需隨時注意監測病情。
緊急護理措施	1.務必要臥床休息，保證病房的環境安靜。 2.嚴格按照規定的時間和劑量來給予搶救藥物。 3.密切觀察生命徵象和意識狀態並加以記錄。 4.昏迷者要加強皮膚、口腔護理，定時翻身、以預防壓瘡、肺炎的發生。
知識教育	教育病人及家屬相關的疾病知識。

營養失調的護理措施

飲食	高碳水化合物、高蛋白、高維生素飲食，提供足夠熱量和營養以補充消耗，滿足高代謝的需求。
藥物護理	指導病人按時按數量規則性地服藥，不可以自行減量或停服。
定期監測	定期監測體重、血液的bun值。

+ 知識補充站

感知的改變（sensory／perceptual alterations）

有視覺喪失的危險，與甲亢所致浸潤性突眼有關。 其目標為病人視覺無異常改變與病人知道保護眼睛的措施。

感知改變的護理措施

1.指導病人保護眼睛。2.指導病人減輕眼部症狀的方法。3.定期做眼科角膜檢查以防止角膜潰瘍造成失明。

感知改變的評估

1.病人未發生結膜、角膜炎症或潰瘍。2.病人已採取保護眼睛的各項措施。

潛在的併發症（甲亢危象的目標）

1.病人要知道避免應激的措施。2.一旦發生甲亢危象可以被及時發現與處理。

甲亢危象的護理評估

1.病人未發生甲亢的危象。2.病人發生甲亢危象時被及時發現和處理。

營養失調（altered nutrition）的目標

1.低於身體的需求量，與基礎代謝率增高，蛋白質分解加速有關。2.病人能按照醫囑規則服藥。3.住院期間病人知道正確的飲食管理。4.病人恢復並維持正常體重。

營養失調的護理評估

1.病人能按照醫囑服藥。2.病人能保證足夠熱量和營養的攝取，恢復並維持正常體重。

11-5 甲狀腺功能亢進症病人的護理(五)

(十一)護理措施

1. 心理護理:

(1) 讓病人及其親屬瞭解敏感、急躁易怒等都是甲亢臨床表現的一部分,可以藉由治療而得到改善。

(2) 減少不良的刺激,適當地安排生活起居。

(3) 以平和與有耐心的態度來對待病人,與病人建立相互信任的關係。

2. 飲食護理:

(1) 飲食:吃高熱量、高蛋白、高維生素及礦物質豐富的飲食與綜合維生素 B 群。

(2) 喝水:每天喝 2000 ~ 3000ml 的水。

(3) 注意事項:禁忌攝取刺激性食物及飲料,例如濃茶與咖啡等飲料,以免引起病人精神的興奮,忌食生冷食物,減少食物中粗纖維的攝取,以減少排便的次數,少吃捲心菜、蘿蔔、菠菜與核桃等會導致甲狀腺腫的食物及含碘豐富的食物。

3. 活動與休息:環境要保持安靜與涼爽,要適度地活動,以不感到疲勞為原則度,協助病人完成日常生活的料理。

4. 藥物治療的護理:要確實地觀察療效,T4 的半衰期為 1 周,儲存的甲狀腺素釋放大約需要 2 周的時間,而 ATD 發揮功能大多在 4 周左右。而觀察藥物副作用的注意事項如下:

(1) 粒細胞會減少:第 1 個月每週復查血象一次,發生在用藥之後的 2 ~ 3 月內。

(2) 藥物療法:可以用抗組織胺藥,並不必停藥,如裹皮疹加重,應該立即停藥,以免發生剝脫性皮發炎症。

(3) 發生中毒性肝炎、肝壞死、精神病、膽汁淤滯症候群、狼瘡樣症候群與味覺喪失等,應立即停藥。

5. 病情觀察:要觀察精神狀況、手指震顫、甲狀腺腫大與眼睛的症狀。

6. 甲狀腺危險現象的護理:

(1) 迅速建立靜脈通路,給予氧氣吸入,有發高燒時應該做物理降溫(避免使用水楊酸類藥物來降溫)。

(2) 遵從醫生的囑咐來用藥:用丙基硫氧嘧啶,複方碘溶液,β - 腎上腺素能受體阻滯劑,氫化可的松,以拮抗應激作用。

(3) 生活護理:保證病房的環境安靜與涼爽,密切觀察生命身體徵兆和意識狀態並加以記錄。

7. 浸潤性突眼的護理:

(1) 保護眼睛。

(2) 遵從醫生的囑咐來使用藥物。

(3) 高枕臥位和限制鈉鹽。

(4) 定期做眼科檢查,以防止角膜潰瘍而造成失明。

保健諮詢

1.保持身心的愉快，避免精神受到刺激。
2.宣傳護眼的方法，使病人學會自我護理。
3.嚴禁用手來擠壓甲狀腺。
4.向病人解釋長期服藥的重要性 。服用抗甲狀腺藥物者應該每週查血象一次，每隔1～2個月做甲狀腺功能測定。
5.自我觀察症狀：在每日清晨起床之前自己量測脈搏，定期量體重，脈搏減慢或體重增加是治療有效的重要指標。
6.如果出現發高燒、噁心、嘔吐、汗水淋漓、腹痛、腹瀉、體重銳減、突眼加重等提醒甲狀腺危險現象的可能性，則應該趕快及時赴診。

+ 知識補充站

1. 個人應對無效的目標：與甲亢所致精神神經系統興奮性增高，性格與情緒改變有關。(1）病人能解釋情緒和行為改變的原因。(2）病人能知道正確處理生活事件的方法。
2. 個人應對無效的護理措施：(1）解釋情緒、行為改變的原因。(2）減少不良刺激，適度地安排生活。(3）幫助病人處理突發事件
3. 個人應對無效的評估：病人已能解釋情緒和行為改變的原因並能正確地處理生活事件。
4. 健康教育：(1）教育病人有關甲亢的知識。(2）上衣宜寬鬆，嚴禁用手擠壓甲狀腺。 (3）用藥諮詢。(4）自我監測病情。 (5）定期回診，在出現異常時要及時就醫。 確實掌握上述的自我監測和自我護理可以有效地降低本病的複發率。

第12章
肥胖症

本章學習目標

1. 肥胖症之定義
2. 肥胖症之分類
3. 肥胖症之病因與致病機制
4. 肥胖症之臨床表現
5. 肥胖症之判斷指標與分級
6. 肥胖症之治療方式
7. 肥胖症之護理重點

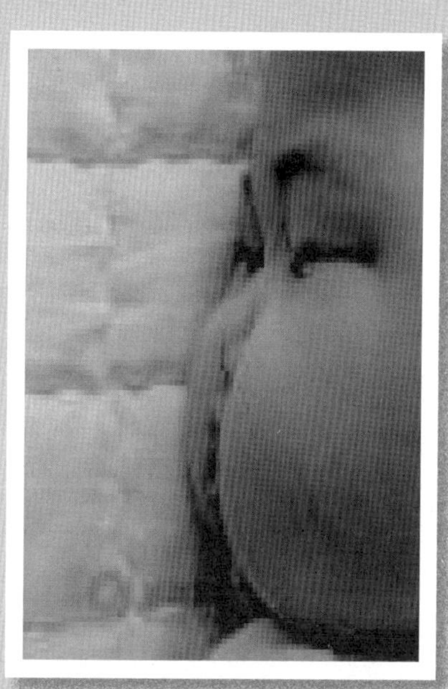

肥胖症(Obesity)為體內脂肪堆積過多和(或)分佈異常,體重增加,是一種多重因素的代謝性疾病。肥胖症與高血壓、冠心病、2型糖尿病與血脂異常有關。(圖為著作群自行拍攝,擁有攝影著作權)

12-1 肥胖症（一）

(一) 肥胖症之定義

肥胖症（Obesity）為體內脂肪堆積過多和（或）分佈異常，體重增加，是一種多重因素的代謝性疾病。肥胖症與高血壓、冠心病、2 型糖尿病與血脂異常有關。

(二) 肥胖症之分類

肥胖症分為原發性肥胖症與繼發性肥胖症兩種。繼發性肥胖症的症狀為下丘腦：垂體的發炎症、腫瘤、創傷、皮質醇增多症、甲狀腺功能減退症、性腺功能減退與胰島素瘤。

(三) 致病率

全世界有將近 3 億名肥胖症患者，而國內的肥胖症發生率也在迅速地增加，而且呈現不斷成長和年輕化趨勢，在 2002 年肥胖的發生率高達 25%。

(四) 病因與致病機制

1. 肥胖症的致病因素：
   (1) 遺傳因素：其遺傳因素為家族的聚集性所導致，若父母體重正常，則子女肥胖的機率為 10%，若父母之中有一個肥胖，則子女肥胖的機率為 50%，若雙親肥胖，則子女肥胖的機率為 80%。遺傳因素之病因為分子遺傳，肥胖基因又稱為瘦素基因，簡稱為瘦素（Leptin），它是由脂肪組織所分泌的一種蛋白質激素。
   (2) 中樞神經系統：腹內側核的飽中樞與腹外側的饑中樞互動。
   (3) 內分泌代謝系統。
   (4) 環境因素。
   (5) 其他因素。
2. 碳水化合物、蛋白質與脂肪之類的能量攝取會使體重增加，運動、基礎代謝與食物熱效應之類的能量消耗會使體重下降。能量攝取與能量消耗要保持平衡的狀態。

(五) 臨床表現

1. 特殊的體態：特殊的體態在心理上會導致自卑、焦慮與憂鬱等，在行為上會導致氣短、浮腫、關節痛、肌肉酸痛與體力活動減少。若在心理上與在行為上有問題則會導致相關疾病患病率和病死率隨之增加。
   (1) 蘋果型肥胖：脂肪主要分佈在腰部以上、頸項部與軀幹部。
   (2) 梨型肥胖：脂肪主要分佈在腰部下列，例如腹、臀與大腿。

小博士解說

肥胖症(obesity)為體內脂肪堆積過多和（或）分佈異常，體重增加，是一種多重因素的代謝性疾病。肥胖症與高血壓、冠心病、2型糖尿病與血脂異常有關。

肥胖症之病因與致病機制

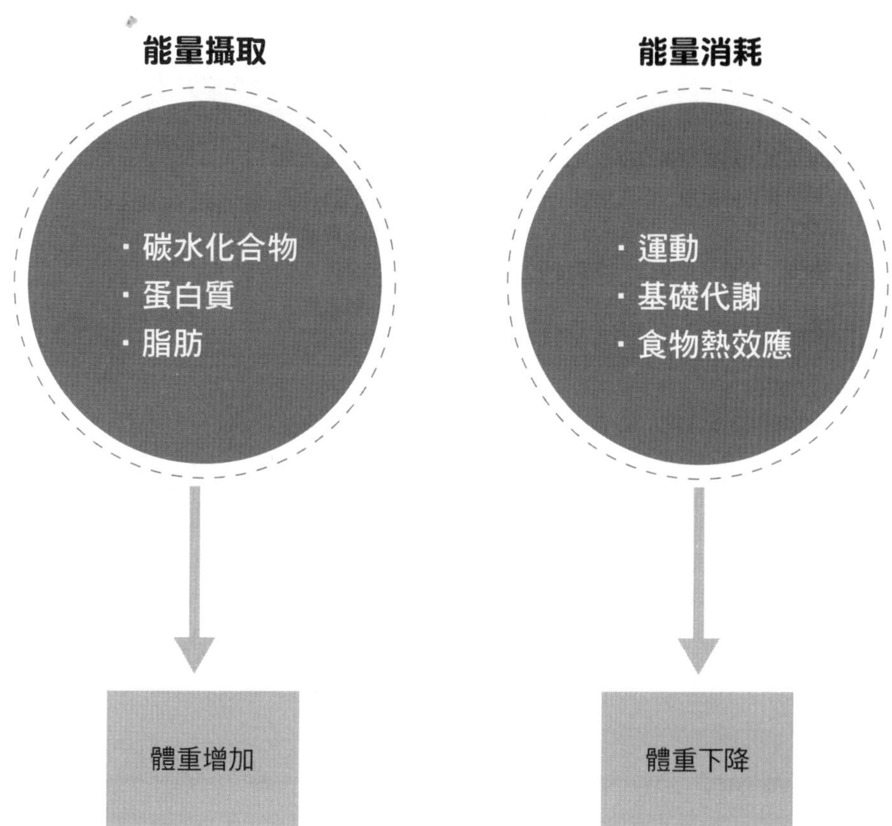

判斷指標與分級

腰圍 (waist circumference，WC)	腰圍是反映脂肪總量和脂肪分佈的綜合指數，世界衛生組織(WHO)所推薦的測量方法是:雙腳分開站立，測量位置在水準位髂前上脊和第12肋下緣連線的中點。
腰臀比（WHR）	分別測量肋骨下緣至髂前上棘之間的中點的徑線（腰圍）與股骨粗隆水準的徑線（臀圍）再計算出其比值。正常成人之男性小於0.90，女性小於0.85。
CT和MRI	是診斷內臟型肥胖最精確的方法，一般採用臍水準或4~5腰椎水準掃描來計算腹內臟脂肪的面積，通常大於或等於120公分可將之診斷為內臟性肥胖。

12-2 肥胖症（二）

（五）臨床表現（續）

1. 特殊的體態：特殊的體態在心理上會導致自卑、焦慮與憂鬱等，在行為上會導致氣短、浮腫、關節痛、肌肉酸痛與體力活動減少。若在心理上與在行為上有問題則會導致相關疾病患病率和病死率隨之增加。

(1) 蘋果型肥胖：脂肪主要分佈在腰部以上、頸項部與軀幹部。

(2) 梨型肥胖：脂肪主要分佈在腰部下列，例如腹、臀與大腿。

2. 心血管疾病：心血管疾病包含高血壓、心臟改變、心力衰竭與靜脈血栓四種。

3. 內分泌與代謝紊亂：內分泌與代謝紊亂包含糖尿病與脂質異常症狀。

4. 消化系統症狀：消化系統症狀包含膽石症、膽囊炎、慢性消化不良、脂肪肝症狀。

5. 呼吸系統症狀：呼吸系統症狀包含呼吸困難、肺動脈高壓、心力衰竭、呼吸暫停綜合症與睡眠窒息症狀。

6. 肥胖與癌腫：女性大多為子宮內膜癌、乳腺癌、膽管癌與、膽道癌，男性多為結腸癌、直腸癌與前列腺癌。

7. 肥胖與骨關節疾病：促發承重關節的骨關節炎、骨質疏鬆的發生危險率下降與高尿酸血症和痛風。

（六）判斷指標與分級

1. 腰圍（Waist Circumference，WC）：腰圍是反映脂肪總量和脂肪分佈的綜合指數，世界衛生組織（WHO）所推薦的測量方法是－雙腳分開站立，測量位置在水準位髂前上脊和第 12 肋下緣連線的中點。

2. 腰臀比（WHR）：分別測量肋骨下緣至髂前上棘之間的中點的徑線（腰圍）與股骨粗隆水準的徑線（臀圍）再計算出其比值。正常成人之男性小於 0.90，女性小於 0.85。

3. CT 和 MRI 是診斷內臟型肥胖最精確的方法，一般採用臍水準或 4 ～ 5 腰椎水準掃描來計算腹內臟脂肪的面積，通常大於或等於 120 公分可以將之診斷為內臟性肥胖。

（七）護理的重點

1. 營養失調 : 高於身體的需求量。

2. 活動無耐力 : 與肥胖症而導致體力下降有關。

3. 應對無效 : 與外部壓力所引起的食物攝取增加有關。

4. 自尊心低落 : 與感到自卑及他人對肥胖的負面看法有關。

小博士解說

肥胖症是一組常見的、古老的代謝症候群。當人體進食熱量多於消耗熱量時，多餘的熱量以脂肪形式儲存於體內，其數量超過正常生理需要量，且達到一定值時遂演變為肥胖症。正常男性成人脂肪組織重量大約占體重的15%～18%，女性大約占20%～25%。隨著年齡的成長，體脂所占比例相應地增加。因為體脂增加使體重超過標準體重20%或體重指數[BMI=體重（Kg）/（身高）的平方（m2）]大於24者稱為肥胖症。若無明顯的病因可尋者稱為單純性肥胖症；具有明確的病因者稱為繼發性肥胖症。

體重之判斷指標與分級

1997年(WHO公布)	2000年(亞洲)	2012年(臺灣)
正常：18.5－24.9	18.5－22.9	
超重^{3}25	^{3}23	^{3}24
肥胖前期25－29.9	23－24.9	^{3}28
I度肥胖30.0－34.9	25－29.9	^{3}28
II度肥胖35－39.9	^{3}30	^{3}28
III度肥胖^{3}40.0		^{3}28
體重指數（BMI）=體重（Kg）/身高（m）的平方		

腰圍之判斷指標與分級

WHO	國內
男性腰圍>94公分（2.82尺）	>85
女性>80公分（2.4尺）	>80

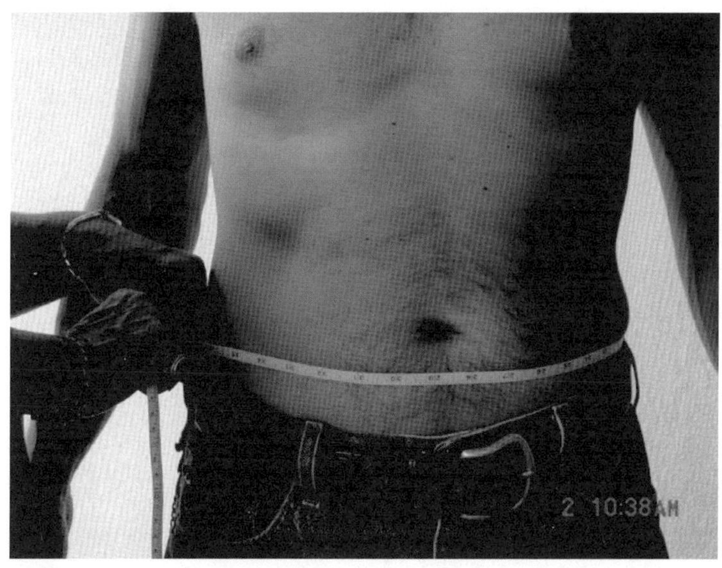

腰圍的測定：被測者站立，雙腳分開25～30公分，體重均勻分配。測量位置在水準位髂前上脊和第12肋下緣連線的中點。（圖為著作群自行拍攝，擁有攝影著作權）

12-3 肥胖症（三）

（八）治療

1. 治療方式：治療的方式共有行為治療、飲食治療、體育活動、藥物治療、手術治療與對症治療六種。

2. 體育活動：體育活動必須為有氧運動，要循序漸進進行且要長期持續下去。有氧運動為大肌肉群運動，有氧運動會消耗葡萄糖、動員脂肪與刺激心肺。常見的運動方式有走路、慢跑、爬樓梯、游泳、騎自行車、跳舞、打太極拳與打球等。(1) 最輕度的運動為散步、購物與做家事，若持續三十分鐘會消耗九十千卡的熱量。(2) 打太極拳與體操為輕度的運動，若持續二十分鐘會消耗九十千卡的熱量。(3) 騎自行車與爬山為中等強度的運動，緩慢運動若持續十分鐘會消耗九十千卡的熱量。(4) 跳繩與自由式游泳為強度運動，若持續五分鐘會消耗九十千卡的熱量。

3. 藥物治療：

(1) 藥物治療之適應症如下：①在飲食控制時，有難以忍受的饑餓感或赭難以克服的食慾亢進症。②輕中度肥胖同時合併高 insulin 血症、IGR、高脂血症、高血壓、嚴重的骨關節炎、阻塞性睡眠呼吸暫停與返流性食管炎等。③重度的肥胖症。

(2) 中樞減肥藥：中樞減肥藥為 5 － HT 和 NE 再攝取抑制劑。藥物為西布曲明，其功能為抑制食慾，增加飽腹感，使得攝食減少，代謝率增加。其不良反應為頭痛、失眠、口乾舌燥、便秘、心率上升與 BP 上升。其禁忌症狀為冠心病、心衰、心律失常與高血壓。

(3) 非中樞性減肥藥：①脂肪酶抑制劑和葡萄糖苷酶抑制劑：賽尼可為可逆性抑制腸道脂肪酶，會減少脂肪的吸收，減少能量的攝取。其不良的反應為輕微腹瀉、脂肪瀉與會影響脂溶性維生素 A、E 的吸收。② α －糖苷酶抑制劑：阿卡波糖與倍欣。③纖維素：引起飽食感，可以作為輔助的食材。④合成脂肪：不被消化的脂肪。

4. 手術治療：手術的方式為胃分隔術、小胃手術、垂直紮胃成形術、空腸迴腸分流術等，平均減重 33 ～ 55 公斤，並且可以保持 4 年之久。而吸脂、切脂為對全身性肥胖無效，適用於局部脂肪堆積而影響美觀的患者。手術治療適用於嚴重肥胖患者（BMI 大於 40），若 BMI 大於 35 則會伴隨著嚴重的併發症。

小博士解說

肥胖治療的長期目標是要減輕多餘體重，減少肥胖相關性疾病，例如糖尿病、高脂血症等的發生率。

不同的運動所消耗的熱量

運動項目	每小時所消耗的熱量（卡/小時）
坐著	100
站著	145
整理床鋪	135
做家事	150～250
散步	210
清掃樹葉	225
拔草	300～400
緩慢地游泳	300
以中等的速度來走路	300
打羽毛球	450
跳舞	350
打保齡球	400
以中等速度騎自行車	660

簡易食物交換法

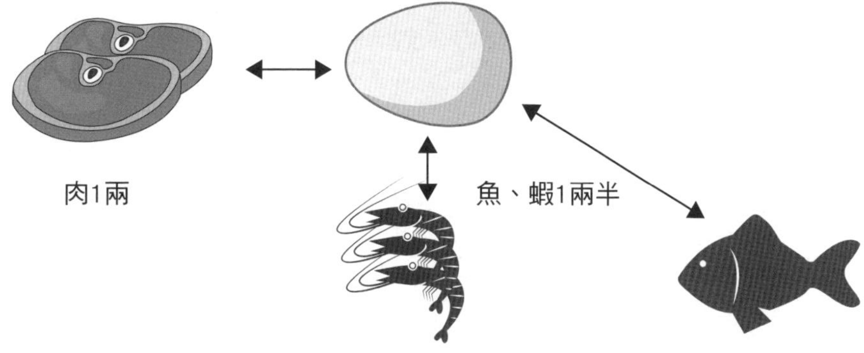

＋ 知識補充站

護理的重點

營養失調之護理措施為飲食護理（評估病人、制訂飲食計畫、糾正飲食習慣與做病情的觀察）、做適度的運動與用藥護理。

第13章
骨質疏鬆症

本章學習目標

1. 瞭解骨質疏鬆的病因和發病機制、實驗室和其他的檢查。

2. 熟悉質疏鬆的臨床表現與治療的重點。

3. 掌握骨質疏鬆的概念、常用的護理診斷、措施及依據和健康諮詢。

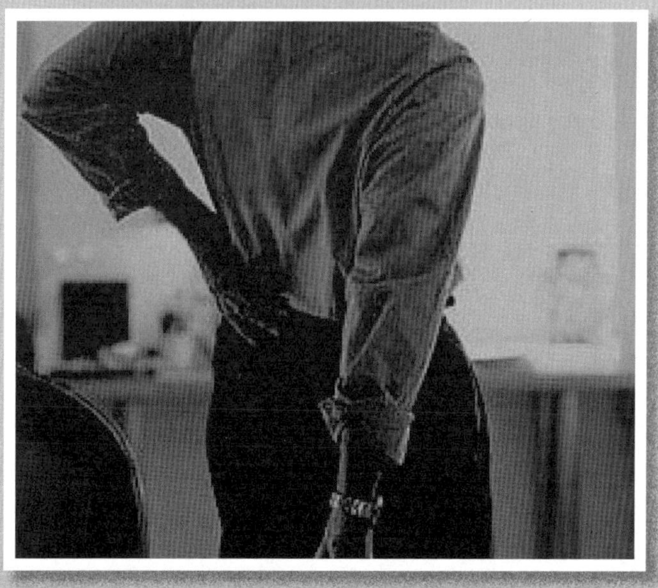

骨質疏鬆症（圖為著作群自行拍攝，擁有攝影著作權）

13-1 骨質疏鬆症（一）

（一）骨質疏鬆症之定義

骨質疏鬆症（osteoporosis，OP）是一種以骨量減少，骨的微結構破壞，導致骨脆性增加，容易發生骨折現象的全身代謝性骨病。骨質疏鬆症是多種原因引起的一組骨病，骨組織有正常的鈣化，鈣鹽與基質呈現正常的比例，以單位體積內骨組織量減少為特點的代謝性骨病變。在多數的骨質疏鬆中，骨組織的減少主要由於骨質吸收增多所導致。而以骨骼疼痛、易於骨折為特徵。

（二）骨質疏鬆症之分類

1. 原發性骨質疏鬆症：90% 為原發性骨質疏鬆症，I 型發生在停經之後，II 型為老年性骨質疏鬆症，特發性為幼年及成年骨質疏鬆症。

2. 繼發性骨質疏鬆症：

(1) 內分泌疾病：副甲狀腺亢奮，性功能低落，（包括卵巢切除之後），柯興氏病，甲狀腺亢奮，糖尿病，肢端肥大症，高泌乳素血症。

(2) 妊娠及哺乳的婦女。

(3) 消化系疾病：吸收不良，胃腸切除，肝病與胰腺功能不全。

(4) 腎臟疾病：慢性腎功衰，血液透析。

(5) 營養性疾病：低鈣飲食，維生素 D 攝取不足，蛋白質供應不足，酒精中毒，維生素 C 缺乏。

(6) 藥物：糖皮質激素，抗癲癇藥，肝素，甲狀腺激素。

(7) 廢用性：中風或截癱後長期臥床，局部骨折之後。

(8) 惡性腫瘤：骨髓瘤，單核粒細胞性白血病（M5）。

(9) 遺傳性：遺傳性膠原代謝紊亂，成骨不全等。

(10) 其他的因素：吸煙，咖啡因，類風濕性關節炎等。

小博士解說

病因與致病機制

病因與致病機制分為骨的吸收及其影響因素與骨的形成及其影響的因素兩種。

骨質疏鬆症

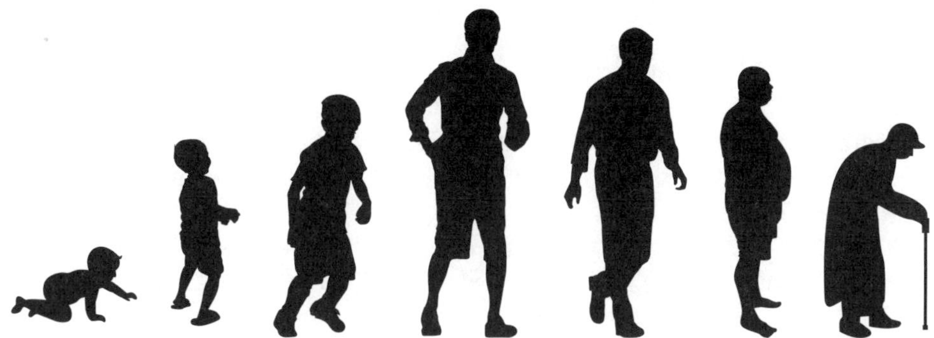

正常骨質與疏鬆骨質的比較

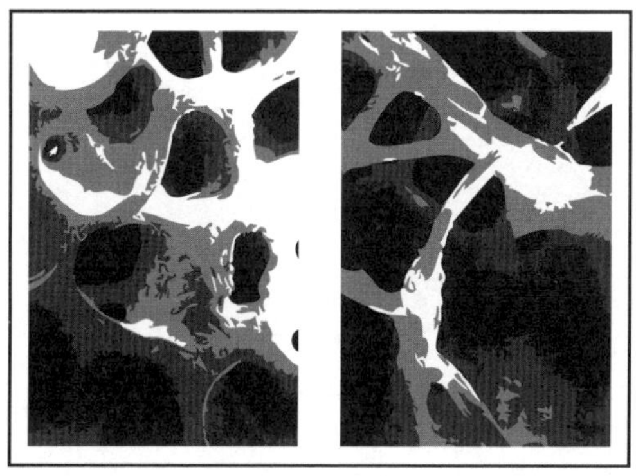

骨質疏鬆症的分類

	I 型	II 型
年齡	55～70歲	大於70歲
男／女比例	6：1	2：1
易骨折部位	椎體、遠端橈骨	股骨、椎體與尺橈骨
飲食鈣攝取	重要	十分重要
小腸鈣吸收	降低	降低
副甲狀腺的功能	降低或正常	增高
生成1.25（OH）2D3	繼發性降低	原發性降低
主要致病因素	雌激素缺乏	年齡老化
骨量失漏	鬆質骨大於皮質骨	鬆質骨等於皮質骨

13-2 骨質疏鬆症(二)

(三)病因與致病機制

1. 遺傳因素:骨質疏鬆性骨折決定於骨峰值和骨量失漏速率兩個主要因素。受到遺傳和環境因素的影響分別占 75% 和 25%。現在發現並且認為可能的基因有下列幾種 :(1) 維生素 D 受體基因。(2) 骨鈣素的維生素 D 啟動區基因。(3) Ⅰ型膠原基因。(4) 雌激素受體基因。

2. 雌激素缺乏:雌激素缺乏造成骨質疏鬆的可能機制為雌激素缺乏,骨頭對副甲狀腺素的敏感性增強,導致骨吸收增加。雌激素直接作用於骨組織的功能會減弱(因為已經證實成骨細胞上有雌激素的受體)。

3. 副甲狀腺素(PTH):老年性骨質疏鬆症副甲狀腺功能是亢進的,在停經期之後,骨質疏鬆症副甲狀腺功能可能以低落、正常或亢進。

4. 降鈣素(CT)主要是抑制破骨細胞的骨骼吸收。

5. 1.25(OH)2D3 濃度會降低。

6. 細胞因子。7. 營養因素:鈣、蛋白質與維生素 C。8. 運動和活動。9. 其他:酗酒、嗜煙、咖啡與高蛋白高鹽飲食。

(四)臨床表現

臨床表現分為骨痛和肌無力、身高變矮與骨折。

(五)輔助檢查

1. 骨量的測定:測定骨礦含量與骨礦密度。

2. 骨轉化的生化測定:血尿鈣、磷、鎂、血清總鹼性磷酸酶(TALP 或 ALP)、骨鹼性磷酸酶(BALP)、血清骨鈣素(BGP)、Ⅰ 型前膠原羧基端前肽(PICP)與血漿抗酒石酸鹽酸磷酸酶(TRAP)。

3. 骨形態計量和微損傷分析。4. X 光或電腦斷層術(CT)檢查。

(六)骨質疏鬆症的診斷

目前在國外與國內主要是運用檢測骨密度來診斷骨質疏鬆症,透過所測定的骨密度(BMD)值與正常同性別年青人的骨密度值做比較(T 值),它能夠反映出骨折的絕對危險性(如右表所示)。同時,國內還採用一種百分率診斷骨質疏鬆症,更容易被患者所瞭解。

(七)骨質疏鬆症的治療

1. 骨質疏鬆的治療方式:骨質疏鬆的治療原則是緩解疼痛、延緩骨量的失漏與預防骨折。其預防措施為營養,運動,照光。骨質疏鬆的三大療法為運動療法、食物療法與藥物療法。

2. 骨質疏鬆症的藥物療法:(1) 鈣劑和維生素 D。(2) 補充激素。(3) 抑制骨吸收藥物:依替膦酸二鈉與帕米膦酸鈉。

小博士解說

護理診斷

1. 有受傷的危險:與骨質疏鬆導致骨骼脆性增加有關。
2. 疼痛:骨痛與骨質疏鬆症有關。

診斷骨質疏鬆症的國內標準差法

峰值骨量	峰值骨量
正常	下降≥－1個標準差
骨量會減少	下降－1至－2個標準差
骨質疏鬆症	下降－2個標準差
嚴重骨質疏鬆症	下降－2個標準差有一處或者多處發生骨折的現象，或者下降－3個標準差但是並沒有發生骨折的現象

診斷骨質疏鬆症的國內百分率診斷法

峰值骨量失漏	峰值骨量失漏
正常	在12%之內
骨量會減少	13%～24%
骨質疏鬆症	25%以上
嚴重骨質疏鬆症	25%以上一處或多處骨折，與37%以上但是並沒有發生骨折的現象

生理年齡預診法

分級	臨床表現	對應的年齡層		MBD峰值骨量失漏％	標準差法T值
		男	女		
初期	稍有症狀	64±8	49±7	＜12	＜－1
骨量減少	有症狀（較為輕微）	72±8	59±7	13～24	－1～－2
骨質疏鬆症	疼痛、駝背，會伴隨著骨折的現象	80±8	69±7	25～36	－2～－3
嚴重骨質疏鬆症	疼痛、駝背，一處以上骨折	88±8	79±7	＞37	＞－3

＋ 知識補充站

護理措施

護理措施有預防跌倒、飲食護理、心理護理與用藥護理（服用鈣劑、服用激素、服用二膦酸鹽與服用降鈣素）。

第三篇 傳染病病人的護理

第14章 傳染病

本章學習目標

1. 掌握傳染病的預防、隔離、消毒。
2. 掌握傳染病病人的護理評估。
3. 瞭解傳染病的概念、感染的概念及感染過程的五種表現。
4. 瞭解傳染病的基本特徵。
5. 法定傳染病的病種及其報告時限和管理辦法。
6. 傳染病的流行過程與影響因素。

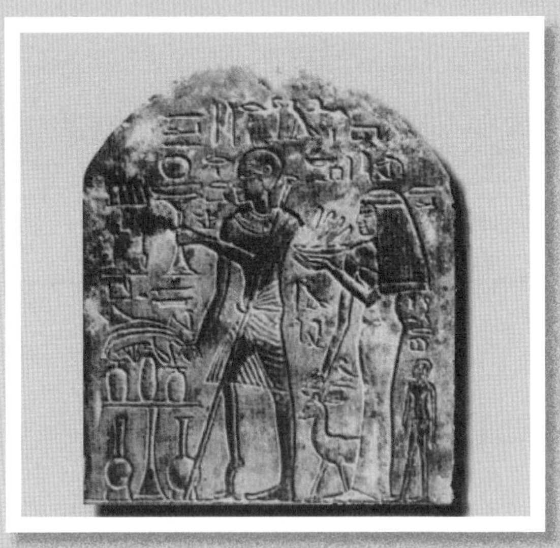

西元前 3000 年，埃及孟非思壁畫中長老患有小兒麻痹症

14-1 傳染病（一）

（一）人類和傳染病抗爭的歷史

1. 隔離：最早對傳染病花了相當大的功夫，在西元 736 年一名修道士建立了一所痲瘋病院，此為隔離最早的雛形。在 1377 年拉古薩共和國（克羅第亞），頒佈對海員的管理規定。在 1910 年哈爾濱周圍發生一次大型的鼠疫，大批的人員死亡，伍連德只用四個月時間就全部消滅了鼠疫。由於有效的隔離措施，一些傳染病被控制住了，儘管當時並不知道它到底是什麼病原。

2. 病原體：更重要的成就為病原微生物的發現。法國南部發生了蠶的大批死亡，法國的科學家巴斯德（Pasteur）把疫區的蠶和蠶葉在顯微鏡底下觀察，發現很多小的顆粒。細菌之父－德國的科赫，在 19 世紀霍亂肆虐時，他發現了霍亂弧菌，而且證實了諸如炭疽桿菌、傷寒桿菌與結核桿菌之類的細菌是引起霍亂的根源。

3. 科赫原則：1890 年代科赫提出了科赫原則，科赫原則證實傳染病的病原有下列四個標準。

   (1) 在所有的患者身上發現了此種病原體，而在健康人身上並沒有。

   (2) 能夠在培養皿之中來繁殖此種病原體。

   (3) 繁殖出來的病原體，感染動物，使得此種動物也得病，得病的症狀與患者相類似。

   (4) 在得病的動物身上分離出此種病原體。

4. 特效藥物：最早的化學藥物是德國科學家艾利希發現的「606」，當時最主要用來殺死螺旋體。德國的醫學家多馬克，發現了磺胺類藥物中第一個問世的藥物－「百浪多息」。在 1928 年，英國的科學家佛萊明發現了青黴素，此為人類首次發現的抗生素，在 1942 年正式應用於臨床。在 1945 年，佛萊明與英國的佛洛里和德國的蔡恩三人以此重大的發現而共同獲得諾貝爾生理學和醫學獎。

5. 疫苗的誕生：牛痘接種法的創始人為偉大的英國醫生琴納。在 1979 年世界衛生組織（WHO）宣佈全世界已經滅絕了天花。而在 19 世紀後葉，其他的疫苗也相繼出現。巴斯德首先製成了狂犬病的疫苗，後來又相繼發現了霍亂、炭疽的疫苗。巴斯德為法國微生物學家、化學家，他是近代微生物學的奠基人。巴斯德開闢了微生物的領域，他是一位科學巨人，被稱為「疫苗之父」。其主要貢獻為發明巴氏殺菌法；拯救了法國的絲綢工業；發現傳染病的微菌，在特殊的培養之下可以減輕毒力，使牠們從病菌變成防病的疫苗。

小博士解說

18世紀英國的詹納（Jenner）創用牛痘苗預防天花。1877年首先發現了炭疽桿菌，1897年首次發現了口蹄疫病毒，1898年發現支原體，1907年發現衣原體， 1910年發現立克次體，1915年發現螺旋體以及真菌。

曾經襲擊人類的疫情回顧

疫病名稱	時間	死亡率
鼠疫	6 世紀	30% ～ 100%
霍亂	18 世紀	30% ～ 100%
埃博拉	1976 年	50% ～ 90%
愛滋病毒	1980 年	61%
瘋牛病	1985 年	100%
禽流感	1997 年	33.3%
尼巴病毒	1998 年	50% 左右
猴痘崗比亞	2003 年	10%

＋ 知識補充站

傳染病改變了歷史

在古希臘時期，西元前五世紀在雅典發生了瘟疫（天花），使得雅典近一半的人口死亡。在西元165年到266年古羅馬非常興盛的時期，百年期間五次鼠疫大流行，使得古羅馬的死亡者占到總人口的四分之一。在十四世紀，整個歐洲流行鼠疫，死亡了兩千萬（大約四分之一）人口。在15世紀末西班牙佔領南美洲（流感、斑疹傷寒、天花與鼠疫）。在十七、十八世紀，天花一次大流行，全球1.5億人死亡。在1817年～1923年的百餘年間，六次霍亂世界大流行，歷史將之稱為「霍亂的世紀」。在1918年一次流行性感冒（Influenza）大流行，大約有2500萬人死亡。

14-2 傳染病（二）

（二）人類和傳染病抗爭的歷史啟示

1. 第一點：傳染病將會長期存在。
2. 第二點：現代科學的發展，根本改變了人類與傳染病力量的對比。
3. 第三點：傳染病發生的社會因素相當重要。

（三）傳染的概念

病原體侵入人體，人體與病原體互動（Interaction）、相互抗爭的流程稱為傳染流程，簡稱傳染或感染。由病原體（二毒、二菌、四體）感染人體之後所產生的富有傳染性的疾病稱為傳染病。病原體為朊毒體（Prion、朊毒體、感染性蛋白質、朊毒體病涵蓋克雅病、牛海綿狀腦病與羊瘙癢症）、病毒、細菌、真菌、支原體、衣原體、立克次體與螺旋體，另外還有原蟲與蠕蟲。

（四）傳染流程的五種呈現方式

1. 呈現方式：傳染流程的呈現方式為病原體的致病作用（侵襲力、毒力與數量）與身體的保護性免疫反應（分為非特異性與特異性）互動。傳染流程共有病原體被清除、隱性感染、顯性感染、病原攜帶狀態與潛伏性感染等五種呈現方式，將列於下列說明。

2. 病原體被清除（Eliminated）：在病原體侵入人體之後，人體透過非特異性／特異性免疫系統將病原體消滅或排除，並不會產生病理變化也不會出現臨床症狀。

3. 隱性感染（Covert infection）：最為常見。

4. 顯性感染（Overt infection）：最易識別，病原體在侵入人體之後，寄生在人體的某個部位，當身體免疫功能下降時，則會引起皰疹、瘧疾與結核之類的顯性感染。在病原體侵入人體之後，使身體發生組織損傷，導致病理發生改變，而出現臨床特有的症狀與徵象。在顯性感染之後免疫力持久的疾病有－麻疹、B 型腦炎、流腮、A 型肝炎與傷寒等；在發病之後免役力並不持久的疾病有－細菌性痢疾、阿米巴痢疾、流感與霍亂等。

5. 病原攜帶狀態（Carrier state）：病原體在侵入人體之後繼續生長繁殖，人體並不會出現疾病狀態卻攜帶並排出病原體稱之為病原攜帶狀態。

6. 潛伏性感染（Latent infection）：感染病原體並無臨床症狀但是排出病原體的人稱為病原攜帶者；分為潛伏期／恢復期、急性／慢性攜帶者（超過 3 個月）。

小博士解說

傳染病（communicable diseases）是由各種病原體（pathogens）所引起的一組具有傳染性的疾病。

傳染流程的呈現方式

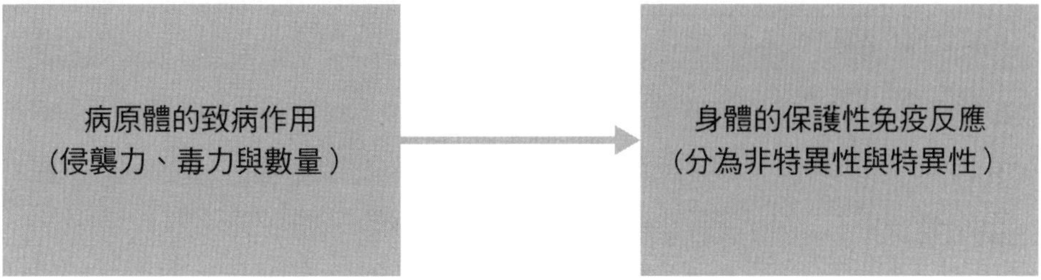

病原體的致病作用
（侵襲力、毒力與數量）

→

身體的保護性免疫反應
（分為非特異性與特異性）

病原體的致病功能

侵襲力	直接侵入；定植；表面成分。
毒力	毒素（內、外毒素）和其他毒力因子。
數量	一般與致病能力成正比。
變異性	變異性減弱，卡介苗增強；卡介苗減弱，增強肺鼠疫。

＋ 知識補充站

1.以隱性感染為主的病原體有A型肝炎病毒、B型腦炎病毒與結核桿菌。以顯性感染為主的疾病有漢坦病毒、麻疹病毒、VZV（Varicella Zoster Virus）與流行性腮腺炎病毒。

2.18世紀英國的詹納（Jenner）使用牛痘苗來預防天花。1877年首先發現了炭疽桿菌；1897年首次發現了口蹄疫病毒；1898年發現支原體；1907年發現衣原體；1910年發現立克次體；1915年發現螺旋體以及真菌。

3.傳染病（communicable diseases）是由各種病原體（pathogens）所引起的一組具有傳染性的疾病。

4.病原菌在一定的條件下侵入身體，與身體互動，並產生病理生理過程稱為感染（infection）。傳染屬於感染，但是感染不一定有傳染性。傳染過程的發生發展、傳播與結局，取決於病原菌的毒力、數量、身體的免疫狀態以及環境 因素的影響。

14-3 傳染病（三）

（五）傳染病的基本特徵

1. 有病原體（Pathogen）為確診最好的依據。

2. 具有傳染性（Infectivity）。

3. 具有流行病特徵（Epidemiologic Feature）：分為流行性（在一定的條件下，傳染病能在族群之中廣泛傳播蔓延的特性）、地方性與季節性三種。病原體由一個宿主排出體外，經過一定的途徑傳給另一個宿主的特性。

4. 具有感染後免疫（Postinfection Immunity）：病毒大於細菌大於寄生蟲。以野生動物為主要傳染來源的疾病稱為自然疫源性疾病。終身免疫：麻疹、脊灰、B 腦； 數月至數年：菌痢、阿米巴病； 重複感染：蠕蟲感染等；復發與再燃：傷寒。

（六）傳染病療程發展的階段

1. 傳染病療程發展的階段可以區分為潛伏期（檢疫、潛伏期攜帶者，為確定檢疫期與留驗接觸者的依據）、前驅期（無特異性、痲疹）、症狀明顯期（易產生併發症）、恢復期（免疫力會提高）。

2. 後遺症：

(1) 復發（relapse）：傳染病在進入恢復期之後，已穩定退燒一段時間，由於潛伏於體內的病原體再度繁殖至一定的程度，使得初發病的症狀再次出現。

(2) 再燃（recrudescence）：傳染病進入恢復期，體溫尚未穩定下降至正常又再度上升。

(3) 再度感染：同一個傳染病在完全痊癒之後，在經過一定時間之後，被同一種病原體感染。

(4) 重複感染：某種疾病在發病中，被同一種病原體再度侵襲而受染。其中以血吸病、絲蟲病、瘧疾最為常見。

（七）傳染病的臨床類型

傳染病的臨床類型分為 1. 療程長短：急性、次急性與慢性。2. 病情輕重：輕型、中型、重型與暴發型。3. 臨床特徵：典型與非典型（頓挫型和消遙型）。

（八）傳染病的流行流程及影響因素

1. 傳染病的流行流程：病原體從體內排出之後，經過一定的傳播途徑，侵入易感者體內從而形成新的感染，而在族群中流行的流程。

2. 傳染病的影響因素：影響流行性傳染病的因素分為社會因素與自然因素。

傳染病流行基本條件

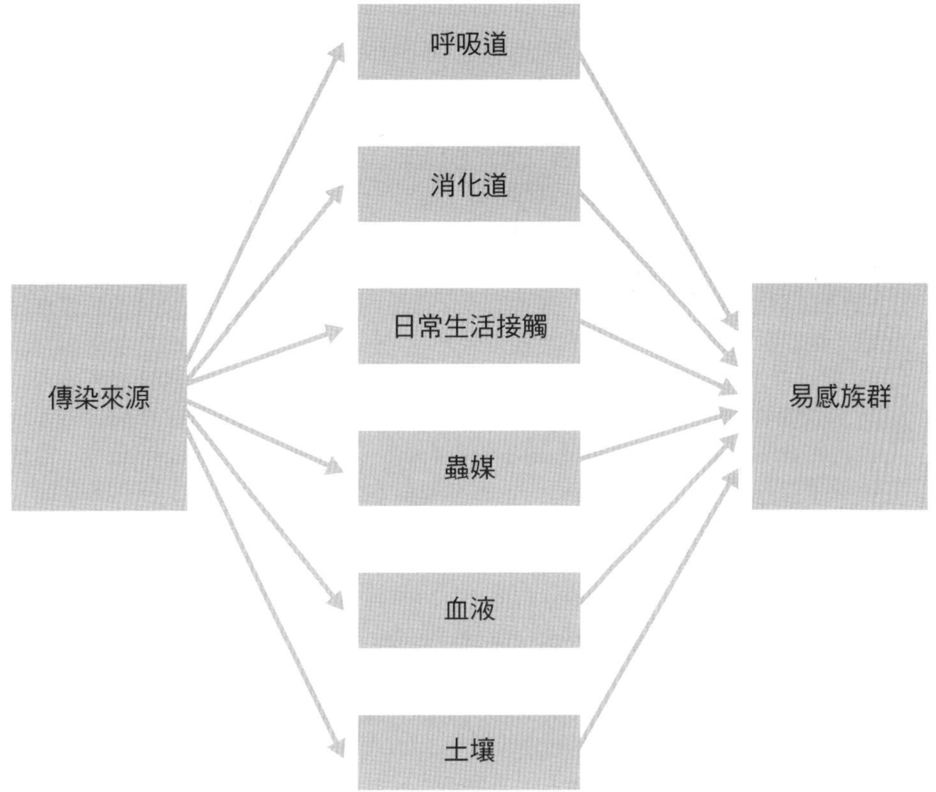

+ 知識補充站

傳染病流行的基本條件

1. 傳染來源：

   (1)體內有病原體生長繁殖、並能排出病原體的人或動物。人體排出病原體的整個時期稱為傳染期；牠是確定隔離期的根據。

   (2)傳染來源有病人、隱性感染者、病原攜帶者與受感染的動物。某些動物間的傳染病會傳給人類引起致病，稱之為動物源性傳染病。

2. 傳播途徑：空氣、飛沫、塵埃，水、食物、蒼蠅，手、用具、玩具（日常生活接觸傳播）、吸血昆蟲（蟲媒傳播）、血液、血製品、體液，土壤、疫水、醫源性、母親與嬰兒垂直傳播。

3. 易感族群：對某種傳染病缺乏特異性免疫力的族群，若族群易感性上升則新生兒會上升、外來人口會上升與具有免疫力人口會下降。在流行之後與預防接種時，族群易感性會下降。

14-4 傳染病（四）

（九）傳染病的預防

1. 管理傳染來源（Management of the resource of infection）：早發現、早診斷、早隔離、早治療與早報告。

(1) 我國傳染病防治法規定的傳染病分為甲類、乙類和丙類三類。

①甲類傳染病是指：鼠疫與霍亂。

②乙類傳染病是指：傳染性非典型肺炎、愛滋病、病毒性肝炎、脊髓灰質炎、人感染高致病性禽流感等 25 種。

(2) 對乙類傳染病中傳染性非典型肺炎、炭疽中的肺炭疽和人感染高致病性禽流感，採取甲類傳染病的預防與控制措施。

(3) 責任疫情報告人發現甲類傳染病和乙類傳染病中的愛滋病、肺炭疽的病人、病原攜帶者和疑似傳染病病人時，城市於 6 小時之內，鄉村於 12 小時之內，以最快的通訊方式向發病地的衛生防疫機構報告，並同時報出傳染病報告卡。責任疫情報告人發現乙類傳染病病人、病原攜帶者和疑似傳染病病人時，城市於 12 小時之內，鄉村於 24 小時之內向發病地的衛生防疫機構報出傳染病報告卡。

(4) 對接觸者採取檢疫，檢疫期限為由最後接觸之日算起直至該病最長潛伏期。根據接觸傳染病種類不同，檢疫可區分為隔離觀察（留下檢驗）與醫學觀察兩種。

2. 切斷傳播途徑（Breaking Down of Transmission Route）：一般的衛生措施、消毒與殺蟲。

3. 保護易感族群（Enhancing Immunological Defenses of the Population）：

(1) 提高非特異性免疫力。

(2) 提高特異性免疫力：分為人工主動免疫（計畫免疫和兒童基礎免疫、預防接種的執行與預防接種的反應及處理）與人工被動免疫兩種。

(3) 藥物預防。

小博士解說

1. 人類與傳染病抗爭的歷史，取得的成就及面臨的挑戰。
2. 傳染病基本概念：傳染病，傳染（感染），傳染流程的五種呈現方式，傳染病的基本特徵及臨床特色。
3. 傳染病的流行流程及必備的三個重點。
4. 傳染病的預防措施：法定傳染病與傳染病的報告。

影響流行性傳染病的因素

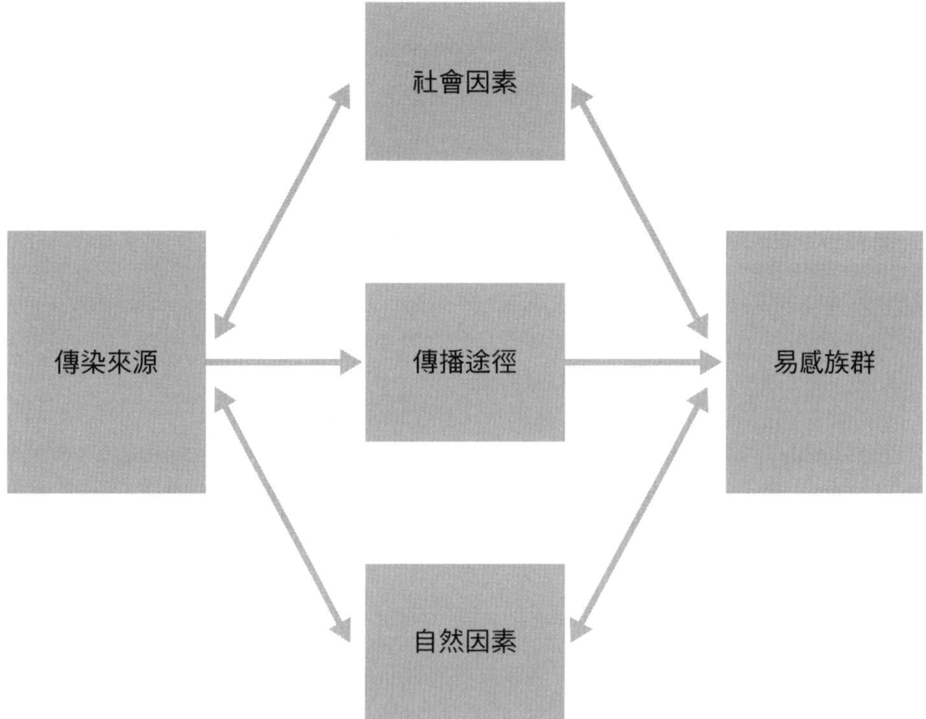

＋ 知識補充站

標準預防與護理評估

1. 傳染病的標準預防：標準預防（Standard Prevention）是「醫院感染管理規範」中的一個基本術語，其含義為認定患者的血液、體液、分泌物與排泄物，均具有傳染性，必須做隔離檢查，不論是否有明顯的血跡污染或是否接觸非完整的皮膚與黏膜，若接觸上述物質者，必須採取防護措施。標準預防之基本特色如下：
   (1)既要防止血源性疾病的傳播，也要防止非血源性疾病的傳播。
   (2)強調雙向防護，既防止疾病從患者傳至醫務人員，又防止疾病從醫務人員傳至患者。
   (3)根據疾病的主要傳播途徑，採取相應的隔離措施，包括接觸隔離、空氣隔離和微粒隔離。
2. 傳染病的護理評估：
   (1)流行病學資料不可或缺。
   (2)身心狀況：病歷、症狀和徵象（臨床資料）與心理社會資料。
   (3)輔助性檢查：一般性實驗室檢查、病原學檢查、免疫學檢查與其他的檢查。

14-5 傳染病病人常見症狀和徵象的護理

(一)常見的症狀和徵象

1. 發燒：絕大多數傳染病都有發燒症狀，感染性發燒是傳染病中最為常見、最突出的症狀，發燒流程分為體溫上升期、極端期與體溫下降期。熱型是傳染病的重要特徵之一。

(1) 稽留燒：體溫＞ 39° C，24 小時溫差＜ 1° C，會持續數天：例如傷寒。

(2) 馳張燒：24 小時溫差＞ 1° C，在最低時仍高於正常值；例如流出。

(3) 間歇燒：最高體溫＞ 39° C，在下降時為正常，例如瘧疾。

(4) 回歸燒：發高燒數天，間歇地無發燒數天，循環數次

(5) 雙峰燒：在 24 小時之內體溫升高兩次，溫差＞ 1° C，形成雙峰，例如敗血症。

(6) 馬鞍燒：發燒數天，退燒 1 天，再發燒數天，例如登革熱。

(7) 不規則燒：T 曲線並無一定的規律，例如流行性感冒。

2. 皮疹：分為皮疹（外疹）和黏膜疹（內疹）兩大類。

3. 其他：(1) 發疹性感染：許多傳染病在發燒的同時都伴隨著發疹的症狀，將之稱為發疹性感染。(2) 毒血症狀：疲乏、全身不適、厭食、頭痛、肌肉痛等。重症患者會出現譫妄、意識障礙、腦膜刺激症、中毒性腦病、呼吸衰竭、循環衰竭等表現。(3) 單核－吞噬細胞系統反應：肝、脾與淋巴結會腫大。

(二)護理評估

1. 病歷：發燒時間、燒型特色、發疹時間、順序、部位、形態與伴隨症狀。

2. 身體評估：生命徵象、面容、皮膚黏膜、淺表淋巴結及肝脾有無腫大、心肺腎中樞神經系統檢查是否正常。

3. 實驗室檢查及其他：三大一般性檢查（腦脊液、病原學、血清抗原抗體）、活體檢查、X 光檢查、B 超音波、CT 檢查等。

(三)常用護理診斷

1. 體溫過高：與病原體感染之後，釋放致燒源作用於體溫調節中樞，而導致調節功能紊亂有關。

2. 皮膚完整性受損：與病原體或其代謝產物所引起的皮膚黏膜損傷、cap 發炎症有關。

(四)護理措施

1. 體溫過高：(1) 密切觀察病情變化：生命徵象。(2) 降溫：物理（出血傾向者忌擦浴）藥物、冬眠療法。(3) 休息、安全。(4) 補充營養與水份。(5) 加強基礎護理。

2. 皮膚完整性受損：(1) 觀察出疹情況：進展、消退。(2) 局部皮膚護理：清潔、乾燥、避免搔抓、避免潰瘍與繼發感染。(3) 口腔黏膜疹護理：清潔濕潤、潰瘍散。(4) 眼部護理：結膜充血水腫者避免繼發感染。(5) 休息與環境。

出疹的參考時間

水痘、風疹	第1日
猩紅燒	第2日
天花	第3日
麻疹	第3～4日
斑疹傷寒	第5日
(副)傷寒	第6日

＋ 知識補充站

1.常用的護理診斷:

(1)體溫過高：與病原體感染之後，釋放致燒源作用於體溫調節中樞，而導致調節功能紊亂有關。

(2)皮膚完整性受損：與病原體或其代謝產物所引起的皮膚黏膜損傷、cap發炎症有關。

2.護理措施:

(1)體溫過高：

(a)密切觀察病情變化：生命徵象。

(b)降溫：物理（出血傾向者忌擦浴）藥物、冬眠療法。

(c)休息、安全。

(d)補充營養與水份。

(e)加強基礎護理。

(2)皮膚完整性受損：

(a)觀察出疹情況：進展、消退。

(b)局部皮膚護理：清潔、乾燥、避免搔抓、避免潰瘍與繼發感染。

(c)口腔黏膜疹護理：清潔濕潤、潰瘍散。

(d)眼部護理：結膜充血水腫者避免繼發感染。

(e)休息與環境。

14-6 病毒性肝炎（Viral Hepatitis）（一）

(一) 典型病歷一

1. 病歷資料：

(1) 患者，男性，15 歲，國中生，因為發燒、全身乏力、食慾差、噁心、嘔吐 5 周，尿黃、眼黃而住院。

(2) 以往並無肝炎史，無用藥史，無輸血及手術史，近 1 個月內並無下水史。最近班級有同學患「肝炎」，詳細情況不明。

(3) 體檢：發育正常，營養中等，鞏膜中度黃染，肝肋下 2 公分，有壓痛，脾肋下可及。

(4) 化驗：SALT1100IU ／ L，SAST620IU ／ L，TBIL（STB）50 μ mol ／ L（3.4 ～ 17.1 μ mol ／ L）。HBsAg 陰性反應。

2. 病毒性肝炎診斷的根據與治療的妙方：

(1) 診斷為急性黃疸型肝炎，以 A 型的可能性較大。可以進一步查驗抗－ HAV ／ IgM 以確診。

(2) 治療的方式：

①消化道隔離。②臥床休息。③可以靜滴葡萄糖液 500ml ＋ VitC，亦可以加入甘草甜素、茵梔黃注射液，具有改善症狀、降黃和改善肝功能的功能。

(二) 典型病歷二

1. 病歷資料：

(1) 男性，42 歲。全身乏力、接納差 1 周就診。在 3 年前體檢發現 HBsAg 陽性反應，近 1 年來血清轉氨酶反覆升高。曾住院治療 3 次，服用多種保肝藥物，並未使用干擾素等抗病毒治療。並無手術及輸血史。

(2) 體檢：一般情況尚可。並無明顯的肝病面容，肝掌可疑，前胸部可以見到 3 個小蜘蛛痣。肝臟肋下未及，脾臟側位肋下剛好可以及到，稍硬。並無腹水及浮腫。

(3) 化驗：SALT320IU ／ L，SAST165IU ／ L，TBIL23 μ mol ／ L，TP73g ／ L，ALB35g ／ L；HBsAg（＋），HBeAg（＋），anti － HBc（＋），anti － HBs（－），anti － HBe（－），HBV － DNA7×105copies ／ ml。

(4) 超音波檢查：肝迴聲較粗，血管走行不清，PVD（門靜脈內徑）1.3 公分，脾肋間厚 4.5 公分，肋下厚 3.0 公分，長 2.1 公分。

2. 病毒性肝炎診斷的結果：(1) 根據血清轉氨酶反覆升高 1 年多，HBsAg、HBV DNA 陽性反應，將之診斷為慢性 B 型肝炎。(2) 又根據肝功能損害較嚴重，超音波檢查的變化也較為明顯，但是尚未達到重度的標準，故診斷為中度水準。

小博士解說

病毒性肝炎概論

多種肝炎病毒會引起急慢性肝臟炎，目前有5種肝炎病毒：A型、B型、C型、D型與E型，其他為HGV與TTV（transfusion transmitted virus）。高流行性病毒性肝炎具有複雜的臨床表現及疾病譜系相當廣泛；其嚴重病例病死率相當高；目前暫無特異性治療；B、C型許多病例會轉化為慢性肝炎、肝硬化，甚至肝癌；僅有A、B型可以用作疫苗預防之用。

病原學及其主要特色

A型肝炎病毒（HAV）	1.病毒分類：RNA病毒，27奈米(nm)。 2.自愈性疾病：4～8周。 3.重型肝炎：發生率小於1%。 4.血清型和抗體系統：為HAV.抗-HAV.，IgM之抗體持續時間較短，大約3分鐘左右，可做為確診的依據，IgG有保護性，會持續終生。 5.A型肝炎病毒（HAV）:肝內複製，糞便排出。糞便HAV的意義是陽性為現症感染，有傳染性，而陰性並不能排除。
B型肝炎病毒（HBV）	1.病毒分類：DNA病毒，42奈米(nm) 。 2.2.85% 肝炎相關的慢性肝病與B肝有關。 3.不同年齡層感染之後之不同:宮內或兒童轉慢性率為90%，成人期感染之後為10%。 4.形態和結構：HBV顆粒，又稱為Dane顆粒。胞膜為HBsAg肝細胞內所合成，釋放到血液中本身並無傳染性，但有抗原性。核心為HBV DNA、DNA聚合酶、核心抗原與E抗原。 5.常用的抗原抗體系統及標記物： (1)HBV DNA：出現在血液中，稱為游離型。是HBV感染最為直接、特異和靈敏的指標。 (2)B肝兩對半：HBsAg與抗-HBs、HBeAg與抗-HBe及抗-HBc。 6.B型肝炎病毒標記物的臨床意義： (1)HBsAg與抗-HBs：HBsAg為HBV存在的間接指標。並不意味著有肝炎；可以在血清、唾液、乳汁、精液檢查出來。 (2)HBsAg之持續時間:急性自限性感染1～6周；慢性病人或無症狀攜帶者。抗-HBs:是一種保護性抗體；在感染之後或接種B型肝炎疫苗會產生抗-HBs。 (3)HBeAg與抗-HBe：HBeAg具有活動性複製和強傳染性。抗－HBe為在自限性肝炎時，在HBeAg轉陰之後，抗－HBe會出現，表示HBV複製會減少。 (4)HBcAg與抗－HBc： HBcAg為HBV複製的標記。抗-HBc分為IgM型與IgG型，IgM型為急性和慢性肝炎急性發作期，IgG型為低滴度為過去感染的指標；高滴度表示活動性複製。 (5)HBV DNA與DNAP：HBV感染為最直接、最特異與最靈敏的指標。陽性反應表示 HBV存在、正在複製與傳染性較強。
C型肝炎病毒（HCV）	1.可以將C型肝炎病毒歸類為RNA病毒，其變異性為多重變異病毒，會持續感染並、具有抗病毒的治療效果，會影響試劑之診斷率與疫苗製備。 2.其急性期大多無明顯的症狀，而容易轉為慢性症。C型肝炎之標記物為（a）血清免疫學標記：抗－HCV為感染性的標記，並不是保護性抗體（b）分子生物學標記：HCV RNA，在治癒之後會消失。
D型肝炎病毒	1.D型肝炎病毒之病毒性質為缺陷病毒，其結構為在血液中由HBsAg包被，內含單股環狀閉合RNA所組成。其抗原抗體系統及指標物只有一個抗原抗體系統，而HDAg或HDV RNA 有確診的意義。 2.抗-HD IgM之持續時間較短，IgG 為慢性症。會與B型肝炎重疊或者合併感染。
E型肝炎病毒	E型肝炎病毒之結構為RNA病毒，長度為27～34奈米(nm)，猛暴型E型肝炎病毒會在水源地流行，其發病的族群以成人較多，孕婦感染之死亡率較高，大約為20%左右，E型肝炎標記物之臨床應用並不理想，抗-HEV IgM、IgG為近期之感染指標，而HEV RNA之存在時間較短，在臨床上很少使用。

14-7 病毒性肝炎（Viral Hepatitis）（二）

（三）流行病

1. 肝炎病毒感染者都是傳染來源。各型均會傳染急性與次臨床感染，慢性患者及感染者為 B、C 與 D 肝的重要傳染來源。

2. 肝炎病毒之傳播途徑為：(1) 糞口傳播：A 肝與 E 肝。(2) 血液（體液）傳播：B、C 與 D 肝。(3) 母嬰傳播：B、C 與 D 肝。

3. 未感染者普遍易於感染，在感染之後對同型的肝炎病毒具有免疫力。A 肝之易於感染者以兒童為主；B、C、D 與 E 肝各年齡層均有。

4. 肝炎病毒之流行特徵如下：(1) 流行的方式：散發性發病透過日常生活接觸來傳播，而暴發性流行會導致水和食物的污染。(2) 季節的分佈：A 型在秋、冬季最為明顯；E 型在雨季或洪水之後最為明顯；B、C 和 D 型之季節分佈並不明顯。(3) 地理分佈：A 型之地理分佈並不明顯。B 型之高流行區，HBsAg 之攜帶率為 8%～20%，常見於非洲、東南亞和中國大陸等。C 型在世界各地並無明顯的差異，D 型在大陸西南部地區感染率較高，E 型常見於亞洲和非洲。

（四）肝炎病毒的母嬰傳播

B 型肝炎的垂直傳播是指 B 肝病毒在生殖生育流程中，透過男方或女方傳給他（她）的子女。目前國內 B 肝患者 80% ～ 85% 來自於垂直傳播。

（五）肝炎病毒的發病機制

1. 肝炎病毒的發病機制目前尚不完全清楚，病毒會直接損害 C 型與 D 型感染者，A 型、B 型、C 型與 E 型感染者會有誘發性免疫反應。

2. A 型肝炎：HAV 經過嘴巴進入腸道，而導致病毒血症，引起免疫反應，再損傷肝細胞。

3. B 型肝炎：B 肝病毒在感染人體之後，病毒本身並不會直接引起肝細胞的病變，其所複製的抗原會呈現在肝細胞膜上，激發人體免疫系統來加以辨認，從而對已感染者發出攻擊和清除反應。HBV 會激發宿主的免疫系統來攻擊感染的肝細胞而間接地引起肝臟的損害！

4. 肝炎病毒之主要病理改變為肝細胞的變性、壞死與再生，發炎性細胞浸出，膽汁淤積，匯管區會改變及纖維化，肝炎病毒為彌漫性，但其嚴重程度皆不同；在不同的時期有不同的組合；而不同的病原可能會有相同病理改變。

（六）急性 B 肝的發病原因

如果身體的免疫功能健全，免疫系統在被啟動之後，會識別出 B 肝病毒，牠會攻擊已感染病毒的肝細胞並加以清除之。

A 型肝炎之預防方法

A型肝炎主要影響發展中及落後地區。

遊客在熱帶地區，例如東南亞與南亞更應多注意下列之飲食安全。

避免生吃，不熟的不吃	特別是貝類海產（A型肝炎病毒經過攝氏100度高溫烹煮5-10分鐘就會死亡）。
飲用瓶裝水	避免加冰的飲料。
不光顧路邊攤。	

+ 知識補充站

1.肝炎就是指肝臟發炎，通常是由病毒所引起的。已知的肝炎病毒共有五種，分別為 A 至 E 型肝炎，不過最常見的是 A、B 和 C 型肝炎。要瞭解這些病毒之間的不同，及其預防的方法。

2.C型肝炎病毒無聲無息地在變成來自血液污染來源的流行病。C型肝炎是_readmore_慢性肝炎及肝臟移植的主要原因，85%會變成慢性，同時佔因肝病死亡病歷的20~60%，長期以來對人類健康的照護及健康資源的尋求是莫大的挑戰。此種病毒常常在血液檢查時無意中被發覺，發病流程很特別，只有15%在初次感染之後會完全消失，其餘的病毒終身和我們的免疫系統作戰，若沒有治療的話最好的結果是和局(和平共存)，病毒往往以倦怠與噁心開始，厲害的話會引起肝硬化與肝衰竭，甚至許多會引起肝癌。

3.D 型肝炎病毒是一種缺陷型病毒，因為它自己無法製造出完整的病毒顆粒，必須藉助 B 型肝炎病毒的外套才能造出具有傳染力的完整病毒。最佳的防治之道，就是不要感染 B 型肝炎而變成帶原者。只要你不是 B 型肝炎帶原者，D 型肝炎病毒對你就「沒辦法」。若不幸已是 B 型肝炎帶原者，切記不要接觸有可能已經污染血液的器具，例如說，共用針頭或者刮鬍刀等。同時，也應避免涉足風月場所，以免感染D 型肝炎。

4.E型肝炎病毒（簡稱為E肝）是由E型肝炎病毒（HEV）感染所引起的病毒性肝炎，HEV是直徑27～34奈米(nm)的球形顆粒，為無包膜、單股、正鏈RNA病毒，全長大約為7.2 kb。

HEV 是已知的 A 型～ E 型肝炎病毒中最遲被發現的。E 肝最早記載是 1955 ～ 1956 年印度新德里的肝炎大流行，雖然當時懷疑是 A 型肝炎所導致，但隨後對儲存血清狀本和 1978 ～ 1979 年印度喀什米爾另一次暴發中狀本的檢測發現，狀本內並無 A 型和 B 型肝炎的血清學標記物。因此，上述肝炎暴發被認為是由未知肝炎病毒所引起，暫時被命名為非 A 非 B 型肝炎病毒。

在 1983 年，病毒學家巴拉揚（Balayan）應用免疫電鏡技術自糞便中檢驗出病毒顆粒。在 1989 年，雷耶（Reyes）等獲得該病毒基因複製，並將其命名為 HEV。

14-8 病毒性肝炎（Viral Hepatitis）（三）

（七）慢性 B 肝的發病原因

B 肝病毒在入侵之後，身體的免疫功能會被啟動，但處於低落或者耐受狀態，身體對已感染病毒的肝細胞會反覆攻擊，但是又不能完全清除之，從而導致肝組織慢性發炎症反覆發作。

（八）肝炎病毒之發病機制

肝炎病毒之主要病理改變為肝細胞的變性、壞死語再生，發炎性細胞浸出，膽汁淤積，匯管區會改變及纖維化，肝炎病毒為瀰漫性，但其嚴重程度皆不同；在不同的時期有不同的組合；而不同的病原可能會有相同病理改變。

（九）臨床表現

1. 其潛伏期長短不一，症狀徵象多樣化，以肝損害為主軸，臨床表現有病毒血症、肝臟腫大與叩痛、消化道症狀、黃疸、皮膚表現、肝外表現與其他表現。

2. A 型與 E 型主要表現為急性肝炎，慢性肝炎及慢性病毒攜帶狀態為 B、C 與 D 型，而其他各型為各類型肝炎病毒皆可引起。

3. 急性 B 肝的發病原因：如果身體的免疫功能健全，免疫系統在被啟動之後，會識別出 B 肝病毒，牠會攻擊已感染病毒的肝細胞並加以清除之。

4. 慢性 B 肝的發病原因：B 肝病毒在入侵之後，身體的免疫功能會被啟動，但處於低落或者耐受狀態，身體對已感染病毒的肝細胞會反覆攻擊，但是又不能完全清除之，從而導致肝組織慢性炎症反腹發作。

5. 臨床之類型區分為急性肝炎（黃疸型；無黃疸型）、慢性肝炎、重型肝炎（急性；次急性；慢性）、淤膽型肝炎與肝炎肝硬化等五個類型。

(1) 黃疸型急性肝炎：

①黃疸前期（5 ～ 7 天）：全身疲乏，消化道症狀，會有發燒的症狀。

②黃疸期（2 ～ 6 周）：在黃疸出現之後，黃疸前期症狀會有所減輕。

③恢復期（1 ～ 3 個月）：症狀會逐漸消失。

④無黃疸型：以消化道症狀為主軸。

(2) 慢性肝炎：

①病史：超過半年。

②症狀：常無明顯的症狀，在急性發作時為急性肝炎狀症狀。

③慢性肝病徵象：肝病面容、肝掌、蜘蛛痣；浮腫、腹水；急性發作時肝臟腫大，重型肝炎及肝硬化者肝臟縮小；脾臟腫大與腹壁靜脈曲張等。

(3) 重型肝炎：肝衰竭症候群的表現。

①黃疸會急劇加深，深度黃疸。

②肝會縮小，肝會產生臭味。

③會有腹脹的現象（鼓腸和腹水）。

④會產生肝性腦病，其出血傾向為 PTA<40%、瘀斑與消化道等出血現象。

⑤會有腎衰竭（肝－腎症候群）、尿少、無尿、Cr 升高與尿毒癥的症狀。

慢性B肝（CHB）的病史的進展

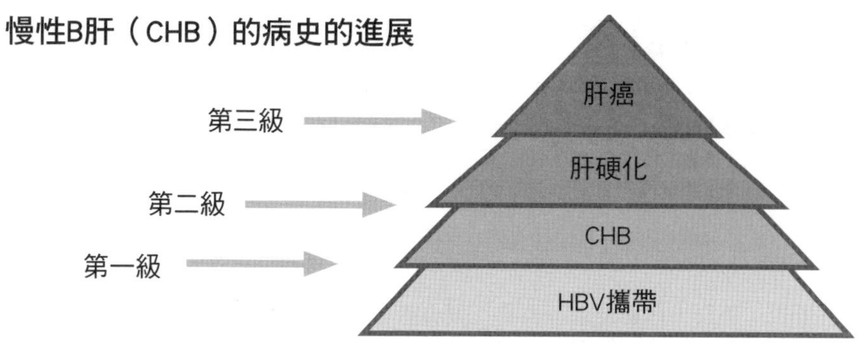

阻斷B肝三步曲

實驗室檢查

項目	內容
血液生化檢測	1.酶類:ALT、AST、γ-GT(GGT)、ALP。 2.膽紅素：TB、DB、IB。 3.蛋白質：TP、ALB、GLB。 4.凝血酶原時間（PT），凝血酶原活動度（PTA）。
各類肝炎病毒血清的指標	A型肝炎(抗-HAV IgM、 IgG)、B型肝炎(HBsAg、抗-HBs)；(HBeAg、抗-Hbe)；(HBcAg、抗-HBc)；HBV-DNA（質化、量化）；C型((HCV-RNA(抗-HCV IgM、 IgG))；D型((HDAg(抗-HDV IgM、 IgG))；E型((HEV-RNA(抗-HEV IgM、 IgG))。
一般性常規驗血	有助於併發症診斷，檢驗有無脾亢、貧血、溶血與感染等。
一般性常規驗尿和一般性尿黃疸	尿膽原及尿膽紅素可以鑒別黃疸性質和妊娠急性脂肪肝。
病理檢查（肝穿刺活體檢查）	運用一秒鐘肝穿刺術，相當簡單與安全，其一般性病理為確定損害程度與做分級與分期處理，觀察有無纖維化的現象及嚴重的程度，但並不能確定病因，而免疫組化可以確定病因。
影像學檢查	B型超音波、CT與MRI。

＋ 知識補充站

重型肝炎之分類

1. 急性重型:急性肝炎在發病後10天之內出現會肝衰竭症候群，會較早出現肝性腦病。
2. 次急性重型:急性肝炎在發病之後10天以上，會出現肝竭症候群。
3. 慢性重型:最為常見，在慢性肝炎或肝硬化的基礎上，會發生次急性肝壞死，會出現肝衰竭症候群。

淤膽型肝炎

病史持續時間長達2～4月之久，黃疸有三分離之特色，消化道症狀較輕，ALT並不高，PT並不長，黃疸有“梗阻性”的特色，黃疸加深會伴隨著皮膚瘙癢，大便顏色較淺，會有ALP、γ-GT現象、膽固醇會大幅上升，尿膽紅素會上升，尿膽原會下降。

14-9 病毒性肝炎（Viral Hepatitis）（四）

（十二）診斷

診斷依據：流行病資料、臨床表現、徵象與實驗室生化與病原學檢測。

（十三）治療

目前尚無特效的藥物治療，而以對症、支援式療法為主，但在不同的肝炎階段，治療措施惠友有不同。

1. 急性肝炎：護肝、休息及清淡食物、進食較少可以輸液、使用清熱、利濕與退黃的中草藥，急性 C 型肝炎主張早期抗病毒治療。

2. 慢性肝炎：要適當休息與調配營養，要對症治療，做抗肝纖維化治療，轉氨酶升高及病毒性活動性指標陽性反應者會抗病毒。

3. 抗病毒的治療：干擾素（B 肝 3～5MU im － qod，持續 6～12 個月）、C 肝（3MU － im － qod，持續 12 個月）、拉米夫錠（Lamivudine，賀普丁）會抑制 HBV － DNA 的複製，用量 100mg － qd，療程為 1 年或者更長一些。

4. 重型肝炎的治療：(1) 支援式療法：多休息、飲食合宜、環境的平衡與補充白蛋白、新鮮的血漿等。(2) 併發症防治：肝性腦病防治、出血防治、腎功能不全防治與感染的防治。(3) 促進肝細胞的再生：HGF 與 GI 療法。(4) 中藥治療。(5) 肝移植：終末期肝病。

5. 肝性腦病的防治：
   (1) 氨中毒的治療：減少氨的產生和吸收，在飲食方面要抑制腸道細菌；食用乳果糖；食醋灌腸。
   (2) 祛氨藥物的應用：使用 B 醯穀醯胺、門冬氨酸鉀鎂與阿波莫斯。
   (3) 複正常神經遞質：左旋多巴：不作預防性使用。
   (4) 糾正氨基酸失調：高濃度支鏈 AA ／低濃度芳香 AA。
   (5) 防治腦水腫。

6. 出血的防治：出血的原因為多方面的原因，要積極地補充凝血物質、減少胃酸分泌、做局部性的處理、針對門脈高壓的處理與肝衰竭併發 DIC 的診斷及治療。

7. 腎功能不全的防治：
   (1) 關鍵是要針對其病因如出血、低血鉀、感染、黃疸等治療。
   (2) 避免使用對腎臟有損害的藥物。
   (3) 病情的監測：肝硬化伴隨著腹水者和重型肝炎病人要嚴格地記錄 24 小時的尿液量；監測尿液比重，血尿素氮、血肌酐及血清鉀、鈉。
   (4) 嚴格地限制液體量：前一天知尿量加上 500ml。
   (5) 利尿合劑。

8. 感染的防治：
   (1) 加強基礎護理；增強免疫力。
   (2) 抗菌藥物：廣譜，並無肝腎損害，兼顧抗厭氧菌的感染，重視真菌感染的防治工作。

護理

常用的護理診斷與問題及處理措施：活動無耐力

活動無耐力：與肝功能受損、食慾減退、進食減少及能量代謝障礙有關。其主要的呈現方式為病人在做日常活動時會感到疲乏；精神萎靡或者無精打采。

休息與活動	1.在肝炎活動期應臥床休息，待黃疸消退、肝功能恢復正常之後才逐漸地恢復活動，以不感到疲勞為原則。 2.在肝功能正常3個月之後可以恢復日常活動及工作，但仍應避免過度勞累和重度體力的活動。
生活環境	提供良好的休息環境。
生活護理	病情嚴重者需要協助病人做好進餐、沐浴、如廁等生活護理。
要遵從醫師的囑咐	給予肝泰樂、B群維生素、維生素C等護肝藥物。

護理

常用的護理診斷與問題及處理措施：營養失調

營養失調：低於身體的需求量，與食慾下降、嘔吐、腹瀉、消化和吸收功能障礙有關。其主要的呈現方式為體重下降；血清白蛋白水準降低。

向病人及家屬解釋與說明飲食適量調配的意義	鼓勵病人少量多餐。
胃腸道症狀的觀察	1.觀察消化道症狀：胃納情況，噁心、嘔吐、返酸等症狀，噁心、嘔吐嚴重者，要遵照醫師的囑咐給病人在飯前使用止吐藥。 2.如果胃腸道症狀加重，伴隨著黃疸的加深，或中毒性腸麻痹所導致的腹脹，顯示肝衰竭的症狀。

14-10 病毒性肝炎（Viral Hepatitis）（五）

(十四) 飲食的原則

1. 急性肝炎：要吃清淡、易於消化、飽含維生素的流質食物；若進食量太少，要遵照醫師的囑咐在靜脈補充葡萄糖和維生素；在食慾好轉之後，可以逐漸增加飲食，以少量多餐為原則。

2. 慢性肝炎：臥床或休息者之能量攝取為 84 ～ 105kJ ／（kg.d），中度活動者（上班族）之能量攝取為 126 ～ 147kJ ／（kg.d）。蛋白質以優質蛋白為主，能量攝取為 1.5 ～ 2.0g ／（kg.d）；碳水化合物，能量攝取為 300 ～ 400g ／ d；脂肪以耐受為限，多食用植物油，大約 50 ～ 60g ／ d 左右；多吃水果、蔬菜等含維生素豐富的食物。

3. 肝炎後肝硬化、重型肝炎：按照肝硬化、肝性腦病的飲食原則處理。

4. 各型肝炎病人的飲食禁忌：不宜長期攝取高糖高燒量飲食，以防止誘發糖尿病和脂肪肝；腹脹者可以減少產氣食品（牛奶、豆製品）的攝取；各型肝炎病人均應戒煙和禁止飲酒及含酒精飲料。

5. 評估病人營養情況：每週測量體重，最好維持體重在病前水準或者略有增加為宜；評估每天的進食量；監測有關指標，例如血清白蛋白水準、紅血球數量與血紅蛋白水準等。

6. 有感染的危險：與免疫功能的低落有關。(1) 觀察感染的徵象：觀察有無肝膽系統，肺感染、原發性腹膜炎等表現；觀察體溫與血液；及時發現真菌感染的症狀徵象。(2) 預防感染發生：保持病房的環境清潔（空氣流通，減少探視與做病房消毒的工作）；防止口腔與肺部感染（做好口腔護理，定時翻身拍背）；防止腸道感染（飲食衛生及餐具的清潔消毒工作）；防止醫源性感染（無菌操作）；避免菌群失調（適量地使用抗生素）。(3) 及時控制感染：做好醫院感染的監測工作，在發現感染時，要及時作相應的處理。

7. 潛在的併發症 (出血與干擾素治療的不良反應)：(1) 用藥之前的宣傳教育工作：宣傳教育治療的目的與可能出現的不良反應。(2) 給藥護理：流感之症狀，常在治療開始 1 ～ 2 周出現，隨後會自然地消失或減輕。多休息，多喝水，在注射干擾素之後 1 小時服用解發燒鎮痛藥對症處理，或將注射時間安排在晚上為宜。胃腸道反應要詳加觀察，對症下藥，重者要停藥；若有脫髮的現象，則在停藥之後會恢復；要觀察肝功能的損害，酌情繼續治療或停藥；要觀察神經精神症狀，重者要減量或停藥；若周圍血液改變，則要多使用 WBC 與 PLT 藥物。(3) 定期回診：在醫生的指導下用藥。

潛在的併發症

潛在的併發症：肝性腦病	1.肝性腦病的主要表現為性格、行為改變；定位能力、計算力下降；嗜睡、煩躁、昏迷等。 2.要臥床休息，有專人守護。病情觀察要：監測生命徵象及有無性格、行為的改變、撲翼狀震顫等肝昏迷前兆症狀。 3.飲食要食用低蛋白，如果不能進食者可以鼻飼流質。要消除誘因，配合醫師儘快控制胃腸道出血，控制感染，停用利尿藥，糾正水、電解質、酸鹼失衡等。 4.要遵照醫師的囑咐予以食醋保留灌腸，口服乳果糖等。要做口腔與皮膚護理，每天2次。
潛在的併發症：肝腎症候群	1.肝腎症候群的主要表現為少尿或者無尿，血尿素氮會增高。 2.要消除誘因，例如出血，感染，電解質失衡，要遵照醫師的囑咐停止使用腎毒性藥物。要嚴密地觀察尿量，記錄24小時出入水量。 3.要嚴格地控制蛋白質的攝取，停止攝取含鉀高的食物及藥物。 4.要遵照醫師的囑咐使用利尿劑，在必要時使用血管活性藥物。 5.要及時採血來監測電解質及血尿素氮的變化。要做好血液透析或者血漿交換的術前與術後護理。

+ 知識補充站

護理:其他常用的護理診斷:會有知識缺乏的症狀，會有焦慮症，有皮膚完整性受損的危險與體溫過高的症狀。

14-11 病毒性肝炎（Viral Hepatitis）（六）

(十五) 健康諮詢

1. 普及病毒性肝炎的預防知識：(1) 管理傳染的來源：急性肝炎病人均應實施早期隔離治療。(2) 切斷傳播途徑：A 肝和 E 肝應該重點式地預防消化道傳播，加強糞便的管理，保護水源，加強飲用水，食品衛生和食具的消毒工作。B、C、D 肝之預防重點為防止透過血液和體液傳播。(3) 保護易於感染者：A 型肝炎減毒活疫苗及 B 肝疫苗，使用高滴度抗－ HBV － IgG。

2. 復健的諮詢：慢性病人和無症狀攜帶者要做到：(1) 正確對待疾病，保持樂觀情緒。(2) 生活要有規律，做好工作與休閒的平衡。(3) 加強營養，適當增加蛋白質的攝取，要戒煙戒酒。(4) 不濫用藥物，以免加重肝的損害。(5) 執行適當的家庭隔離。(6) 定期回診：慢性肝炎病人在出院之後要遵照醫師的囑咐定期複查肝功能、病毒的血清學指標、肝臟超音波檢查和與肝纖維化有關的指標，以調整治療的方案。

(十六) 預防措施

1. 管理傳染的來源：隔離病人、觀察接觸者、捐血人員的管理。

2. 切斷傳播途徑：普及科學知識、托兒、幼稚員機構和服務產業管理、防止醫源性傳播。

3. 保護易於感染的族群：主動與被動免疫、垂直傳播阻斷。

4. 未接種過疫苗：對未接種過 B 肝疫苗或者未完成全程免疫的接觸者，應該接種 B 肝疫苗。如果情況允許，在接觸之後應該儘早地注射單劑 B 肝高效能免疫球蛋白，第 1 針 B 肝疫苗可以與 B 肝免疫球蛋白同時或者在接觸之後 7 天之內，在不同部位肌注，以後兩針可以在接觸之後 1 個月和 6 個月接種。如果接觸者已種過疫苗，但未經全程免疫，則應在注射 B 肝免疫球蛋白之後，按照免疫程序補上全程免疫。

5. 接種疫苗 : 對種過的疫苗，並已知 B 肝表面抗體反應狀況的接觸者，應該根據其 B 肝表面抗體水準而定。

   (1) B 肝表面抗體水準若足夠則不必處理；

   (2) 水準不夠應該加強 1 針疫苗；

   (3) 如果初次免疫無反應者，應儘早注射 B 肝免疫球蛋白和 B 肝疫苗各 1 針。

6. 接觸 B 肝患者血液之後如何接種疫苗 : 對經由皮膚或黏膜 (針刺、咬傷、裂傷) 接觸 B 肝患者血液的意外事故，首先要弄清楚血液的 B 肝表面抗原和 B 肝病毒的其他標記狀況，同時要瞭解接觸者的 B 肝疫苗接種及免疫反應的情況。

7. 垂直傳播阻斷 :

   (1) 在懷孕 7-9 個月時，每月注射 200 單位 B 肝免疫球蛋白 ; 此法有所爭議。

   (2) 新生兒在出生 24 小時之內注射 200 單位 B 肝免疫球蛋白。在 1 周、1 個月與 6 個月時，各注射 30 微克 B 肝疫苗。

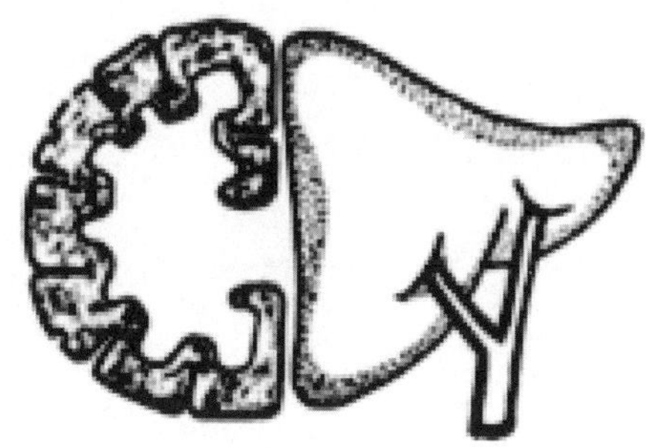

肝腎症候群（圖為著作群自行繪製，擁有圖片著作權）

十 知識補充站

1.病毒性肝炎的傳播途徑都有哪些;病毒性肝炎該如何預防：要阻斷傳播途徑。平時要用流動的水或肥皂洗手，不使用他人生活用具，做好個人衛生的工作；加強各種醫療器械的消毒處理，加強對血液及血液製品的管理，注射使用一次性注射器，在非必要時不輸血或血液製品；加強母嬰阻斷措施，對HBsAg陽性的產婦所產嬰兒，在出生之後必須迅速注射B型肝炎特異免疫球蛋白及B型肝炎疫苗，在以後的生活中還要避免與孩子有過於親密的接觸動作。

2.病毒性肝炎該如何預防(保護易於感染的族群)：由於現有A、B型兩種肝炎疫苗可以預防A型肝炎和B型肝炎，對易於感染的族群應做普遍性的免疫接種；對於一些團體性生活的學生或團體，發現有急性傳染病病人，應及時隔離、診治病人，並做好消毒工作；平時要加強訓練，增強體質，良好的免疫狀態是預防肝炎的根本措施。

病毒性肝炎該如何預防呢？病毒性肝炎是由多種肝炎病毒引起的主要以肝臟發炎症為主軸的一組傳染病，主要透過糞-口、血液以及體液傳播，它嚴重地威脅了人們正常的工作和生活；因此，平時必須做好病毒性肝炎的預防措施，以降低病毒性肝炎的感染率，那麼病毒性肝炎該如何預防呢？

病毒性肝炎該如何預防：首先控制傳染的來源，各種病毒性肝炎主要的傳染來源是急性與慢性肝炎病人，對於這些患者給予積極的治療並加強患者的隔離管理是最重要的；同時，人們還應該注意預防各種肝炎病毒攜帶者，因為這些患者體內攜帶病毒但是並無臨床症狀是最危險的傳染來源，無論是哪種病毒攜帶者或是患者，在某個特定的時期都具有較強的傳染性。

第15章
愛滋病

本章學習目標

1. 要確實掌握愛滋病常見的護理診斷、醫護合作性的問題與措施。
2. 要瞭解愛滋病的基本概念、流行病學、臨床的分期、
   輔助性檢查與處理的重點。
3. 要瞭解愛滋病的健康諮詢、愛滋病的發病概況、病原學與發病機制與病理。

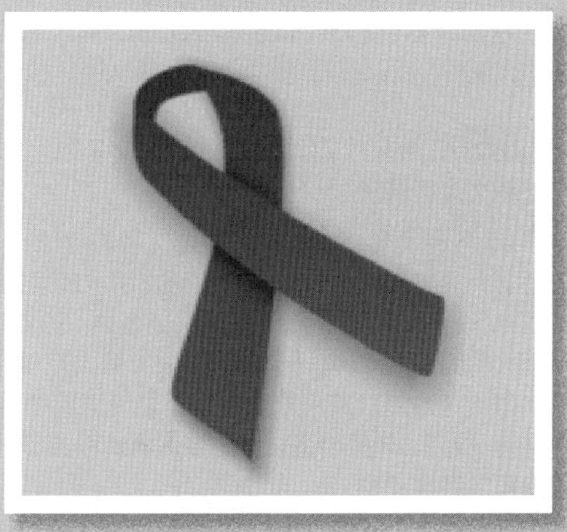

紅絲帶是國際上用來表示對抗愛滋病的標誌（圖為著作群自行繪製，擁有圖片著作權）

15-1 愛滋病之病毒感染（一）

（一）愛滋病概論

愛滋病（Acquired Immune Deficiency Syndrome，AIDS）即為獲得性免疫缺陷綜合症，是由人類免疫缺陷病毒（HIV）所引起的、主要經由性接觸和體液所傳播的慢性致命性傳染病。HIV 主要侵犯與破壞 CD4+T 細胞，導致身體免疫功能的損害，最後併發出嚴重的機會感染和腫瘤。

（二）病原學

HIV 為逆轉錄病毒科慢病毒子科，有 HIV － 1 和 HIV － 2 兩型，其包膜部分為外膜蛋白 gp120 與透膜蛋白 gp41，其核心部分為單鏈 RNA、逆轉錄酶與結構蛋白（p24 核心蛋白、p18 基質蛋白）。

HIV 嗜好 CD4 分子、淋巴細胞及神經細胞，HIV 抵抗力相當弱，HIV0.2% 次氯酸鈉與 25% 酒精即可將之消滅，抗體並無免疫的保護功能。

（三）愛滋病之流行病

1. 傳染的來源：傳染的來源為病人和 HIV 攜帶者（尤其以 HIV 攜帶者最為常見）與靈長類動物 SIV。HIV 存在於血液、生殖道分泌液、唾液、乳汁、眼淚等。

2. 傳播的途徑：HIV 的傳播途徑為性接觸、注射、暴露於血液或者血製品、母親與嬰兒與其他途徑。

3. 高危險的族群：高危險族群以同性戀與性伴侶居多、紅燈區之妓女、靜脈磕藥毒癮者、血友病病人與 HIV 陽性母親的嬰兒皆為高危險族群，其主要為 18 ～ 50 歲年齡層之性活躍期的中年人與青年人。

（四）愛滋病之歷史回顧

1981 年，在美國紐約發現了第一個愛滋病案例，1983 年在法國巴斯德研究所發現了相關的病毒，1986 年正式將之命名為人類免疫缺陷病毒。

小博士解說

愛滋病之流行情況

1981年發現了第一位愛滋病病人；目前全球HIV／AIDS病人超過4,800萬人；其中非洲大於亞洲大於美洲大於歐洲，在亞洲之中，印度之HIV／AIDS病歷最多。

在2006年全球新增愛滋病病毒感染者為430萬，使得愛滋病病毒感染者的總數高達3,950萬人，同時在2006年，全球又有290萬人死於愛滋病。從愛滋病病毒感染者的分佈狀況來看，撒哈拉沙漠以南的非洲地區仍是愛滋病的重災區，全球63%的愛滋病病毒感染者集中在這裏。2006年該地區新增的愛滋病病毒感染者為280萬人，總感染人數高達2,470萬人。

愛滋病之致病機制

HIV直接和間接地導致CD4+T淋巴細胞大量的破壞和功能受損，造成團體細胞的免疫缺陷。

CD4+ 細胞受損傷的方式及表現

病毒直接損傷	HIV在細胞內大量複製，從而導致細胞的溶解或破裂。
非感染細胞的波及	受到感染細胞的表面有gp140表線，與未感染細胞的CD4相互結合，融合細胞形成與細胞溶解。
HIV會感染幹細胞	會使CD4+T淋巴細胞的產生減少。
免疫的損傷（ADCC）	游離的gp140與未感染CD4+T淋巴細胞相互結合，其作為抗體依賴性細胞毒化作用（ADCC）的抗原，使得CD4+T淋巴細胞成為標靶細胞，從而導致細胞的程序式性死亡（apoptosis)。

免疫細胞受損的呈現方式

T細胞數量及功能異常	CD4+T淋巴細胞，在絕對數目減少之前，可以先功能受損，即可溶性抗原識別缺陷（例如破傷風毒素）、細胞因素的產生減少（例如IL－4）、對B淋巴細胞的輔助性降低與遲發型免疫反應的喪失。
單核－巨噬細胞功能障礙	單核－巨噬細胞功能障礙會導致抗原處理能力的減弱，並成為HIV的儲存所，在病毒擴散中發揮重要的功能，而攜帶病毒進入B淋巴細胞。
B淋巴細胞功能異常	1.感染早期呈現為多重複製活化，IgG. IgA會增高，B淋巴細胞會增加，其原因可能是病毒或病毒蛋白直接刺激所導致。 2.對新抗原刺激的反應降低，呈現在進展性HIV感染時，化膿性感染會增加，會對流感和B型肝炎疫苗的抗體反應降低。
NK細胞異常	NK細胞是免疫監督對抗感染和腫瘤的細胞，愛滋病患者之NK細胞數目正常，但卻有功能上的缺陷。
HIV感染後的免疫反應	1.人體在感染HIV數年之後才會進展為愛滋病，在此期間人體的各種免疫反應能夠有效地抑制HIV的複製。 2.至於最終複製不受控制的原因，目前尚不十分清楚，其可能與巨細胞病毒感染等有關。

＋ 知識補充站

愛滋病之病理變化

愛滋病之病理變化相當多狀化與具有非特異性。

1.機會性感染：由侵襲力較低、致病力較弱的微生物所引起，組織中病原體繁殖較多，發炎症反應較少。

2.免疫器官病變：淋巴結（反應性病變、腫瘤性病變）與胸腺（萎縮、退行性變、發炎性病變）。

3.CNS病變：神經膠質細胞灶性壞死、血管周圍發炎性浸潤、脫髓鞘改變等。

15-2 愛滋病之病毒感染（二）

(五) 愛滋病之臨床表現

愛滋病之潛伏期大致為 4~11 年，5 歲下列病患之潛伏期大致為 4~4 年。

1.HIV 感染的分期：

HIV 感染分為 期 (急性感染)、Ⅱ期 (無症狀感染)、Ⅲ期 (PGL) 與Ⅳ期 (愛滋病，有體質性疾病、機會性感染和腫瘤與 HIV 腦病)。

2. 常見各個系統的臨床表現：

(1) 肺部 (Pneumocystis Carinii Pneumonia ,PCP)、結核、真菌病與公分 V。

(2) 消化系統：口腔炎、胃炎、直腸炎、肛門炎。

(3) 神經系統：弓形蟲、隱球菌、HIV 腦疾病。

(4) 皮膚黏膜：卡波西肉瘤（Kaposi sarcoma）與口腔毛狀白斑病。

(5) 眼部：CMV 視網膜炎。

3. 臨床的分類：

分級依據照 CD4+T 細胞來加以計數，CD4+T＞ 0.5*11 的 9 次方 /L,CD4+T0.4-0.49*11 的 9 次方 /L；CD4+T＜ 0.4*11 的 9 次方 /L。

4. 急性感染期：

HIV 在侵襲人體之後 8 天 ~8 周，54-94% 的感染者會出現類似感冒的急性症狀：其中 80% 有發燒、頭痛、咽痛、噁心嘔吐、關節痛。 50% 有皮疹，如丘疹、蕁麻疹、皰疹等。 85% 可有全身淋巴結腫大。 50% 會發生神經系統改變例如畏光、冷漠、腦膜炎等。

5. 無症狀期：

無論是否經過急性期，所有的 HIV 感染者都會經過無症狀期。此時期並無任何臨床症狀，僅表現為 HIV 抗體陽性，此時期會持續 4~11 年。 但無症狀期並不是靜止期，更不是安全期，病毒在持續繁殖，其具有強烈的破壞作用。

6. 持續性淋巴結腫大期：

持續性淋巴結腫大期為無症狀期之後開始直至發展成為典型的愛滋病之間的一段時間。 此期的命名名稱有很多，包括愛滋病相關症候群、淋巴結病相關症候群、愛滋病前症候群等。

此時，病人已具備了愛滋病的最基本特色：

(1) 全身症狀：大約 50% 的患者有疲倦無力及週期性低燒，夜間盜汗，厭食、腹瀉、頭疼、憂鬱焦慮、精神紊亂等常常持續數月之久。

(2) 輕微感染：口腔念珠菌感染、牙齦炎、帶狀皰疹、單純皰疹、皮膚真菌感染、毛囊炎。

(3) 淋巴結腫大：並無其他的原因可以加以解釋，除了腹股溝淋巴結之外的兩處以上持續性淋巴結腫大，對稱發生，觸之質韌，活動並無壓痛。 腫大的淋巴結對一般治療並無反應，常常持續腫大超過半年以上。

愛滋病期的特色

愛滋病期為愛滋病病毒感染的最後階段。此時期具有下列的特色：

會發生各種致命性的機會性感染	
會發生惡性腫瘤	
其他	會發生HIV相關性消瘦症候群等。

各種嚴重的機會性感染之主要病原體

機會性感染是愛滋病患者最常見且往往是最初的臨床表現。其主要病原體有:

主要病原體	卡氏肺囊蟲、弓形體、隱孢子蟲、念珠菌、組織胞漿菌，鳥分枝桿菌、巨細胞病毒、皰疹病毒等。
卡氏肺囊蟲性肺炎	1.最為常見，致病相當緩慢，以發燒乏力、乾咳和進行性呼吸困難為主要症狀，而肺部體症並不十分明顯。 2.血氣分析常有低氧血症。診斷可以作痰液檢查及經由支氣管內視鏡活體檢查或者肺泡灌洗。
其他的機會性感染的臨床表現	1.常呈現多重系統、播散性、進行性和複發性發炎症，會引起肺炎、食管炎、腸炎、皮膚損害、腦炎、顱神經炎甚至全身性感染等症狀， 2.並時常會有多種感染及腫瘤同時存在，使得臨床表現複雜而多樣化。

各種惡性腫瘤的發生

卡波西肉瘤（Kaposi's sarcoma，KS）	1.它會發生在HIV感染的各個階段。其侵犯部位有：皮膚、黏膜、內臟（肺、胃腸道）和淋巴結。 2.在侵犯皮膚時，初期皮膚呈現單一或者多個淺紫粉紅色結節，隨後結節顏色會逐漸加深與增大，可以融合成片狀，表面會有潰瘍。
非何傑金淋巴瘤	1.非何傑金淋巴瘤的發生與EB病毒有關，它會侵犯中樞神經系統、骨髓、胃腸道與淋巴結。 2.非何傑金淋巴瘤會出現相應的臨床表現和身體徵象。該病的預後較差，在化療之後常會復發。

愛滋病之診斷

依據流行病學的資料	鎖定高危險行為及高危險族群
各期的臨床表現	
實驗室檢查	1.CD4+T淋巴細胞數目為HIV感染進展程度的指標，而依據抗-HIV，Elisa法有兩次陽性反應。 2.運用免疫印跡法(Western blot)來確診，而病毒載量為觀察抗病毒療效和病情進展的重要指標。

＋ 知識補充站

愛滋病之治療：AIDS是一種無法治癒的慢性傳染病。到目前為止尚無特效療法。

15-3 愛滋病之病毒感染（三）

(六) 愛滋病之治療方式

1. 抗病毒之治療方式：

(1) 核苷類逆轉錄酶抑制劑：齊多夫錠（ZDV）。

(2) 非核苷類逆轉錄酶抑制劑。

(3) 蛋白酶抑制劑。

2. 併發症之治療方式：PCP(戊烷脒與 SMZ –Co)、卡波西肉瘤 (ZDV+IFN)、隱孢子蟲病 (螺旋黴素)、弓形蟲病 (螺旋黴素 + 乙胺嘧啶)、念珠菌及隱球菌病 (兩性黴素 B 與氟康唑) 及公分 V 感染 (更昔洛韋)。

3. 一般性治療。

4. 姑息療法。

5. 預防性治療：結核菌素實驗陽性的 AIDS 病人 (異煙肼)、CD4+T.C 少於 0.4*11 的 9 次方 /L(戊烷　或者 SMZ-Co)。要確實做好醫務或實驗室人員意外暴露的預防工作。

(七) 常用的護理診斷與措施

1. 有感染的危險：與細胞的免疫功能受損有關。

(1) 隔離：做血液／體液的隔離工作及保護性隔離工作。

(2) 病情觀察：要密切觀察機會性感染及腫瘤的發生，以便於及早發現與及時治療。

(3) 休息與活動：急性感染期和愛滋病期應該多臥床休息；在無症狀感染期應該避免過度勞累。

(4) 加強生活的護理：加強口腔護理和皮膚清潔；長期腹瀉的病人要注意肛門周邊皮膚的護理。

(5) 用藥的護理：使用 AZT（疊氮去氧胸苷）、ZDV 治療者，注意其嚴重的骨髓抑制作用；要檢查血型、做好輸血的準備；並定期檢查血象。

2. 營養失調：低於身體的需求量與接納差異、慢性腹瀉及愛滋病期併發各種機會性感染和腫瘤消耗有關。

(1) 評估：評估包括營養狀況（皮膚的彈性，監測病人的體重、血紅蛋白的變化等與病人的食慾，飲食習慣及進食能力等因素）。

(2) 營養支援的護理：保證營養的供給（高熱量、高蛋白、高維生素、易於消化的飲食，若有嘔吐的情況發生時，在飯前 40 分鐘要給予止吐藥，若有腹瀉的情況發生時，要服用少渣、少纖維素、高蛋白、高熱量與易於消化的流質或半流質，多喝水或多飲用肉汁與果汁等。忌食生冷及富有刺激性的食物。對不能進食者與吞咽困難者應給予鼻飼。在必要時靜脈要補充所需的營養和水分。

3. 恐懼：恐懼與愛滋病預後不良、疾病折磨與擔心受到歧視有關。心理護理是瞭解病人的心理狀態。病人易於有焦慮、憂鬱、恐懼等心理障礙，部分病人會出現報復與自殺等行為。護理人員要真正關心與體諒病人的處境並且特別注意保護病人的隱私。

健康諮詢－疾病預防的諮詢

控制傳染來源的措施	1.做定期或者不定期的探視及醫學觀察。 2.病人的血液與排泄物和分泌物使用0.4%次氯酸鈉或者漂白粉等消毒液來加以消毒。 3.嚴禁捐血、捐器官與精液；性生活應該使用避孕套。 4.在出現症狀、併發感染或惡性腫瘤者時，應住院治療。 5.已感染HIV的育齡婦女應該避免妊娠與生育，以防止母親與嬰兒受到感染。 6.HIV感染的哺乳期婦女應該使用人工的方式來餵養嬰兒。
切斷傳播途徑的措施	1.保障用血及組織供體等安全措施：提倡義務捐血，禁止商業性捐血。 2.嚴格地做好血液及血製品的管理工作，嚴格檢測精液及組織、器官供給者的HIV抗體。 3.嚴格禁止靜脈注射毒品。 4.防止醫源性感染：醫療器材應該嚴格消毒；注射、手術與拔牙等應該嚴格地做好無菌操作，推廣使用一次性注射器用品。 5.對高危險族群做好疫情監測工作，嚴格取締賣淫和嫖妓活動。 6.加強國境檢疫，對愛滋病抗體陽性反應者應該嚴格地禁止入境，以策安全。
廣泛地開展宣導和綜合性的治理工作	運用多元化途徑，使民眾生深刻地瞭解愛滋病之感染途徑，有效地採取自我防護措施來嚴加預防，尤其要特別強化性道德的教育工作。

＋ 知識補充站

社會支援

要深刻地瞭解病人的社會支援資源狀況及病人對資源的利用度。鼓勵親朋好友給病人提供生活上和精神上的協助，解除病人的孤獨感與恐懼感。鼓勵病人珍惜生命、確實遵守性道德，充分利用可供運用的社會資源及相關資訊，積極地融入社會。

第16章 流行性B型腦炎

本章學習目標

1. 流行病的資料：大多數病歷集中在7、8、9三個月，大多見於10歲以下的兒童。
2. 臨床特色：突然發病，發高燒、頭痛、嘔吐，意識障礙，抽搐，以病理反射症陽性反應等腦實質病變表現為主，腦膜刺激症較輕。
3. 實驗室檢查：血液白血球及中性粒細胞會增高；腦脊液檢查呈現無菌性腦膜炎等；在血清學檢查之中，尤其是特異性 IgM 抗體測定會有助於確診。

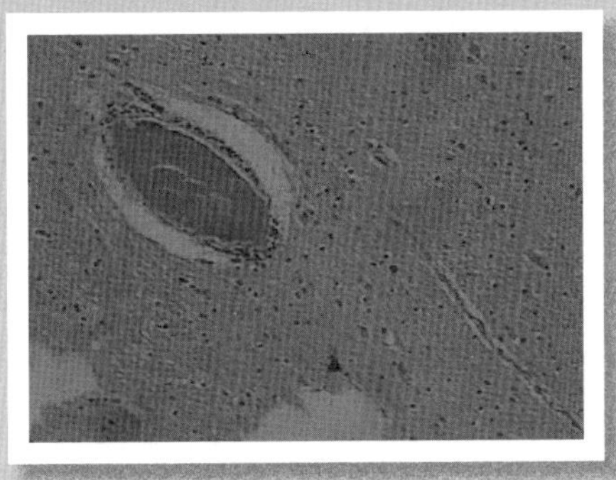

流行性B型腦炎病毒（圖為著作群自行拍攝，擁有攝影著作權）

16-1 流行性B型腦炎（一）

(一) 概論

流行性 B 型腦炎 (Epidemic encephalitis B,Japanese Encephalitis），簡稱為 B 腦，它是由 B 腦病毒經蚊蟲叮咬而傳播而以腦實質炎症為主要病變的急性傳染病，發生於夏秋季，多見於兒童。臨床上以高燒、意識障礙、抽搐、呼吸衰竭、腦膜刺激症及病理反射症為主要特徵。

(二) 病原學

B 腦病毒屬蟲媒病毒 B 組的黃病毒科，球狀，大約 40 ～ 50 奈米（nm），其核心為單股正鏈 RNA，外包以膜蛋白和外膜蛋白。病毒抵抗力較弱，對常用消毒劑較為敏感，但耐低溫和乾燥。B 腦病毒為嗜神經病毒，人或動物在感染病毒之後會產生補體結合抗體、中和抗體及血清抑制抗體。

(三) 流行病

1. 傳染來源：包括家畜、家禽和鳥類；其中豬（特別是乳豬）是主要的傳染來源，人並不是重要的傳染來源（病毒的血症期小於 5 天）。

2. 傳播途徑：蚊子為流行病的主要傳播媒介，在感染之後並不會發病。會經由蚊子或蚊卵來越過冬天，蚊子或蚊卵為的長期宿主。

3. 易於感染者：普遍易於感染，免疫力較為持久，多為 1：1000 ～ 2000 之隱性感染。多見於 10 歲以下（2 ～ 6 歲）之兒童（80%）。

4. 流行病之特徵：流行於亞洲東部的熱帶、亞熱帶與、溫帶地區，為極端的季節性，熱帶與亞熱帶地帶（大約 80% ～ 90% 左右）集中於 7、8、9 月。

(四) 發病機制

1. 病毒對神經組織的直接侵襲：會導致神經細胞變性、壞死、膠質細胞增生、發炎細胞浸潤。

2. 免疫損傷：身體特異性 IgM 與病毒抗原結合，在腦實質和血管壁上沉積會啟動補體系統和細胞免疫，再導致免疫攻擊，從而使腦組織損傷壞死、血栓形成、血管壁破壞，並使血管閉塞與大量的發炎性細胞滲出。

小博士解說

病理解剖

大腦皮層、間腦與中腦病變最為嚴重，若部位越低，則病變越輕，神經細胞病變為變性、腫脹與壞死，細胞浸潤和膠質細胞會增生「血管套」，血管病變會導致腦水腫，嚴重者腦實質會出現粟粒或米粒大小的壞死軟化灶。

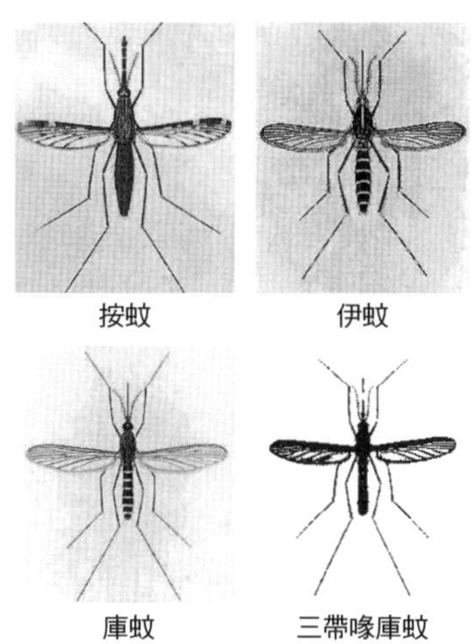

蚊子為流行病的主要傳播媒介
（圖為著作群自行拍攝，擁有攝影著作權）

流行性B型腦炎之發病機制

蚊子叮咬，病毒進入人體，單核吞噬細胞繁殖

↓

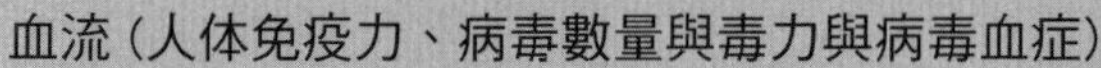

血流（人体免疫力、病毒數量與毒力與病毒血症）

↓

透過BBB而導致腦炎

＋ 知識補充站

流行性B型腦炎的診斷標準

1. 流行病的資料：大多數病歷集中在7、8、9三個月，多見於10歲以下的兒童。
2. 臨床特色：突然發病，發高燒、頭痛、嘔吐，意識障礙，抽搐，以病理反射症陽性反應等腦實質病變表現為主，腦膜刺激症較輕。
3. 實驗室檢查：血液白血球及中性粒細胞會增高；腦脊液檢查呈現無菌性腦膜炎等；在血清學檢查之中，尤其是特異性IgM抗體測定會有助於確診。

16-2 流行性B型腦炎（二）

（五）臨床表現

1. 流行性 B 型腦炎的潛伏期為 4 ～ 21 天。
2. 典型的臨床經過分為下列三期：

(1) 初期（1 ～ 3 天）：急起發燒，體溫為 39 ～ 40℃，會感到頭痛，噁心、嘔吐，嗜睡或精神倦怠，會有頸強直及抽搐症狀。

(2) 極端期（4 ～ 10 天）：主要呈現為腦實質受損症狀，要透過高燒、抽搐與呼吸衰竭三大關卡。

①發高燒：體溫超過 40℃，發高燒持續 7 ～ 10 天，重者為 3 周，伴隨著劇烈頭痛、噴射性嘔吐。體溫越高，則發高燒時間越長，病情越重。

②意識障礙：嚴重程度不等，由煩躁、嗜睡、昏睡逐漸到昏迷；最早見於病史的第 1 ～ 2 天，多在 3 ～ 8 天左右，持續時間大約 1 周左右，重者會達到 4 周。

③抽搐：由發高燒、腦實質炎症與腦水腫所導致。多於病程的 2 ～ 5 天，先出現面部、眼肌與口唇的小抽搐，隨後肢體會陣攣性抽搐，重者會全身抽搐，歷時數分鐘至數十分鐘不等，多伴隨著意識障礙，而頻繁抽搐會導致紫紺甚至暫時停止呼吸。

④呼吸衰竭：以中樞性為主，呼吸節奏並不規則、幅度不均，如呼吸表淺、雙吸氣、歎息狀、潮式、抽泣狀呼吸等，最後呼吸停止。如果出現腦疝，顳葉溝回疝（會壓迫中腦）與枕骨大孔疝（會壓迫延腦），則會出現相應的表現。外圍性呼吸衰竭多由於脊髓病變所導致的呼吸肌麻痹，或呼吸道痰阻與併發肺部感染等所致。呈現為呼吸先快後慢，呼吸減弱，但是呼吸節奏相當整齊一致。

⑤神經系統症狀與體徵：腦膜刺激症可依瞳孔大小和形態變化來判斷是否呈現陽性反應，癱瘓之錐體束病理反射症呈現陽性反應，而導致植物神經功能紊亂或顱神經受損。

(3) 恢復期：大多在 2 周之內可以完全恢復，痪病重者會有神智遲鈍、癡呆症、失語症、多汗與癱瘓等恢復期症狀，在積極治療之下，6 個月之內會恢復。

(4) 後遺症期：大約有 5% ～ 20% 的患者，在 6 個月之後仍有精神神經症狀之後遺症。其中以失語症、癱瘓、扭轉痙攣和精神失常症較為常見。

(5) 併發症：支氣管肺炎與重症者應激性潰瘍。

小博士解說

流行性B型腦炎（簡稱B腦）的病原體1934年在日本發現，故名為日本B型腦炎。本病症主要分佈在亞洲遠東和東南亞地區，經由蚊蟲傳播，大多見於夏秋季，在臨床上急發病，有發高燒、意識障礙、驚厥、強直性痙攣和腦膜刺激症等，重病患者病後往往留有後遺症。屬於血液傳染病。

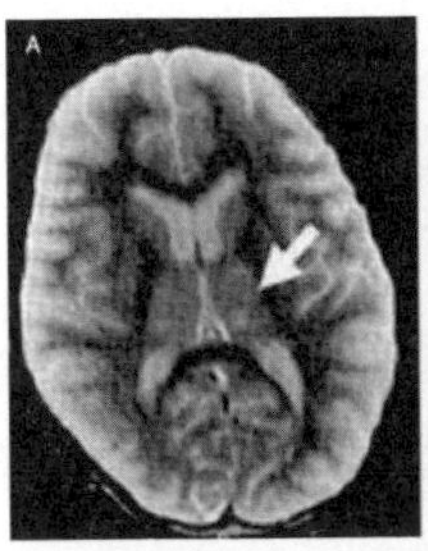

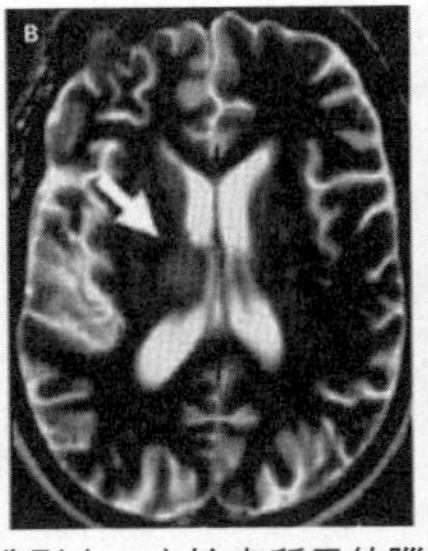

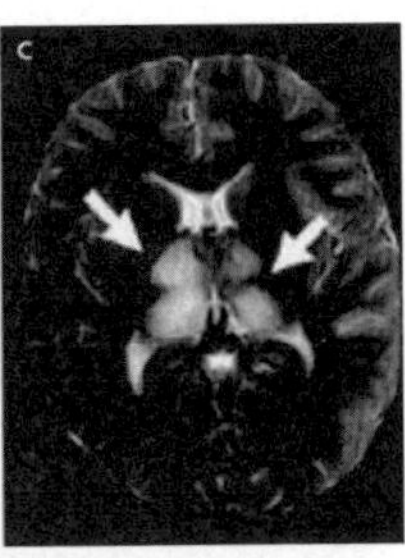

流行性B型腦炎患者磁振造影（MRI）檢查所示的腦實質病變：丘腦部位的高異常訊號和腦組織腫脹（圖為著作群自行拍攝，擁有攝影著作權）

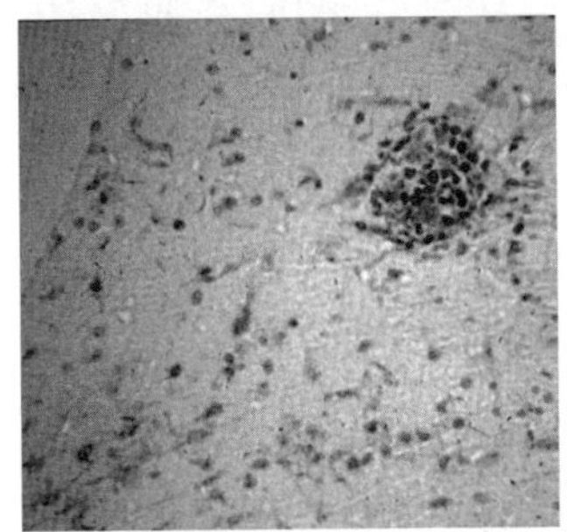

由壞死神經細胞及其周圍的小淋巴細胞浸潤所形成的膠質小結點（圖為著作群自行拍攝，擁有攝影著作權）

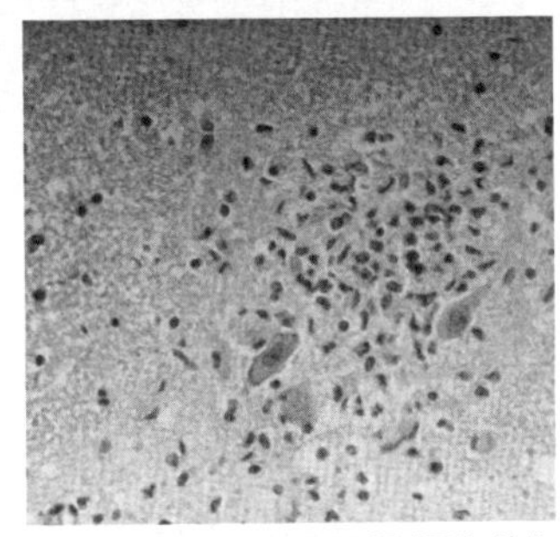

淋巴細胞和單核細胞浸潤（圖為著作群自行拍攝，擁有攝影著作權）

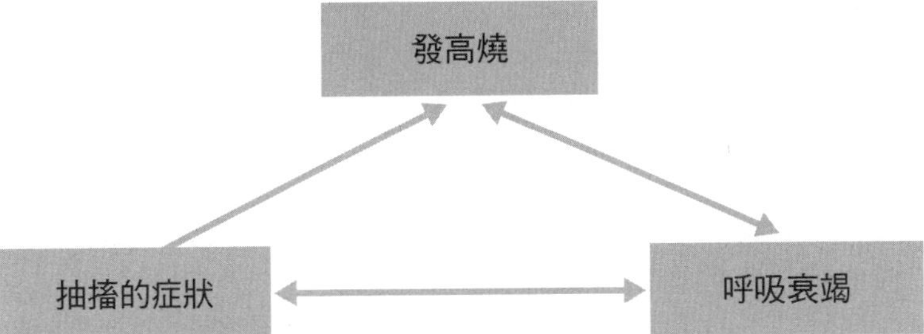

發高燒、抽搐與呼吸衰竭
(為流行性B型腦炎極端期的嚴重症狀，三者相互影響，尤以呼吸衰竭常為致死的主要原因)

B 型腦炎的臨床類型

	體溫	神智	腦膜刺激症	抽搐	呼吸衰竭	病史	後遺症
輕型	小於39℃	清楚	並不明顯	略	略	1周	略
一般型	小於40℃	淺度昏迷	有	偶而會有	略	2周	大多沒有
重型	超過40℃	昏迷	相當明顯	會反複出現	呈現陰性或陽性反應	3周	時常會有
極重型（暴發型）	超過41℃	深度昏迷	相當明顯	會持續出現	呈現陽性反應	小於1周或超過3周	存活者症狀相當嚴重

16-3 流行性B型腦炎（三）

（六）診斷

1. 流行病的資料：流行區域發生於 7、8、9 三個月；大多發生於 10 歲以下的兒童，近年老年人的發病率有所上升。

2. 臨床特色：臨床出現腦炎症狀（發燒、頭痛、嘔吐、意識障礙、昏迷、抽搐、呼吸衰竭，腦膜刺激症陽性反應，會引發病理反射。

3. 實驗室資料：血液現象為 WBC（10 ～ 20×109 ／ L），N 會升高，CSF（Cerebro － Spinal Fluid）會導致非化膿性改變，透明與壓力增高、WBC 為 50 ～ 500×106 ／ L，蛋白會稍微增高，糖與氯化物正常。

4. 血清學檢查：

(1) 血凝抑制實驗：為期兩周。

(2) 補體結合實驗：為期 3 ～ 4 周，並無早期診斷的價值。

(3) 中和實驗：特異性較高與較遲發生，為期兩個月。

(4) 特異性 IgM 抗體測定：為期 3 ～ 4 天，在 CSF 中之第 2 天，有助於早期診斷。輕型與中型血清檢出率為 95.4%，重型與極重型檢出率較低。

(5) 病原學檢查：病毒分離 (在第一周之內死亡患者的腦組織 (腦脊液與血液)，可以用於回診) 與核酸檢測。

（七）治療

1. 一般性治療：病人住院隔離，防蚊。昏迷護理與保護眼角膜。昏迷抽搐防護舌頭咬傷。水電解質平衡與能量供給。

2. 對症治療：

(1) 高燒的治療（設法將體溫控制在 38℃左右）。

(2) 以物理降溫為主（冰枕、冰敷、醇浴或用冰鹽水灌腸）。

(3) 以藥物降溫為輔：口服阿司匹靈、用安乃近滴鼻與肛內給予消炎痛等。

(4) 次冬眠狀態：用於發高燒與抽搐頻繁的患者，用氯丙嗪或異丙嗪各為 0.5 ～ 1.0mg ／（kg•次），q4 ～ 6 小時肌注一次，配合物理治療來加以降溫，要持續 3 ～ 5 天並保持呼吸道的暢通。

(5) 驚厥與抽搐的治療：腦水腫（脫水，合用激素、利尿）、呼吸道阻塞（吸痰、給氧、氣切與保持呼吸道通暢）、高燒（要降溫）與腦實質的損害（鎮靜劑，安定，水合氯醛 E，次冬眠狀態療法與苯巴比妥預防。

(6) 呼吸衰竭：腦水腫 (脫水)、中樞性呼吸衰竭 (使用呼吸興奮劑)、(使用洛貝林、尼可剎米)、改善微循環與減輕腦水腫 (使用東莨菪城、654-2、酚妥拉明) 與保持呼吸道的暢通 (在必要時要切開或插管)。

3. 恢復期及後遺症的治療：有效處理高壓氧、功能性訓練、理療、按摩、針灸與體療。

預防的妙方

防蚊、滅蚊與預防接種	為預防流行性B型腦炎的關鍵性措施。
保護易於感染的族群	1.運用地鼠腎細胞滅活疫苗或地鼠腎細胞減毒活疫苗。 2.抗體之陽轉率為85%~100%左右，保護率為85%～98%左右。 3.以6月～12個月的嬰幼兒為主要的接種對象。 4.初次接種2次，0.5 ml，接種間隔1～2周左右。 5.初入疫區要做初次接種。在流行之前一個月要完成接種。

護理措施

密切觀察病情	1.生命徵象、呼吸衰竭。 2.意識。 3.抽搐、驚厥。 4.顱內壓的上升、腦疝。 5.出入液量。 6.併發症。
對症護理、治療護理	1.甘露醇滴速。 2.保持呼吸道的暢通。 3.高燒的處理。 4.使用安定等鎮靜藥要注意呼吸抑制的副作用。
休息與環境	注意安全，避免誘發驚厥
生活的護理	清潔、皮膚與營養等問題。

+ 知識補充站

常用的護理診斷

體溫過高(與病毒血症及腦部發炎症有關)、意識障礙(與中樞神經系統、腦實質損害與抽搐/驚厥有關)與氣體交換受損(與呼吸衰竭有關)。

第17章
狂犬病

本章學習目標

1. 掌握狂犬病（Rabies）的處理重點、常見護理診斷及醫護合作性問題和護理措施。
2. 瞭解狂犬病的病原和流行病。
3. 瞭解狂犬病的發病機制、病理與輔助檢查。

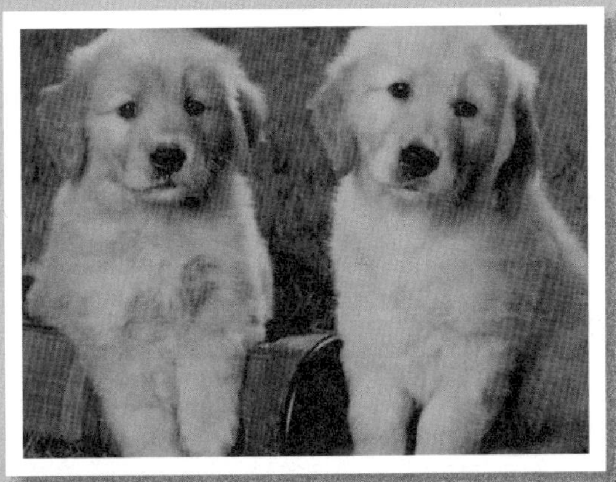

我們和人類是好朋友

17-1 狂犬病（一）

（一）概論

狂犬病又稱為恐水症，是由狂犬病病毒所導致，以侵犯中樞神經系統為主的急性動物源性嚴重傳染病。人類狂犬病通常是由病獸以咬傷方式傳給人而引起感染。其臨床表現為特有的恐水、恐聲音、怕風、恐懼不安、咽肌痙攣與進行性癱瘓等。在發病之後必會死亡。

（二）病原學

狂犬病之病原為 RNA 病毒、彈狀病毒與嗜神經性病毒。透過紫外線、高錳酸鉀、碘酊與乙醇，以煮沸之加熱溫度 100° C，在 2 分鐘之內會完全消滅狂犬病病毒。野毒株會影響傳代 50 代之兔腦細胞，從而固定毒株，再做出狂犬病疫苗。

（三）流行病

1. 傳染來源：帶狂犬病毒的動物為本病的傳染來源，家畜中以犬為主，其次為貓／豬和牛、馬等；國內狂犬病的主要傳染源是病犬，一些貌似健康的犬唾液中會帶有病毒，其帶毒率高達 22.4%，也會傳播狂犬病。

2. 傳播途徑：病毒主要是透過咬傷而傳播開來。也會由帶病毒犬的唾液，經由各種傷口而侵入，少數會在宰殺病犬、剝皮與切割等流程中被感染。

3. 易於感染的族群：人類普遍易於感染，人被犬咬傷之後的發生率大約為 15% ～ 30% 左右。其發病因素為咬傷敵部位、創傷的程度、傷口的處理情況與注射疫苗與否。

4. 被病獸咬傷之後，是否會發病與下列的因素有關：

   (1) 咬傷部位：頭、面／頸、手指處被咬傷之後，發病機會較多。

   (2) 咬傷的嚴重性：創口較深而大者之發病率較高。

   (3) 局部的處理情況：在咬傷之後能夠迅速徹底清洗者，其發病機會較少。

   (4) 若衣著較厚，則其受到感染的機會較少。

   (5) 及時、全程與足量注射狂犬疫苗者之發病率較低，大約為 0.15% 左右。

   (6) 被咬者之免疫功能低落或免疫缺陷者，其發病機會較多。

5. 流行特徵：並無明顯敵季節性因素，在發展中國家之流行程度超過先進國家，一般農村之流行程度超過城市，兒童超過成人，大多見於 5 ～ 14 歲的兒童。

小博士解說

狂犬病

狂犬病乃狂犬病毒所導致的急性傳染病，人獸共患，大多見於犬、狼、貓等肉食動物，人們大多因為被病獸咬傷而感染，臨床表現為特有的恐水怕風、咽肌痙攣、進行性癱瘓等。因為恐水症狀比較突出，故本病症又稱為恐水症。

發病機制：

病毒並不會進入血液之中，其發病的流程可分為局部組織之內部繁殖期、侵入中樞神經系統期與向各個器官之擴散期共三個階段。

局部組織內繁殖期	在傷口附近肌細胞內緩慢地繁殖，大約在4～6日之內會侵入周圍神經。
從周圍神經侵入中樞神經期	沿著周圍神經的軸索向心性擴散向上走，在到達脊髓背根神經節之後，會大量繁殖，而侵入脊髓和中樞神經系統，主要是腦幹及小腦等。
向周圍器官擴散期	病毒從中樞神經向周圍神經擴散，而侵入各個組織與器官，以唾液腺、舌部味蕾、嗅神經等處較多。
迷走、舌咽與舌下腦神經核受損	吞咽肌和呼吸肌痙攣，出現恐水、吞咽和呼吸困難的症狀。
交感神經波及	唾液分泌和出汗會增多。
迷走神經節、交感神經節、心臟神經節受損	與心血管功能紊亂或猝死有關。

發病流程的三個階段

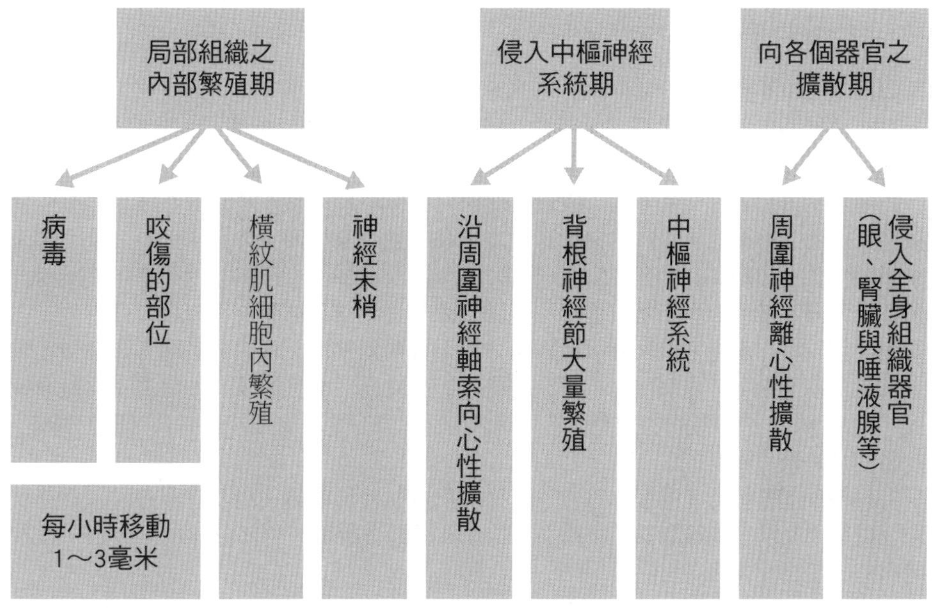

＋ 知識補充站

內基小體的特色

內基小體為圓形或卵圓形嗜酸性小體，大小大約為 1 － 20 微米 (um)，一般在 5 － 10um 之間，可見於胞漿內任何部位或樹突中，會有一個或者多個，其形狀與所在部位有關。包涵體所在之細胞並無明顯的病變，或僅有尼氏體減少而已。

17-2 狂犬病（二）

（四）病理的改變

1. 主要的病理改變：急性彌漫性腦脊髓炎。

2. 特徵性的病理改變：神經細胞質中會見到嗜酸性包涵體（內基小體）。

3. 狂犬病之病理改變主要為急性彌漫性腦脊髓炎，以大腦基底面海馬迴和腦幹部位（中腦、腦橋和延髓）和小腦較重，腦膜多為正常；狂犬病會導致腦實質和脊髓充血、水腫及微小出血。

4. 脊髓病變以下半段較為明顯，其外觀有充血、水腫與微小出血等；在腫脹或變性的神經細胞漿中，可以見到嗜酸性包涵體，即內基（內格之中）小體（Negri Body），它是本病症特異且具有診斷價值的病變；唾液腺腺泡細胞、胃黏膜壁細胞、胰腺腺泡和上皮、腎上腺髓質細胞等會呈現急性的變性。

（五）臨床表現

狂犬病之潛伏期長短不一，5 天至 19 年或者更長，一般為 1 ～ 3 個月左右。典型的臨床經過分為前驅期、興奮期與麻痹期共 3 期。

1. 前驅期 : 非特異性表現為低熱、倦怠、頭痛、噁心與全身不適，繼而是恐懼不安與煩躁失眠。其特異表現為對聲、光與風等刺激相當敏感而有喉頭緊縮感。在傷口附近及其神經通路上會出現騷癢、疼痛、麻痺及蟻走等異狀的感覺，此時期會持續 2-4 天。

2. 興奮期 : 呈現為高度興奮，突顯出為極度恐怖表情、恐水、怕風、陣發咽肌痙攣與呼吸困難。恐水症為本病的特徵。典型的患者雖渴極了而不敢飲水與看到水、聞流水聲、飲水、或僅僅在提及飲水時，均會可引起咽喉肌的嚴重痙攣。外界的多種刺激，例如風、光、聲也會引起咽肌痙攣。常因為聲帶痙攣伴隨著聲嘶、說話口齒不清，在嚴重發作時會出現全身肌肉陣發性抽搐，因為呼吸肌痙攣而導致呼吸困難和發紺。體溫常會升高至 38℃ -40℃左右。交感神經功能會亢進，而呈表現為大量流涎與亂吐唾液，大汗淋漓，心率加快與血壓上升。病人神智大多清醒，會出現精神失常與幻覺等。此時期會持續大約 1-3 天。

3. 麻痹期 : 患者肌肉痙攣會停止，而進入全身弛緩性癱瘓，由安靜狀態進入昏迷狀態。最後因為呼吸與循環系統衰竭而死亡。此時期會持續一般大約為 6-18 小時。全部的病程不超過 6 天。

小博士解說

臨床分為狂躁型和麻痹型兩種。我國多見為狂躁型，病理損傷主要在腦幹、脊神經或更高級的中樞神經系統。麻痹型在印度和泰國常見，大約占當地病例的20%。主要損害脊髓和延髓。潛伏期各種動物的潛伏期不一，從10天到數月或1年以上。犬、貓、狼、羊及豬平均為20～60天，牛、馬為30～90天。

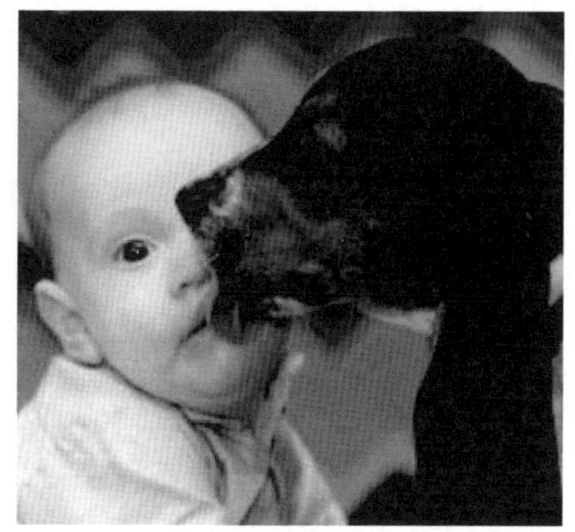

狂犬病大多見於5～14歲之兒童（圖為著作群自行拍攝，擁有攝影著作權）

狂犬病典型的臨床經過

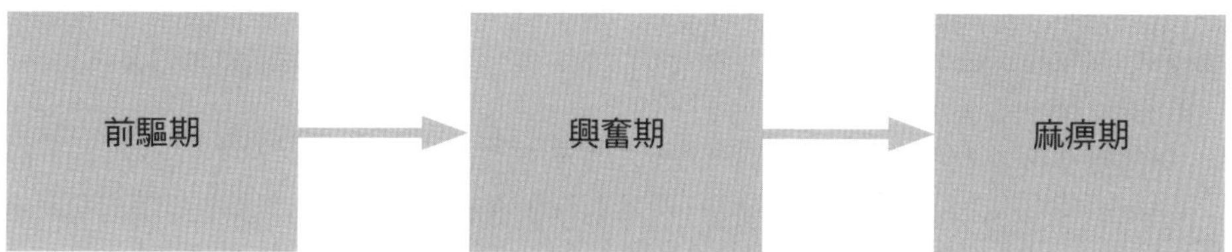

治療和護理：以對症綜合性治療為主。

一般性治療	病人要做單一病房的嚴格隔離，來防止唾液的感染，要保持鎮靜與維持水電的平衡。
維持呼吸與循環系統的正常運作	1.加強監護治療，包括給氧，在必要時要切開氣管，有心動過速、心律失常與高血壓等症狀可以用β受體阻滯劑或強心劑。 2.在有腦水腫症狀時要給予脫水劑。

＋ 知識補充站

實驗室檢查

BR（WBC會上升、N會上升）、CSF（無菌性腦脊液的改變）、免疫學檢查（病毒抗原與抗體）與腦組織內氏小體＋檢查。

17-3 狂犬病（三）

(六) 預防

1. 管理傳染的來源：以犬的管理為主。已有 50 多個國家和地區採取捕殺野犬、管理和免疫家犬和對進口動物的檢疫等措施，已達到了大致消滅了人類狂犬病的目標。而病死的動物應予以焚毀或者深埋處理。

2. 傷口處理：

(1) 應儘快用 20%肥皂水或 0.1%新潔爾滅 (季胺類消毒液) 反覆沖洗至少半小時 (季胺類與肥皂水不可以一併使用) 力求去除狗的口水與擠出汙血。

(2) 在沖洗之後用 70%酒精來擦洗及 2% 碘酊反覆塗拭。

(3) 傷口一般不予以縫合或包紮，以便於排血引流。

(4) 傷口底部和周圍做局部浸潤注射抗狂犬病免疫球蛋白或免疫血清（皮試）。

(5) 預防破傷風及細菌感染。

3. 預防接種（疫苗接種）：在暴露之後的預防為凡被犬咬傷者、或被其他可疑動物咬傷、抓傷者、或醫務人員的皮膚破損處被狂犬病病人唾液玷污時，均需作暴露之後預防的接種。在暴露之前的預防，用於高危險族群，即獸醫、山洞探險者、從事狂犬病毒研究的實驗人員和動物管理人員。目前主要使用安全有效的細胞培養疫苗。

4. 預防注射的方法：

(1) 暴露後之預防：共接種 5 次，每次 1 個劑量，肌肉注射，於 0、3、7、14 和 30 日完成，如果發生嚴重的咬傷，可以全程注射 10 針，於當日至第 6 日每日一針，隨後於 10、14、30、90 日各注射一針。

(2) 暴露前之預防：接種 3 次，每次 2 毫升 (ml)，肌注，於 0、7、21 日進行；以 2-3 年為期加強注射一次。

5. 免疫球蛋白注射：

(1) 抗狂犬病毒免疫血清 (簡稱馬抗血清): 為 401U ／ kg，總量一半在傷口做行局部性的浸潤注射，剩餘的劑量做臂部肌肉注射。

(2) 皮膚過敏實驗，過敏者可以脫敏注射。

(3) 人抗狂犬病毒免疫球蛋白 (HRIG)，用量為 201U ／ kg* 次。

小博士解說

狂犬病（Rabies）是一種由患有此病之狗咬傷後感染到腦神經系統的病毒性疾病，本病的傳染是經由患有本病的動物，例如犬等咬傷所導致。其宿主範圍很廣泛，其中包括了所有的溫血動物。人感染本病的潛伏期大約為30～60日，若被狗咬傷的部位接近頭部，則會較早發生病狀。在症狀的初期會有全身不舒服，並感到被咬傷部位周圍的知覺較為敏感。同時，飲水時會有吞嚥困難情形。對水有恐懼感，故又稱為恐水病。

病歷研究

病人資訊	男性，70歲，退休公務人員。
流行病史	1.患者曾於1年前被犬咬傷左腳，傷口未處理，而並未注射狂犬病疫苗，該犬為一隻成年犬，現仍存活。 2.在1月前再次被犬咬傷右腳，傷口出血，並未消毒及清洗，也未注射狂犬病疫苗。 3.該犬為患者鄰居飼養的2～3月大的小幼犬，在咬傷患者之後被處死。
患者在3天前	1.出現飲水難以下嚥，咽喉部緊張感，伴隨著頭暈、心慌與體溫上升（最高高達38.8℃）等症狀， 2.此後恐水症狀加重，聞水聲即喉頭攣縮，對風相當敏感，伴隨著流涎，情緒煩躁不安，偶而有躁動症，胡言亂語，但是認知能力與方向感還相當正常。
身體檢查	1.體溫為38.4℃，脈搏為100次/分鐘，呼吸為19次/分鐘，血壓為110/65mmHg。 2.神智尚清楚，但是煩躁不安，在檢查身體時並不太合作。
血液常規檢查	1.WBC：56.72×109/L。 2.NE%：89%。 3.PLT：57×109/L。 4.HGB：94g/L。

第18章
腎症候群出血熱

本章學習目標

1. 掌握腎症候群出血熱（Hemorrhagic Fever with Renal Syndrome，HFRS）常見的護理診斷及醫護合作性問題和護理措施。

2. 瞭解腎症候群出血熱（Hemorrhagic Fever with Renal Syndrome，HFRS）的臨床表現與處理重點。

3. 瞭解腎症候群出血熱（Hemorrhagic Fever with Renal Syndrome，HFRS）的概念、病原學、發病機制、病理生理與輔助檢查及腎症候群出血熱的健康諮詢。

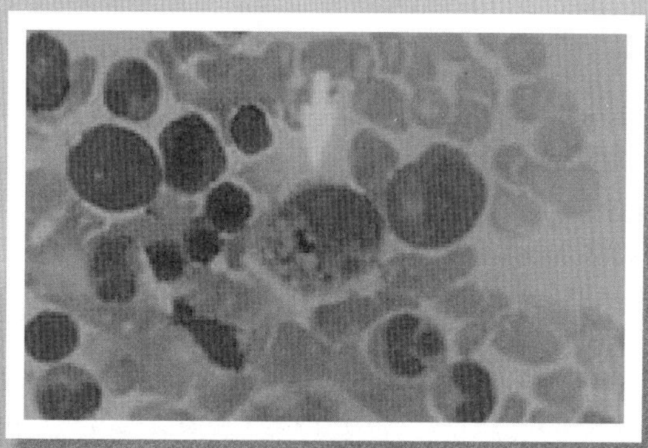

腎症候群出血熱病毒（圖為著作群自行拍攝，擁有攝影著作權）

18-1 腎症候群出血熱（一）

（一）概論

腎症候群出血熱（流行性出血熱）為自然疫源性疾病，老鼠為其主要的傳染來源，症狀為發燒、充血、出血、低 BP 休克與急性腎衰竭，在亞洲、歐洲和非洲相當流行。

（二）病原學

病原為漢他病毒／流行性出血熱病毒 EHFV － RNA，有 20 個以上的血清型，國內以 I 型、II 型為主，I 型漢他病毒為野鼠型－黑線姬鼠，II 型漢城病毒為家鼠型－郝家鼠，I 型病毒感染者病情重於 II 型感染者，可能與病毒毒力較強有關，病原之抵抗力較弱，不耐酸與不耐熱，若溫度超過 37℃，PH 植小於 5，則很容易將之消滅，若溫度為 56℃，持續 30 分鐘，則很容易將之消滅，若溫度為 100℃，持續 1 分鐘，則很容易將之消滅。其對紫外線、酒精與碘酊均相當敏感。

（三）腎症候群出血熱的流行病

1. 宿主動物與傳染的來源：宿主動物與傳染的來源為老鼠及其他動物，而人並不是主要的傳染來源。
2. 傳播的途徑：呼吸道、消化道、接觸、嬰兒與母親與蟲媒（革蟎、恙蟎）。
3. 易於感染性：普遍易於感染，在生病之後具有較為穩固的免疫力。其隱形感染率為 2.5 ～ 4.3%。
4. 流行的特徵：
   (1) 地區性因素：漢他病毒感染主要分佈於亞洲，在全世界 31 個國家地區發病。
   (2) 季節性因素：四季發病，但具有明顯的季節高峰期。黑線姬鼠 11 月至次年 1 月，家鼠 3 ～ 5 月為季節的高峰期。
   (3) 族群的分佈：男性為三分之二；16 ～ 60 歲為 90%；農民為 78.5%。

小博士解說

發病機制與病理改變

其機制目前尚不十分清楚，多數研究證實EHFV是發病的啟動因素。一方面，病毒感染會直接損害感染細胞的功能和結構，另一方面，病毒感染誘發免疫反應和各種細胞因素（IL－1，TNF）的釋放，既有清除病原與保護身體的功能，又有引起組織損傷的不利功能。

主要的病理變化為全身小血管（小A、小V、Cap）內皮細胞腫脹、變性與壞死，所有血管內皮細胞、器官組織中均能檢查出EHFV抗原，器官中的腎病變最為明顯，會有灌注不足與實質受損的症狀，右心房內膜下會廣泛地出血，心肌纖維會不同程度地變性壞死，會導致腦垂體、腎上腺腫大，充血、出血與凝固性壞死。

臨床表現：

潛伏期為1-2星期，典型病歷的呈現方式為三類症狀：發燒、出血、腎損害與五期階段：發燒期、低血壓休克期、少尿期、多尿期與恢復期。非典型和輕型病歷會出現越期的現象，重型患者會出現發燒期、休克期與少尿期重疊的現象。

發燒期	1.發燒：突起，稽留熱和弛張熱，會持續大約3～7天左右。 2.全身中毒症狀：「三痛」（頭痛、腰痛、眼眶痛）、胃腸中毒症狀（在非消化系統疾病所引起的消化道症狀之中，以本病最為嚴重與最為複雜）、神經－精神症狀（嗜睡、煩躁、譫妄、抽搐）、呼吸道症狀（咳嗽咳痰，胸片肺充血，嚴重者之ARDS症狀）、毛細管損傷（充血：臉部、頸部與胸部變紅「三紅」，重者為酒醉狀；眼結膜、口腔軟齶和咽喉會充血；出血：皮膚出血（腋下和胸背部有搔抓狀或條索點狀瘀點）、黏膜出血、腔道出血，DIC出血；滲出性水腫：球結膜水腫、腹水；腎損害：於發病之後2～4天會出現，其呈現方式為尿量會下降、有血尿、有尿蛋白與重者呈現管型。
低血壓休克期（在第4～6天發病，會持續1～3天左右）	1.血容量會下降：血管通透性會上升，血漿外滲會導致低血容量性休克。 2.血漿外滲會導致血液濃縮，而使黏稠度上升，影響DIC ，從而使血液淤滯，並導致血容量進一步下降。 3.少數頑固的休克患者，由於組織長期灌流不足，而導致DIC、腦水腫、ARDS與急性腎衰竭。
少尿期（在第5～8天發病，會持續2～5天左右）	1.本病屬於極端期，其時間長短與病情成正比。 2.可以與低血壓休克期重疊或由發燒期直接進入。 3.少尿與無尿尿毒症、酸中毒與水電解質紊亂。 4.高血液容量症候群：（體表V充盈、P值變大、△P值會上升、臉部脹滿、HR值會上升）與肺水腫。 5.多數患者會因為DIC與PLT功能障礙及肝素類物質的增加而使出血現象加重。
多尿期（在第9～14天發病，會持續1天～數月左右）	1.腎小球與腎小管的功能恢復並不一致。 2.尿量移轉期：尿量為500-2000ml，BUN、Cr仍會上升，不少患者因為併發症而死於此期。 3.早期多尿期：尿量為2000ml。 4.後期多尿期：尿量為3000ml。 5.繼發性休克、急性腎衰、低鈉與低鉀。
恢復期（會持續1～3個月左右）	1.在多尿期之後，一般的情況會逐漸好轉，尿量會逐漸恢復至正常的情況。 2.少數會有高血壓、腎功能障礙、心肌勞損、垂體功能減退的後遺症。

● 要特別注意重症病人在退燒之後，病情反而會特別加重！

＋ 知識補充站

發病機制與病理改變

主要病理變化為全身小血管（小A、小V、Cap）內皮細胞腫脹、變性與壞死，所有血管內皮細胞、器官組織中均能檢查出EHFV抗原，器官中的腎病變最為明顯，會有灌注不足與實質受損的症狀，右心房內膜下會廣泛地出血，心肌纖維會不同程度地變性壞死，會導致腦垂體、腎上腺腫大，充血、出血與凝固性壞死。

18-2 腎症候群出血熱（二）

(四) 常見的併發症

1. 內臟出血：消化道大出血、咯血。

2. 肺部併發症：肺水腫、ARDS。

3.CNS 併發症：腦水腫、顱內出血、腦炎、腦膜炎。

(五) 實驗室檢查

1. 血液常規檢查：WBC 計數會升高，幼稚細胞會呈現類白血病反應，血小板會減少，異型淋巴細胞會增多。

2. 尿液常規檢查：尿蛋白 (早期即可有管型與紅血球)。

3. 血液生化檢查：BUN、Cr，血氣分析與電解質檢查，部分病人之 ALT 會升高。

4. 凝血功能檢查：血小板、纖維蛋白原、凝血酶原時間與凝血酶時間檢查。

5. 免疫學檢查：特異性抗體檢查。

(六) 診斷

1. 流行病資料：季節、疫區與接觸史。

2. 臨床特色：早期有三種的主要表現與五期階段。

3. 實驗室檢查：血小板是否有所減少、尿蛋白與 EHFV 抗體

(七) 治療

治療方法為綜合療法，治療原則為“三早一就”：早期發現、早期休息、早期治療和就近治療，治療重點為防治休克、腎衰竭、出血與繼發性感染。

1. 發燒期：(1) 抗病毒：Ribavirin 1g 靜滴，持續 3 ～ 5 天。(2) 減輕外部滲透：降低血管的通透性 (rutin, vit C); 平衡鹽液 (複方醋酸鈉液)；提高血漿滲透壓 (mannitol)。(3) 改善 dexamethason 中毒症狀，以物理降溫為主 (4) 預防 DIC ：低分子右旋糖酐語丹參。

2. 低血壓休克期：(1) 補充血容量 (早期、快速、適量平衡鹽液，低分子右旋糖酐、血漿與清蛋白) (2) 糾正酸中毒 (5% 碳酸氫鈉液) (3) 血管活性藥物 (多巴胺、山莨菪鹼) (4) 腎上腺糖皮質激素 (5) 強心 (毛花苷丙或毒 K)。

3. 少尿期： (1) 穩定內部環境 (腎前性與腎實質損害性少尿；補液量；糾酸；高滲葡萄糖液) (2) 促進利尿 (甘露醇、呋塞米、酚妥拉明) (3) 導瀉 (防止高血容量症候群和高血鉀，用甘露醇 25g, 2 ～ 3 次 / 天；硫酸鎂。在必要時放血 300-400ml) (4) 透析療法 (持續無尿 2 天或少尿 3 天，用於明顯的氮質血症，高血鉀或高血容量症候群者。

4. 多尿期：維持水電解質的平衡與防治繼發性感染。

5. 恢復期：複查腎功能與血壓。

6. 併發症治療：消化道出血、CNS 併發症、心衰肺水腫、ARDS 與自發性腎破裂。

臨床之五大類型

	體溫（T）	中毒症	出血症狀	休克	腎損害
輕度	小於攝氏39度	輕微	出血點	無	輕微，並無少尿的症狀
中度	小於攝氏40度	較重	相當明顯	BP值會下降	少尿，有蛋白
重度	大於或等於攝氏40度	相當嚴重，有神經精神症狀	腔道	休克	少尿會持續5天，2天之內會無尿
極度危險			重要的器官	很難治療，會休克	超過上述的期限
非典型症狀			散在出血點		蛋白尿呈現陽性與陰性反應（±）

常用護理診斷與問題及護理措施：組織灌注量的改變

組織灌注量改變：與全身廣泛小血管損害、血漿外滲；出血與後期併發 DIC 有關。

休息	早期要多臥床休息，過多的活動會加重血漿向外滲透和組織器官的出血。
病情觀察	1.密切觀察生命徵象及意識狀態的變化；觀察充血、滲出及出血的表現，例如「三紅」、「三痛」的表現；皮膚瘀斑的分佈、範圍及有無破潰出血等；有無嘔血、咯血、便血；有無低血壓休克的症狀：血壓進行性下降、脈細速、出冷汗與尿少等。 2.瞭解化驗的結果：若有血小板進行性減少，凝血酶原時間延長，即預告病人會出現DIC，大多為預後之後的不良症。 3.記錄24小時的出入量。
配合搶救 防止併發症	1.快速補充血容量: 應該迅速地建立靜脈通道。 2.判斷輸入液體量是否適中的指標：收縮壓達到90～100mmHg；脈壓差大於30 mmHg；心率≤100次/分鐘；微循環障礙是否解除；紅血球、血紅蛋白及血球容量比例接近正常。 3.在快速擴充容量時，要注意觀察有無急性肺水腫的臨床表現。 4.遵照醫師的囑咐來補充鹼，使用血管活性藥等。
注意事項	給予吸氧，注意保暖。
護理處理	對各個部位的出血做相關的護理工作。

18-3 腎症候群出血熱（三）

(八) 潛在併發症：急性腎衰竭

1. 病情觀察：

(1) 尿液的數量及尿液常規檢查等變化。

(2) 嚴格地記錄 24 小時的出入量。

(3) 判斷是否出現氮質血症：症狀、血尿素氮、肌酐的檢查結果 (4) 注意是否有水與電解質的平衡紊亂。

2. 飲食的護理：針對少尿與患有氮質血症的病人。

(1) 嚴格地限制的食物：含鈉和鉀豐富及蛋白質。

(2) 液體的輸入量：以"量出為入，寧少勿多"為原則。

(3) 後期尿量增多：補液最好以口服為主；應給予營養豐富易消化的食物；多吃含鉀豐富的食物，例如香蕉與橘子等；針對進食困難者：靜脈補液及適量補鉀和鈉鹽。

3. 用藥護理：

(1) 少尿期：注意控制輸液量和速度；觀察有無高血容量症候群的表現；執行導瀉療法：準確記錄大便次數、數量與性質；觀察利尿治療的效果和藥物的副作用，維持水與電解質的平衡；對透析病人給予相應的護理。

(2) 多尿期：注意水和電解質補充不足或者繼發性休克和低鈉、低鉀症狀。

4. 心理護理：醫護人員要瞭解病人的心理困惑，聚焦性地加以解釋、勸導並鼓勵其增強信心，積極地參與康復治療。

(十) 健康諮詢

1. 休息與活動：

(1) 在出院之後仍應休息 1 ～ 3 個月。

(2) 生活要有規律，確保足夠的睡眠，逐漸增加活動量。

2. 宣傳防護的知識：

(1) 滅鼠和防鼠是預防本病的關鍵要素。

(2) 加強個人防護：不用手直接接觸鼠類或鼠的排泄物。

(3) 改善衛生的條件，防止鼠類的排泄物來污染食物和水。

3. 疫苗注射：

(1) 重點族群：鎖定重點的族群。

(2) 鼠腎細胞疫苗（Ⅰ型漢坦病毒）或地鼠腎細胞疫苗（Ⅱ型漢坦病毒）。

小博士解說

流行性出血熱又稱為腎症候群出血熱，是由流行性出血熱病毒所引起的自然疫源性疾病，流行廣泛，病情危急，病死率高，危害極大。世界上人類病毒性出血熱共有13種，根據該病腎臟有無損害，分為有腎損及無腎損兩大類。由於特異性血清學診斷的確立及病原體的解決，1982年世界衛生組織統一將其命名為腎症候群出血熱。

個案研究

患者為李xx，男，28歲，臺北市人，因為發燒6天，少尿3天住院。病人1月3日開始出現發燒症狀，體溫於38.2℃～39.8℃之區間波動，明顯地全身乏力，當地診所疑為“感冒”而給予退燒藥處理，但患者之症狀並未見好轉，在3天之前尿量減少，在昨日僅有300mL。住院檢查身體：體溫為36.7℃，臉及結膜充血相當明顯，前臂注射部位皮膚可以看到4×lOcm瘀斑。實驗室檢查如下：wBc 13×109／L，N 83%，血小板41×109／L·血BUN 38·7mmol/L，血鉀6·8mmol／L，心電圖心率為45次／分鐘，為高尖T波。請問：

該病人最可能的診斷及診斷依據?	
請寫出該病人目前主要的護理診斷及措施	最可能的診斷是腎症候群出血熱。
診斷依據	1.青年男性，來源於流行區，冬季發病。 2.發病較急，有發燒和少尿症狀，檢查身體有臉部和結合膜充血，注射部位皮膚有片狀瘀斑。 3.實驗室檢查血液wBc及中性粒細胞均增高，血小板降低，血液BuN明顯地升高。
精確的診斷還要做下列的檢查	1.腎症候群出血熱V特異性IgM抗體測定，或者IgG抗體呈現4倍的增高。 2.RT-PcR檢查腎症候群出血熱V RNA。

+ 知識補充站

腎臟科醫師臨床上就遇過，一名典型的敗血症病患造成急性腎衰竭的案例，該病患經過一段時間的透析治療後，已經恢復健康，就不需再洗腎治療。當免疫力突然下降，或因藥物過敏等導致身體變化，通常心、肺、肝等器官會先出現問題，最後就會跑到腎臟，若出現嚴重衰竭現象，通常會有三個程序上的治療重點，第一步先打類固醇、提高免疫系統功能；再者進行血漿置換術；最後才會施以洗腎。不過有的患者對類固醇的副作用比較有顧慮，醫師也會斟酌病情來決定。醫師也提醒，急性腎衰竭發生時如水分滯留、高血鉀等時，必須小心處理以免產生致命的危機，在黃金治療期時，在必要時要施予緊急透析治療就可以挽救一命。

第19章
細菌感染：傷寒

本章學習目標

1. 掌握傷寒常見的護理診斷及醫護合作性問題和措施。

2. 瞭解傷寒流行病、臨床四個時期的表現、輔助性檢查、處理重點與傷寒的健康諮詢。

3. 瞭解傷寒的病原、發病機制與病理。

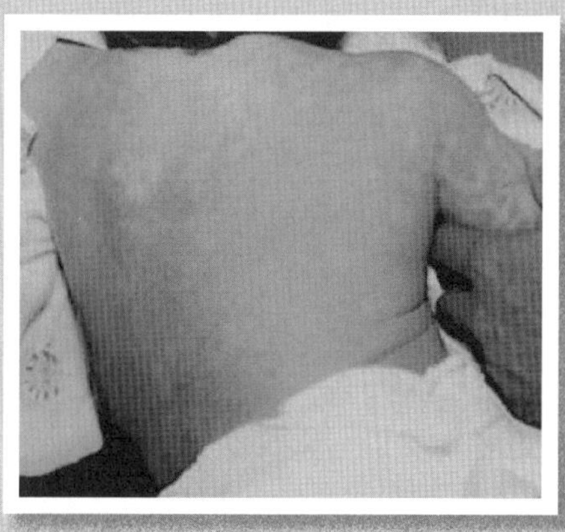

細菌感染：傷寒（圖為著作群自行拍攝，擁有攝影著作權）

19-1 傷寒（Typhoid Fever）（一）

(一) 概論

傷寒為傷寒沙門菌所引起的急性腸道傳染病。其病理特色為全身單核 - 吞噬細胞系統的增生性反應。其臨床特徵為持續發燒、相對緩脈、全身中毒症狀與消化道症狀、玫瑰疹、肝脾腫大與白血球減少等。其主要而嚴重的併發症為腸出血與腸穿孔。

(二) 病原學

傷寒桿菌屬於沙門菌屬（Salmonella）中的 D 群，為革蘭陰性桿菌，無莢膜與芽胞，有鞭毛。在普通培養基上即能生長，在含膽汁培養基上生長相當良好。傷寒桿菌在水中能存活 2-3 周左右，在糞中可以生存 1-2 個月左右，在牛奶中尚能繁殖。對光、熱、乾燥及消毒劑的抵抗力較弱，加熱至 60℃，再經過 30 分鐘或煮沸則立即可以消滅。

傷寒桿菌具有菌體「O」抗原、鞭毛「H」抗原和表面「Vi」抗原，三種抗原都能產生相應的抗體，用已知的「O」抗原和「H」抗原，以凝集反應來檢測血清標本中的「O」與「H」抗體，即肥達反應，其有助於本病的臨床診斷。

Vi 抗體的效價比較低，可以用於傷寒慢性帶菌者的檢測。傷寒桿菌並不會產生外毒素，菌體裂解可以釋放出內毒素，它是致病的主要因素。

(三) 流行病

1. 流行的特徵：

(1) 地區性：世界各地均有傷寒病發生，以熱帶與、亞熱帶地區最為多見。

(2) 在發展中國家仍有地區性或暴發性流行，國內的傷寒個案已顯著地減少，但仍有零散發生的病例。

(3) 季節性：四季均會發病，而以夏秋季最多。

(4) 年齡層：以兒童和青壯年居多。

2. 傳染的來源 - 病人與帶菌者：病人從潛伏期末即可排菌，在病程之中均有傳染性，病程在 2 ～ 4 周之內的傳染性最強。帶菌者分為暫時性帶菌者與慢性帶菌者，暫時性帶菌者在 3 個月以內會持續排菌，慢性帶菌者會持續排菌 3 個月以上。慢性帶菌者為傷寒傳播和流行的主要傳染來源。

3. 傳播的途徑：傷寒桿菌透過污染水、食物或日常生活接觸以及蒼蠅和蟑螂傳播。水源受到污染為傳播本病症的重要途徑。食物受到污染亦會可引起流行病。傳播途徑為糞口途徑，水和食物污染是暴發流行的主要原因，而零散發生的病例一般以日常生活接觸傳播居多。

4. 族群易於感染性：普遍易於感染，在生病之後免疫力會持久，很少有第二次發病者 (僅約 2%)。預防接種亦會獲致相當程度的免疫力。免疫力與血清中“O”、“H”、“Vi”抗體之效價比無關。傷寒與副傷寒之間並無交叉免疫力。

發病機制與病理改變

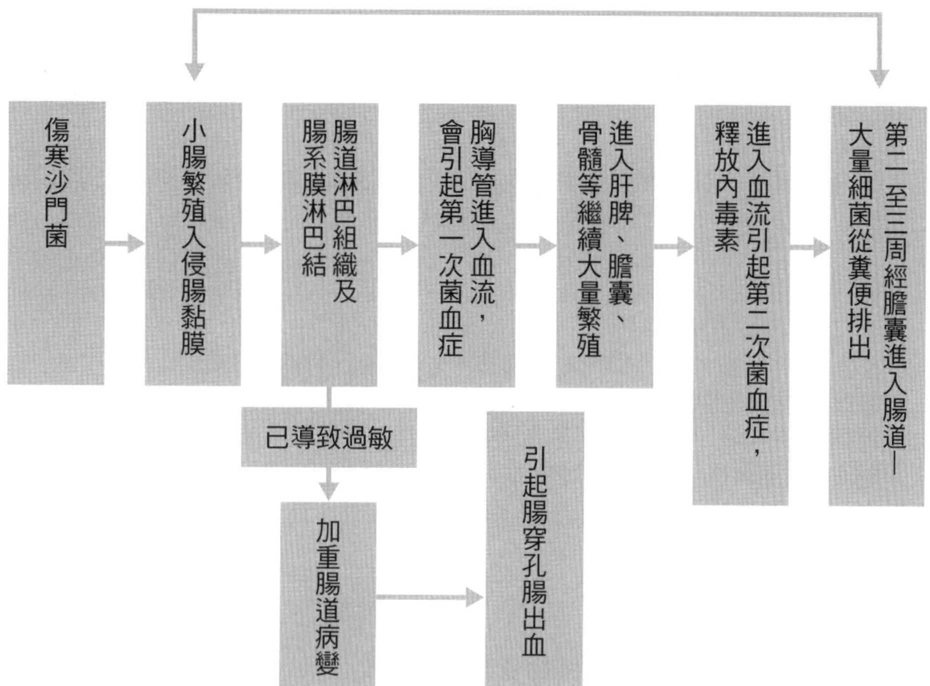

＋ 知識補充站

傷寒瑪麗的悲慘遭遇

瑪麗－梅隆，這位因為傷寒桿菌而出名的女士，生於 1869 年 9 月 23 日， 這位愛爾蘭廚師和許多愛爾蘭人一樣，在 15 歲時移居到美國追尋幸福的生活，她在紐約找到了一份廚師的工作。她曾得過傷寒病，但隨後很快就恢復了健康。 在當時醫學非常不發達的 20 世紀初，瑪麗－梅隆一直「健健康康」地生活著。但是「怪事」卻發生了，她到哪家給人做飯，哪家就有人被查出得了傷寒病，在 10 年期間她換了 8 個老闆，被她傳染而得病的人高達 50 多人，也有記載宣稱有 200 多人。

紐約市衛生官員最終查出是由這位廚師所傳播的傷寒病之後，就以危害公共健康罪而逮捕了瑪麗，最後瑪麗－梅隆被判監禁，被隔離在一個孤島上長達 20 多年，直到她在 65 歲時得中風死去為止。

19-2 傷寒（Typhoid Fever）（二）

(四)發病機制與病理的改變

1. 傷寒的發病機制：傷寒桿菌隨助污染的水或食物進入消化道之後，一般會被胃酸所殺死。若入侵的病菌較多，或在胃酸缺乏時，在鹼性環境的傷寒桿菌惠侵入腸黏膜之中，而引起一系列的病變。

2. 傷寒之病理變化：

(1) 全身單核—吞噬細胞系統的增生性反應：迴腸下段的集合淋巴結與孤立淋巴濾泡的病變最具有特徵性。在第一周，淋巴組織會增生、腫脹呈現紐扣狀突起。在第二周，腫大的淋巴組織會壞死。在第三周，壞死的組織會開始脫落，而形成潰瘍。在第四周潰瘍會逐漸癒合，而不留任何的疤痕。而腸道病變與臨床症狀的嚴重程度並不成正比。

(2) 脾臟和肝臟病變：脾腫大相當顯著，包膜緊張，質軟。肝臟亦腫大，在電子顯微鏡下可以見到肝細胞混濁腫脹、變性和壞死。腎活體檢查組織做免疫螢光檢測可以發現有免疫球蛋白 IgG、IgM 及補體沉著現象，腎小球還有 Vi 抗原沉著，腎臟病變可能與免疫合成物沉著有關。膽囊內會有傷寒桿菌，形成慢性膽囊炎，患者會成為慢性帶菌者，此在流行病學上具有重要的意義。

(五)臨床表現

傷寒的潛伏期大約為 7-23 天左右，一般為 10-14 天左右。可以將典型的臨床經過分為下列四期：

1. 初期（病程為第 1 周）：發病緩慢，發燒為最早出現的症狀，伴隨著全身不適與乏力、食慾減退與咽喉痛和咳嗽等。體溫呈現階梯式上升的趨勢，於 5-7 天之內，體溫會高達 39-40℃。在發燒之前會有畏寒的症狀，很少有寒 的症狀，在退熱時不會出汗或者很少出汗。

2. 極端期（病程為第 2—3 周）：(1) 發燒：會有稽留熱，發燒會持續大約 10—14 天左右。(2) 消化系統症狀：食慾不振，腹脹，大多有便秘的症狀。(3) 神經系統症狀：沒有慾望，與病情嚴重程度成正比。(4) 循環系統症狀：相對緩脈或有重脈，例如併發心肌炎，則相對緩脈不顯著。(5) 玫瑰疹：病程大約為 7-13 天左右，有淡紅色小斑丘疹，直徑約為 2-4mm 左右，施壓會退色，數目多為 6-10 個，會分批出現，多見於胸腹部。(6) 肝脾腫大：會併發中毒性肝炎。腸出血與腸穿孔等併發症會較多在本期出現。

3. 緩解期（病程為第 3-4 周）：體溫會有所波動，而逐步下降，食慾會漸漸地變好，而腹脹會逐漸消失。腫大的脾臟會開始回縮，小腸的病理改變仍處於潰瘍期，仍有可能出現腸出血或者腸穿孔。需要特別提高警惕，對飲食與活動要適當地加以限制。

4. 恢復期（病程為第 5 周）：體溫會恢復正常，食慾會有所好轉，通常在 1 個月左右會完全康復。

傷寒潛伏期之初期（病程為第 1 周）

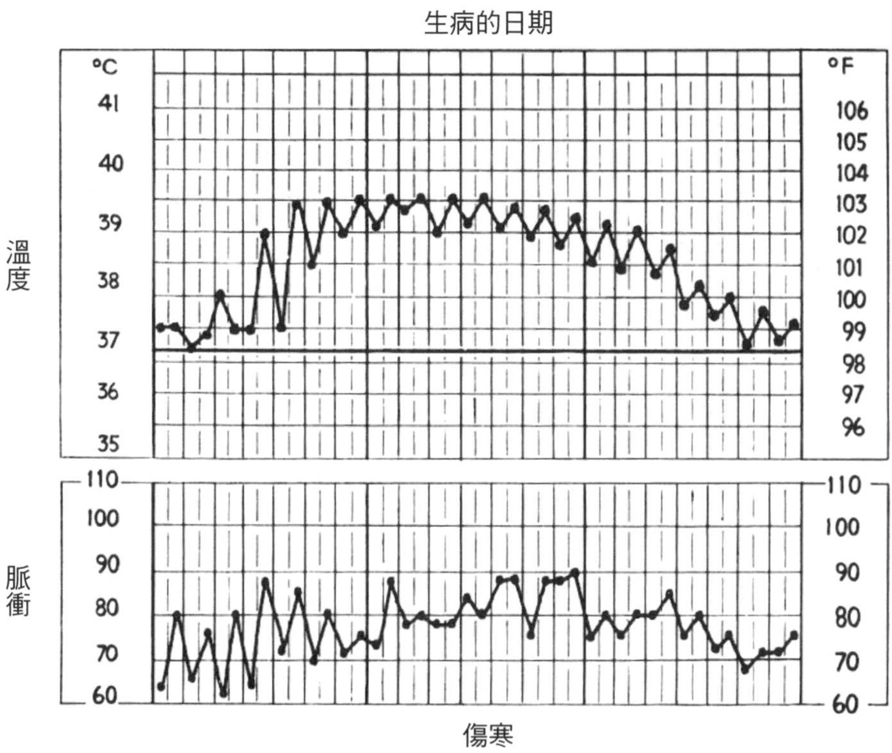

臨床之類型

輕型	發燒38℃左右，全身中毒症狀較輕，病程較短，在1-3天之內會恢復健康。
普通型	具有上述初期，極端期、緩解期與恢復期等典型的臨床經歷。
遷延型	在發病初期的表現與普通型相同，發燒型呈現弛張熱或間歇熱，肝脾腫大相當顯著。
逍遙型	毒血症狀較輕或並不明顯，患者照常生活和工作而未自覺，部分患者以腸出血或腸穿孔為第一個發病的症狀。
暴發型	發病較急，病情較重，會出現發高燒或體溫並不上升，常會併發中毒性腦病、中毒性心肌炎、中毒性肝炎、休克與DIC等症狀，若能早期診斷並積極地搶救，仍可以治癒。

19-3 傷寒（Typhoid Fever）（三）

（七）兒童傷寒的特色

傷寒症狀的波動甚大，常會發生輕型和頓挫型（發病較急，近似於典型的傷寒表現，但在第 1 周左右發燒等症狀會迅速消退而痊癒。）。其併發症較少，多見嘔吐與腹瀉的症狀，肝脾會腫大突出，很少見到玫瑰疹，白血球之數量常會增多，併發支氣管炎和支氣管肺炎較多。

（八）老年人傷寒的特色

其臨床表現的波動甚大，體溫大多不高，神經系心血管系統中毒症狀較重，易於併發支氣管炎和心功能不全症，會導致胃腸功能紊亂和記憶力減退症，恢復較慢，病死率較高。

（九）病症再發

少數患者在退燒之後 1—3 周，會再出現臨床症狀，血液培養再度呈現陽性反應，將之稱為病症再發。其原因為可能由於治療並不徹底，致使身體的抵抗力下降，潛伏在病灶中或巨噬細胞之內的傷寒桿菌會再度繁殖，而再度侵入血流的緣故使然。多見於抗菌治療並不徹底的患者。

（十）病症再燃

部分患者在生病之後 2-3 周，體溫會開始下降，但是在尚未恢復正常時，體溫又再上升，在持續 5—7 天之後才會恢復正常狀態，血液培養在此階段再發燒期間呈現陽性反應，此稱之為病症再燃現象。在再燃時症狀會加重，可能與菌血症尚未被完全控制有關。

（十一）併發症

腸出血為常見的嚴重併發症。其病程為第 2-4 周。腸穿孔為最嚴重的併發症，其發生率大約為 3%一 4%左右，病程為第 2-4 周，容易發生於末段迴腸。溶血性尿毒綜合症之病程為第 1-3 周，它是由內毒素所導致。中毒性心肌炎之病程為第 2—3 周，為相當嚴重的毒血症。中毒性肝炎為相當多見的併發症，常見於病程之第 1-3 周。其他的併發症為支氣管炎、支氣管肺炎、中毒性腦病與 DIC 等。

小博士解說

傷寒屬於沙門菌屬於D組。革蘭染色陰性反應，呈現短桿狀，周圍有鞭毛，能夠活動，不產生芽孢，無莢膜。在普通培養基上能生長，在含有膽汁的培養基中生長更好。傷寒桿菌造成之傷寒病，常稱為“傷寒熱”。傷寒桿菌在自然界中的生活力較強，在水中可以存活2～3周，在糞便中能維持1～2個月，在牛奶中不僅能生存，且可以繁殖。耐低溫，在冰凍環境中可以存活數月，但是對光、熱、乾燥及消毒劑的抵抗能力較弱，日光直射數小時即死，加熱至60℃後30分鐘或煮沸之後會立即死亡，消毒飲水餘氯會迅速致死。

實驗室檢查

一般性檢查	1.血液：白血球數量會減少，一般在（3～5）×109/L之間，重症者白血球之數量減少更為顯著；中性粒細胞會減少；嗜酸粒細胞會減少或者消失不見，可以此為基礎來判斷病情和療效。 2.尿液：病程在第2周開始會有輕度的蛋白尿或者少量管型。 3.糞便：在腸出血時會有便血或隱血實驗陽性反應。 4.骨髓塗片：傷寒細胞。
細菌檢查	1.血液培養：血液培養是確診傷寒的方法，病程第1～2周之陽性反應率最高高達80%～90%左右。 2.骨髓培養：由於骨髓中的巨噬細胞攝取病原體較多，故陽性反應率較血液為高。 3.糞便培養：病程第3～4周之陽性反應性率最高，可高達80%。 4.尿液培養：早期常為陰性反應，病程第3-4周之陽性反應率大約為25%。 5.十二指腸引流膽汁：會發現帶菌者。
血清學檢查：肥達(Widal)反應（傷寒血清凝集實驗）	1.傷寒沙門菌“O”與“H”抗原，副傷寒甲、乙、丙的鞭毛抗原(“A”、“B”、“C”)5種抗原，透過凝集反應來檢測患者血清中相應的抗體，對傷寒與副傷寒有輔助的診斷價值。 2.對未經免疫者，“O”抗體的凝集效價比在1／80及“H”抗體在1／160或者以上時，可以確定為陽性反應，有輔助的診斷價值。 3.每5～7日複檢1次，觀察效價比的動態改變，若逐漸上升，則價值較大。
血清學檢查：肥達反應結果的評估	1.若只有“O”上升，而“H”不上升，則可能是發病早期。 2.若只有“H”抗體上升而“O”抗體不增高，則可能是在不久之前患過傷寒或經過預防接種的非特異性回憶反應。 3.早期運用有效的抗菌藥，病原菌清除較早，抗體效價比可能不高。 4.沙門桿菌D群與A群會產生“O”與“H”抗體的交叉反應。 5.某些疾病會出現假性陽性反應。 6.部分血液培養陽性反應所證實的傷寒病者，有假性陰性的結果。肥達反應並不能做為確診的唯一依據。
對流免疫法檢測抗體	
協同凝集實驗	
酶聯免疫吸附實驗（ELISA）	
Vi抗體檢測	1.其效價比在1:40以上即有診斷的價值。 2.通常僅用於慢性帶菌者的調查。

19-4 傷寒（Typhoid Fever）（四）

（十二）傷寒的診斷

1. 流行病學資料：注意當地傷寒的流行情況與流行季節，患者以往有無傷寒史、有無傷寒菌苗接種史、有無與傷寒患者密切的接觸史。

2. 臨床特徵：白血球會減少，分類情況以淋巴細胞相對增加，而酸性細胞減少或者消失，血清學實驗呈現肥達陽性反應，對流免疫電泳檢測抗體或傷寒桿菌抗原呈現陽性反應。

3. 實驗室檢查：不明原因的發燒在 1 ～ 2 周以上，會伴隨著全身中毒的症狀，例如反應遲鈍、腹脹、大便秘結或腹瀉；出現相對緩脈，玫瑰疹，脾腫大或肝脾腫大等。如果出現腸出血或腸穿孔，則對診斷更有價值。應該注意不典型的臨床表現，以免誤診。

4. 確診標準：

(1) 要分離到傷寒桿菌。(2) 血清呈現特異性抗體陽性反應，肥大反應「O」抗體凝集之效價比大於或等於 1：80，「H」抗體凝集效價比大於或等於 1：160，恢復期之效價比會增高 4 倍以上。

（十三）傷寒的治療

1. 一般性治療：

(1) 隔離：依照消化道傳染病來加以隔離，排泄物要徹底消毒，在臨床症狀消失之後，每隔 5 ～ 7 天做糞便培養，若連續 2 次陰性反應即可解除隔離。(2) 休息：在發燒期要臥床休息。(3) 護理：防止褥瘡與肺部感染。(4) 飲食：高熱量、高營養、易於消化與少渣的食物。

2. 對症治療：

(1) 發高燒：要做物理降溫。(2) 便秘：使用生理鹽水低壓灌腸或開塞露；禁用瀉藥。(3) 腹脹：用松節油熱敷或肛管來排氣；禁用新斯地明。(4) 腹瀉：用收斂藥；禁用鴉片藥劑。(5) 嚴重毒血症狀：使用激素。(6) 煩躁不安：使用鎮靜劑。

3. 抗菌治療：

(1) 喹諾酮類為藥物的第一選擇，孕婦與兒童不宜使用，療程為 14 天。

(2) 氯黴素為有效的藥物。其總療程大約為 2 ～ 3 周左右。要應密切觀察血液的變化。(3) 頭孢菌素類之第二代與第三代之頭孢菌素抗菌效果較好，毒的副作用較低，孕婦與兒童亦可使用，其療程為 14 天。(4) 氨苄西林適用於不能用氯黴素、妊娠及慢性帶菌者。療程為 14 天。(5) 複方新諾明。

4. 慢性帶菌者的治療：

(1) 氨苄西林：療程為 6 周。(2) 喹諾酮類藥物：療程為 6 周。

5. 併發症治療：

(1) 腸出血：要禁食，臥床與監護，要止血與補充液體、輸血，要保持鎮靜，要做手術，內科治療毫無效果。(2) 腸穿孔：要做禁食與胃腸減壓，要早期診斷，及早處理與做手術治療，要服用足量與有效的抗生素。(3) 中毒性心肌炎：要多臥床休息，使用腎上腺皮質激素，使用改善心肌營養狀態的藥物，對洋地黃用藥要特別慎重。(4) 溶血性尿毒綜合症：使用抗生素來控制感染，輸血與補充液體，使用腎上腺皮質激素，使用抗凝療法與透析治療。

預防

控制傳染的來源	1.及早隔離，治療患者，在體溫正常之後15天，或每隔5天作糞便培養1次，若連續兩次陰性反應，可以解除隔離措手不及。 2.帶菌者要調離飲食服務業工作。慢性帶菌者要做治療、監督和管理。 3.接觸者要做醫學觀察23天(副傷寒為15天)。有發燒的可疑患者，要及早做隔離治療觀察。
切斷傳播的途徑	1.切斷傳播的途徑是預防本病的關鍵性措施。 2.應大力開展衛生運動，確實做好衛生宣傳的工作，做好糞便、水源和飲食衛生管理，消滅蒼蠅。養成良好個人衛生習慣與飲食衛生習慣，在飯前與便後要洗手，不吃不乾淨的食物，不飲用生水與生奶等。
保護易感族群， 提昇族群的免疫力	1.對於易於感染的族群可以做預防接種。可以用傷寒、副傷寒甲與乙三聯菌苗，本菌苗的不良反應較大，其實際的應用較少。 2.近幾年來，口服傷寒菌苗的研究已有了相當程度的發展，例如口服減毒活菌苗Ty21A株的疫苗，其保護效果高達50%—96%，其副作用也較低。 3.注射用的多醣菌苗(外膜抗原-Vi)，在現場實驗中初步亦證實非常有效。

19-5 傷寒（Typhoid Fever）（五）

(十四) 傷寒常用的護理診斷與措施

1. 體溫過高：與傷寒桿菌感染與釋放大量內源性致熱源有關。
   (1) 體溫監測。
   (2) 物理降溫：儘量避免使用容易發汗的退熱藥，在擦浴時要避免腹部加壓。
   (3) 臥床休息：發燒至退燒之後一周必須臥床休息。
   (4) 保證液體輸入量： 液體輸入量為 2000 ～ 3000ml，要少量多喝。
   (5) 口腔皮膚護理。
   (6) 用藥護理：觀察療效及不良反應。
2. 營養失調：低於身體的需求量，與高燒納差腹脹腹瀉有關。
   (1) 要時常介紹飲食控制的重要性。
   (2) 飲食的原則：在極端期要給予營養豐富與清淡流質飲食，少量多餐，避免吃太飽，在有腸出血症時要禁食，做靜脈補充；在緩解期可以給予易於消化的高熱量、高蛋白與高維生素，少渣或無渣的流食半流食，避免刺激性和產氣的食物，並觀察在進食之後的胃腸道反應；在恢復期可以逐步恢復正常飲食，但其仍有腸道併發症發生的可能，要做密切的觀察；腹脹者要給予少糖低脂的食物，禁喝牛奶，注意補充鉀鹽。
   (3) 營養狀況的監測。
3. 傷寒潛在的併發症：腸出血穿孔。
   (1) 避免誘因。
   (2) 觀察併發症的徵象。
   (3) 便秘腹瀉腹脹的護理：低壓灌腸，禁用新斯地明。
   (4) 出血和穿孔的護理：觀察 VS 與手術等。

小博士解說

主要的護理診斷

1.體溫過高:與傷寒桿菌裂解時釋放的內毒素有關。
2.營養失調：低於身體的需求量:與發高燒、納差、消化吸收功能低落有關。
3.潛在性的併發症:腸出血、腸穿孔有傳播感染的與傷寒沙門菌，從糞便中排出有關。

健康諮詢

普及傷寒的預防知識	1.確實做好衛生宣傳的工作，做好飲水的消毒工作，對食品衛生做嚴格的檢查和管理。 2.消滅蒼蠅、蟑螂。 3.教育民眾養成飯前便後洗手的衛生習慣。 4.高度危險族群要做定期的檢查與治療。 5.疫苗接種。
復健的諮詢	1.對病人的排泄物要隨時消毒。 2.養成良好的衛生飲食習慣。 3.定期回診：在痊癒之後仍需做糞便檢查，有發燒等不適之症時要及時就診，以防止復發或者成為帶菌者。 4.糞、尿培養持續陽性反應者仍需做抗生素治療，其不能從事飲食服務業的工作。

✚ 知識補充站

護理措施

1. 一般性護理：按照腸道傳染病隔離，發燒期務必需要臥床休息。
2. 飲食護理：飲食宜給易消化、低纖維素、高熱量、富有營養的流質或半流質飲食。
3. 高燒護理：
   (1) 休息：發熱期患者必須絕對臥床休息至退 后一周。
   (2) 降溫：避免藥物降溫，以防虛脫。
   (3) 保證液體攝入量：成人液體入量不少於 3000ml/d，若口服量不足可以靜脈補充。
   (4) 口腔護理：加強口腔護理，防止口腔炎皮膚護理做好皮膚護理，保持皮膚的清潔、乾燥。
4. 用藥護理：遵照醫囑給予抗菌藥，並觀察療效和不良反應。　諾酮類藥物會影響骨骼發育，故兒童、孕婦、哺乳期婦女應慎用，注意有無胃腸道的不適。
5. 併發症的護理：
   (1) 腸出血：禁食，務必要臥床休息，保持病房的安靜，在必要時肌肉要注射鎮靜劑。密切觀察患者面色、脈搏、血壓變化，記錄糞便量和性狀，留標本送檢。
   (2) 腸穿孔：密切地觀察病情，若突發有下腹劇痛，伴隨噁心、嘔吐、面色蒼白、體溫驟降、腹肌緊張、壓痛、反跳痛明顯，肝濁音界消失，要立即報告醫生採取手術治療。在手術之前禁服任何藥液和飲食，執行胃腸減壓，給予抗生素。
6. 健康教育：
   (1) 預防知識教育：管理傳染來源、切斷傳播途徑、保護易感者。
   (2) 相關的知識教育：幫助患者及家屬掌握本病症的有關知識和自我護理方法、家庭護理等。

第20章
細菌感染：細菌性痢疾

本章學習目標

1. 掌握菌痢常見的護理診斷及醫護合作性問題和措施。
2. 瞭解菌痢流行病學、臨床表現、輔助檢查、處理重點與菌痢的健康諮詢。
3. 瞭解細菌性痢疾之分類、病原、發病機制與病理。

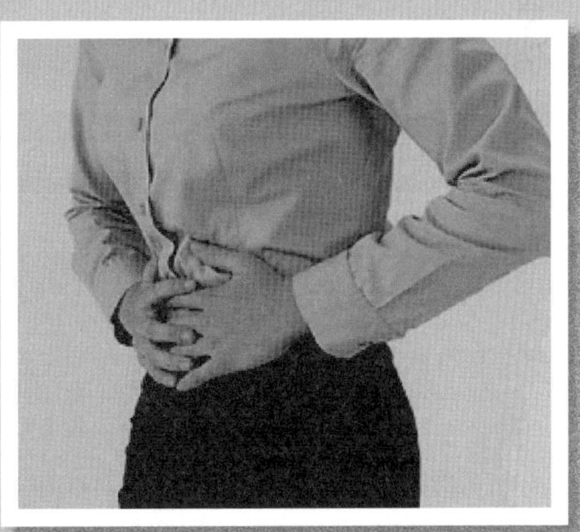

細菌性痢疾

20-1 細菌性痢疾（一）

(一) 概論

細菌性痢疾（Bacillary Dysentery），是痢疾桿菌所引起的常見急性腸道傳染病，其以直腸、B 型結腸化膿性發炎症與潰瘍為主要病變，以腹痛、腹瀉、裏面急後面重、黏液膿血便等臨床表現，會伴隨著發燒及全身中毒的症狀。

(二) 病原

細菌性痢疾之病原為痢疾桿菌，屬於志賀菌屬與腸桿菌科，其形態為 G −、無鞭毛與桿狀，其毒素分為內毒素（毒血症狀）與外毒素（神經毒、細胞毒、腸毒素）兩種，細菌性痢疾之抵抗力情況如下：其最適宜的溫度為 37℃，在水果、蔬菜及醃菜中能夠生存10日左右；在牛奶中可以生存24日之久；在陰暗潮濕及冰凍條件下能夠生存數周。在陽光直射之下會有殺菌的功能，若加熱至 60℃，在 10 分鐘左右即會死亡，而一般的消毒劑即能將其消滅。

(三) 流行病

1. 傳染來源：傳染來源為病人與帶菌者，其中非典型病例和慢性病例之流行病最為流行。

2. 傳染途徑：透過消化道來傳播。主要藉著感染細菌的食物、飲水和手等，經過嘴巴來感染。在流行季節會有食物型和水型的暴發性流行，前者係指食用被手或蒼蠅等所污染的物體而受到感染；後者係指水源被糞便所污染而導致水型傳播。

3. 族群易於感染性：無論男女老幼，對本病症普遍易於感染。在患病之後僅會產生短暫、不穩定的族群和類型免疫力，易於重複感染或者再發。

4. 流行特徵：溫帶亞熱帶國家，尤其是衛生條件較差的地區。

(四) 發病機制

1. 發病：發病情況取決於細菌數量、致病力（對腸黏膜上皮細胞具有侵襲力）和人體的抵抗力而定。

2. 數量：數量 100 ～ 200 個左右。

3. 致病力：致病力取決於對腸黏膜細胞的吸附和侵襲能力而定。

4. 抵抗力：胃酸，正常腸道菌群的拮抗作用，腸黏膜所產生的分泌型 IgA，對痢疾桿菌有相當重要的排斥作用。

5. 腸黏膜細胞和固有層中繁殖：發炎症、壞死和潰瘍與腹痛、腹瀉、膿血便等。

6. 外毒素：外毒素會導致腸黏膜細胞壞死症。

7. 內毒素：內毒素會導致發燒、中毒症狀與感染性休克症。

8. 中毒性菌痢：全身中毒的症狀與腸道病變的程度並不一致，雖然有毒血症的症狀，但是腸道發炎症的反應相當輕微。除了痢疾桿菌內毒素之作用之外，可能會與某些兒童因具有特異的體質，而對細菌毒素呈現強烈的反應，從而引發微血管痙攣、缺血和缺氧症，而導致 DIC、重要器官的功能衰竭、腦水腫和腦疝症。

致病性志賀菌之分類

志賀氏菌屬有菌體抗原O及表面抗原K，有其族群與類型的特異性，可以將痢疾桿菌分為四大族群：痢疾志賀菌、福氏志賀菌、鮑氏志賀菌、宋內志賀菌。		
致病性志賀菌之分類	族群	類型
痢疾志賀菌（S. Dysenteriae）	A群	12型
福氏志賀菌（S. Flexneri）	B群	16型
鮑氏志賀菌（S. Boydii）	C群	18型
宋內志賀菌（S. Sonnei）	D群	1型
目前以福氏和宋內氏菌較佔優勢，在某些地區仍有志賀氏菌群流行病。		

病理的改變

急性期的病理變化	為彌漫性纖維蛋白滲出性發炎症，導致腸黏膜彌漫性充血與水腫，會分泌大量的滲出物，其間有微小的膿腫。
壞死組織的脫落	會形成潰瘍，而潰瘍深淺不一，但是只受限於黏膜下層，故腸穿孔和腸出血的症狀很少見。
在發病之後大約1周左右	人體會產生抗體，而使潰瘍部位逐漸癒合。
毒素也會引起內臟的病變	而呈現在肝臟、腎小管、心肌與腦細胞的變性。

+ 知識補充站

併發症

1.在恢復期或急性期偶而會有多發性滲出性大關節炎。
2.孕婦重症患者會導致流產或早產。
3.慢性菌痢有潰瘍結腸病變者，會併發營養不良、貧血、維生素缺乏症及神經官能症。
4.痢疾桿菌敗血症：主要見於營養不良兒童或免疫功能低下患者的早期，臨床症狀較重，病死率較高（高達46%），及時使用有效抗生素可以降低病死率。
5.溶血尿毒症候群（HUS）：此為嚴重的一種併發症。原因不明，可能與內毒血症、細胞毒素、免疫複合物沉積等因素有關。常因突然出現血紅蛋白尿（尿呈醬油色）而被發現，表現為進行性溶血性貧血；高氮質血症或急性腎功能衰竭；出血傾向及血小板減少等。用皮質激素治療相當有效。
6.關節炎：菌痢併發關節炎較為少見。主要在療程2周左右，波及大關節引起紅腫和滲出。關節液培養無菌生長，而志賀菌凝集抗體可為陽性，血清抗“O”值正常，可以視為一種變態反應所導致，激素治療可以緩解。

20-2 細菌性痢疾（二）

（五）臨床表現

1. 潛伏期：潛伏期為數小時至 7 天左右，多數為 1 ～ 2 天。志賀氏菌感染的表現一般較重，而宋內菌之引起者較輕，福氏菌感染介於二者之間，但容易轉變為慢性。

2. 臨床上的區分：在臨床上分為急性（普通型，輕型和中毒性（休克型，腦型和混合型））與慢性（慢性遷延型，急性發作型和慢性隱匿型）兩種。

3. 急性菌痢：

(1) 普通型：①發病急驟，畏寒、寒顫伴隨著發高燒，繼之以腹痛、腹瀉和裏急後重，每天排便 10～20 次，呈現膿血便，數量少，左下腹壓痛伴隨著腸鳴音亢進症。②一般在 1 ～ 2 周之內會逐漸恢復或轉變為慢性。

(2) 輕型：全身毒血症狀和腸道表現均較輕，腹痛並不顯著，腹瀉次數每天不超過 10 次，大便呈現糊狀或水狀，含有少量的黏液，裏急後重感也不太明顯，會有嘔吐，療程為 3 ～ 6 天，易誤判為腸炎或結腸炎。

(3) 中毒型：大多為兒童，發病較急與兇險，發高燒，腸道症狀較輕，分為休克型（由全身微血管痙攣而引起面色蒼白，皮膚花斑，四肢厥冷，紫紺，血壓下降，脈搏數，少尿及意識障礙）、腦型（由腦血管痙攣而引起，煩躁不安，嗜睡，昏迷及抽搐，瞳孔變化，呼吸衰竭）與混合型（為預療中最為兇險的一種，兼有休克型和腦型的症候群）。

4. 慢性菌痢：

(1) 病程超過 2 個月即稱為慢性菌痢。

(2) 相關因素：①急性期治療不及時或為耐藥菌感染。②營養不良。③合併慢性疾患，例如膽囊炎、腸道寄生蟲病以及身體免疫機能障礙與 SIgA 缺乏者。④福氏菌感染。

(3) 急性發作型：因為某種因素，例如飲食不當、受涼、勞累等而導致慢性患者呈現急性發作者，其症狀一般較急性期輕。

(4) 慢性遷延型：最為多見。在急性菌痢之後，病情長期延遲不癒，有不同程度的腹部症狀，或有長期腹瀉，或腹瀉與便秘交替症狀，大便經常或間歇會帶有黏液或膿血，可以長期間歇排菌。

(5) 慢性隱匿型：較為少見。有急性菌痢史，較長期並無臨床的症狀，大便培養陽性反應，B 型結腸鏡檢查會有異常的發現，也是重要的傳染來源。

小博士解說

臨床表現

潛伏期一般 1～3天（數小時至7天），流行期 6～11月，發病高峰期在8月。分 急性菌痢、慢性菌痢和中毒性菌痢。

實驗室檢查

血液檢查	1.急性病例白血球總數及中性粒細胞有中等程度的升高。 2.慢性病人會有輕度貧血症。
糞便檢查	1.典型的痢疾糞便中並無糞質，數量較少，呈現鮮紅黏凍狀，無臭味。 2.內視鏡檢查會見到大量的膿細胞及紅血球，並有巨噬細胞。 3.糞便培養可以檢查出致病細菌。
其他	特異性核酸檢測與血清學檢查。

+ 知識補充站

診斷

診斷的方法有流行病資料、臨床特色與化驗結果。鑒別的方法有:

1.急性應與霍亂、傷寒、急性腸炎、食物中毒等鑒別。
2. 慢性應與結腸炎、腸癌等鑒別。
3. 中毒菌痢應與B型腦炎鑒別。

兒童細菌性痢疾併發症

急性菌痢患兒，例如在嘔吐與腹瀉嚴重時，會併發水和電解質紊亂（脫水、酸中毒、低鉀、低鈉、低鈣等）。慢性菌痢發生併發症較多，主要是身體營養不良和免疫功能低落所導致。最常見的有營養不良及營養不良性水腫，多種維生素與微量元素缺乏，而呈現為乾燥性眼病、營養不良性貧血、佝僂病，嚴重者會出現腳氣病及壞血病。腸部潰瘍深者會導致大量腸出血，腹瀉頻繁者會導致脫肛，使用抗生素過久會導致腸道菌群紊亂或合併真菌感染。個別嚴重營養不良患兒腸道潰瘍若長久不能修復，會發生腸穿孔。

20-3 細菌性痢疾（三）

（六）治療的方式

1. 急性菌痢的治療：

(1) 一般性治療：臥床休息，消化道隔離。飲食以少渣易於消化的食物為宜，避免飽含脂肪的食物，補充必要的維生素和微量元素。補充水液，對輕、中度脫水，口服補液。適量使用胃腸解痙藥，慎重使用止瀉藥，以免延長病程和排菌的時間，甚至加重中毒的症狀。

(2) 病原治療：

(a) 用藥的原則，根據當地及當時的菌株流行情況、細菌培養和藥過敏的結果，篩選和調整抗生素。以口服為主，儘量使用消化道吸收較好的抗生素。一般不主張合併使用抗生素。抗生素的使用療程為 3 ～ 7 天。抗生素的篩選，一般先根據臨床診斷來篩選抗生素，等待病原診斷確認之後，再做更換或調整。抗生素的篩選－喹諾酮類，該類藥物作用於細菌 DNA 促旋酶，具有殺菌的功能，並無毒物的副作用，已成為成人菌痢藥物的第一選擇。由於該類藥會影響兒童骨骼的發育，學齡前兒童忌用。

(b) 成人之用法如下：吡哌酸每天 2 公克 (g)，分 3 次口服，療程為 5 ～ 7 天；諾氟沙星每天 600 ～ 800 毫克 (mg)，分 2 ～ 3 次口服，療程與上面相同。

(c) 依諾沙星、氧氟沙星和環丙沙星每天皆為 600mg，分 2 次口服，療程為 3 ～ 5 天。

(d) 慶大黴素的劑量為 160 ～ 240 毫克 / 天，分為 2 次肌注，兒童每天 3 ～ 5mg/kg，分 2 次肌注；卡那黴素的劑量為 1 ～ 1.5g/ 天，兒童為每天 20 ～ 30mg/kg，分 2 次給藥；氨芐西林的劑量為 2 ～ 6g/ 天，兒童為每天 50 ～ 100mg/kg，分為 4 次給藥。療程均為 5 ～ 7 天。

(3) 對症治療：發高燒、腹痛與嘔吐，保護腸黏膜，使用思密達、果膠鉍等；微生態製劑，例如雙歧桿菌和乳酸桿菌製劑等。

2. 慢性菌痢的治療：需要做長期與系統性的治療。應儘可能地多次做大便培養及細菌藥物過敏實驗，在必要時要做 B 型結腸鏡檢查，作為使用藥物及衡量療效的參考。

(1) 全身治療。

(2) 病原治療：致病菌分離鑒定、藥物過敏、合併用藥、充足的劑量、足夠的療程與保留灌腸。

(3) 對症治療：鎮靜、解痙、收斂與腸道菌群失調的處理。

3. 急性細菌性痢疾係由痢疾桿菌所引起的急性腸道傳染病。急性細菌性痢疾（下面簡稱為急性菌痢）的臨床表現為－發病較急，腹痛，腹瀉與墜脹，每天大便數次至 10 餘次，混有黏液、膿、血液，會伴隨著發高燒，左下腹壓痛及噁心嘔吐，食慾不振等。其中，中毒型菌痢，發病更為急驟，大多見於 2 ～ 7 歲之兒童，會迅速地出現發高燒、嗜睡、驚厥、昏迷與呼吸循環衰竭，必須及早加以救治。

4. 中毒性菌痢的治療－抗菌治療：採用慶大黴素或阿米卡星與氨芐西林靜脈注射，劑量、用法與急性期相同，在中毒症狀好轉之後，依據一般性急性菌痢治療或改用複方磺胺甲噁唑（SMZ-TMP）或口服諾氟沙星，總療程為 7 ～ 10 天左右。也可以使用氟喹諾酮類靜脈針劑和頭孢哌酮。

循環衰竭的處理

擴充血液容量	1.使用血管擴張劑，採用山莨菪鹼，成人劑量為10-20mg/次，兒童每次0.3-0.5mg/kg，或阿托品成人1-2mg/次，兒童每次0.03-0.05mg/kg，注射間隔和次數視病情輕重和症狀緩急而定，輕症每隔30-60分鐘肌注或靜脈注射一次； 2.重症每隔10-20分鐘靜脈注射一次，待面色紅潤、循環呼吸好轉、四肢溫暖與血壓回升之後即可停藥，一般使用3-6次即可奏效。
使用血管活性藥物	1.可以快速靜脈輸入低分子右旋糖酐或葡萄糖氯化鈉溶液，第一劑為10-20ml/kg，全日總液量50-100ml/kg，實際情況依患者病情及尿量而定。 2.若有酸中毒，可以給予5%碳酸氫鈉滴入。
強心抗凝激素治療	1.強心治療(有左心衰和肺水腫者，應給予西地蘭等治療)。 2.抗凝治療(有DIC者採用肝素抗凝療法，劑量及療程與感染性休克相同)。 3.腎上腺皮質激素的使用：氫化可的鬆每天5-10mg/kg靜脈滴注，可以減輕中毒的症狀、降低周圍血管阻力、加強心肌收縮、減輕腦水腫、保護細胞和改善代謝，成人為200-500mg/日，一般用藥3-5天。

＋ 知識補充站

1. 發高燒和驚厥的治療：安乃近及物理降溫，無效或伴隨著躁動不安、反覆驚厥或驚跳者，可以給予次冬眠療法，以氯丙嗪與異丙嗪各為1～2mg/kg注射肌膚，再必要時靜脈滴注，在病情穩定之後延長至2～6小時注射一次，一般5～7次即可以撤除，儘快使體溫保持在37℃左右。冬眠靈具有安定中樞神經系統和降溫的功能，會降低組織敵耗氧量，抑制血管運動中樞，會使小動脈和小靜脈擴張，從而改善微循環和增進器官的血流灌注。還可以給予地西泮（安定）、水合氯醛或巴比妥鈉。
2. 呼吸衰竭的治療：要保持呼吸道的暢通、給氧、脫水療法（例如應用甘露醇或山梨醇）、嚴格控制輸入的液量。在必要時給予山梗菜域、尼可剎米等肌注或靜注。重度危險病例應給予呼吸監護，氣管插管或使用人工呼吸器。

20-4 細菌性痢疾（四）

(七) 常用的護理診斷與措施

1. 體溫過高：與痢疾桿菌啟動細胞釋放大量內源性致熱來源有關，參照傷寒體溫過高的護理措施。

2. 腹瀉：與腸道發炎症及廣泛淺表潰瘍的形成導致腸蠕動增強與腸痙攣有關。

(1) 消化道隔離。

(2) 腹瀉的觀察：排便量、次數、性狀、內容物、伴隨著症狀。

(3) 飲食的護理：高燒量高蛋白高維生素 , 少渣或無渣的流食半流食；少量多餐；避免生冷、多渣、油膩、刺激性食物；腹瀉嚴重時應禁食，靜脈補充營養 ; 口服糖鹽水。

(4) 休息、環境。

(5) 肛周圍皮膚的護理。

(6) 保持水電解質的平衡。

(7) 加強營養狀況的監測。

(8) 用藥的護理：觀察抗菌藥的療效及副作用。

3. 組織灌注無效：與中毒性菌痢導致微循環障礙有關。

(1) 病情觀察：生命徵象、神智是否清醒、尿液量。

(2) 保暖、吸氧、臥床休息，休克臥位。

(3) 抗休克治療的護理：迅速建立靜脈通路；及時正確執行各項醫師的囑咐；嚴格記錄 24 小時的出入量；根據尿量與 BP 來及時調整輸液的速度。抗休克治療的有效特徵為面色轉紅、發紺消失、肢端回暖、BP 逐漸上升；SP > 80mmHg、△ P > 30mmHg、P < 100 次 / 分鐘且充盈有力、尿液量 > 30ml/h。

(八) 健康諮詢

1. 疾病預防諮詢：

(1) 要確實做好飲水、食品的衛生檢查和管理。

(2) 改善環境衛生，消滅蒼蠅、蟑螂。

(3) 教育大眾養成飯前便後洗手的衛生習慣。

(4) 嚴格地執行食品衛生法

(5) 疫苗接種

2. 康復諮詢：

(1) 病人要及時隔離治療，排泄物要隨時消毒。

(2) 嚴格地遵從醫師的囑咐來服藥，在急性期要做徹底的治癒。

(3) 慢性菌痢患者要注意避免誘發的因素。

(4) 養成良好的衛生飲食習慣。

(5) 加強鍛練身體，增強體質。

(6) 在復發時要及時治療。

病歷個案研究

患者，男，5歲，以「發燒12小時，抽風2次」之主要敘述於2003年8月6日9Am住院。其母敘述罹患兒童在昨天白天玩耍相當正常，但是在晚上11點出現發高燒的症狀，在夜間體溫突然升至40℃，雖口服退燒藥但毫無效果。

在今天早上突然抽筋，兩眼上翻，口吐白沫，四肢抽動，持續時間長達數分鐘之久，經過針刺人中穴之後抽筋停止，在送醫院途中，再次抽筋1次，嘔吐2次為胃部呈現噴射狀。在病後並無咳嗽及咽痛。未解大便，小便少。以往其身體健康，家族及個人史並無特殊之處。皆按時預防接種。

在生病之前一天有吃到未洗的生黃瓜病歷，附近並無類似的疾病患者。

檢查身體體溫為40℃，P150次／分鐘，神智不清，呼之不應．發育良好，呼吸急促，面色蒼白，口唇發紺，四肢末梢冰冷，雙側瞳孔腫大，光線反應遲鈍。頸軟，心肺及腹部身體檢查並未發現陽性反應徵象。雙側膝腱反射稍為活躍，克氏症、布氏症及巴氏症均呈現陰性反應。化驗檢查 與血液常規檢查為WBC 22×109／L，N90%。

Q&A

本病症最可能的診斷是什麼?	診斷依據是什麼?還要做何種檢查？
請寫出主要護理診斷及措施	
本病症最有可能的診斷	是急性中毒型細菌性痢疾(混合型)。
診斷的依據	1.患者為兒童，夏秋季節發病，在病發之前有不潔飲食史。 2.發病急驟，突然發高燒，在數小時內即出現反覆抽筋、噴射狀嘔吐及意識障礙，瞳孔對光線反應遲鈍等中樞神經系統症狀。同時有呼吸急促，脈搏覺快，面色蒼白，口唇發紺，肢端冰冷，尿少等周圍循環衰竭的表現。 3.化驗檢查：外圍血液白血球及中性粒細胞均明顯地升高。該罹患兒童同時具有周圍循環衰竭及中樞神經系統的臨床表現，故診斷為中毒型菌痢（混合型）。 為了進一步診斷要立即做拭肛或生理鹽水灌腸取出糞便，若肉眼可以看見黏液，內視鏡檢查有白血球或濃細胞及紅血球即可得出診斷結果。在確診之後則應送出糞便細菌培養，而培養出痢疾桿菌。

第21章
細菌感染：霍亂

本章學習目標

1. 掌握霍亂（Cholera）常見護理診斷及醫護合作性問題和措施。

2. 瞭解霍亂（Cholera）流行病、臨床分期、併發症、輔助性檢查與處理的重點。

3. 瞭解霍亂（Cholera）的健康諮詢。

4. 瞭解霍亂（Cholera）的概況、病原、發病機制及病理生理。

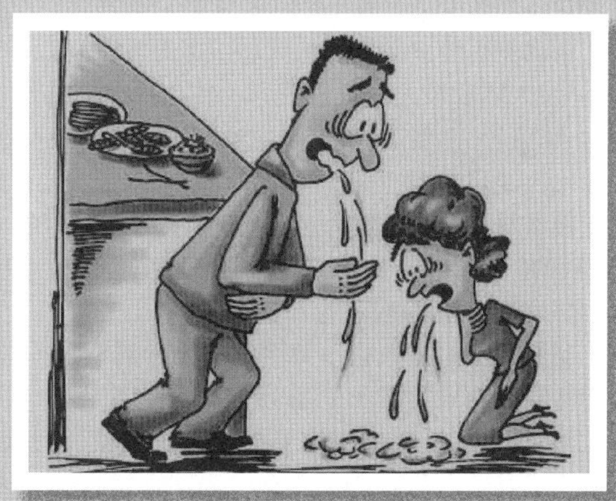

食物中毒

21-1 霍亂（一）

(一) 概論

霍亂是由霍亂弧菌所引起的烈性腸道傳染病，其主要經由水和食物來傳播，其發病較急，傳播較快，被列為國際檢疫傳染病。典型的病例發病急驟，以劇烈瀉吐、排泄大量米泔水狀腸內容物、脫水、肌肉痙攣及循環衰竭為其特徵。一般大多見於輕型症狀，帶菌者亦較多，重症及典型患者，其病死率相當高。

(二) 霍亂流行的歷史與現狀

霍亂發病較急，傳播較快、波及面相當廣泛、危害嚴重。霍亂病名始見於中醫經典《內經》，漢朝《傷寒論》中也有所論述，清朝還有專著《霍亂論》。霍亂是經由口嘴所感染的腸道傳染病，常經由水、食物、生活接觸和蒼蠅等而傳播。經由水傳播是最主要的傳播途徑，歷來較為廣泛的流行或暴發多與水體被污染有關。經由水傳播的特點是常常呈現暴發，病人大多沿著被污染的水體分佈。重症霍亂病人的主要臨床表現為劇烈腹瀉、嘔吐、脫水、循環衰竭及代謝性酸中毒等。如果不及時搶救或者處理不得當，會於發病之後數小時至十多個小時內死亡。洪澇災害對霍亂發生與流行的影響為：大型而長時間的洪澇災害使得農村和城鎮的供水設備和廁所等衛生設施受到沖毀和淹泡；水災會使江河的水位升高，而經常干擾正常時期污水排出和垃圾的處理；洪水災害使得水井、水塘等水源受到糞便、垃圾等的污染，水中可能會帶有各種腸道傳染病的病原體；水源中有機物含量會增加，從而適於病原體的存活和繁殖。

戰爭也往往會使霍亂到處肆虐。在 1994 年盧安達內戰造成百萬難民缺衣少食，於是霍亂開始流行。根據相關的統計證實，戰後一個月逃難到鄰國薩伊戈馬地區的盧安達難民感染霍亂人數大約為 5 萬人，患者平均每兩分鐘會喪生一名。

依據歷史的記載，霍亂共有七次大流行。第一次始於 1817 年，當時霍亂起於印度；在 1826 年的第二次大流行中，它抵達阿富汗和俄羅斯，然後擴散到整個歐洲；第三次大流行，它漂洋過海，在 1832 年抵達北美。20 年不到，霍亂就成了“最令人害怕、最引人注目的 19 世紀世界病”。到 1923 年的百餘年間，霍亂第六次大流行。1961 年之後霍亂又開始第七次大流行。這次起始於印尼，然後傳到亞洲其他國家和歐洲各地；在 1970 年進入非洲，非洲從此深受其苦。在 1992 年新發現的 0139 型有形成第八次世界大流行的趨勢。

霍亂因為發病較猛、傳播較快、影響較大，被世界衛生組織 (WHO) 確定為必須國際檢疫的傳染病之一。在 1990 年代，霍亂患者數量呈現上升的趨勢。世界衛生組織宣稱，它是對全球的永久威脅，且「威脅正在增大之中」。專家認為，霍亂之所以在多年之後捲土重來與環境惡化、衛生設施落後、居住條件惡劣、營養不良等因素有關，例如 1991 年秘魯霍亂肆虐，主要在於它缺少清潔的飲用水。

世界衛生組織（WHO）腹瀉控制中心根據弧菌的生化性狀、O抗原的特異性和致病性等的不同，將其分為下列三類：

O1群霍亂弧菌	1.包括古典生物型和埃爾托生物型。 2.古典生物型所引起的霍亂，過去將之稱為霍亂，而埃爾托生物型所引起的霍亂，過去將之稱為副霍亂。
不典型O1群霍亂弧菌	本族群霍亂弧菌會被多價O1群血清所凝集，但是在體內外均不會產生腸毒素，因此並沒有致病性。
非O1群霍亂弧菌	1.一般並不會致病，其O抗原與O1群並不相同，但是鞭毛抗原卻相同。 2.O139型是近年來所發現的新型致病性霍亂弧菌。

+ 知識補充站

霍亂時期的愛情電影劇情簡介

少女時的費爾米娜容貌美麗、自負而又尊貴，被稱為「戴皇冠的仙女」，她與私生子阿里薩相戀，由於社會地位的懸殊，費爾米娜曲從於父親的意思，嫁給了年輕有為的醫生烏爾比諾，婚後她漸漸愛上了丈夫，過了相當體面而和諧的幸福日子。阿里薩則在一心投入在事業上之餘，捻花惹草，在花叢中打滾，在半個世紀的漫長光陰之中，雖阿裏薩在數不清的女性肉體上尋尋覓覓和迷走迷宮，但他心裏最念著的還是費爾米娜。

在費爾米娜70多歲時，醫生意外死亡，使她成為寡婦，阿里薩在此時已經已經是一家船運公司的老闆，同時他還保持著單身。他又一次展開了對費爾米娜的熱烈追求，經過了一番掙扎與疑惑之後，費爾米納終於接受了阿里薩。

阿里薩和費爾比納登上了一艘遊船，開始了他們的「蜜月」旅行，這是一次被延遲了半個世紀的旅行。因為船上有霍亂（Cholera）病人，他必須在船尾上掛上黃旗，而按照法律，掛上黃旗的船是無法靠岸的。阿里薩只有與她相愛的費爾米娜永遠在海上無休無止地航行下去。

21-2 霍亂（二）

（三）霍亂的病原

1. 病原的發現：在 1883 年的第五次大流行中，柯區（Koch）從埃及患者的糞便中第一次發現了霍亂弧菌。霍亂弧菌為革蘭染色，呈現陰性反應，菌體呈現逗點狀或者弧形，在一端有鞭毛，運動相當活潑，有菌毛，並無芽胞和莢膜；鹼性蛋白質培養生長良好。經由塗片染色，弧菌呈現魚群狀排列；透過懸滴內視鏡檢查會看見有穿梭狀的運動；霍亂弧菌有耐熱性的菌體抗原（O 型）和不耐熱的鞭毛抗原（H 型）兩種，H 型抗原為霍亂弧菌所共有，而 O 型抗原之特異性較高。該病原菌血清群中只有 O1 群和 O139 群霍亂弧菌有致病性，會引起霍亂的流行，O139 型是近年來所發現的新型致病性霍亂弧菌。

2. 世界衛生組織（WHO）腹瀉控制中心根據弧菌的生化性狀、O 抗原的特異性和致病性等的不同，將其分為下列三類：

(1)O1 群霍亂弧菌：包括古典生物型和埃爾托生物型。古典生物型所引起的霍亂，過去將之稱為霍亂（Cholera），而埃爾托生物型所引起的霍亂（Cholera），過去將之稱為副霍亂。

(2) 不典型 O1 群霍亂弧菌：本族群霍亂弧菌會被多價 O1 群血清所凝集，但在體內外均不會產生腸毒素，因此並沒有致病性。

(3) 非 O1 群霍亂弧菌：一般並不會致病，其 O 抗原與 O1 群並不相同，但是鞭毛抗原卻相同。

3. 霍亂弧菌的特性：霍亂弧菌能夠產生腸毒素、神經氨酸酶、血凝素及菌體裂解所釋放的內毒素。腸毒素即霍亂毒素（CTX 或 CT）在古典型、埃爾托型和 O139 血清型霍亂弧菌均能產生，會釋放於菌體之外。它是主要的致病因素。CTX 並不耐熱，在 56℃的溫度、在 30 分鐘即會破壞掉。不耐乾燥和熱，對酸和一般消毒劑均相當敏感，在煮沸 1 ～ 2 分鐘之後即可將之殺死；在 1% 漂白粉中 10 分鐘、1%的石碳酸 5 分鐘、0.5 ～ 1%來蘇 30 ～ 40 分鐘、在不含大量有機物的水中，餘氯量在 1ppm，在 15 分鐘左右會立即死亡，但其相當耐低溫。在自然環境下其存活時間較長，在水中能夠生存 1 ～ 3 周，魚蝦貝殼生物中可以生存 1 ～ 2 周；霍亂弧菌在正常胃酸中能夠生存 4 分鐘左右，在未經處理的糞便中能夠存活數天左右。

小博士解說

霍亂弧菌和產毒性大腸桿菌會導致小腸非炎症性水瀉，沙門菌屬、志賀菌屬、彎曲桿菌屬、小腸結腸炎耶爾森氏菌（Yersinia Entcrocolitica）、侵入性大腸桿菌、金黃色葡萄球菌與副溶血性弧菌、難辨性梭狀芽胞菌會導致結腸炎。產生膿血腹瀉。

霍亂的流行病

傳染的來源	1.病人與帶菌者是霍亂的傳染來源。典型病人的吐瀉物含菌量較多，會對疾病傳播發揮重要的功能。 2.輕型病人容易被忽略掉，健康帶菌者不易檢查出來，上述兩者皆為危險的傳染來源。
傳播的途徑	1.病人與帶菌者糞便或排泄物污染水源或食品經過感染族群之嘴巴，而引起傳播。 2.經由水傳播為最主要的途徑，時常呈現暴發性流行的症狀。 3.透過食物傳播的作用僅次於水。 4.,也可經由蒼蠅等媒介傳播。 5.水產品中的魚、牛蛙等，尤其以甲殼或貝殼類（蝦、蟹、螺、甲魚、蟶子等）的傳播功能更大。
易於感染的族群	1.一般族群普遍易於感染。 2.隱性感染之機率為75%，顯性感染之機率為25%。 3.在生病之後會產生相當程度的免疫力，產生抗菌抗體和抗腸毒素抗體，維持時間僅為一至幾個月左右，仍有可能再度感染。 4.在注射霍亂疫苗之後其保護期不會超過６個月。 5.近年來在某些地區的流動人口為主要的發病族群。 6.霍亂流行的地區分佈一般多以沿海為主，特別是江河入海口附近的江河兩岸和水網地帶，但也可以傳入內陸、高原和山地甚至沙漠地區，一般來說沿海沿江地區的發病率高於平原。 7.霍亂在各地的流行季節與當地的緯度、氣溫、雨量等密切相關。

＋ 知識補充站

「昆梅拉節」為印度最盛大的朝聖節日，每12年內分別在恒河之畔的「赫爾德瓦爾」、錫布拉河畔的「烏賈因」、戈達瓦里河畔的「納西克」和恒河與亞穆納河交匯的「安拉阿巴德」舉行一次。「聖浴」是「昆梅拉節」的重要節目，因此又稱為恒河聖水沐浴節。相傳，自古以來印度教徒一直視恒河之水為聖水。他們認為，在聖水中沐浴，可以潔淨身心。因此，在此節日期間，成千上萬的善男信女，扶老攜幼來此拜佛與沐浴，以祈求神靈的保佑。

21-3 霍亂（三）

（四）臨床表現

1. 霍亂（Cholera）的臨床表現主要分為潛伏期、瀉吐期、脫水期和反應期共 4 個階段。

2. 潛伏期：一般持續大約為 1 ～ 3 天左右（最短為 3 ～ 6 小時，最長為 7 天）。古典生物型與 O139 型霍亂弧菌所引起的霍亂（Cholera），症狀較重，其與重型霍亂相類似。埃爾托型所導致者輕型較多，而無症狀者更多。

3. 典型霍亂之病程分為下列三期：瀉吐期、脫水虛脫期與恢復期（反應期）。

(1) 瀉吐期：大便多為黃水狀或清水狀，典型為米泔狀水便或洗肉水狀血便，並無糞質；大便次數每日為數次至十餘次，甚至無數次，便量相當多；先瀉後吐，嘔吐為噴射狀。吐出物起初為胃內容物，繼之為米泔水狀，大多無噁心的症狀；無痛性劇烈腹瀉，並不伴隨著裏急後重的症狀；成人一般並無發燒的症狀，本期持續大約數小時到兩天左右。多數病人伴隨著腓腸肌痛性痙攣的症狀。

(2) 脫水虛脫期：

①輕度脫水：口唇、皮膚乾燥及皮膚彈力會下降；眼窩會凹陷。

②中度脫水：呈現為口渴，皮膚彈性較差，眼窩凹陷，聲音嘶啞，血壓下降，尿量減少。

③重度脫水：出現皮膚乾皺無彈性的症狀，眼窩及面頰凹陷，聲音嘶啞，神智不清，脈搏細速甚至觸不到，血壓下降甚至測不出來，尿量會減少甚至會有無尿的症狀。

(3) 反應期：腹瀉會停止，脫水症狀在糾正之後症狀逐漸好轉或者消失，尿量會增加，脈搏及血壓會恢復正常。在循環改善之後，殘存在腸道內的毒素吸收，症狀消失之後，三分之一的病人會發燒，在持續 1 ～ 3 天之後會消失。

（五）臨床表現之分類

臨床表現分為輕型、中型、重型與暴發型，其中暴發型亦稱為乾性霍亂，甚為罕見。以中毒性休克為第一個症狀，其病情進展相當急驟，不待瀉吐出現，即會因為中毒性循環衰竭而死亡。

（六）實驗室檢查

1. 一般性檢查：血液常規檢查為 WBC10 ～ 30×109，中性和單核細胞會增高，血液會濃縮，RBC 及 HB 會增高，血清離子鈉、鉀、氯均會降低，CO2CP 會下降；尿素氮會升高，尿液檢查會看到蛋白、RBC、WBC、管型；糞便常規檢查會看到黏液和稍許紅白血球。

2. 病原檢查：瀉吐物直接塗片染色鏡檢查會看到排列呈現魚群狀革蘭陰性弧菌，懸滴內視鏡檢查，會看到在暗處下呈現流星狀運動；細菌培養在接種於鹼性蛋白質增菌之後來培養有利於確診，而螢光抗體檢查會於 1 ～ 2 小時檢查出結果，其準確率高達 90%。

3. 血清學檢查：抗菌抗體在病後 5 天即會出現，在兩周達到高峰，故在病後兩周血清抗體滴度為 1：80 以上或有動態性的升高，即具有診斷的價值。

發病機制

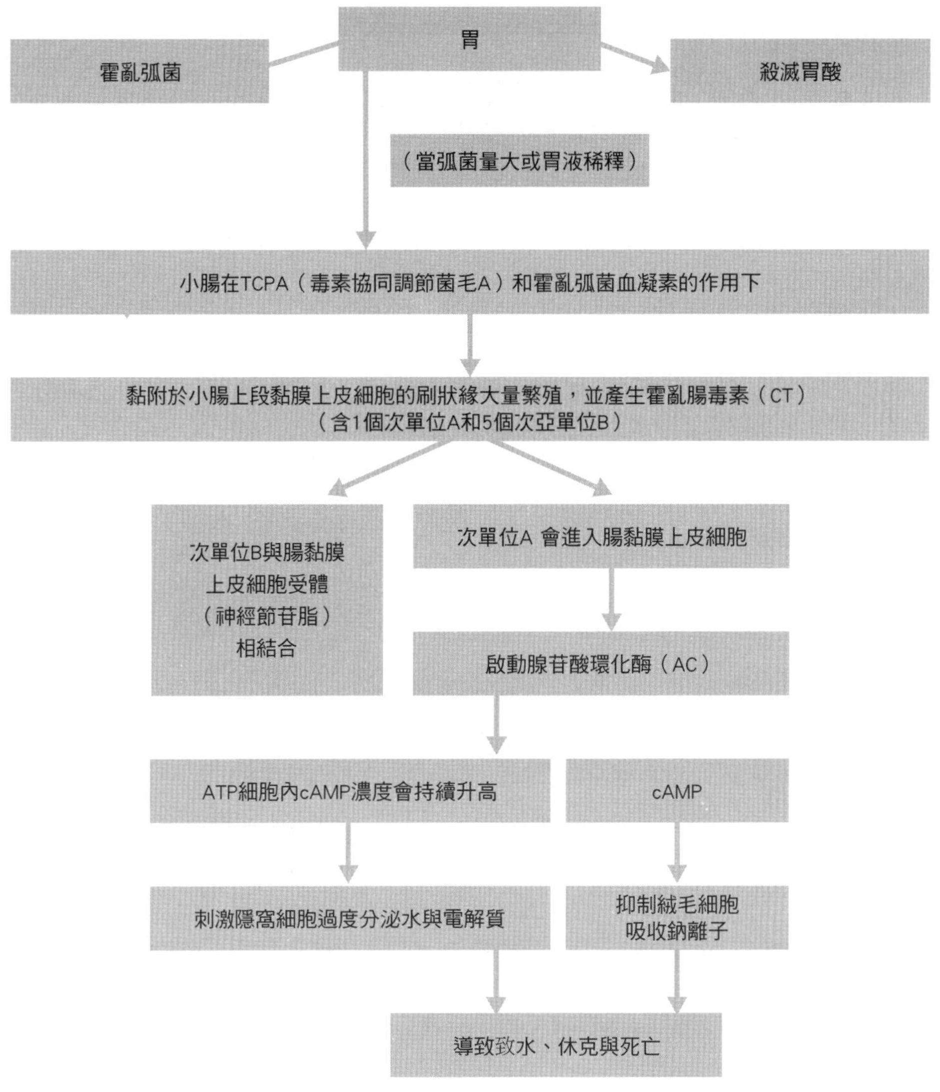

+ 知識補充站

臨床表現之併發症

臨床表現之併發症有休克，常見的急性腎功能衰竭，肺水腫，心臟衰竭等。其病死率為3-6%左右。

21-4 霍亂（四）

（七）診斷

1. 霍亂病人和帶菌者的診斷：由於霍亂（Cholera）的輕型病例居多，其症狀和體徵又不太典型化，故不易與其他病因所引起的腹瀉相互區別。因而病原檢查應為其主要依據。

2. 霍亂的診斷規定：考量到目前的實際情況，對霍亂（Cholera）的確診除了以病原為依據之外，可以依據臨床的表現、流行病史和血清學檢測等來做綜合性的診斷，並暫作規定如下：

(1) 確診診斷依據：有下述三項中之一項者即可以確診。

①有瀉吐症狀，糞便培養有霍亂弧菌生長者。

②流行區族群，有典型的症狀，但是糞便培養並無霍亂弧菌生長者，經由血清凝集抗體測定，效價比呈現 4 倍或以上成長者。

③雖然沒有任何症狀，但是糞便培養呈現陽性反應，且在糞便檢查前後 5 天內曾有腹瀉症狀，並有密切接觸史者。

(2) 疑診診斷依據：

①有一般性的症狀，但是病原檢查並未明確者。

②在流行期間有明顯的接觸史，且出現瀉吐的症狀，而不能以其他原因解釋者。

符合下述兩項中之一項者即可以做疑診診斷。對疑似病例應填寫疑似霍亂（Cholera）報告、隔離與消毒，並每天作糞便培養，如果三次呈現陰性反應，且血清檢查兩次呈現陰性反應，即可否定診斷並重作更正報告。

（八）治療

1. 隔離：隔離的原則為嚴格隔離；及時補充水液；輔之以抗菌和對症治療。

2. 做嚴格的隔離措施：凡是確診的霍亂病人、有一般性症狀的疑似病人，必須就近來隔離治療，不允許長距離的運送與轉院，以免延誤治療的時機。在症狀消失之後 6 天，而且糞便培養 qod 連續 3 次呈現陰性反應，方可以解除隔離。帶菌者及確診時症狀已消失者，可以在疫點內留駐檢驗與服藥。治療方式為補充液體療法。

3. 及時補液：補充液體及電解質是治療的關鍵性重點，靜脈補充液體（541（NCL5g、$NaHCO_3$4g 與 KCL1g／1000ml），基層單位使用可以服用 0.9%NaCL550ml，1.4%$NaHCO_3$300ml，10%KCL10ml，10%GS140ml），口服補充液體 ORS（NaCL3.5g，$NaHCO_3$2.5g，KCL1.5g，GS20g／1000ml）。治療方式為抗菌聊療法。

4. 抗菌療法：抗菌治療之目的為縮短病程，減少腹瀉次數和排菌量，迅速從糞便中清除病原菌。

霍亂的分類

	輕型	中型	重型
補充液體量	成人：3000ml～4000ml	4000ml～8000ml	8000ml～12000ml
補充液體量	兒童：100～150ml／Kg	150～200ml／Kg	200～250ml／Kg
速度	輕度：口服補充液體或正常輸入液	中度：成人20～40ml／分鐘輸入2000～3000ml之後減至5～10ml／分鐘	重度：成人40～80ml／分鐘輸入，4歲以上20～30ml／分鐘，嬰幼兒10ml／分鐘，以後依據脫水及脈搏情況再做調整。

＋ 知識補充站

抗菌療法

1. 抗菌療法常用的藥物為　諾酮類、SMZ－Co、多西環素等。
2. 複方新諾明：成人每天2次，每次2片，兒童依據每天每公斤體重50mg來計算，分2次口服。
3. 痢特靈：成人每天4次，每次100mg，兒童依據每天每公斤體重10mg來計算，分2次服。
4. 強力黴素：成人每天2次，每次200mg，在飯後服用。兒童依據每天每公斤體重6mg來計算，分兩次來服用。
5. 慶大黴素：成人每天16～24萬單位，兒童依據每天每公斤體重0.4～0.6萬單位來計算，分4次注射肌膚或靜脈滴注。
6. 四環素：成人每次0.5克，每6小時1次，兒童依據每天每公斤體重40～50mg來計算，分4次口服，也可以靜脈滴注。
7. 紅黴素：0.25g.qid口服，連續口服3～5天。
8. 氟呱酸：0.2g.tid口服，連續口服3～5天。

對症治療

1. 糾正酸中毒。
2. 糾正休克和循環衰竭。
3. 糾正低血鉀症。
4. 抗腸毒素治療：黃連素、氯丙嗪。

21-5 霍亂（五）

（九）護理診斷

1. 體液不足：與體液失漏有關。
2. 組織灌洗無效：與嚴重脫水有關。
3. 腹瀉：為霍亂弧菌感染。
4. 恐懼症：與疾病擴散與病情嚴重有關。
5. 有傳播感染的危險：病人大便排菌量較大。

（十）護理措施：一般性護理

1. 隔離與消毒：要嚴密隔離至症狀消失為止，隔日大便培養 1 次，連續 3 次呈現陰性反應或在症狀消失之後兩周。對患者吐瀉物及食具等均須徹底消毒。對密切接觸者要嚴格檢疫 5 天。室內要有防蠅設備。
2. 休息與活動
3. 飲食與營養：劇烈嘔吐者要禁食，在恢復期逐漸增加飲食，多喝水；不宜喝用牛奶和豆漿。
4. 日常衛生：保持口腔與肛門周圍的清潔
5. 病情觀察：密切觀察生命體徵的變化、出入水量及判斷脫水的程度。

（十一）護理措施：對症護理

1. 脫水的護理：要評估病人體液不足的程度及脫水體徵；記錄 24 小時的出入水量；建立靜脈通路，採取兩路輸液。囑咐病人口服 ORS 液。觀察輸液的效果，並注意有無輸液的反應，例如心臟衰竭與肺水腫的發生；在補充液體之後，血壓仍然不上升者，要遵照醫師的囑咐給予血管活性藥物。
2. 腹瀉的護理：評估腹瀉程度及所伴隨的症狀。密切觀察大便的次數、性狀及數量，並詳加記錄。採取大便送常規檢查及培養。有關肛門周圍皮膚護理，在每次大便之後要清洗乾淨，並塗上保護油膏。要遵照醫師的囑咐補充液體及使用抗生素。對排泄物要及時消毒。
3. 心理護理。
4. 健康教育。

（十二）健康諮詢

1. 嚴格地做好疫情報告和隔離制度：建立腹瀉腸道門診，依據 A 類傳染病管理報告；隔離治療的病人；密切的接觸者要檢疫 5 天，服藥預防；做好國境衛生檢疫和國內交通檢疫的工作。
2. 疾病預防知識：普及霍亂有關知識，確實做好早期發現病症；切斷傳播途徑，個人要養成良好的衛生習慣；在霍亂流行期間要自覺地停止一切聚餐；若有吐瀉症狀要及時第到腸道科門診治療。
3. 加強衛生防疫：檢測水、水產品及海產品。
4. 疾病預防知識：注射疫苗；而口服基因疫苗目前正在研究之中。

使用霍亂疫苗可以提供持久的保護功能

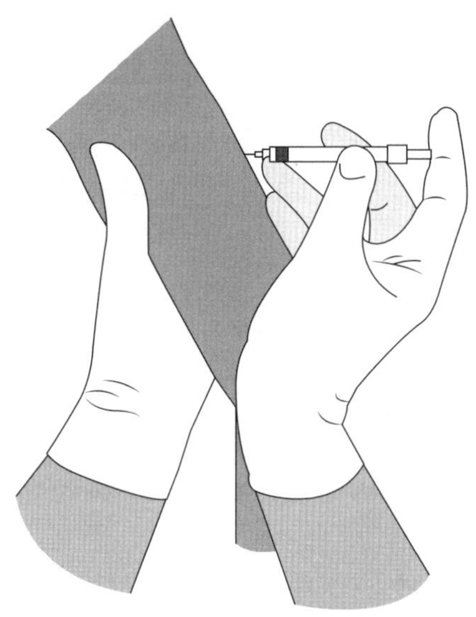

+ 知識補充站

個案研究

患者，男，29歲，因為腹瀉12小時，於2012年8月7日住院。患者在12小時之前開始出現腹瀉，大便10餘次，為黃色水狀大便，曾經嘔吐2次，為胃內物。並無發燒、腹痛及裏急後重之感覺，在發病之後曾自服氟呱酸4片，但效果欠佳。以往相當體健，並無肝炎與結核等病史。在病前一天曾經進食過海鮮。體檢結果為體溫36.8℃，脈搏96次／分鐘，呼吸22次／分鐘，血壓87／60mmlHg，神智清醒，皮膚彈性較差，口唇乾燥，眼窩凹陷。心肺聽診並未聞有異常症狀，腹平軟，無壓痛與反跳痛。並未觸及肝脾肋下，腸鳴音活躍。膝、跟腱反射存在，並未引發病理反射，腦膜刺激症呈現陰性反應(－)。

實驗室檢查：外圍的血液：WBC9．8×109／L，嗜中性粒細胞79%，血色素165g／L。大便常規檢查：白血球為0～3個／HP，紅血球為0~2／HP。

1.試述本病例的診斷和診斷依據。

2.試述本病例要做的進一步檢查專案，以確刃診斷的療法。

(1)本病例的診斷為霍亂：其診斷依據為：①流行病資料：夏天發病，在生病之前有外出進食海鮮史；②臨床表現：發病較急，為無痛性腹瀉，並無發燒、亦無裏急後重的症狀；大便為黃色水狀，並無黏液膿血便；身體檢查血壓偏低，有脫水的症狀；③外圍血球偏高，以嗜中性粒細胞為主，血色素升高，有血液濃縮的現象；大便常規檢查大致正常。

(2)為了確認診斷，本病例除了做大便懸滴檢查之外，應做大便培養，先使用PH值8.4～8.6的1%鹼性蛋白質水增菌6～8小時，之後轉種到霍亂弧菌能夠生長的選擇性培養基，再挑選典型菌落做玻片凝集實驗來確定致病細菌。

第22章
細菌感染：流行性腦脊髓膜炎

本章學習目標

1. 掌握流行性腦脊髓膜炎（Epidemic Cerebrospinal Meningitis）常見的護理診斷及醫護合作性問題與措施。
2. 瞭解流行性腦脊髓膜炎（Epidemic Cerebrospinal Meningitis）的流行特徵、臨床分類、輔助性檢查、流行性腦脊髓膜炎的處理重點與流行性腦脊髓膜炎的健康諮詢。
3. 瞭解流行性腦脊髓膜炎（Epidemic Cerebrospinal Meningitis）的概況、病原學、發病機制與病理生理。

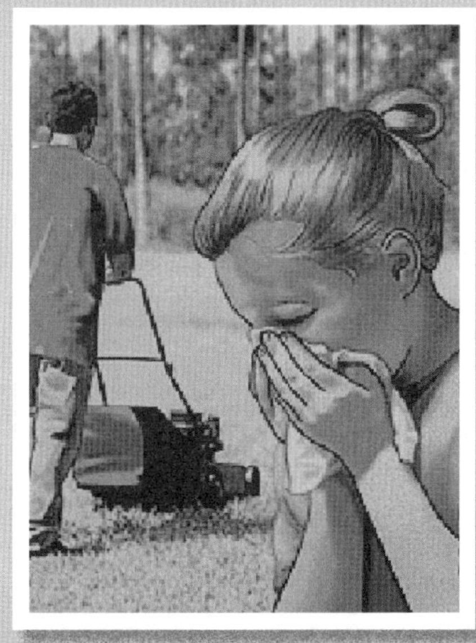

流行性腦脊髓膜炎

22-1 流行性腦脊髓膜炎（一）

（一）概論

流行性腦脊髓膜炎簡稱為「流腦」，又稱為「腦膜炎奈瑟菌病」，它是由腦膜炎奈瑟菌（腦膜炎雙球菌）所引起的「化膿性腦膜炎」。其臨床的主要表現為突起高燒、劇烈頭痛、頻繁嘔吐、腦膜刺激症及皮膚黏膜瘀點、瘀斑，嚴重者為會有敗血症休克及腦實質的損害（腦膜腦炎），腦脊液會呈現化膿性改變。流行性腦脊髓膜炎透過空氣傳播，冬春季多發病，兒童發病率較高。

本病症於 1805 年由瑞士 Vieusseaux 所發現。在 1887 年 Weichselbaum 從腦脊液中分離出腦膜炎雙球菌。

（二）病原

病原呈現 G －型，腎形或豆形，多糖莢膜，多數凹面相對成雙排列。根據腦膜炎球菌群特異性抗原的莢膜多糖的不同，一般將其分為 13 個血清群，其中以 A、B、C 三群最常見到，占流行病病例的 90% 以上。國內目前所流行的菌群以 A 群為主。本菌裂解會釋放出內毒素，為其致病的重要因素。病原僅存在於人體之中，可以由病人鼻咽部、血液、皮膚瘀點或腦脊液中檢查出來，為專性需氧菌。儘管腦膜炎球菌感染性較強，但它對外界的抵抗力較弱，因為菌體內有自身的溶解酶。在外部環境中存活能力較差。對冷、熱、乾燥和常用消毒劑均相當很敏感，溫度小於 30℃或者超過 50℃均容易死亡。

（三）流行病

1. 傳染的來源：傳染來源為帶菌者和流腦病人。病人從潛伏期末開始至發病 10 天之內具有傳染性。

2. 傳播的途徑：病原菌藉著咳嗽、噴嚏、說話等由飛沫直接從空氣中傳播，因其在體外生活力極弱，故透過日常用品間接傳播的機會極少。如懷抱、喂奶、接吻等親蜜接觸也是傳染的傳播途徑。

3. 族群易於感染性：任何年齡層均會發病，從 2-3 個月嬰兒開始，6 個月至 2 歲發病率最高，以後隨著年齡的成長而逐漸下降，但在流行的年份，發病族群會向高年齡層移動。

4. 流行的特徵：全年均會發生，多發生在 11 月至次年 5 月，其中三至四月為高峰期。

小博士解說

臨床表現

潛伏期為1～10天左右，一般為2～3天左右，臨床分類為普通型、暴發型、輕型與慢性敗血症型共四種。

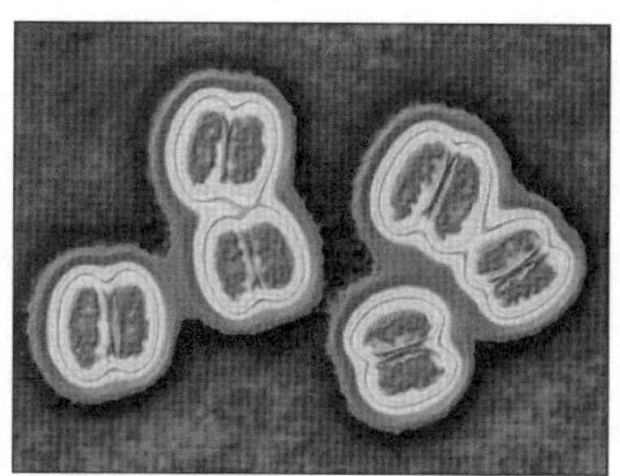
流行性腦脊髓膜炎病原

流行性腦脊髓膜炎

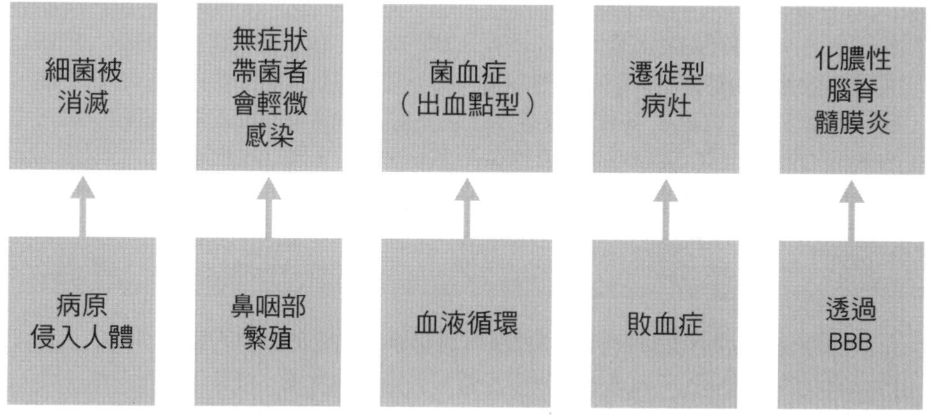

流行性腦脊髓膜炎之發病機制

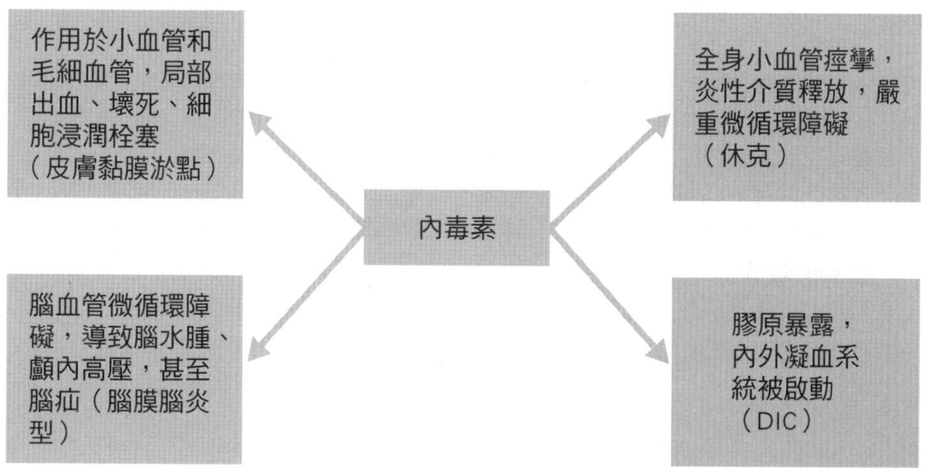

22-2 流行性腦脊髓膜炎（二）

(四) 臨床表現

1. 普通型流行性腦脊髓膜炎最為常見，普通型的比率在 90% 以上。普通型的一般性表現可以區分為下列四期：

(1) 前驅期：感染症狀，會持續 1 ～ 2 天左右，多數病人並無此期的症狀。

(2) 敗血症期：病人精常無前驅症狀，突起畏寒、發高燒高達 39 ～ 40℃、頭痛、嘔吐、全身乏力、肌肉酸痛，食慾不振及神智不清等毒血症症狀。其重要體徵為 80% 的病人有皮膚、粘膜的瘀點或者瘀斑，病情嚴重者瘀斑會迅速擴大，中央會呈現初紫黑色壞死區或水泡。

(3) 腦膜炎期：主要是 CNS 症狀；大多數敗血症患者於 24 小時左右會出現腦膜刺激症，此期會持續發高燒，頭痛劇烈、嘔吐頻繁，皮膚感覺過敏、畏光、狂躁及驚厥、昏迷。血壓會增高而脈搏會減慢，部分嬰幼兒前囟會膨脹隆起；神智改變，在超過 2 ～ 5 天會進入恢復期。(4) 恢復期：體溫會逐漸恢復正常，瘀點、瘀斑會消失，症狀會好轉，神經系統檢查恢復正常，在 1 ～ 3 週之內會痊癒。

2. 暴發型：發病急驟，病勢兇險，大多發生在兒童。

(1) 休克型：突發高燒、寒顫或體溫不上升，伴隨著全身嚴重症狀，皮膚黏膜廣泛瘀點、瘀斑，融合成大片伴隨著中央壞死，循環衰竭為特徵性表現，腦膜刺激症大多付諸缺如。

(2) 腦膜腦炎型：主要表現為腦膜腦實質損害，嚴重的顱內高壓為突顯的症狀。嚴重者會發生腦疝，中樞性呼吸衰竭。體檢有腦膜刺激症、巴賓斯基症陽性反應。

(3) 混合型：上述兩型臨床表現會同時或者先後出現，病情更為嚴重，病死率極高。

3. 輕型：大多見於流行後期，病變輕微，腦脊液變化並不明顯，咽培養會有病原菌。臨床僅呈現為輕微上呼吸道感染症狀，皮膚有少量細小的出血點，會有輕度腦膜刺激症，並無意識方面的改變。

4. 慢性敗血症型：非常罕見，呈現為間歇性發燒、皮膚瘀點或皮疹，多發性大關節痛，少數病人會脾腫大，每次發作大約為 1 ～ 6 天左右，會持續數月之久。容易遭到誤診，需要回診多次做血液培養或瘀點塗片檢查。

5. 嬰幼兒流腦的特色為臨床表現並不一般性，有發高燒、嘔吐、拒食、煩躁、啼哭、驚厥及囟門隆起，腦膜刺激症大多不明顯。而老年流腦的特色為多見的感染症狀，發高燒流程較長，有瘀點、瘀斑發生率較高，意識障礙相當明顯，多見暴發型。

(五) 併發症

併發症有遷徙性病灶 (中耳炎、鼻炎等)、聾啞、智力障礙與其他症狀。

實驗室及其他檢查

血液檢查	1.WBC會大幅上升，N會上升。 2.在外併發DIC時血小板會大幅下降。
腦脊液檢查	1.腦脊液在療程初期僅僅壓力會升高、外觀仍清亮有緻，稍後則外觀混濁類似米湯狀。 2.細胞數常達1×109/L，以中性粒細胞為主。蛋白顯著地增高，糖含量時常低於400mg/L，有時甚至為零。 3.暴發型敗血症者脊液往往清亮，細胞的數目、蛋白與糖的數目亦無改變。 4.對頭顱內壓較高的病人，腰身穿著要慎重，以免引起腦疝。
細菌檢查	1.細菌檢查是確診的重要方法。 2.塗片：皮膚瘀點、組織液或腦脊液。 3.細菌培養：取瘀斑組織液、血液或腦脊液，例如細菌培養陽性反應，必須做藥物敏感實驗。血液培養腦膜炎雙球菌的陽性反應率較低，但是對慢性腦膜炎雙球菌敗血症的診斷非常重要。
免疫學檢測	1.測定夾膜多糖抗原的免疫學實驗，較細菌培養陽性反應率為高，方法簡便、快速、敏感、特異性較強。 2.使用血清特異抗體來測定。

+ 知識補充站

診斷重點

1. 流行病資料：大多發生在冬春季，多見於嬰幼兒。
2. 臨床表現：突發高燒、劇烈頭痛、頻繁嘔吐、皮膚黏膜瘀點、瘀斑及腦膜刺激症，嚴重者會出現感染性休克、意識障礙、驚厥及呼吸衰竭。
3. 實驗室檢查：血液白血球和中性粒細胞數會升高，腦脊液檢查呈現頭顱壓升高及化膿性改變，細菌培養陽性反應可以確診。
4. 鑒別：B型腦炎、其他化膿性腦膜炎與病毒性腦炎等。

22-3 流行性腦脊髓膜炎（三）

(六) 診斷的重點

1. 普通型：

(1) 一般性治療：要做呼吸道隔離，要多休息與保持安靜。

(2) 病原治療：相當敏感並能透過 BBB 的抗菌藥物來加以治療。① PG 的效能較高，價格較為低廉。②頭孢菌素：價格較貴。③氯黴素：PG 過敏。④磺胺：少用為妙。

(3) 對症治療：降溫、鎮靜與脫水。

2. 暴發型－休克型：

(1) 病原治療：大劑量青黴素鈉鹽靜脈滴注。

(2) 抗休克：①可以擴充血液的容量。②可以糾正酸中毒。③血管擴張劑：使用山莨菪鹼 1 ～ 2mg ／ kg，做靜脈注射。④激素。⑤強心保護重要器官的功能。⑥抗 DIC：凡是疑有 DIC，不用等待實驗室檢查的結果，可以使用肝素 1mg ／ kg，來做靜脈注射。

3. 暴發型－腦膜腦炎型：

(1) 病原治療：要儘早地使用有效的抗菌藥物。

(2) 脫水治療。

(3) 腎上腺糖皮質激素。

(4) 搶救呼吸衰竭：①保持呼吸道的暢通。②呼吸興奮劑（洛貝林 12mg、回蘇靈 16mg、利他林 20mg，做靜脈注射）。③血管擴張劑。④做氣管插管或切開動作；使用人工呼吸器。

(5) 對症治療：發高燒驚厥。

(七) 常用的護理診斷、措施及依據

1. 體溫過高：與肺炎雙球菌感染而導致敗血症有關。
2. 組織灌注無效：與內毒素導致微循環障礙有關。

3PC：驚厥、腦疝與呼吸衰竭。

4. 有皮膚完整性受損的危險：與意識障礙與內毒素損傷皮膚小血管有關。

小博士解說

流行性腦脊髓膜炎簡稱為流腦，是由腦膜炎雙球菌所引起的化膿性腦膜炎。致病細菌由鼻咽部侵入血液循環，形成敗血症，最後局限於腦膜及脊髓膜，形成化膿性腦脊髓膜病變。主要臨床表現有發燒，頭痛、嘔吐、皮膚瘀點及頸項強直等腦膜刺激症，腦脊液呈現化膿性改變。

常用的護理診斷、措施及依據

病情的觀察	1.嚴密監測生命的徵象、意識狀態；瞳孔變化；有無抽搐的症狀、驚厥的徵象；記錄24小時的出入量。 2.發現頭顱內的高壓、腦疝的症狀徵象，及時通知醫生處理。
休息和體位	1.病人要多臥床休息，操作集中化，少搬動病人，避免驚厥的發生。 2.在病人嘔吐時，頭要偏向一側。 3.頭顱內高壓的病人要抬高頭部，除去枕頭平臥6小時。
呼吸衰竭的護理	1.吸痰；吸氧；準備好搶救物品和藥品；在出現呼吸衰竭時，要遵照醫師的囑咐，使用呼吸興奮劑，若呼吸停止，要配合醫生搶救。 2.切忌壓胸作人工呼吸。
用藥護理	在使用PG、磺胺類藥、氯黴素時；使用脫水劑時；使用強心劑時；在使用肝素時要做用藥護理的工作。
安全護理	1.避免誤吸；防止發生尿豬留；防止病人墜床。 2.皮膚觀察：觀察有無淤點、淤斑，其部位、大小、進展或好轉的情況。 3.皮膚護理：重點保護出現瘀點、瘀斑的部位；在水皰潰破時，要防止繼發性的感染；在有癢刺感時，要避免抓破皮膚；在翻身時要避免擦傷皮膚，防止壓瘡；床褥要保持清潔與平整，衣褲要柔軟與寬鬆。

+ 知識補充站

預後

早期治療的效果較好，暴發型的患者病情較重、死亡率較高。

22-4 流行性腦脊髓膜炎（四）

(九) 個案分析

1. 患者之症狀

患者男性，22 歲，郊區某建築工地的工人，因為發高燒、頭痛 3 天，神智不清 1 天，於民國 102 年 3 月 12 日住院。在 3 天之前並無明顯的誘因出現導致發高燒，體溫高達 39.7℃，伴隨著寒顫的症狀，頭痛症狀相當明顯，噴射狀地嘔吐胃內容物，全身肌肉關節疼痛，在發病之後第二天發現皮膚散在紫紅色斑點，逐漸增多，部分範圍擴大，壓之而不退色，並無搔癢感。在第三天會出現胡言亂語、煩躁不安、四肢抽搐、小便失禁的症狀。

2. 體檢的結果

(1) 體檢的結果為：體溫 39.5℃，脈搏 121 次／分鐘，呼吸 22 次／分鐘，血壓 140 ／ 85mmHg。神智不清，全身皮膚密佈大小不等的瘀點瘀斑，頸部抵抗，克氏症呈現陽性反應，布氏症呈現陽性反應，瞳孔左側 4 毫米（mm），右側 3.5 毫米（mm），對光線的反射相當遲鈍。上齶會出現出血點。心率 121 次／分鐘，心律相當整齊。雙下肺會聞及少許的細濕性羅音。腹部平軟，肝脾並未觸及，移動性濁音陰性反應。雙下肢肌力正常，肌張力增加。

(2) 急診檢查血液：WBC 24×l09／L，N 96%，血色素 89g／L，PLT 50×109／L，PT（凝血酶原時間）28 秒，大便常規檢查結果相當正常，尿蛋白＋／ HP，穀丙轉氨酶 54u ／ L，HBsAg 呈現陽性反應，血液 K ＋ 3．1mmol ／ L。

3.Q & A

請列出該病例最可能的診斷是什麼？進一步做哪些主要的檢查？如何確診？處理的重點？主要的護理診斷與措施？

(1) 最可能的診斷：流行性腦脊髓膜炎與低血鉀症、病毒性肝炎（B 型）慢性（輕度症狀）。

(2) 進一步的檢查：

(a) 皮膚瘀點瘀斑組織塗片革蘭染色。

(b) 腦脊液常規檢查、生化檢查，同時塗片染色鏡片檢察與做細菌培養。

(c) 血液細菌培養。

(d) 流腦抗原和抗體：其中 (a) ～ (c) 項細菌學檢查應在使用抗生素之前做。如果 (a) ～ (c) 項細菌學檢查分離到奈瑟腦膜炎球菌，則可以確診為流腦的症狀。

個案分析處理的重點：

治療原則為就地隔離住院治療，要密切監護，及時發現病情的變化。做好護理工作，預防併發症。保證水電解質及酸鹼度的平衡。

儘早使青黴素20～40萬U／kg／天，分次做靜脈滴注，療程為7天。	如果青黴素過敏，則改用頭孢菌素、氯黴素或磺胺藥。
減輕腦水腫，防止腦疝	20%甘露醇220ml／次，快速脫水，每天4-6次，同時使用50%的高滲葡萄糖來做靜脈推注。
腎上腺皮質激素	可以使用地塞米鬆10～20mg來做靜脈滴注。
有效地防止呼吸衰竭	
對症治療	做物理降溫或者藥物降溫來使患者鎮靜下來，糾正低血鉀。

健康諮詢

普及流腦的預防知識	是否瞭解流腦的基本知識。
患者及復健諮詢	1.講解疾病流程及預後工作。 2.及時就診、要做呼吸道的隔離工作 3.諮詢患者及家屬積極地配合治療與功能訓練的工作。

第23章
原蟲感染：瘧疾

本章學習目標

1. 掌握瘧疾（Malaria）常見的護理診斷及醫護合作性問題和措施。
2. 瞭解瘧疾（Malaria）流行病、臨床表現、併發症、輔助性檢查及處理的重點。
3. 瞭解瘧原蟲的病原、發病機制及病理。

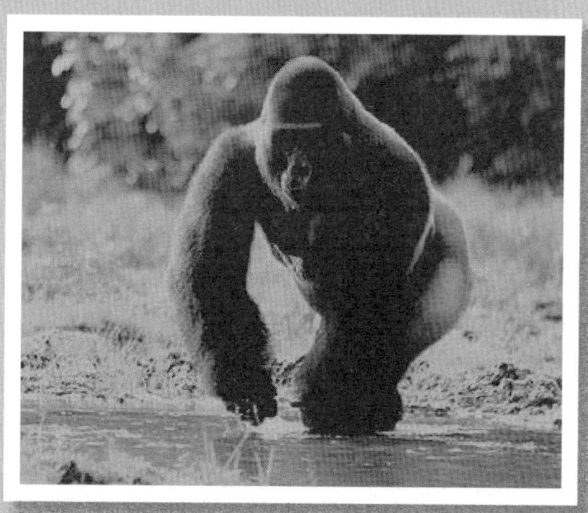

瘧疾（Malaria）是由瘧蚊（Anopheles Mosquito）叮咬而引起的血液感染疾病（圖為著作群自行拍攝，擁有攝影著作權）

23-1 瘧疾（一）

(一) 概論

瘧疾（Malaria）是由按蚊叮咬傳播瘧原蟲所引起的寄生原蟲病。瘧原蟲會叮咬人血，而在肝細胞內寄生繁殖，並在紅血球內繁殖，導致紅血球的成批破裂，在引發間歇性寒顫、發高燒、在盜汗之後會緩解。間日瘧和卵形瘧會隔日發作，常會有再發的現象；三日瘧每三日發作一次；惡性瘧發燒並沒有規則性，一般不會再發，嚴重者會導致腦型瘧疾。

(二) 病原

瘧疾（Malaria）之病原為瘧原蟲，瘧原蟲共有下列四種：間日瘧原蟲（會再發）、卵形瘧原蟲（會再發）、三日瘧原蟲與惡性瘧原蟲（其臨床表現較嚴重）。

(三) 生活史

1. 瘧疾（Malaria）之生活史分為下列兩大階段：無性生殖（在人體之內）與有性生殖（再蚊體之內）。其兩個宿主為中間宿主（人）與終端宿主（蚊子）。

2. 瘧原蟲的生活史要確認下列幾點：

(1) 當瘧原蟲在人體肝細胞和紅血球內增殖時，在臨床上並無明顯的表現。(2) 遲髮型子孢子在肝細胞內的發育是再發的根源。(3) 間日瘧和卵形瘧有再發的現象，惡性瘧和三日瘧並無再發的現象。(4) 紅血球破壞，大量裂殖子、瘧色素及代謝產物釋放入血，而引起瘧疾（Malaria）發作。(5) 週期性發作：一部分裂殖子再侵入紅血球之內，在增殖之後再釋放入血。(6) 裂殖子在經過 3 ～ 6 代增殖之後發育成雌雄配子體時，會具有傳染性。(7) 人類為中間的宿主，蚊子為終端的宿主。(8) 肝細胞內時期：與再發、潛伏期有關。(9)RBC 內時期：與週期性發作有關。

(四) 流行病

1. 傳染的來源：瘧疾患者和帶瘧原蟲者血液含有成熟配子體）。

2. 傳播的途徑：主要途徑為蚊蟲叮咬皮膚，傳播媒介為按蚊與輸血所導致。

3. 族群易於感染性：普遍易於感染，免疫力並不持久，各類瘧疾（Malaria）之間並無交叉免疫性，會反覆地多次感染，在再度感染時，症狀較輕。

4. 流行的特徵：熱帶和亞熱帶之地區流行性大於溫帶，其流行分佈為間日瘧→惡性瘧→三日瘧→卵形瘧，而流行之季節性為夏秋季最多。

(五) 發病的機制

瘧原蟲在肝細胞和 RBC 內發育階段一般並無症狀。其一般性的症狀為成批細胞會被破裂（裂殖子、細胞因子及代謝產物入血）。其間歇性發作症狀為裂殖子會侵入新的紅血球。帶瘧原蟲者在經過反覆發作或重複感染之後，會獲得相當程度的免疫力，此時雖有小量的瘧原蟲增殖，卻無瘧疾（Malaria）發作的臨床症狀。瘧原蟲的數量決定發病及症狀的嚴重程度為惡性瘧（任何年齡 RBC>20%RBC），巨量瘧原蟲血症，為最嚴重的瘧疾（Malaria）類型，間日瘧（年幼 RBC<25000 ／ mm3），卵形瘧（年幼 RBC<25000 ／ mm3），三日瘧（衰老 RBC<10000 ／ mm3）。瘧原蟲在宿主體內長期存在，在繁殖週期中會產生龐大數量的子代，具有抗原多狀性。

瘧疾（Malaria）的發病機制

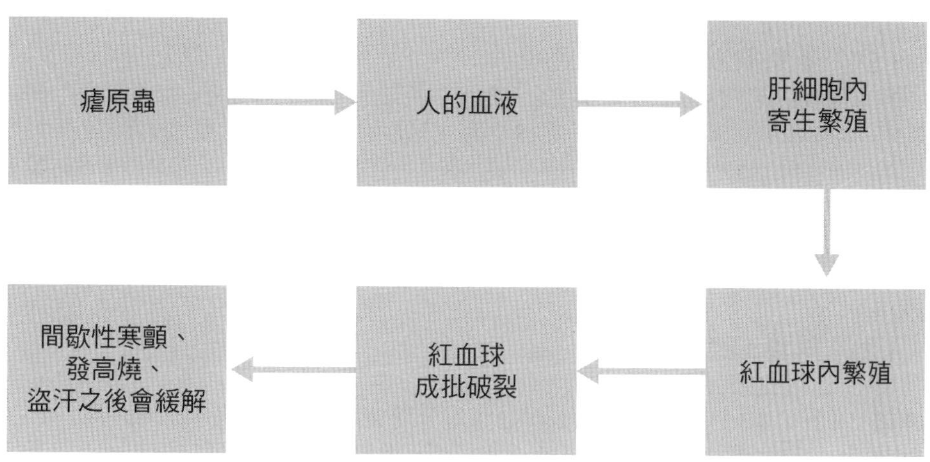

常用護理診斷、措施及依據

體溫過高	1.與瘧原蟲感染、大量致熱源釋放入血有關。 2.休息與隔離：在發作期間要臥床休息，確實執行昆蟲隔離的工作。 3.病情觀察：注意生命徵象觀察尤其是熱型特徵。 4.對症護理：在寒顫時要注意保暖，加棉被，給予熱飲；發高燒，做冰敷和溫水擦浴。 5.用藥護理：遵照醫師的囑咐給予抗瘧藥，密切觀察療效和不良反應；一旦出現了嚴重毒性反應，要立即停藥並配合醫生處理。
潛在的併發症－驚厥與腦疝	1.病情觀察：觀察對象為初次進入瘧區感染患病者、年齡較小的惡性瘧患者，觀察內容為神智是否清醒、生命徵象與瞳孔等變化，有無顱內壓增高及腦膜刺激症的表現。 2.安全護理。 3.用藥護理：注意甘露醇滴速，觀察心肺的功能。
潛在的併發症－黑尿熱	1.病情觀察：有無急起寒顫、高燒、頭痛、嘔吐、尿液量驟減、醬油色尿液、進行性貧血、黃疸等表現；生命徵象的變化；記錄24小時出入量；監測RBC、Hgb的變化。 2.對症護理：立即停用奎寧、伯氨　等藥物，要多臥床休息，減少不必要的搬動，多吸收氧氣，要遵照醫師的囑咐給予控制急性腎衰的藥物，貧血嚴重者，要遵照醫師的囑咐少量多次輸入新鮮血液，要注意輸血的反應。

23-2 瘧疾（二）

(六) 半免疫狀態：帶蟲免疫

瘧原蟲感染雖不能激發身體產生足夠的細胞免疫力，卻能夠使在不斷發生的再感染之中，出現嚴重瘧疾（Malaria）的危險性減小，而且可以逐漸累積相當程度的免疫力，使得感染之後，瘧原蟲的數量被抑制在臨床發作水準以下，對此種不完全的免疫狀態，稱之為半免疫狀態。也稱為帶蟲免疫（Semi － Immune Status）。

帶蟲免疫（Semi － Immune Status）之機制並未激發身體足夠的細胞免疫力，有效的體液免疫力可以明顯地減少原蟲血症，而要徹底清除瘧原蟲感染主要要依靠細胞免疫力。

(七) 病理的改變

RBC 增大及黏附會導致微血管堵塞、腦組織水腫，充血（腦型瘧）、腎臟損害與肺水腫。單核巨噬細胞系統有明顯的瘧色素沉著現象，細胞因子的功能為透過 TNF － α 與 γ － IFN 導致微血管病變，在細胞破壞之後所釋放的代謝產物與細胞因子具有重要病理價值。

(八) 臨床表現

1. 潛伏期 : 間日瘧及卵形瘧為 13—15 天，三日瘧為 24—30 天，惡性瘧為 7 一 12 天。

2. 典型性發作 : 突發寒顫發高燒，寒顫會持續 10 分鐘 -2 小時，伴隨著體溫的迅速上升。發高燒會持續 2 小時 -6 小時，體溫上升至 40ºC。全身酸痛與乏力，大約持續 2-6 小時左右。出汗，體溫驟降，自覺症狀有所緩解，全身乏力，大約持續 1-2 小時左右。

3. 間歇期 : 間日瘧，卵形瘧會持續 48 小時，三日瘧會持續 72 小時，惡性瘧並無規律性可言。而反覆發作大多有貧血和脾大症狀。

4. 惡性瘧疾 :(1) 腦型瘧疾：惡性瘧嚴重的臨床類型，偶而見於間日瘧，其臨床表現為發高燒，頭痛，意識障礙，其病因為由於受到感染的紅血球而堵塞腦微血管，低血糖症會導致進食不足、瘧原蟲消耗與奎寧會刺激胰島素分泌與細胞因子的作用。(2) 過度發高燒型：持續發高燒高達 42℃，譫妄、繼之以昏迷、抽搐，會在數小時之內死亡。(3) 腎功能衰竭：高瘧原蟲血症會阻塞微血管溶血 (4) 肺水腫：高瘧原蟲血症會阻塞微血管 (5) 腹痛：會導致腸道微血管阻塞 (6) 貧血：會導致大量的紅血球遭到破壞。

5. 輸血之後的瘧疾 : 潛伏期為 7-10 天左右，主要為間日瘧，其臨床表現與蚊傳瘧疾相同，並無肝內繁殖的階段，不會產生遲發型裂殖體，不會再發。

6. 黑尿熱 : 黑尿熱為溶血尿毒症候群 (hemolytic urinemic syndrome)，其發生原因為大量的紅血球，在血管內溶解破壞，加之瘧原蟲本身及其所釋放的毒素造成的直接微血管病變所導致，抗瘧藥物 (例如奎寧及伯氨喹) 亦會誘發。其臨床表現為寒顫、腰痛、醬油色尿等急性血管內溶血症狀，嚴重者會出現中度以上貧血症與黃疸症，甚至會發生急性腎功衰竭症。

(九) 預防

1. 控制傳染來源（化學預防）: 根治現症病人和帶瘧原蟲者 (間日瘧服用氯喹 + 伯安喹)，有近期瘧疾史者 (服用 B 胺嘧啶 + 伯氨喹)。

2. 預防性服藥 : 服用氯喹，甲氟喹，B 胺嘧啶、多西環素。

3. 控制傳播媒介：滅蚊。

4. 疫苗預防。

實驗室檢查

血液常規檢查	貧血，WBC正常或減少，大單位的核細胞會增高。
血液塗片（薄片及厚片）	吉姆薩染色。
骨髓穿刺塗片	陽性反應率較高。
其他的實驗室檢查	螢光染色、DNA探針雜交、聚合酶連鎖反應(PCR)與驗血清的方法。

診斷

流行病資料	到過瘧疾流行區之資料與近期有無輸血史。
臨床表現	間歇性寒顫、發高燒與大量出汗，貧血、脾大，腦型瘧在瘧疾發作數日之後會出現神智的變化，溶血尿毒症候群。
實驗室檢查	

鑒別診斷

與發燒疾病的鑒別	病原的確定，傷寒、敗血症、鉤端螺旋體、膽系感染與尿道感染。
腦型瘧疾與神經系統疾病的鑒別	中毒性菌痢與流行性B型腦炎。

抗瘧原蟲治療

對氯喹敏感的瘧疾發作治療	1.氯喹：控制發作的第一選擇（殺滅RBC內期裂殖體），口服吸收較快，排泄較慢，作用持久，副作用輕，老年人和心臟病者要謹慎使用。口服3天。 2.伯安喹：控制再發（殺滅肝細胞內裂殖體、「休眠子」），防止傳播（殺滅各型配子體）。不能單獨控制發作（對RBC內期作用差）。其副作用有頭暈，噁心嘔吐，腹痛，發紺等。先天缺乏葡萄糖－6－磷酸脫氫酶者可以急性血管內溶血。口服8天。
耐氯喹瘧疾發作的治療	1.甲氟喹：控制發作（較強殺滅RBC內期瘧原蟲），長效製劑。副作用較輕，但是耐藥株廣泛。一次服用。 2.磷酸咯萘啶：控制發作（殺滅RBC內期）。口服3天。 3.青蒿素衍生物：控制發作。有些瘧原蟲有抗藥性。
兇險型瘧疾發作的治療（靜脈點滴）	1.氯喹：用於敏感株治療，奎寧：用於耐氯喹株治療，磷酸咯萘啶與青蒿琥酯。 2.用於預防：B胺嘧啶：殺滅各種裂殖體，但是對已成熟裂殖體無效，控制發作的作用較慢。含藥的血液被按蚊吸入之後，可以抑制配子體的生長發育，以防止傳播。
4.對症治療	1.腦水腫：脫水。 2.低血糖：檢測血糖、及時糾正。 3.改善微血管堵塞：低分子右旋糖酐。 4.黑尿熱：停伯氨喹或奎寧，控制溶血，碳酸氫鈉，少尿或無尿依據急性腎衰來處理。 5.謹慎地使用腎上腺皮質激素：療效並不確實。

第24章
蠕蟲感染：日本血吸蟲病

本章學習目標

1. 掌握血吸蟲病（Schistosomiasis Japonica）常見的護理診斷及醫護合作性問題和措施。
2. 瞭解血吸蟲病（Schistosomiasis Japonica）流行病學、輔助性檢查、血吸蟲病（Schistosomiasis Japonica）的處理重點。
3. 瞭解血吸蟲病（Schistosomiasis Japonica）的健康諮詢、血吸蟲病（Schistosomiasis Japonica）的病原、發病機制與病理。

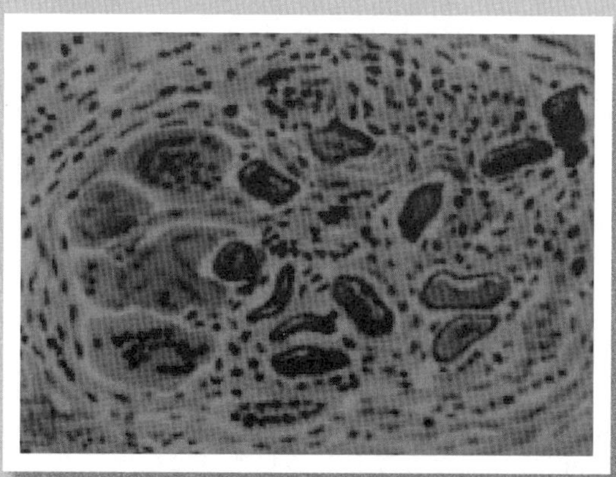

血吸蟲病（Schistosomiasis Japonica）是一種人和動物都能受到傳染的寄生蟲病（圖為著作群自行拍攝，擁有攝影著作權）

24-1 日本血吸蟲病（一）

（一）概論

日本血吸蟲病（Schistosomiasis Japonica）是日本血吸蟲寄生在人體門靜脈系統所引起的疾病，由皮膚接觸含尾蚴的疫水而感染，其主要病變為肝與結腸由蟲卵所引起的嗜酸性肉芽腫。分為急性期、慢性期與晚期共三期。

血吸蟲病（Schistosomiasis Japonica）是其尾蚴經皮膚感染人或動物（多種家畜和野生動物），其感染方式為接觸疫水。其中間宿主為釘螺。血吸蟲成蟲寄生於人體靜脈系統所引起的寄生蟲病，蟲卵是主要的致病因素。

（二）相關性 (Correlation)

依據相關報導，可以感染人體的血吸蟲有 19 種之多，但對人體有害的主要有 5 種即日本血吸蟲、埃及血吸蟲、曼氏血吸蟲、間插血吸蟲和湄公血吸蟲，國內僅有日本血吸蟲。

（三）傳染病學

1. 傳染的來源：傳染的來源為病人、病畜與野生哺乳動物等。

2. 傳播的途徑：傳播的三個途徑為含血吸蟲卵的糞便污染水源；釘螺的存在；人體因接觸含尾蚴的疫水而感染。

3. 易於感染的族群：男女老幼均會感染，但多數為青、壯年，農民與漁民。

4. 流行的特徵：夏秋二季最易於感染，釘螺分佈為湖沼、水網和山丘 3 種類型，湖沼區血吸蟲病最為嚴重，人們易於疫水接觸，急性症狀相當常見。

（四）血吸蟲病的特徵

成蟲類似於線蟲，呈現圓柱形；雌雄異體，但時常合抱；成蟲在血管內（門脈系統）寄生，蟲卵從糞或尿中排出來；尾蚴為感染期，透過皮膚感染；血吸蟲病僅有一個中間宿主為釘螺；蟲卵無蓋，蟲卵是主要的致病因素，危害較為嚴重。

（五）形態學 (Morphology)

成蟲類似於線蟲，雌雄異體。時常雌雄合抱而寄生於人類門靜脈系統。

（六）生活周期

雌雄成蟲寄生於腸繫膜下靜脈導致雌性產卵，而血流至腸壁組織，導致蟲卵隨著壞死組織向腸腔潰破，而使糞便排入水中，毛蚴會產生釘螺（母胞蚴≡子胞蚴≡尾蚴），而侵入皮膚之童蟲會滲透至小靜脈或淋巴管，由右心經由肺，再經由肺泡小血管至左心，再至全身、至腸繫膜動脈、至微血管網、至腸繫膜靜脈再至門靜脈，而成蟲會逆行至腸繫膜下靜脈。

尾蚴經皮膚感染人或動物（多種家畜和野生動物），其感染方式為接觸疫水，成蟲寄生於人或動物的門脈－腸繫膜靜脈系統，蟲卵會隨著糞便排出體外，其中間宿主為釘螺，蟲卵是主要致病期。

流行病學

傳染的來源	1.傳染的來源以病人和保蟲宿主。 2.其保蟲宿主有牛、豬、犬、羊、馬、狗、貓及鼠。 3.湖沼地區除了病人之外，感染的牛和豬也是重要的傳染來源。
傳播的途徑	傳播的三個途徑為蟲卵隨著糞便入水，包括： 1.病人和保蟲宿主的糞便以各種方式來污染水源。 2.水中釘螺孳生。 3.接觸疫水。
易於感染的族群	1.民眾普遍易於感染，男性青壯年農民和漁民的感染率最高。 2.以夏秋季感染機會較多，在感染之後有部分的免疫力。

病原

病原一 （Pathogenesis 1）	1.尾蚴（Cercaria）：在侵入期，與尾蚴結合的皮膚會反映出發炎反應。 2.尾蚴性皮膚炎（Cercarial dermatitis）：接觸疫水的皮膚會出現小米粒狀的紅色丘疹，發癢。它是一種速發型和遲發型變態反應。
病原二 （Pathogenesis 2）	1.童蟲（schistosomulum）。 2.出血性肺炎（Haemorrhagic pneumonia）：血肺會移動，而累及肺臟，會出現血管炎，微血管栓塞、破裂，引起肺局部細胞浸潤和點狀出血。當大量童蟲移動時，會出現發高燒、咳嗽、痰中帶血、嗜酸性粒細胞增多與哮喘症。其可能是局部發炎症及蟲體代謝產物所引起的變態反應。
病原三 （Pathogenesis 3）	1.成蟲：幾乎沒有致病的功能。少數會引起輕微的機械性損害，例如靜脈內膜炎。 2.但是代謝產物、蟲體分泌物、排泄物等，在身體內會形成免疫合成物，對宿主產生損害，例如腎小球腎炎。成蟲在病原之中之角色並不顯著。
病原四 （Pathogenesis 4）	1.蟲卵是血吸蟲病的主要致病階段，致病最為嚴重。 2.隨著血流沉積於肝和結腸引起蟲卵肉芽腫而導致血管纖維化，它是血吸蟲病的主要病變。 3.蟲卵是引起宿主免疫反應的主要因素，蟲卵內成熟毛蚴會導致可溶性蟲卵抗原（SEA），從而使卵殼微孔緩慢釋放T細胞，導致過敏的T細胞會產生各種淋巴因子，吸引巨噬細胞、嗜酸性粒細胞及成纖維細胞等彙集到蟲卵周圍，形成肉芽腫，又稱為蟲卵結節。 4.肉芽腫常會出現中心壞死症。

+ 知識補充站

病理(Pathology)

病理的改變會在結腸和肝臟發生。

1.結腸：急性期為腸粘膜充血、水腫、潰瘍，慢性期為結締組織增生－壁增厚－狹窄。
2.肝臟：早期－充血、腫脹、黃褐色粟粒狀，後期透過蟲卵結節，呈現幹線狀纖維化、肝硬化、門脈高壓與食道靜脈曲張症。

24-2 日本血吸蟲病（二）

(六) 肉芽腫 (Ova granuloma)

肉芽腫（Ova Granuloma）的形成機制：為身體的免疫反應，蟲卵內成熟的毛蚴會產量可溶性蟲卵抗原（Soluble Egg Antigen，SEA），使卵殼微孔緩慢釋放，導致過敏的 T 細胞；當相同抗原再次刺激導致過敏的 T 細胞產生各種淋巴因子，從而吸引巨噬細胞、嗜酸性粒細胞及成纖維細胞等彙集到蟲卵周圍，形成肉芽腫，又稱為蟲卵結節。肉芽腫常會出現中心壞死稱之為嗜酸性膿腫。

2. 肉芽腫的形成機制：在肝內，蟲卵肉芽腫位於竇前靜脈，故肝小葉的結構和功能一般不會受到影響。門脈周圍會出現廣泛的纖維化，在肝切面上，圍繞在門靜脈周圍長而白色的纖維束從不同的角度插入肝內，稱為幹線型纖維化（Pipestem Fibrosis），它是晚期血吸蟲病特徵性病變。由於竇前靜脈的廣泛阻塞，會導致門靜脈高壓，出現肝、脾腫大，側支循環，腹壁、食管及胃底靜脈曲張，以及上消化道出血與腹水等症狀。

(七) 免疫力（Immunity）

在感染之後會獲得部分的免疫力，伴隨的免疫力（Concomitant Immunity）雖然對再感染具有免疫力，成蟲能寄生在人類，也可以產卵。血吸蟲表面覆蓋甘油宿主抗原，能夠逃避免疫攻擊，故能夠長期地生存。在動物實驗中，嗜酸性粒細胞依賴於童蟲抗體介導的細胞毒性作用。

(八) 臨床表現

1. 急性期：常在接觸疫水之後 1 ～ 2 月出現，發高燒、腹痛腹瀉、肝脾腫大、嗜酸性粒細胞增多，膿血便，糞檢查到大量血吸蟲卵，會持續 1 ～ 3 月左右。

2. 慢性：90％的血吸蟲病人為慢性血吸蟲病。大多並無明顯的症狀或表現間斷性腹瀉、膿血便、肝脾腫大、貧血和消瘦等。多次糞便檢查即可檢查到蟲卵。

3. 複雜化：肝纖維化、闌尾炎與結腸癌。

4. 晚期：一般為在感染之後 5 年左右，部分重度感染會發生肝硬變，導致門脈高壓症候群。

5. 巨脾型 (Megalosplenia Type）：最為常見，肝脾腫大。

6. 腹水型（Ascitic Type）：腹水與門脈高壓，側支循環形成所導致的食管下端及胃底靜脈曲張；上消化道大出血，肝性昏迷。

7. 侏儒型（Dwarf Type）：兒童和青少年如果反覆地嚴重感染，垂體前葉功能減退會導致侏儒症。

實驗室檢查（Laboratory Findings）：病原學檢查為診斷血吸蟲病最重要的依據。

糞檢查蟲卵	糞便內檢查蟲卵和孵出毛蚴是確診血吸蟲病的直接依據。
糞檢查蟲卵為第一選擇	水洗沉澱法+毛蚴孵化法。直接塗片法適於急性期。
直腸黏膜活體檢查	1.晚期病人腸壁會增厚、蟲卵排出會受阻，糞便中不易查獲蟲卵。 2.以距離肛門8-10公分背側黏膜處取材陽性反應率最高。
免疫診斷（immunological examination）：皮膚內部實驗；檢查抗原；檢查抗體。	1.血液檢查的主要特色為嗜酸性粒細胞顯著地增多。 2.慢性血吸蟲病患者一般輕度增多在20%之內，極重度型患者常不會增多，甚至會消失。 3.晚期患者脾功能亢進症會導致血球減少。 4.白血球總數會大於10×109／L。肝功檢查急性患者，血清ALT、AST會輕度增高，球蛋白會增高。 5.慢性患者肝功能多為正常。 6.晚期患者血清白蛋白會減少、球蛋白會增高，A／G之比例倒置。
影像檢查	超音波檢查、肝表面結節、脾大，纖維化中毒網狀分割改變，電腦斷層術（CT）、肝包膜增厚鈣化、腦血吸蟲病並無特異性改變。

治療與預防（Treatment and Prevention）

病原學	治療對象為糞便檢查呈現陽性反應者，血清陽性反應者。
治療藥物	1.吡喹酮是目前用於治療日本血吸蟲藥物的第一選擇。 2.若為急性病，成人之總劑量為120 mg/kg（兒童為140 mg/kg），採 4天～6天療法，若為慢性病，成人總劑量為60 mg/kg（體重以60公斤為限），連服2天；兒童劑量（體重< 30公斤）之總量為70 mg/kg。 3.晚期應適當減少總劑量或者延長療程。
對症治療	1.急性住院治療，補充營養，維持電解質的平衡，退燒等。 2.晚期依據肝硬化及其併發症來治療。
預防	1.採取綜合性措施，滅螺。 2.查治病人、病畜。 3.糞便與水源管理與個人防護工作。

24-3 日本血吸蟲病（三）

(九) 異位寄生（Heterotropic Parasitism）

日本血吸蟲成蟲在門脈系統以外的靜脈內寄生稱為異位寄生，門脈系統以外的器官或組織的血吸蟲蟲卵肉芽腫則稱為異位損害或異位血吸蟲病。人體常見的異位損害是在腦部和肺部。血吸蟲卵進入腦和脊髓會產生異位損害，會導致嚴重的神經系統併發症；經側支循環進入肺的蟲卵會引起肺動脈炎，甚至肺源性心臟病。

(十) 健康諮詢

1. 對患者諮詢 : 講解血吸蟲病的相關知識，急性患者及早就醫來爭取治癒，慢性患者要注意生活起居，定期回診。

2. 預防。

   (1) 控制傳染的來源：流行區對病人、病畜要做檢查與治療。

   (2) 切斷傳播的途徑：消滅釘螺是重要的關鍵，其他包括糞便處理和保護水源等。

   (3) 保護易於感染的族群：不在疫水中游泳、戲水。接觸疫水應穿防護褲和使用防尾蚴劑等。

(十一) 個案研究 (Case Study)

1. 男性，36 歲，臺北市人，在民國 101 年 8 月 12 日住院。

2. 發高燒 2 周，體溫在 38℃ -39.5℃之間，會伴隨著腹痛、腹瀉，大便稀釋，5-6 天一次， 有皮膚疹並有騷癢感，用青黴素治療 1 周無效。在病前 1 個月曾去高雄等地出差，有游泳的記錄。

3. 身體的評估 : 體溫為 39℃， 血壓正常，一般情況良好， 下肢皮膚會見到較多的蕁麻疹，有搔抓痕跡，腋窩及腹股溝可以觸及黃豆大淋巴結數個， 心肺呈現陰性反應 (-)，肝肋下 3 公分， 質軟，脾不大。

4, 問題

   (1) 請寫出醫療診斷及診斷依據。

   (2) 為確定診斷還需要做哪些檢查 ?

   (3) 護理措施應聚焦於哪幾個問題 ?

小博士解說

血吸蟲病是由裂體吸蟲屬血吸蟲所引起的一種慢性寄生蟲病，主要流行於亞、非、拉丁美洲的73個國家，患病的人數大約為2億人。血吸蟲病主要分兩種類型，一種是腸血吸蟲病，主要為曼氏血吸蟲和日本血吸蟲引起；另一種是尿道血吸蟲病，由埃及血吸蟲引起。國內主要流行的是日本血吸蟲病。

護理診斷：要特別注意體溫過高、營養失調、腹瀉、體液過多、潛在的併發症與有傳播感染的可能性。

休息與活動	要多臥床休息，避免過度勞累。
補充營養	1.鼓勵病人多吃高蛋白、高維生素、易於消化與少粗纖維的食物，多喝水。 2.在必要時做靜脈注射來補充營養。
心理的護理	憂鬱型與躁鬱型，要聚焦性地反復講解來消除其恐懼心理及正確看待疾病，使之主動地配合治療。
抗蟲治療的護理	1.一般bid，即上午10時及晚上20時，體質弱反應較重者則為tid，即上午9時，午後14時及晚上20時。 2.服用吡喹酮常見反應有頭昏眼花、全身乏力、腰腿酸痛等，有時會出現視力模糊、頻繁早搏等，重度的會有共濟失調，下肢馳緩性癱瘓，昏厥等症狀。 3.在治療期間要密切觀察病情，囑咐病人不得飲酒，注意休息。 4.在開始治療時要注意類赫氏反應，在出現之後則應及時給予對症處理，一般並不會影響吡喹酮的正常治療。

+ 知識補充站

併發症

上消化道出血、肝昏迷、感染與腸道併發症:結腸腸腔狹窄、不完全腸梗塞、結腸肉芽腫與結腸癌。

第25章 鉤端螺旋體病

本章學習目標

1. 掌握鉤端螺旋體病常見的護理診斷及醫護合作性問題與措施。
2. 瞭解鉤端螺旋體病的流行病、臨床表現與輔助性檢查。
3. 瞭解鉤端螺旋體病的處理重點。
4. 瞭解鉤端螺旋體病的健康諮詢。
5. 瞭解鉤端螺旋體病的病原、發病機制與病理生理。

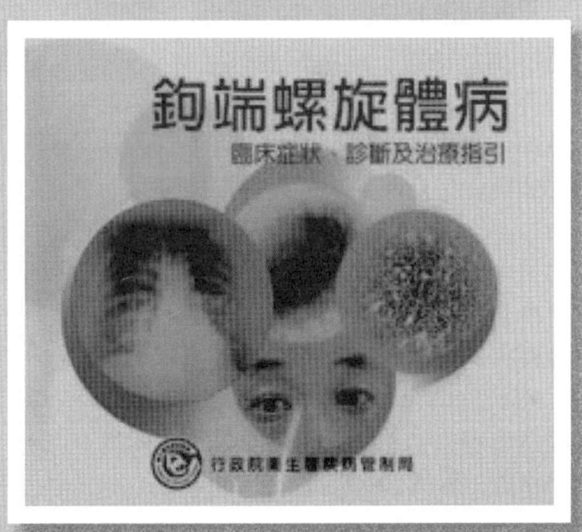

鉤端螺旋體病

25-1 鉤端螺旋體病（一）

(一) 概論

鉤端螺旋體病（Leptospirosis）為致病性鉤端螺旋體（鉤體）所引起的動物源性傳染病。鼠和豬為其主要傳染源，屬於人畜共患疾病（Anthropozoonosis）或稱為自然疫源性疾病（Natural Focus Diseases）。其基本病理為全身毛細管的感染中毒性損傷，其臨床特色為急起發燒、發高燒、全身酸痛乏力、結合膜充血、腓腸肌壓痛及淺表淋巴結腫大症。部分的病例會伴隨著肺（肺出血）、肝（黃疸）、腎（腎功能衰竭）、CNS（腦膜腦炎）等器官的損害。

(二) 病原

1. 病原之概述：病原為 Leptospira，長為 6 ～ 20 微米（μm），直徑為 0.1 ～ 0.2 微米（μm），由 12 ～ 18 個螺旋規則性而緊密盤繞的密螺旋體，一端或二端彎曲成鉤狀而得名。革蘭染色呈現陰性反應，但是不易於著色，鍍銀染色呈現黑色或暗褐色。

2. 病原之分類：已經發現及確定的有 23 群和 200 個血清型（1998 年），以黃疸出血群（Icterohaemorrhagiae）、波摩那群（Pomona）、犬群（Canicola）、七日熱群（Hebdomadis）、秋季群及澳洲群為大多數國家和地區的主要菌群。

3. 生物學的特性及抵抗力：不同型鉤體對人的毒力及致病性不同而致病變輕重不同；有些鉤體產生毒素或溶血素。(1) 為微嗜氧菌，用含有免血清的柯氏 (Korthof) 培養基在 pH 值為 7.2 及 28 ～ 30℃的有氧條件下，一周之內即可以生長。(2) 在 pH 值 7.0 ～ 7.5 的水或濕土中可以生存 1 ～ 3 個月，對乾燥非常敏感，在乾燥的環境下，幾分鐘即會死亡，對物理化學因素及一般消毒劑亦均為相當敏感。

(三) 流行病

1. 傳染的來源：溫熱帶以野鼠為主，寒帶以豬為主。例如齧齒動物野鼠類、黑線姬鼠、畜類中的豬與病人。

2. 傳播途徑：以接觸傳播為主，皮膚黏膜接觸疫水、土壤、患病動物的皮毛、排泄物等，也會經由口來傳染。主要是直接接觸傳播，亦會透過消化道、呼吸道黏膜受到感染。亦可透過母嬰傳播，會引起流產或死胎。接觸疫區的水是傳播及流行本病的重要關鍵。

3. 易於感染性：相當普遍，在發病之後對同型鉤體具有免疫力，但由於菌型繁多，故會再次感染。族群普遍易於感染，隱性感染率較高，在疫區的族群中 60% 之血液中會檢查出特異性抗體，新入疫區的人易於感染性較高，且易於發病。在感染之後及病後會獲致同型的免疫力，故會二次感染發病。

4. 流行的特徵：本病的發病遍及全世界，流行地區以熱帶及亞熱帶地區最為多見。發病季節大多在雨季夏秋季（6 ～ 9 月），8、9 月為高峰期。青壯年、農民、漁民及下水道工人等為高度發病的族群。

鉤端螺旋體病之發病機制

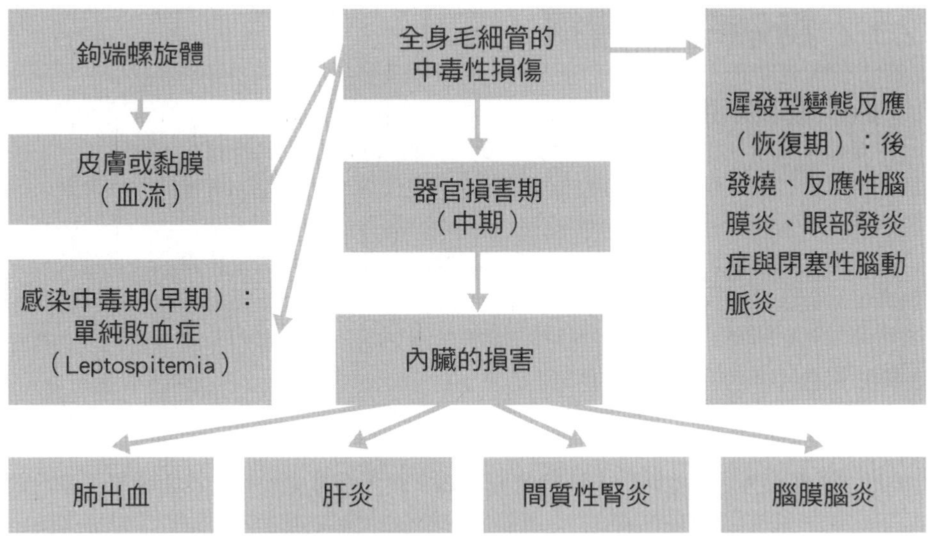

內臟損害期的發病機制有下列三種特徵

微血管病損害是基礎	主要組織損傷和病理變化主要表現為微血管的損害。
臨床類型的病理基礎	1.由全身微血管病變所有導致的各個重要器官的功能障礙，則形成了主要的臨床表現。 2.並依據波及的主要標靶器官的不同，即形成了各種不同的臨床類型。
本病症的病理特徵	1.器官功能障礙的嚴重程度與組織形態輕微變化並不互相一致。 2.臨床表現類型較重者，組織病會變輕，在治療之後會完全恢復，例如肺彌漫性出血時，其功能障礙相當嚴重，但是病理損傷卻較為輕微。

肺彌漫性的出血機制：肺彌漫性的出血機制具備下列三大發病要素。

鉤體數量較多	
致病力較強	
毒力較大	1.肺彌漫性的出血機制是由於鉤體毒素與肺組織之間互動所引起的肺微血管功能改變或結構變化。 2.微血管內皮細胞連接處由鬆弛到完全開啟，形成細胞間的「孔道」或將之稱為窗口，紅血球則以偽足形式由孔道中溢入至肺泡。 3.此種出血並非血管破裂出血，實屬於肺微血管漏出性出血，故相當廣泛而迅速，會導致口鼻出血。 4.而肺組織並無明顯的結構破壞現象。

+ 知識補充站

肺出血的徵象為胸悶氣促心不安，面色蒼白唇發紫，脈搏呼吸漸消失，濕性羅音滿肺間。

25-2 鉤端螺旋體病（二）

(四) 臨床表現

1. 潛伏期為 7 ～ 13 天左右，平均為 10 天。臨床表現經常為多樣化，輕重不一。療程分為下列三期：早期（鉤體敗血症期）、中期（器官損傷期）與後期（恢復期／後發症期）。

2. 早期：在病發之後 1 ～ 3 天左右，各個臨床類型所共有的臨床表現為發燒、全身酸痛、全身乏力、結膜充血、淋巴結腫大與腓腸肌壓痛。即「發高燒酸痛全身乏力，眼紅淋大抗拒按壓」，本時期會持續大約 4 ～ 9 天左右，在絕大多數的病例中，此時期的鉤體會自血液及腦脊液中消失。

3. 中期：(1) 單純型（Simple Type，流感傷寒型、感染中毒型）：單純型為最常見的病種（占 90%），僅有早期鉤體敗血症表現，輕者類似感冒，內臟損害較少，3 ～ 10 天左右會自愈。有些病例由於抵抗力較弱，而菌型毒力較強，或因治療不當而漫延為內臟損害而呈現為相關類型。而其他的還有肝腫大、咽痛與紅腫。(2) 肺出血型（Lung Haemorrhage Type）：頗為常見，以全身毒血症狀及輕重不一的咯血為主要特徵。而輕度肺出血型為咳嗽、咳血與肺部少許濕羅音，在 X 光檢查之胸片會看見發散點狀或小片陰影。洏肺彌漫性出血型為發高燒及中毒症狀會加重；呼吸緊促、心慌、窒息，在 X 光檢查之胸片中，雙肺廣泛點片狀陰影或大片狀融合；神智恍惚或昏迷、發紺、呼吸並不規律，大量咳血，會導致窒息而死。 (3) 腎功能衰竭型：很少見到單純出現，常與黃疸出血型合併出現，其主要表現為蛋白尿、BUN 上升、鉻（Cr）上升及少量細胞和管型；在嚴重時，會出現尿毒症與腎功能衰竭。(4) 急性腎衰竭的表現：腦膜腦炎型（Menigoencephalitis Type）在發高燒 3 ～ 4 天之後會出現腦膜腦炎的臨床表現，呈現為頭痛、嘔吐、頸項強直或意識障礙、癱瘓，嚴重者會腦水腫、腦疝、呼吸衰竭。腦脊液壓力會上升，蛋白升高，糖稍低或者正常，氯正常；有核細胞小於 500 ／ ML；鉤體培養呈現陽性反應。(5) 疸出血型（Icterohaemorrhage Type，療程為 4 ～ 8 天左右）。

4. 後期：(1) 發燒後期：經過治療或自愈之後再度發高燒，在 1 ～ 3 天左右會退燒，並不需要治療。(2) 反應性腦膜炎：在後發燒時或稍後出現，鉤體培養呈現陰性反應，預後的情況良好。(3) 眼睛的後發症：退燒 1W ～ 1M，虹膜睫狀體炎、脈絡炎或葡萄膜炎等。(4) 閉塞性腦動脈炎：波摩那型鉤體病流行之後 2 ～ 5 月左右，為變態反應所導致。腦基底部多發動脈炎會導致腦缺血，引起偏癱、失語症等，大多可以恢復正常。

小博士解說

打油詩

寒熱「三痛」爬不起，拒絕檢查腓腸肌，眼紅出血淋巴腫，流行多在夏秋季。

疸出血型（Icterohaemorrhage Type，療程為 4 ～ 8 天左右）

	輕度	中度	重度
消化道症狀		較為明顯	較重
出血	無	重度	重度
DBIL	85μmol／L	85～170μmol／L	170μmol／L
凝血功能	基本正常	異常	明顯異常
尿蛋白	陰性反應	陽性	（＋＋）以上
管型		可以看見	較多
預後	良好	會逐漸恢復	較差
死亡率：腎衰竭為70%；肝功能衰竭為20%；嚴重出血為10%			

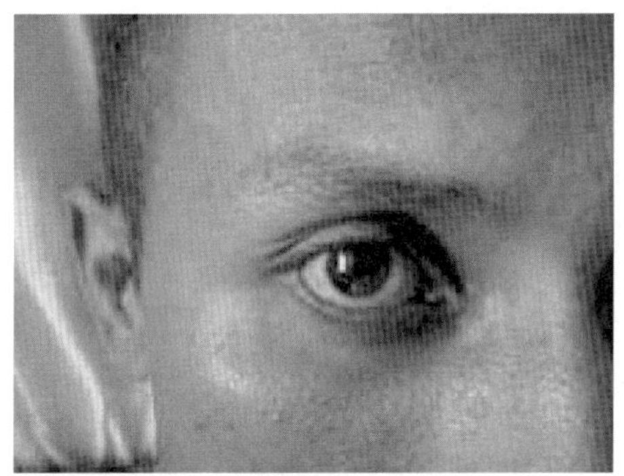

鉤體病黃疸

臨床表現之綜合歸納表

	早期：敗血症期（1～3天），輕者在3～5天會自癒	中期：內臟損害敗血期（在1～3天時會出現）	後期：恢復期，變態反應期（在病發之後六週至六個月之內）
流感傷寒型	畏寒、發燒、全身酸痛、衰弱無力、結膜充血、胃腸肌痛、淋巴結腫與其他表現	肺出血型、黃疸出血型、腦膜腦炎型、腎型與休克型	後發燒、眼後發症與神經系統後發症

25-3 鉤端螺旋體病（三）

（五）實驗室檢查

1. 常規性檢查：血尿常規檢查，血液生化檢查。
2. 特異性檢查：
   (1) 血液培養：陽性反應率較低，需時較長。(2) 血清檢查：顯凝實驗：大於 1：400（++）以上，雙份血清 4 倍升高，要確診。
3. 鉤體 DNA 探針、聚合酶驗鏈反應 (PCR) 法與早期診斷。

（六）診斷的重點

流行病資料、臨床表現、實驗室檢查與排除類似的疾病。

（七）早期的臨床特色

1. 四個基本症狀：畏寒發高燒、頭痛腰痛、腓腸肌痛與衰竭表現。
2. 四個基本體徵 ：結膜充血、淋巴結腫、腓腸肌壓痛與具有出血的趨向。

（八）鑒別診斷

1. 單純型：流感、傷寒、敗血症鑒別。
2. 肺出血：大葉性肺炎、肺結核及支氣管擴張咳血鑒別。
3. 黃疸出血型：急黃肝、流行性出血熱、膽道感染、急性溶血鑒別。
4. 腎功能衰竭型：流行性出血熱、急性腎小管腎炎鑒別。
5. 腦膜腦炎型：病毒性、結核性腦膜炎。

（九）治療的原則

治療的原則為早發現、早診斷、早治療與就地治療，治療方法為病原治療、對症治療與後發症治療 。

（十）治療的重點

病原治療－抗病原治療：

1. 青黴素 G：青黴素 G 的第一選擇藥物為青黴素，其要求在發病三日之內開始使用，劑量為 160 ～ 240 萬單位 / 天。療程為 5 ～ 7 天，第一劑用量宜小（40 萬單位）或者增加用大劑量氫化可的鬆 500mg/ 次 VD 或地塞米鬆 5 ～ 10mg VD，以避免發生赫氏反應。

2. 其他的抗生素：PG 過敏者可以使用其他的抗生素，例如慶大黴素，鏈黴素等也有相當程度的療效。近年尚有採用咪唑酸酯治療，成人之第一劑為 1 公克 (g)，以後為 0.25 公克，一天 4 次。

（十一）赫氏反應（Jarisch-Herxheimer）

部分螺旋體（例如鉤體）感染病人（23.1%~68.4% 或者更高）在應用殺菌類抗菌素（例如青黴素）之後 2 ～ 4 小時（或 1/4 ～ 6 小時）發生，突起畏寒、寒顫、高燒，甚至超高燒，持續 1/2 ～ 2 小時，繼而出盜汗，發高燒驟退，重者會發生低血壓或休克。在反應之後病情會恢復較快。但是一部分病人在此反應之後，病情會加重，從而促發肺彌漫性出血。其機制可能與螺旋體大量裂解釋放毒素有關。

（十二）赫氏反應之防治

使用小劑量之青黴素與分次給藥，加上氫化可的鬆 (首次使用青黴素)。處理方式為使用鎮靜劑 (度冷丁、異丙嗪、氯丙嗪) 與激素 (氫化可的鬆)。

對症治療

肺彌漫性出血型	鎮靜（度冷丁、氯丙嗪、異丙嗪）、激素療法（氫化可的鬆）、保持呼吸道的暢通、強心、止血與忌用升壓藥。
黃疸出血型	參考急性黃疸性肝炎。
腦膜腦炎型	參考流行性B型腦炎。

常用的護理診斷、措施及依據

體溫過高：與鉤體敗血症有關。	1.休息與活動：各種類型均應臥床休息，直至臨床症狀體徵完全消失為止，不宜搬動病人，以免誘發大出血。 2.用藥的護理：第一劑使用抗菌藥物之後要加強監護工作6小時；在一旦發生赫氏反應時，應積極配合醫生來加以搶救。 3.對症護理：發高燒（使用 冰敷和溫水擦浴），如果有皮膚出血傾向時，要避免酒精擦浴，而鉤體病一般不需使用退燒劑。
潛在的併發症(出血)	1.病情觀察：要注意生命徵象牙海岸的變化：有無呼吸、心率加快、血壓下降等出血性休克症狀。 2.要注意有無出血的表現：皮膚、黏膜有無出血點及瘀斑，有無鼻出血、嘔血、便血、血尿等，若有突然面色蒼白、煩躁不安、呼吸、心率加快、肺部出現濕羅音、咳血絲痰等肺出血的先兆症狀，應及時通知醫生。 3.要及時地做血液常規檢查與凝血功能檢查。
對症護理(肺彌漫性出血護理)	1.病人要多靜臥，吸氧。 2.備好急救藥物及器材。 3.保持呼吸道的暢通：如果出現呼吸道阻塞的徵象，要及時地吸出血塊，在必要時，要配合醫生執行緊急氣管切開術。
配合用藥	1.遵照醫師的囑咐使用呱替啶等鎮靜劑、止血藥與、氫化可的鬆等藥物。 2.在靜脈滴注時，速度不宜過快，要及時加以輸血，爭取少量多次輸入新鮮的血，使用低分子右旋糖酐或者平衡鹽液等。 3.要確實做好病人及家屬的心理護理工作，減輕緊張症與焦慮感。

健康諮詢

控制傳染的來源	加強豬等家畜糞尿的管理，消滅老鼠。
切斷傳播的途徑	尤其要加強個人的防護工作。
預防接種	使用鉤體多價菌苗，成人第1針注射1毫升(ml)，第2針注射2毫升，其間相隔半個月左右，亦可以口服多西環素200毫克(mg)，每週服用1次。
確實做好與本病症相關知識的教育工作	介紹早期及後發症的表現，勸導民眾及早就醫，勸導病人及家屬配合觀察治療的方法。

+ 知識補充站

結語

1.鉤端螺旋體病為致病性鉤體引起的自然疫源性傳染病。
2.鼠類和豬為鉤端螺旋體病的兩大主要傳染來源。
3.鉤端螺旋體病的臨床表現相當複雜與多樣化。
4.青黴素為病原治療的第一選擇，要特別注意治療之後的赫氏反應，要做住院的密切觀察與治療。

國家圖書館出版品預行編目(CIP)資料

圖解內科護理學／周心如、方宜珊、黃國石著.--二版.--臺北市：五南圖書出版股份有限公司, 2022.10
面；公分

ISBN 978-626-343-160-7（平裝）

1.CST: 內外科護理

419.82　　111012243

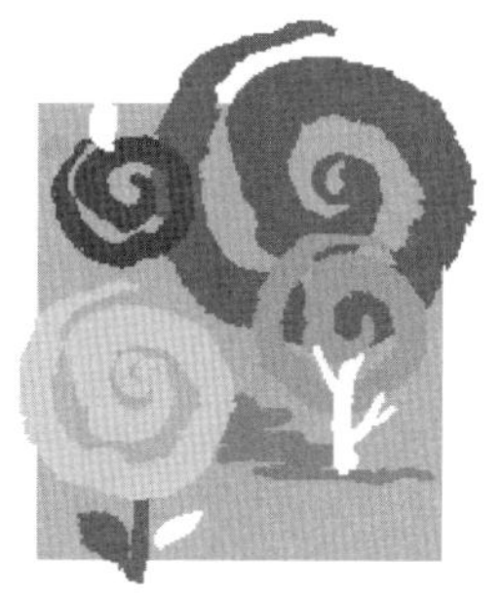

5KA0

圖解內科護理學

作　　者— 周心如、方宜珊(4.5)、黃國石
發 行 人— 楊榮川
總 經 理— 楊士清
總 編 輯— 楊秀麗
副總編輯— 王俐文
責任編輯— 金明芬
封面設計— 王麗娟
出 版 者— 五南圖書出版股份有限公司
地　　址：106台北市大安區和平東路二段339號4樓
電　　話：(02)2705-5066　　傳　　真：(02)2706-6100
網　　址：https://www.wunan.com.tw
電子郵件：wunan@wunan.com.tw
劃撥帳號：01068953
戶　　名：五南圖書出版股份有限公司
法律顧問　林勝安律師
出版日期　2015年 3 月初版一刷
　　　　　2022年10月二版一刷
　　　　　2024年 3 月二版二刷
定　　價　新臺幣500元